内分泌疾病
诊断与治疗策略

（下）

刘昊雯等◎主编

吉林科学技术出版社

第十章　肥胖症

第十章　肥胖症

肥胖症（obesity）的发病是由于能量摄入增加和（或）能量消耗减少导致能量正平衡，过剩的能量以脂肪形式于体内积存所造成。肥胖症按病因分为单纯性肥胖和继发性肥胖，95%以上的患者属于单纯性肥胖，包括幼年起病型肥胖（亦称体质性肥胖，包含脂肪细胞增生和肥大两种因素）和营养性肥胖（脂肪细胞肥大）；继发性肥胖约占5%，是由于机体存在某种疾病而引起的肥胖状态。继发性肥胖主要包括：下丘脑综合征（hypothalamus syndrome），垂体前叶功能减退症（adult hypopituitarism，亦称西蒙－席汉综合征 Seimen－Sheehan syndrome），垂体瘤（pituitary tumors），甲状腺功能低下（hypothyroidism），胰岛素瘤（insulinoma），皮质醇增多症（hypercortisolism，亦称为库欣综合征 Cushing syndrome），更年期综合征（menopausal syndrome），多囊卵巢综合征（polycystic ovarian syndrome，POS），痛性肥胖综合征（dercum disease），肥胖型生殖无能综合征（Frohlich syndrome）等。按脂肪分布聚积部位分为：全身性肥胖、向心性（中心性）肥胖、皮下脂肪型肥胖和内脏脂肪型（腹内型）肥胖等。目前，肥胖症正成为全球流行的疾病，严重威胁着人类的生命健康及生活质量。我国每10年进行1次全国居民营养与健康状况调查，根据最近的调查结果，早在2002年，我国就有近3亿人超重和肥胖，全国18岁以上成年人超重率为22.8%，肥胖率为7.1%。其中，以大城市18岁以上成年人超重率最高，达30%；1992—2002年，我国居民超重和肥胖的人数增加了1亿人。

第一节　病因

肥胖症的病因和发病机制目前尚不完全清楚。一般认为，主要由遗传因素和环境因素共同作用促使了肥胖的发生和发展。此外，内分泌、代谢、中枢神经系统等因素也参与了肥胖的发病过程。

一、遗传因素

（一）遗传因素对肥胖的影响

目前认为，遗传因素，即一个或多个基因的突变和变异是肥胖症的基础，基因增加了肥胖的易感性，而环境因素是发病的条件。

根据家系、双生子和领养子女的研究结果，遗传因素在肥胖症发病机制中的参与程度即遗传度，在20%～40%。遗传因素赋予个体发生肥胖的易感性，使肥胖表现出一定的家族倾向。对同卵双胎人群的研究发现，生后在相同环境中生长与生后在不同环境中生长的两组，其体重指数（BMI）的遗传度相似，BMI的遗传度为40%～70%。

肥胖症不仅表现为总体脂肪的增加，亦可表现为局部脂肪增加即内脏型肥胖。内脏型肥胖具有比较明显的家族相似性，遗传因素对内脏型肥胖起着非常重要的作用。

（二）肥胖相关基因和生物因子

只有极少数肥胖属于单基因突变肥胖症。已发现至少有 24 种以肥胖为主要临床表现之一的遗传性疾病，但均属罕见，较为熟知的有 Bardet - Biedl 综合征、Prader - Willi 综合征等。

关于肥胖与遗传的关系，有些学者提出了节俭型基因理论。认为现代人类在体内积聚脂肪的能力高于体内消耗脂肪的能力，这是人类进化过程中自然选择的结果。漫长的进化过程中，处于洪荒时代的人类祖先中能较强地抵御饥荒者才有可能世代延续下来。能抵御饥荒者意味着其基因的变异类型独特，在难得的饱餐中能更有效地将食物中的能量转化为脂肪，发挥这种作用的特殊基因称为“节俭型基因”。那些具有节俭型基因的人类祖先繁衍的后代，即现代人类，在今日可随时获得丰富食物的社会，很容易因过食所致的能量正平衡的积累而致肥胖。

绝大多数肥胖者并非单基因肥胖症，而是一种多基因与环境因素共同参与的复杂病。目前已发现近 200 个肥胖相关基因。其作用部位主要在下丘脑和脂肪组织。对这些基因的研究是近年来肥胖症病因学领域的热点，已发现了一些重要的肥胖相关基因的结构和功能，这使得人们对肥胖症发病机制有了更深一步的认识。

二、内分泌因素

一些内分泌系统疾病可因脂代谢紊乱和内分泌器官的病理性改变以及某些内分泌激素分泌异常导致肥胖。常见的与肥胖有关的内分泌疾病：①下丘脑性综合征；②皮质醇增多症；③甲状腺功能低下；④多囊卵巢综合征；⑤生长激素缺乏；⑥胰岛素瘤性肥胖；⑦胰岛素抵抗。

三、代谢因素

能量摄入与消耗间的平衡是保持正常体重的关键。肥胖是常见的能量失衡状态，并且伴有糖、脂肪、蛋白质以及水盐代谢的异常。

（一）能量消耗与能量平衡

机体的每天总能量消耗由基础能量消耗、适应性产热、体力活动 3 部分组成。基础能量消耗与非脂肪组织块的大小呈正相关，且受遗传因素影响。基础代谢率低的个体易发生肥胖。体力活动消耗的能量有极大的个体间差异及个体内变动，与活动频率、时间及强度有关。肥胖者自发体力活动时间减少，但体力活动时总能量消耗并不少。

正常体重者能量摄入与消耗间通过中枢神经的调节网络取得精细平衡，肥胖症是慢性能量不平衡的结果。通常情况下，食物是人体能量的唯一来源。人每天摄入的食物提供的能量必须满足人体的消耗，如果摄入的能量长期低于消耗的能量，能量代谢处于负平衡，就会动员脂肪组织分解，产生能量以满足需求，这样就会导致人体消瘦。反之，如果能量摄入过多，能量代谢处于正平衡，超出部分的能量就会转化为脂肪，在脂肪细胞中以甘油三酯的形式储存起来。

（二）能量代谢调节的分子机制

肥胖是能量代谢的失衡状态。能量自稳状态的恒定最终取决于传入到大脑中的各种信号如营养状态、外部环境的整合以控制摄食行为和能量消耗。下丘脑是调节摄食行为和能量平衡的关键部位。摄食促进因子和抑制因子相互作用构成了下丘脑能量调节网络。目前认为脂肪组织分泌的瘦素通过下丘脑内侧基底部的受体，上调神经肽 Y（NPY 基因），下调阿片促黑激素皮质素原（POMC）基因的表达，抑制食欲和进食，而下丘脑外侧部的黑素细胞凝集素、增食欲素（orexin）则刺激进食。二者共同调控能量自稳态，参与肥胖的调节。

四、环境因素

肥胖发生的环境因素包括生活方式、社会因素以及药物的作用。

（一）生活方式

超重与肥胖已成为全球性的公共卫生问题之一，它是不健康的饮食习惯，以及吸烟、过量饮酒和缺少体力活动等生活方式的后果。

1. 饮食习惯　肥胖与饮食密不可分。引起肥胖的直接原因是长期摄入能量过多，能量摄入过多又大多与不良的饮食习惯有关。与肥胖有关的饮食习惯包括。

（1）食欲：人类的食欲是防止体重降低的精巧机构，是人类生存的强大动力。食欲除了由能量代谢动态平衡进行调节外，也受社交、生活方式、饮食习惯、情绪等因素的影响。食欲与能量需求间长期的差别就可致增加或降低体重。

（2）膳食构成：研究表明饮食结构由传统的高糖类、高纤维饮食向高热量、高脂肪饮食转化是肥胖症发病增加的重要环境因素之一。高脂肪、高热量食物的比例过高，而蔬菜、高纤维膳食的比例过少有助于肥胖的发生。流行病学研究表明，高脂饮食易导致肥胖。膳食中脂肪含量及比例与体重呈正相关。高脂食物的能量密度高，是相同质量糖类的 2 倍多，而且味道更为诱人，易致能量摄入过量。此外，与碳水化合物及蛋白质储存相比，脂肪储存不易被动用。脂肪在体内也不像碳水化合物和蛋白质那样，可以通过调节氧化过程与摄入量来调整其储存量。

（3）进食总量：在食物种类不变的情况下，进食量越多，摄入的热量就越多。如果摄入的总热量超过消耗的总热量则会导致脂肪积聚。

（4）进食速度：进食速度过快与肥胖有关，许多肥胖者进食速度都比较快。这是因为人在进餐过程中，随着食物不断摄入，下丘脑的饱食中枢兴奋而产生饱感，饱感使人停止进食。如果进食速度过快，即使已经摄入了足够量的食物，下丘脑的饱食中枢却来不及发出饱食信号，结果进食过多而容易造成肥胖。

（5）进食次数：进食次数与肥胖的确切关系尚不明确，但进食次数能影响糖、脂代谢。正常体重者少量多餐时血胆固醇水平及平均血糖水平要较相同总能量但少餐时为低。

（6）纵食症：是一种发作性心因性疾患，表现为不能自制地放纵进食，每周至少有 2 次，常见于夜间，纵食症者常有肥胖。

（7）夜食综合征：指夜餐至次晨之间能量摄入占总摄入量的 25% 以上，常可达 50。多见于明显肥胖者，可能与睡眠障碍有关。

（8）节食：节食时有意识地控制食物摄入量。但节食依靠的是自制力，节食者一旦其自制力因某些原因而降低或丧失时，膳食失控或过食的风险就较大。

（9）胚胎期及婴儿期的不良饮食因素：因胚胎期孕妇能量摄入过剩，可致婴儿出生时体重较重；出生后人工过量喂养，过早添加固体食物和断奶等喂养模式均是引起肥胖的高危因素。

（10）其他：嗜好快餐、零食、油炸食品、甜食、高糖饮料以及有进食夜宵的习惯是单纯性肥胖发生的独立危险因素。进食时看书、看报、看电视、上网，进食时间无规律和晚餐进食太多均与肥胖的发生有关。现代社会充满竞争，人们的心理压力增大，出现各种心理冲突和情绪困扰，用不断进食来缓解紧张、焦虑和心理压力，也是造成现代社会肥胖症患者不断增加的因素之一。

2. 吸烟　有研究表明，吸烟者比不吸烟者和已戒烟者的 BMI 低，其中男性戒烟者的 BMI 最高，男性吸烟者的 BMI 最低。而且长期吸烟者戒烟后，通常会出现体重增加的现象，吸烟者的平均体重比已戒烟者轻，而从未吸烟者的体重处于两者之间。

由于担心体重增加，许多吸烟者不愿意戒烟，尤其是女性。能量摄入的增加可能是戒烟后体重增加的主要原因。吸烟者戒烟后，往往改变了饮食行为，甜食和其他含糖类的“小吃”摄入增加，而且一些“小吃”含有大量的脂肪，蛋白质的摄入变化不大。因此，准备戒烟者应注意避免戒烟后形成上述不良的饮食行为，戒烟过程中注意控制体重，增加体力活动和减少能量摄入。

3. 饮酒　酒精本身含有极高的能量．而且饮酒同时常摄入高脂肪食物，酒足饭饱睡觉致能量消耗少，都是引起肥胖的因素。

4. 缺乏体力活动　现代社会，科技的进步使人们在工作和生活中越来越多地应用节省体力的设备。电视和电脑的普及使现代人长时间地坐在屏幕前面；交通的便利和发达，使人们外出越来越多地以车代步；家务劳动有洗衣机、洗碗机代劳。人们在享受高科技带来便利的同时，也不自觉地养成了使体力活动减少的各种不良习惯，贪图安逸、懒于运动、以车代步、长时间看电视、上网、玩游戏、久坐、饭后静坐、贪睡、睡眠过多等造成长期能量消耗减少。

（二）社会因素

1. 教育程度　教育水平和肥胖有某种程度的必然联系，教育水平的高低可以明显影响个体的许多行为和生活方式。然而，在发达国家与发展中国家肥胖与教育程度的关系呈现两种不同的走向。发达国家肥胖与受教育水平低有关。而在发展中国家，儿童肥胖症患病率随经济收入、文化程度以及城市化而升高，原因与这部分人容易接受现代生活方式，膳食和体力活动模式改变，饮食热量增多而能量消耗减少有关。

2. 经济地位　在发达国家社会经济状况和肥胖症的发病率呈反比，而在发展中国家肥胖症的发病率却随着社会经济状况的改善而增加。发达国家和发展中国家群体的社会经济地位的内涵是不同的，发展中国家的高收入水平大概只能与发达国家中等收入水平相当，而发达国家低收入阶层的生活水平比发展中国家该阶层人们的生活要好得多。在发达国家，高脂肪或含糖类丰富的食品价廉，低收入阶层摄入量大，所以出现经济收入越低，肥胖症患病率越高的现象。

3. 社会特权　在原始社会，人们一方面经常得不到足够的食物，另一方面是寻找食物时大量的体能消耗，所以这个时代不存在肥胖问题。现在的发展中国家大多数人的 BMI 值并不超标，只有少数拥有特权的阶层，特别是拥有财富和世袭地位而无须体力劳动的人，其膳食中的脂肪含量较一般人高，肥胖者较多。

4. 城市化和地理位置　社会经济的发展和城市化是肥胖社会的特征。发达国家或经济迅速增长的发展中国家肥胖症的发病率均明显增高，前者多见于社会下层人群，尤其是女性更为明显。该群体缺乏教育及营养指导，并依赖廉价食物为生，而在该社会中许多廉价食品都是高脂肪食物。在经济迅速增长的发展中国家肥胖症患病率剧增的重要原因之一是营养卫生教育，也就是人们的收入明显增加后仍以原来贫困时的传统营养、生活、文化价值观指导自己的能量摄入与支出。

许多流行病学调查都显示，肥胖症的发生存在地区差异，这可能与不同地区经济发展的差异性或不同地区饮食习惯和生活习惯不同有关，也可能与气候环境等因素导致的南北方人群体力活动的差异有关。北方居民在冬季会因白昼缩短而情绪低落，其体重也呈季节性变化，即在冬季时体重趋于升高。

地域间的移民多数是从相对贫穷的地区或农村地区移居到经济发达的城市，移民人群尤其是女性的特征之一是体重增加，这与移民地食品丰富价廉，移民为解决温饱所需付出的体力活动量较原来减少有关。

5. 心理因素　多数学者认为肥胖症是多因素综合作用的结果，其中心理因素对肥胖症的影响不容忽视。因某些原因导致精神抑郁或失意者有时会以进食获得的满足感来进行补偿，出现贪食，有贪食心理者通过多食常常导致肥胖。

（三）药物

有些药物可致体重增加，主要是精神治疗药及激素。包括：

1. 精神病治疗药　吩噻嗪类，丁酰苯类。
2. 抗抑郁药　三环类。
3. 抗癫痫药　丙戊酸钠、卡马西平。
4. 类固醇激素　糖皮质激素、孕酮类避孕药。
5. 肾上腺能阻滞药　α_1 及 β_2 - 受体阻滞药。
6. 5 - 羟色胺拮抗药　赛庚啶。
7. 糖尿病治疗药　胰岛素、磺脲类、噻唑烷二酮类。

五、中枢神经系统因素

在一定时期内，机体的能量获取和能量消耗是处于一种相对平衡的状态，即获取的能量等于消耗的能量。在这一调节中，神经系统起着重要的作用，神经系统对进食量的调节，是维持体重稳定的重要因素。已知人类与多种动物的下丘脑中存在着两对与摄食行为有关的神经核。一对为腹内侧核，又称饱中枢；另一对为腹外侧核，又称饥中枢。饱中枢兴奋时有饱感而拒食，破坏时则食欲大增；饥中枢兴奋时食欲旺盛，破坏时则厌食拒食。二者相互调节，相互制约，在生理条件下处于动态平衡状态，使食欲调节于正常范围而维持正常体重。当下丘脑发生病变时，则可因贪食或厌食引起肥胖或消瘦。

另外，该区与更高级神经组织有着密切的解剖联系，后者对摄食中枢也可进行一定程度的调控。下丘脑处血脑屏障作用相对薄弱，使血液中多种生物活性因子易于向该处移行，从而对摄食行为产生影响。例如，体重（脂肪组织）增加使脂肪组织分泌的瘦素增加，作用于下丘脑，引起一系列对肥胖作出的生理反应，即摄食减少，耗能增加及交感神经功能加强以消耗脂肪。

六、其他因素

肥胖除了与上面因素有关外，还应注意，女性在绝经期后和产后容易出现肥胖。女性绝经期以后和中年后基础代谢率降低，能量消耗减少，加上绝经后雌激素水平下降的影响，多余的热量转变成脂肪储存在体内，逐渐出现肥胖。而且，绝经后的体重增加伴有体脂分布变化，体脂转向中心型分布，脂肪主要沉积于腹部。此时若能保持良好的饮食习惯，注意坚持运动，在一定程度上可防止肥胖。

妊娠是妇女体重增长进程中的常见事件。很多女性生育后变得不再苗条，其原因部分是由于妊娠引起的内分泌改变，使身体的脂肪代谢失去平衡；而主要原因是产后摄入的热量远超过消耗的热量，多余的热量便转化为脂肪储存起来。

（敖　文）

第二节　临床表现

肥胖症患者的一般特点为体内脂肪细胞的体积和（或）细胞数增加，体脂占体重的百分比异常高，并在某些局部过多沉积脂肪。肥胖的多数症状为非特异性症状，可涉及多个系统，常与肥胖病的严重程度和年龄有关。

一、肥胖症与代谢综合征

代谢综合征（metabolic syndrome，MetS）是指是一组以肥胖、高血糖（糖尿病或糖调节受损）、血脂异常（指高甘油三酯血症和低高密度脂蛋白胆固醇血症）以及高血压等聚集发病，严重影响机体健康的临床症候群，是一组在代谢上相互关联的危险因素的组合，这些因素直接促进了动脉粥样硬化性心血管疾病的发生，也增加了发生2型糖尿病的风险。

二、肥胖症与糖尿病

除外遗传因素，肥胖、运动减少和不良饮食习惯和2型糖尿病的发病明显相关。肥胖症患者大多数存在胰岛素抵抗，发生2型糖尿病的概率明显升高。50%～85%的2型糖尿病患者为超重或肥胖患者，超重者2型糖尿病患病率高于正常体重群体的2～3倍。中心性肥胖更易导致胰岛素抵抗，引起2型糖尿病的可能性更大。另外，肥胖症患者甘油三酯增加，后者为2型糖尿病独立的危险因素。胰岛素抵抗的血清学标志为高胰岛素血症，体重下降后，胰岛素敏感性增加。脂肪分布部位不同，其分解速度存在差异，腹内脂肪分解速度最快，腹部皮下脂肪适中，四周皮下脂肪最慢。腹内脂肪易于分解的生理学基础为：糖皮质激素受体丰富，皮质醇作用较强；含有β_1、β_2和β_3肾上腺受体，后者多见于棕色脂肪组织，细胞内大量线粒体和解耦联蛋白，利于脂肪酸氧化磷酸化；胰岛素受体少，活性低，胰岛素抑制脂肪分解的效能低下。内脏脂肪分解等导致大量游离脂肪酸（FFA）流入肝脏，氧化增加，肝糖利用降低；肌肉FFA氧化增加，葡萄糖利用减少；FFA和甘油三酯可作为糖异生原料；FFA对β细胞具有一定的损伤作用，综合结果导致2型糖尿病的发生。目前研究也发现，肥胖和2型糖尿病一样具有共同的基因学基础，如β_3肾上腺受体基因与肥胖、胰岛素抵抗和2型糖尿病均有相关性；Leptin基因即可影响饮食，又可抑制β细胞的胰岛素分泌功能，和二者均具有密切关系。

三、肥胖症与冠心病

冠心病的发生和高血脂、高血压、糖尿病、吸烟等因素有关。肥胖症患者LDL－C升高、HDL－CT降、甘油三酯增加，三者均为动脉粥样硬化的危险因素。肥胖症大约增加2倍的心力衰竭和脑梗死并发症。虽然肥胖症与冠心病的关系存在不同观点，但由于肥胖而导致的血脂异常、胰岛素抵抗、高胆固醇血症、糖尿病等对冠心病的发生具有一定的促进作用。肥胖症患者活动较少，冠状动脉侧支循环形成障碍，而且导致的心输出量增加也加剧心脏负担，诱发冠心病。

四、肥胖症与高血压

肥胖者的高血压患病率为正常体重者的 2 ~ 6 倍，因此，肥胖是高血压的危险因子，特别是中心性肥胖。我国肥胖症患者高血压的患病率为 29. 39%，正常体重人群患病率仅为 13. 21%。随着体重指数（BMI）的增加，收缩压和舒张压水平也较高。体重增加 10%，收缩压和舒张压增加 6mmHg 和 4mmHg。肥胖持续时间越长，尤其是女性，发生高血压的危险性越大。而控制饮食和增加运动使体重降低时，血容量、心排血量和交感神经活动下降，血压也随之降低。一些减轻体重的试验表明，经减重治疗后，收缩压和舒张压也随平均体重的下降而降低。超重和肥胖引发高血压的机制可能与胰岛素抵抗代谢综合征有关。

五、肥胖症与血脂紊乱

我国 24 万人群数据的汇总分析显示，BMI≥24 者的血脂异常（甘油三酯≥2. 27mmol/L）检出率为 BMI <24 者的 2. 5 倍，BMI≥28 者的血脂异常检出率为 BMI <24 者的 3. 0 倍，腰围超标者高甘油三酯血症的检出率为腰围正常者的 2. 5 倍。BMI≥24 和≥28 者的高密度脂蛋白胆固醇降低（ <0. 9mmol/L）的检出率分别为 BMI <24 者的 1. 8 倍和 2. 1 倍。腰围超标者高密度脂蛋白胆固醇降低的检出率为腰围正常者的 1. 8 倍。降脂药物治疗需要个体化，依据患者的心血管病状况和血脂水平选择药物和起始剂量。在药物治疗时，必须定期检测肝功能和血 CK。如肝酶（AST/ALT）超过 3 倍正常上限值，应暂停给药，停药后仍需每周复查肝功能，直至恢复正常。

六、肥胖症与脑卒中

脑卒中的发生和动脉粥样硬化、高血压、糖尿病及高脂血症有关，无论出血性或梗死性病变。如前所述，肥胖症促进上述疾病的发生与发展，引起脑卒中发病率、致残率和死亡率上升。

七、肥胖症与睡眠呼吸暂停综合征

睡眠呼吸暂停综合征是指成人在 7h 的夜间睡眠中，呼吸暂停达 10s 以上，次数 >30 次，或者平均每小时发作次数 >5 次。阻塞性睡眠呼吸暂停综合征（obstructive sleep apnea - hypopnea syndrome，OSAHS）是最为常见的一种类型，指睡眠时上呼吸道受阻，空气不能顺利通过，诱发呼吸减弱或暂停。OSAHS 在人群中的患病率为 2% ~4%，男女比例为 6. 3: 1. 65 岁以上患病率为 20% ~40%。肥胖患者中 OSAHS 发病率较体重正常人群高 12 ~30 倍，BMI 每增加一个标准差，OSAHS 的危险率升高 4 倍。咽侧壁的厚度、咽侧壁脂肪垫及软腭厚度与 OSAHS 严重程度密切相关。OSAHS 易并发心脏病、高血压、呼吸衰竭或猝死。文献报道，OSAHS 患者 7 年内死亡率 16%；未治疗者，5 年病死率为 11% ~13%；呼吸暂停次数 >20 次者，8 年死亡率高达 37%。OSAHS 主要表现为睡眠打鼾、憋气，晨起头痛头晕、日间嗜睡乏力，严重时可致血压升高、心律不齐、心绞痛甚至猝死。值得注意的是肥胖程度仅对 OSAHS 起预示作用，降低体重能否纠正 OSAHS 尚无定论。

八、肥胖症与脂肪肝

脂肪肝是指肝细胞内蓄积脂肪量大于肝湿重的5%或者病理组织学单位面积见1/3肝细胞脂肪变性，主要为脂肪酸和甘油三酯的沉积，严重者甘油三酯含量可达50%。肥胖症是引起脂肪肝最常见的原因，大约1/2的肥胖症患者伴有肝脏脂肪沉积，重度肥胖者几乎不可避免伴发肝脏脂肪变性，前者是后者的首要原因。脂肪肝大部分无临床症状，部分患者可有乏力、厌食等非特异性表现。肝脏可呈不同程度的肿大。ALT、AST、ALP、甘油三酯、总胆固醇、LDL-C及VLDL-C升高，HDL-C下降。B超是最常用的检查和评价方法，但缺少特异性，仅供参考。

九、肥胖症与胆石症

与肥胖症相关的主要为胆固醇结石，占所有胆石症的1/2，胆囊结石的80%。肥胖症患者发生胆固醇结石的概率为正常体重人群的3倍，主要原因为内源性胆固醇合成及胆固醇摄入增加，导致胆汁内胆固醇饱和，析出并形成结晶，进而形成胆固醇结石。B超可见肝内外胆管或胆囊内强回声光团，后曳声影，大多数胆囊结石可随体位改变而移位。

十、肥胖症与骨关节疾病

骨关节疾病是肥胖患者多见的症状之一，与肥胖症患者关节承受过度体重负荷有关。大多数肥胖症患者呈膝关节内翻畸形，膝关节中间软骨承受更大压力，导致退行性变。临床上常观察到肥胖者中膝关节疼痛，休息后可缓解。痛风合并肥胖的发生率约为50%，高尿酸血症与BMI呈正相关，减重后，痛风发作减少，尿酸下降。高甘油三酯血症和尿酸值呈正相关，痛风患者大约有75%伴有高甘油三酯血症。肥胖症、痛风、2型糖尿病、高血压、冠心病被称为“五联症”，构成代谢综合征（MetS）的核心内容。

十一、肥胖症与恶性肿瘤

目前发现肥胖症和人体的某些恶性肿瘤明显相关，是肿瘤的危险因子。①宫颈癌：肥胖症女性中宫颈癌发病率增加2倍，主要为肥胖导致雌激素增加，后者引起宫颈上皮增生所致。②子宫内膜癌：目前已经肯定肥胖症和子宫内膜癌具有相关性，更年期肥胖症患者发病率较体重正常者高出2~4倍。肥胖症导致雌激素增加，引起子宫内膜不典型增生，进而癌变。临床亦常见同时伴发高血压、2型糖尿病和肥胖症的子宫内膜癌患者，称为宫内膜癌综合征。③乳腺癌：目前证实，肥胖症促进乳腺癌的发生。高动物脂肪、高动物蛋白、高热量饮食是乳腺癌的促进因素。在绝经女性当中，肥胖者患乳腺癌的可能性较正常体重人群增加75%。如以70kg为标准体重，每增加10kg，乳腺癌的发生率增加20%。女性绝经后如体重持续增加，则因乳腺癌而死亡的风险较大。肥胖症患者雌激素水平升高，刺激乳腺癌发生、发展。④结直肠癌：研究显示中心性肥胖的患者，结直肠癌患病率较正常体重人群增加超过2倍。Anderson报道肥胖（BMI > 30）和（或）吸烟患者发生进展性腺瘤的概率在年龄为50~59岁的女性高达8%，60岁以上为9.5%。进展性腺瘤的归因风险：女性要显著高于男性，在50~59岁的男性，由吸烟和（或）肥胖导致的人群归因风险为29%，60岁以上人群为11.5%；而在50~59岁女性中，吸烟和/或肥胖所导致的人群归因风险为73%，60岁以上女性38.5%，因此，肥胖症显著增加女性罹患结直肠癌的风险。⑤胆囊癌：肥胖症患者由于罹患胆固醇性胆囊结石，后者对胆囊黏膜的长期慢性刺激，诱发慢性胆囊炎，久之则导致胆囊黏膜细胞增生癌变。恶变率在胆囊结石直径<1cm时约为1%；2.0~2.2cm时约为2.4%；>3cm时高达10%。⑥前列腺癌：文献报道肥胖症患者罹患前列腺癌的风险较体重正常个体高2倍，而以动物性饮食为主的肥胖症患者的风险增加3.6倍，发生机制可能与肥胖症导致肠道内致癌物质增多有关。BMI≥30的前列腺癌患者，其死亡率比正常体重患者高20%~30%。美国杜克大学医学中心对1 415位因前列腺癌而行前列腺切除手术的患者进行跟踪研究，结果显示，凡体重超重的前列腺癌患者，无论是黑人还是白人，其前列腺癌复发率都要高于体重正常的前列腺癌患者。

（敖　文）

第三节　实验室及辅助检查

肥胖常影响身体的多个系统，特别是内分泌、消化、心血管系统，因此实验室检查中要将血糖、血脂检查列为常规检查，必要的时候可以做葡萄糖耐量试验。为了鉴别肥胖为原发性还是继发性，可以做一些特殊检查，例如肾上腺皮质功能、甲状腺功能和性腺功能等。

一、下丘脑及垂体功能的实验室检测

①激素测定：ACTH、FSH、LH、TSH、GH、PRL测定。②TRH、LH－RH兴奋试验。

二、周围腺体激素测定

①甲状腺激素：TT_3、TT_4、FT_3、FT_4。②肾上腺皮质激素测定：血尿皮质醇、24h尿17－羟类固醇及17－酮类固醇、24h尿游离皮质醇测定及地塞米松抑制试验。

三、糖尿病检测

空腹及餐后2h血糖测定、OGTT、胰岛素、C－肽及糖化血红蛋白测定。

四、血脂测定

总胆固醇、甘油三酯、LDL－C、VLDL－C、HDL－C。

五、皮褶厚度

多测定三角肌外和肩胛下部位，两处相加，男性≥4cm，女性≥5cm即可诊断为肥胖，但临床实用价值较小。

六、B超

可较准确测定皮下脂肪厚度，对脂肪肝、胆囊结石、肾上腺皮质疾病及胰岛细胞瘤诊断颇有裨益。

七、CT、MRI

用于下丘脑、垂体肿瘤、空泡蝶鞍、肾上腺肿瘤、胰岛素瘤、脂肪肝、胆囊结石、肥胖相关恶性肿瘤的诊断。

（敖　文）

第四节　诊断与鉴别诊断

一、诊断

1. 体重指数　体重指数（body mass index，BMI），又译为体质指数。它是一种计算身高与体重（weight forheight）的指数。具体计算方法是以体重（kg）除以身高（m）的平方，即 BMI = 体重/身高 2（kg/m^2）。BMI 最常用于估计成人的低体重和超重。在流行病学调查中及临床上，已有大量证据表明用 BMI 较单用体重更能准确反映体脂的蓄积情况。诊断标准为：BMI 在 18.5～23.9 时为正常水平，≥24 时为超重，≥28 时为肥胖。另一标准为中国肥胖症外科治疗指南所采用，即根据亚太地区人群的特点，以体重指数（BMI）为指标，成人按 BMI 指数分类如下：健康 18.5～22.9，超重 23.0～24.9，Ⅰ度肥胖 25.0～29.9，Ⅱ度肥胖 30.0～34.9，Ⅲ度肥胖 >35.0。

在测量时，受试者应当空腹、脱鞋、只穿轻薄的衣服。测量身高的量尺（最小刻度为 1mm）应与地面垂直固定或贴在在墙上。受试者直立、两脚后跟并拢靠近量尺，并将两肩及臀部也贴近量尺。测量人员用一根直角尺放在受试者的头顶，使直角的两个边一边靠紧量尺另一边接近受试者的头皮，读取量尺上的读数，准确至 1mm。称量体重最好用经过校正的杠杆型体重秤，受试者全身放松，直立在秤底盘的中部。测量人员读取杠杆秤上的游标位置，读数准确至 10g。

2. 腰围与臀围　腹部脂肪过多（中心性肥胖）是许多慢性疾病的独立危险因素。腹部脂肪过多比周围脂肪（如臀部和四肢脂肪）过多对健康具有更大的危害。腰围是临床上估计患者腹部脂肪过多的最简单和实用的指标，不仅可用于对肥胖者的最初评价，在治疗过程中也是判断减重效果的良好指标。腰围与臀围的比值也可以指示脂肪的区域性分布，但腰围与臀围的比值对腹部脂肪累积程度和对某些疾病危险度的估计并不比单独测量腰围更灵敏。腰围的测量方法是让受试者直立，两脚分开 30～40cm，用一根没有弹性、最小刻度为 1mm 的软尺放在右侧腋中线胯骨上缘与第 12 肋骨下缘连线的中点（通常是腰部的天然最窄部位），沿水平方向围绕腹部 1 周，紧贴而不压迫皮肤，在正常呼气末测量腰围的长度，读数准确至 1mm。WHO 建议男性腰围 >94cm，女性腰围 >80cm 作为肥胖的标准。臀围是测量臀部的最大周径。

3. 腰臀比　是腰围和臀围的比值。一般认为腰臀比男性 >0.9，女性 >0.8 可以视为向心性肥胖。

4. 标准体重　标准体重（kg）= 身高（cm）-105。最常用的判断肥胖的标准就是应用体重超过按照身长计算的标准体重 20% 以上即为肥胖，其中 >10% 为超重，20%～30% 为轻度肥胖，30%～50% 为中度肥胖，50% 以上为重度肥胖，>100% 为病态肥胖。

二、鉴别诊断

无内分泌疾病或找不出可能引起肥胖的特殊病因的肥胖症为单纯性肥胖。单纯性肥胖者占肥胖症总人数的95%以上。继发性肥胖是指由于继发于某种疾病所引起的肥胖，一般均有明显的疾病因素可寻。

（敖　文）

第五节　治疗意义和目标

一、减肥的意义

世界卫生组织已将肥胖症列为一种内科病，而且是可以采用饮食控制和体育运动进行有效治疗。目前有人将饮食控制和运动疗法作为治疗肥胖症的两驾马车，互为补充，缺一不可。笔者认为，采用上述方法有效降低体重后．患者的行为矫正同样具有重要意义，只有患者改变以往不良的生活饮食习惯，继续坚持饮食和运动疗法，才能获得长久的治疗效果，因此，控制饮食、运动疗法、行为矫正是治疗肥胖症的三块基石。

肥胖可带来多种危害，增加心血管运动、呼吸、消化等系统的并发症，另外，女性乳腺癌、生殖系统肿瘤，男性的结直肠癌、前列腺癌的发病风险在肥胖患者明显升高。部分重度肥胖的患者尚存在自卑、孤独和人际关系难以和谐之虞。我国居民 BMI 和腰围与相关疾病危险关系见表 10－1；肥胖者发生肥胖相关疾病或症状的相对危险度见表 10－2。

表 10－1　中国成人超重和肥胖的体重指数和腰围界限值与相关疾病危险的关系

分类	BMI（kg/m^2）	腰围（cm）		
		男：＜85 女：＜80	男：85～95 女：80～90	男：≥95 女：≥80
体重过低	＜18.5	……	……	……
体重正常	18.6～23.9	……	增加	高
超重	24.0～27.9	增加	高	极高
肥胖	≥28	高	极高	极高

注：相关疾病指高血压、糖尿病、血脂异常和危险因素聚集；体重过低可能预示有其他健康问题。

表 10－2　肥胖者发生肥胖相关疾病或症状的相对危险度

危险性显著增高（相对危险度大于3）	危险性中等增高（相对危险度2～3）	危险性稍增高（相对危险度1～2）
2型糖尿病	冠心病	女性绝经后乳腺癌，子宫内膜癌
胆囊疾病	高血压	男性前列腺癌
血脂异常	骨关节病	生殖激素异常
胰岛素抵抗	高尿酸血症和痛风	多囊卵巢综合征

续 表

危险性显著增高（相对危险度大于3）	危险性中等增高（相对危险度2~3）	危险性稍增高（相对危险度1~2）
气喘、睡眠中阻塞性呼吸暂停	脂肪肝	生育功能受损
		背下部疼痛
		麻醉并发症

注：相对危险度是指肥胖者发生上述肥胖相关疾病的患病率是正常体重者该病患病率的倍数。

遵循科学合理的减肥手段，降低患者体重，可减少心血管系统并发症，特别是冠心病和高血压；纠正血脂紊乱状态；减少糖尿病发生与发展，利于糖尿病的控制；改善呼吸系统功能；降低痛风和关节炎的发病率；扭转脂肪肝，减少胆石症；降低结直肠癌、乳腺癌、子宫癌等恶性肿瘤发病率；减少上述各种疾病的相关死亡率；增强患者自信心，重建和谐的人际关系。因此，积极减肥具有重要意义。

二、肥胖症的干预

（一）干预原则

1. 必须坚持预防为主，从儿童、青少年开始，从预防超重入手，并须终生坚持。

2. 采取综合措施预防和控制肥胖症，积极改变人们的生活方式。包括改变膳食、增加体力活动、矫正引起过度进食或活动不足的行为和习惯。

3. 鼓励摄入低能量、低脂肪、适量蛋白质和碳水化合物、富含微量元素和维生素的膳食。

4. 控制膳食与增加运动相结合，以克服因单纯减少膳食能量所产生的不利作用。二者相结合可使基础代谢率不致因摄入能量过低而下降，达到更好的减重效果。

5. 积极运动可防止体重反弹，还可改善心肺功能，产生更多、更全面的健康效益。

6. 应长期坚持减体重计划，速度不宜过快，不可急于求成。

7. 必须同时防治与肥胖相关的疾病，将防治肥胖作为防治相关慢性病的重要环节。

8. 树立健康体重的概念，防止为美容而减肥的误区。

（二）干预措施的3个层次

1. 一般人群的普遍性干预　首先是群体预防，积极做好宣传教育，使人们避免能量摄入超过能量消耗，减少脂肪摄入量，增加蔬菜和水果在食物中的比例，有意识地多进行中、低强度的体力活动，提醒有肥胖倾向的个体（特别是腰围超标者）定期检查与肥胖有关疾病危险的指标。

2. 高危人群的选择性干预　高危险因素包括：存在肥胖家族史、有肥胖相关性疾病、膳食不平衡、体力活动少等。改变高危人群的知识、观念、态度和行为，应让他们了解，在大多数情况下，不良环境或生活方式因素对肥胖症的发生可起促进作用并激活这一趋势，而改变膳食、加强体力活动对预防肥胖是有效的。

3. 对肥胖症和伴有并发症患者的针对性干预　超重和肥胖并有肥胖相关疾病的高危个体，主要预防其体重进一步增长，使其体重有所降低，并对已出现并发症的患者进行疾病管理，使已超重或肥胖者明白短期恢复到所谓的理想体重往往不太现实，但在一年之内比原有体重减少5%～10%对健康有极大好处。要使患者了解到，限食、体力活动和行为改变是减肥的科学有效的方法。

三、减肥目标

减肥的目标不可急于求成，过于迅速的体重下降不但容易反弹，而且对患者身体健康颇有危害，易于罹患低血糖发作、胆石症和电解质紊乱等并发症，因此不宜提倡。一般首先确定初级减肥目标，10%的体重下降即可达到大幅度降低肥胖引起的各种并发症的目的，因此科学合理的减肥目标为6个月内体重下降10%，维持6个月后，则进行下一步减肥周期。BMI在27~35的患者为达到上述目标，热量每天应减少1.26~2.09MJ；对于BMI>35者，则需要减少2.09~4.18MJ的热量摄入。一般而言，体重下降10%之后，需联合应用饮食和运动疗法，并形成良好的行为生活方式，方可继续降低体重。

四、减肥方法

常用的减肥方法主要包括饮食控制、运动疗法、行为疗法、药物治疗和手术治疗。美国NIH肥胖处理指南简单归结为下图10－1所示。中华人民共和国卫生部疾病控制司2003年发布《中国成人超重和肥胖症预防控制指南（试行）》，对我国肥胖症患者的处理简约概括为图10－2所示，可资参考。

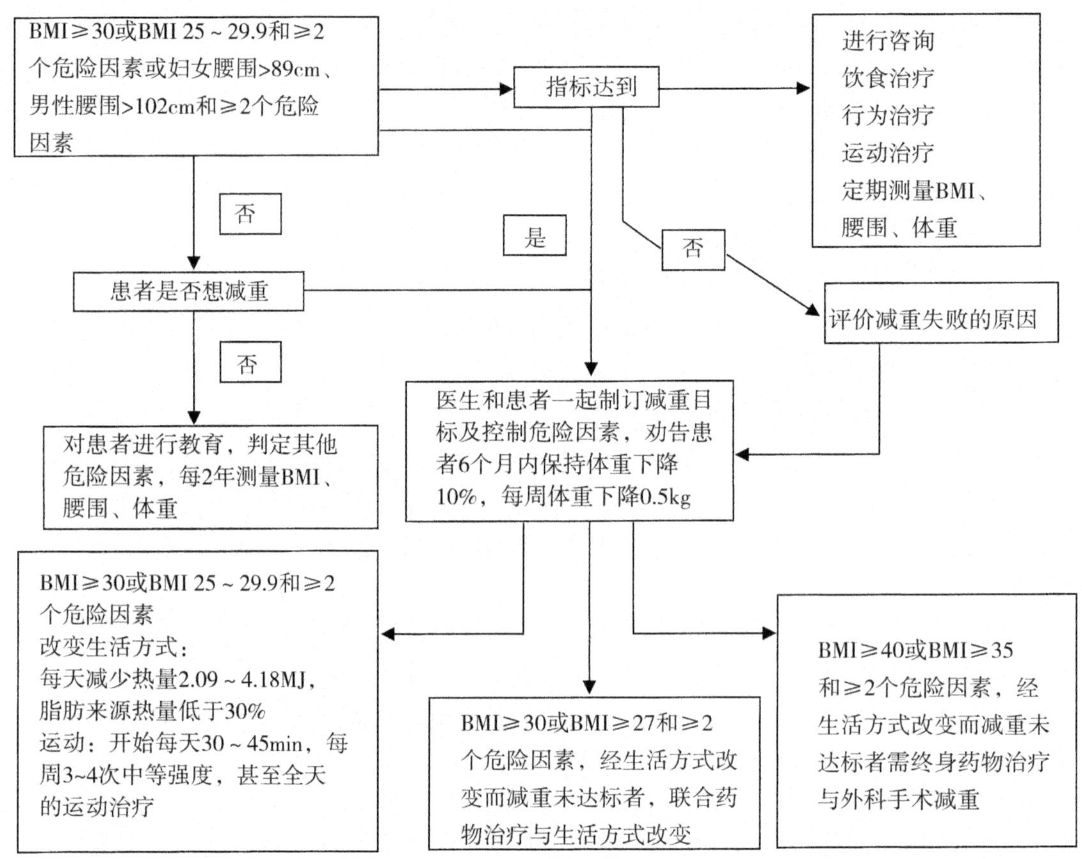

图10－1　美国NIH肥胖处理指南肥胖症处理流程图

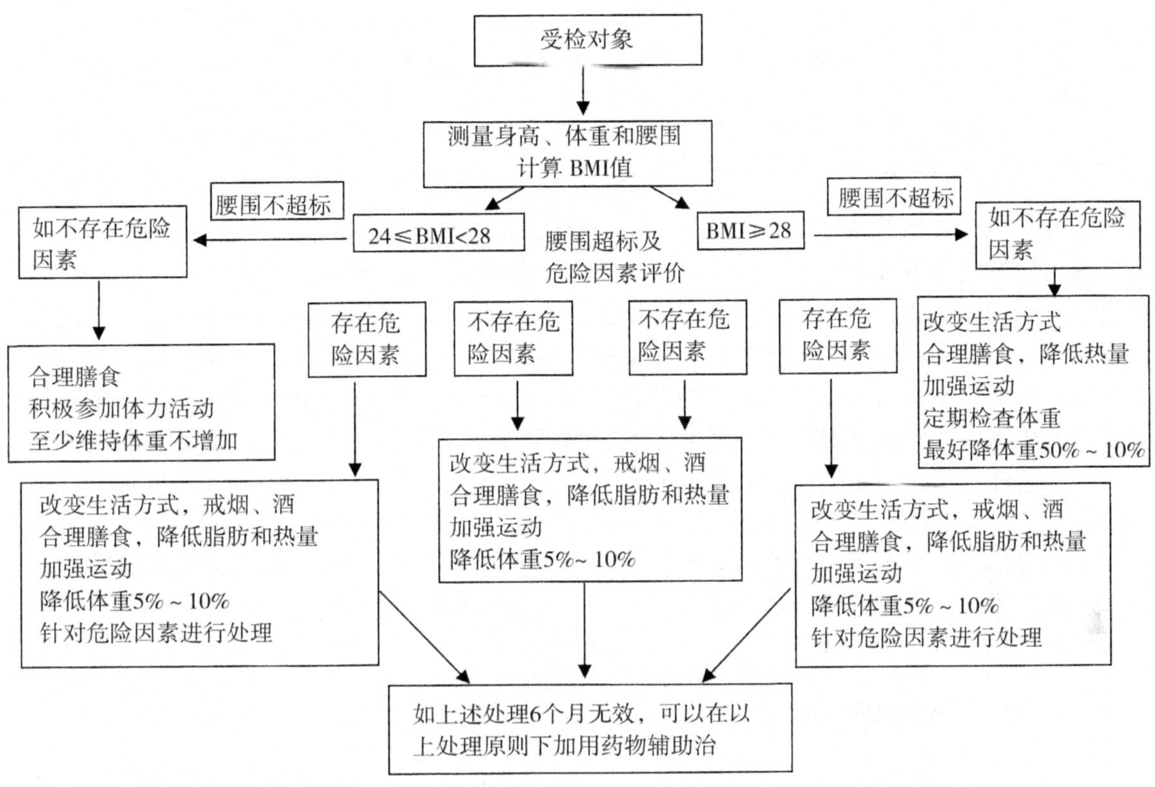

图 10－2　中国成人超重和肥胖症预防控制指南肥胖症处理流程图

五、减肥方案设计

根据减体重目标，每天中等强度的体力活动，能量消耗男为 20～29.3kj/min，女为 13.8～21.3kj/min；低强度活动能量消耗男性是 7.95～19.2kj/min，女性为 5.86～13.4kj/min。中等强度体力活动量时的心率为 100～120 次/min. 低强度活动为 80～100 次/min。需要耗空的能量，采用增加体力活动量和控制饮食各约占 50%（40%～60%），体力活动的时间结合日常活动来安排（表 10－3）。

表 10－3　减肥方案设计方法

月减体重 (kg)	周减体重 (kg)	耗空能量 (kJ/d)	减少食物供能 (kJ/d)	运动耗能 (kJ/d)	中强度活动时间 (h/d)	低强度活动时间 (h/d)
4	1.0	4 602.4	2 301.2	2 301.2	2	3～4
3	0.75	3 347.2	173.6	1 673.6	1.5～2	2.5～3.5
2	0.5	2 510.4	1 255.2	1 255.2	1～1.5	2～3
1	0.25	1 129.7	502.1	502.1	1	2

（王海静）

第六节　肥胖症的运动疗法

一、运动减肥的意义

运动减肥具有独特的优势，适度的运动可以减少过度饮食控制导致的各种不适和危害，同样获得较好的减重效果，患者无需忍受极度饥饿而导致低血糖等并发症的发生。运动可以改善心血管系统功能，增加心肌收缩力，促进心肌动脉侧支循环的形成；调整改善大脑皮质神经内分泌系统的功能，刺激脂肪消耗和脂肪细胞缩小，减少脂肪形成；运动时肌肉中血流量增加，增加肌细胞摄取血糖能力，游离脂肪酸和葡萄糖的利用率上升；促进组织细胞胰岛素受体的敏感性，降低血糖，并发糖尿病的风险下降；适度运动改善胸廓活动，增加肺活量，改善肺通气与换气功功能，利于燃烧脂肪组织；运动可以改善消化系统血液循环和蠕动功能，减少腹胀、便秘、下肢静脉曲张、痔疮、疝及嗜睡等并发症的发生；提高四肢关节的柔韧性和灵活性，改善关节功能；运动疗法可促使患者纠正以往不良的行为习惯，培养良好的饮食生活习惯；适度运动改善患者心情和精神状态，患者自我感觉良好，以利于更好地完成减肥的目标。

二、运动减肥的原理

1. 一般将运动分为有氧运动和无氧运动，前者是指中、小强度的运动，如散步、快步行走、慢跑等，此种运动通过葡萄糖和脂肪氧化供能，是运动减肥的主要手段；后者则指高强度运动，包括步行登楼、打篮球、踢足球等，由磷酸肌酸和糖原的无氧酵解供养能量，一般不作为运动减肥的方法。有氧运动初始 10～60s，首先消耗人体储存的 ATP；随之则由磷酸肌酸功能，约持续 20s；机体将依次调动肌糖原、血糖和肝糖原陆续功能，总时间大约为 30min；之后则开始由脂肪和糖原一起供养能量，随运动时间的延长，脂肪功能比例逐渐增加，至 120min 时，脂肪功能可达 50%～70%。高强度的无氧运动脂肪供能比例约为 20%。基于运动减肥的目的在于减少脂肪组织，因此应以有氧运动为主，而且必须持续 30min 以上，最好坚持 60min，方可达到理想的减肥效果。

2. 运动时人体代谢活跃，脂肪摄取、酯化、动员、代谢转化速度明显增加，血液中游离脂肪酸（FFA）在肌肉内氧化供能而被消耗，浓度下降。甘油三酯（TG）清除率运动时增加 27.5%，长期运动患者 TG 水平低于非运动人群。胆固醇（TC）约 4% 存在于乳糜微粒，15% 存在于极低密度脂蛋白，48% 与低密度脂蛋白结合，23% 结合于高密度脂蛋白。中小强度持久的运动，可降低 TC 及低密度脂蛋白浓度，而高密度脂蛋白浓度升高，后者将 TC 转运至肝脏，降低心血管疾病的发病风险。运动改善脂肪组织对肾上腺素等激素的反应性，脂肪酶活性增加，促进脂肪酸摄取、动员和分解。值得注意的是高强度以及极低强度的运动脂肪动员很少，不足以达到减肥目的，正确的做法为长时间（60min）中强度的体育运动。

3. 肥胖症的基本原因为能量摄入过多和（或）消耗过少，运动疗法的原理在于增加能量消耗，而且经常参加锻炼者比不经常锻炼者的静息代谢率高，在进行同等能量消耗的运动时，经常锻炼能更多地动员和利用体内储存的脂肪，更有利于预防超重和肥胖。不同工种人群能量消耗差别极大，50kg 的个体 24h 能量消耗在轻体力劳动者（医生等）为 7 332～

8 368kJ，中体力劳动者（机械工等）为 8 368 ~ 8 577.2kJ，重体力劳动者（农民等）为 9 414 ~ 10 460kJ，极重体力劳动者（装卸工等）为 10 460 ~ 16 736kJ。如果每天多消耗 2 552kJ 能量，50kg 的个体坚持 1 个月，理论上即可降低 10kg 体重。各种日常活动每小时耗能量不同，详见表 10 – 4。

表 10 – 4 50kg 个体常见日常活动每小时能量消耗表

活动类别	热量消耗（kJ/h）	活动类别	热量消耗（kJ/h）
读书、开会	62.76	体操	627.6
进餐	83.68	游泳	2 092
扫地	292.88	滑冰	1 569
打字	209.2	打乒乓球	1 338.88
铺床	167.36	骑自行车（慢）	836.8
洗衣	271.96	骑自行车（快）	1 464.4
站立	125.52	走路（慢）	753.12
穿衣	146.44	走路（快）	1 129.68
挖土	1 255.2	跑步	2 301.2

三、运动减肥的基本原则

运动减肥的原则可概述为：适量、规律、长期、有氧、渐进、戒急、联合，共计 14 字。

1. 适量运动　减肥初期，运动强度切勿过高，需知中低强度运动以消耗脂肪为主，剧烈的高强度运动则主要依靠糖原功能。运动强度以出汗适中、轻松愉快、睡眠良好为宜，运动过程中心率保持在 120 次/min 左右，无明显心慌与胸闷。开始每天可运动 20 ~ 30min，1 周后每天 30 ~ 40min，2 周后每天 40 ~ 50min，3 ~ 4 周后每天 50 ~ 60min。当然，患者应根据自己具体情况逐渐增加运动时间，最易于犯的错误为急于求成，需知减肥是一个长期过程。

2. 规律运动　早晨运动或晚上运动均可，前者具有空气新鲜、体力充沛的优点，后者则更利于消耗脂肪酸，患者可结合自己空闲时间，妥善安排。以每次运动 60min 为宜，每周 3 ~ 7 次，最好不低于 5 次/周。

3. 长期运动　运动减肥不可一蹴而就，是“持久战”，另外，患者应尽量减少以车代步的习惯，日常生活多做家务、徒步行走、步行上下楼梯等亦是非常有效的减肥手段，切忌把减肥的成功完全寄托在一次持续运动之上。

4. 有氧运动　如前所述，有氧运动以消耗脂肪为主，是减肥的主要方法。为减少关节和足部负担，跑步、打球等不宜作为第一选择，最好选择健步走、游泳、骑自行车等方式，其中健步走的方法为大家一致看好。另外仰卧起坐等力量型运动对减肥也有帮助，可适当采用。

5. 渐进运动　运动减肥应遵循先易后难、先短时间后长时间、先低级别耗能再高级别耗能运动的方法。一般起始耗能量为每天 1 004.16kJ，经一段时间身体适应后，增加至每天 1 338.88kJ，直至每天 2 677.76kJ。不同运动的耗能大不相同，根据耗能多少，将运动分为 4 个级别，可资患者选择并调整互换。

6. 戒急戒躁　医生和患者应知道减肥运动绝非一日之功，需长期的有氧运动方可奏效。

部分患者减肥心切，一开始即采用无氧运动，想毕其功于一役，结果事倍功半，未能达到减肥目的，而且肥胖极易反弹。无氧运动体重未能下降的另一个原因为机体瘦组织比例增加所致，实质也是减肥有效，增加机体健康。

7. 联合饮食疗法　运动疗法可增加患者食欲，如果进食不加控制，能量得以补充，则运动消耗的脂肪重新生成，减肥必然失败。因此，运动疗法必须配合饮食控制。另一方面，单纯饮食疗法不能增加胰岛素敏感性，而运动疗法能促进组织细胞上胰岛素受体的敏感性，从而降低代谢性并发症的发生。实践也证明运动疗法联合饮食控制可获得良好的减肥效果，是目前治疗肥胖症的两驾马车，不可偏废。

四、运动减肥的基本方法

1. 健步走　在所有减肥运动项目中，步行是最简单、实用和高效的一种。适合于所有超重和肥胖症患者，除非患者因关节疾病等不能行走的特殊情况。步行可使血液中的游离脂肪酸氧化，并动员脂肪组织释放游离脂肪酸入循环，进而作为能源分解供能，减轻体重。逐渐增加步行距离，最终步行目标为每天 10 000 步，男性步行距离为 6 ~ 8km，女性为 6 ~ 7km，长期坚持必将获得减肥效果。步行速度不同，能量消耗差别较大，慢步走（4km/h）1h 额外消耗能量约 1 108. 76kJ；中速快走（5. 8km/h）1h 额外消耗能量约 1 882. 8kJ；健步走（快步走，7. 72km/h，130 ~ 160 步/min）1h 额外消耗能量约 2 677. 76kj。步行时要抬头、挺胸、大步、快速，双臂大幅度摆动，进行中切勿腾空。在早晨或晚上均可，前者空气新鲜，后者更易于燃烧脂肪酸。每天 1 万步锻炼一段时间后，逐渐于另一时间段加行步行锻炼，在身体情况允许的情况下，可于早晨和晚上各完成 1 万步锻炼，则减肥效果更为可观。依据笔者个人经验，健步走是目前最好的运动减肥方法，简单、易行而且有效，4 个月体重自 79. 5kg 下降为 68. 1kg，BMI 由 27. 8 降为 23. 8。有学者总结出以下 48 字减重要领：食减两成，少脂多蔬；适糖足质，饮水充足；健行万步，八十分钟；鞋衣舒适，切勿腾空：微汗无喘，胸闷则停；志者贵恒，控重必成。通俗解释为三餐进食量减少两成，少吃脂肪多进食蔬菜；适量的淀粉，蛋白质应足够，饮水量充足；每天健步走 1 万步，争取在 80min 内完成；运动鞋和衣着必须舒适，不要有腾空动作；运动时轻微出汗，无呼吸困难，胸部不适时则停止运动。有志者，持之以恒，肯定可以达到减重或控制体重继续增加之目的。

2. 跑步　是一种经济实用的减肥运动方法，适用于 50 岁以下体质较好的中度肥胖患者，要求无严重并发症，中重度肥胖患者不宜选用跑步减肥方法，以免造成关节等器官损伤。肥胖患者应选择长时间的慢跑，其减肥机制为：促进脂肪酸燃烧，加速脂肪组织分解，降低甘油三酯、胆固醇和极低密度脂蛋白浓度；改善胰岛素敏感性，促进糖代谢，减少糖转化为脂肪。经常慢跑的个体精神饱满、心情舒畅、精力充沛、体形匀称、关节柔韧、肢体灵活、信心十足。慢跑应根据患者具体情况而定，开始宜较慢，而且时间较短，遵循循序渐进的原则。慢跑时，以心率在 120 次/min 左右，自我感觉充实，中度出汗，无胸闷气短为宜。慢跑时间 25 ~45min，速度 150m/min，额外消耗能量约为 836. 8 ~1 506. 24kJ，如果每天运动 2 次，耗能将达到 1 673. 6 ~3 012. 48kJ。慢跑时要领：跑道平坦、衣服宽松、鞋袜适宜、跑前活动（四肢、脚踝、腰部）、前（脚）掌着地、呼吸平顺、心率适中（120 次/min 左右）、跑后放松、循序渐进。

值得注意的是慢跑和健步走的减肥原理不完全相同，慢跑具有腾空动作，靠肌肉的弹性回缩完成部分位置回归，因此，能量消耗反而变少，长时间运动可导致骨骼肌增加，减少运动减肥的表面效果。健步走则是由腿部摆动，有动能变势能，再由势能变动能的反复过程，期间消耗大量由脂肪酸提供的能量。因此某种意义而言，健步走的减肥效果要优于慢跑，可资参考。

3. 骑自行车　也是人们喜欢的代步工具之一，按 10km/h 速度骑车 60min，大约消耗 1 075. 29kJ能量。不但可以减肥，而且锻炼人的平衡能力，资料显示长期骑自行车的个体较一般人生命延长 3 ~5 年。

4. 爬楼梯　这是一种耗能 4 级的运动方式，每小时耗能量高达 4 616. 64kJ，适用于体质较好的超重和肥胖症患者。对呼吸和循环系统功能要求较高，因此，采用爬楼梯的方式减肥需循序渐进，患者应结合自己的综合身体状况，慎重选择，锻炼时间不宜过长。

5. 球类运动　包括篮球、排球、足球、乒乓球、台球等，不但具有减肥功效，而且锻炼各器官系统的协调功能。运动时应首先做好准备工作，戴好防护准备，运动量和时间应适中（20 ~30min），不应参加激烈的比赛活动。

6. 跳绳　这是我国悠久的娱乐项目，设备简单，场地要求不高，适用人群广。具有减轻体重，促进呼吸和循环功能，改善运动系统协调性的功效。每小时耗能量为 1 673. 6 ~ 2 092kJ，每次跳完显示，心率 120 次/min 左右，最好每天 2 次。

7. 游泳　这是一种老少皆宜的体育运动，具有以下优点：增强呼吸运动，锻炼呼吸肌，增加肺活量；减轻庞大体重对关节负荷，减少骨关节损害；游泳时水的压力、阻力和浮力对机体具有很好的按摩作用；水的传热性强，易于散热，便于消耗能量，游泳 60min 能量消耗大约为 2 719. 6kJ。因此，游泳为各种体育锻炼中效能最为全面的运动项目。游泳要领：合适泳衣、游前热身、先淋后游、水温适宜、时间足够（60 ~120min）。游泳减肥应注意点，一是需半年时间方可见效，因此，贵在坚持；二是游泳后往往胃口大开，食欲极强，为达到减肥目的，应节制饮食。

8. 跳舞　具有其他运动项目难以相比的优越性：伴随音乐节奏，减少疲劳感，依从性强，易于坚持；方式灵活，多部位参与运动，耗能量可大可小，中速跳舞约消耗能量 1 506. 24kj/h，迪斯科舞耗能量可达 3 138kj/h。每次跳舞 20min，心率 120 次/nin 左右，每周 3 ~5 次，地面应平整，切勿太滑过硬。

在各种运动疗法过程中，如出现以下症状时，应立即停止运动：①心跳不正常，如出现心率比日常运动时明显加快、心律不齐、心悸、心慌、心率快而后突然变慢等。②运动中或运动后即刻出现胸部、上臂或咽喉部疼痛或沉重感。③特别眩晕或轻度头痛、意识紊乱、出冷汗或晕厥。④严重气短。⑤身体任何一部分突然疼痛或麻木。⑥一时性失明或失语。

五、运动减肥的错误理念

1. 体力劳动可代替运动疗法　此种想法不完全科学，体力劳动者的肥胖症发生率多于从事体育运动人群，说明劳动不能取代体育运动。劳动多是单一、机械、重复的肢体运动，易于造成关节、脊柱、手部损伤，劳累后需休息以恢复体力，能量消耗低于运动疗法。运动疗法的优势见前述，可减少组织器官的疲劳和损伤，而且对预防和治疗劳动引起的损伤颇有裨益。因此，体力劳动难以达到运动的减肥效果。

2. 禁水减肥效果好　这是极端错误的减肥法，也是私人门诊常用的欺骗肥胖患者的伎俩之一。虽然表面减肥效果良好，实质上仅是减少身体水分含量，而不是脂肪组织，和减肥的机制完全不同。运动后禁水，会导致患者处于脱水状态。水分也是体内营养物质代谢必须的成分之一。饮食节制和运动疗法会导致酮体（丙酮、乙酰乙酸和β-羟丁酸）、蛋白质代谢废物等有害物质积聚，禁水会使有害物质浓度进一步增加，对机体造成更大损伤。老年患者还会因为血液浓缩导致心、脑、肾及肺脏功能受损，更易导致严重的并发症。饮水本身可增加饱腹感，减少食物的摄入，利于减肥。因此，减肥患者应适当饮水，最好是运动饮料为佳。冷水因需要体内加温过程，每升高1℃消耗能量4.184J，如每天饮用水温15℃的冷沸水2 500mL，则额外耗能230.12kJ能量，1年减少体重约2.23kg，可资肥胖症患者参考。

3. 不可空腹运动　由于担心空腹运动易于导致低血糖，很多人不敢空腹运动。但研究显示空腹运动可有效燃烧褐色脂肪组织，减肥效果明显，并未增加低血糖发作的风险。早晨空气新鲜，体力充沛，1~2h运动较为合适。

4. 运动强度越大，减肥效果越好　前面已述，最好的减肥运动方式为持续的有氧运动，如健步走，不能少于30min，此后燃烧脂肪酸的比例逐渐上升，运动60min时，供能比例高达60%而耗能4级的强运动方式以燃烧糖原为主，患者耐受性和依从性较差，减肥效果不及中等强度发热有氧运动。减肥运动是一个需终生坚持的长期项目，不可能一蹴而就，更不可能一劳永逸。

5. 减肥成功后放弃饮食和运动疗法　肥胖症患者减肥成功后，相当一部分患者未能坚持饮食节制和运动疗法，导致前功尽弃。应了解肥胖症是一种终生疾病，体重反弹极为容易，坚持不懈的控制饮食和运动疗法是遏制反弹的重要方法，只有持之以恒者才能获得理想的减肥效果。

6. 不吃早餐　部分肥胖症患者错误认为不吃早餐可减少能量摄入，降低体重。实际情况是上午工作效率下降，中午过度饥饿导致大量快速进食，反而易于加重肥胖程度。另外，长期的早晨禁食尚易于导致胆囊结石等并发症，因此，应摈弃不吃早餐的错误做法，正确做法为减少进食量的20%~30%，既可以达到减肥目的，又无损于身体健康。

（王海静）

第七节　药物治疗

部分肥胖症患者在控制饮食量、减少脂肪摄入、增加体力活动后，体重依然不减，此时，可借助药物减重。部分肥胖患者不能或拒绝体力活动，也需药物减重。中国成人超重和肥胖症预防与控制指南（2003）建议。

一、药物减重适应证

（1）食欲旺盛，餐前饥饿难忍，每餐进食量较多。

（2）合并高血糖、高血压、血脂异常和脂肪肝。

（3）合并负重关节疼痛。

（4）肥胖引起呼吸困难或有阻塞性睡眠呼吸暂停综合征。

（5）BMI≥24有上述并发症情况，或BMI≥28不论是否有并发症，经过3~6个月单纯控制饮食和增加活动量治疗后仍不能减重5%，甚至体重反而有上升趋势者，可考虑用药物辅助治疗。

二、药物减重目标

（1）比原体重减轻5%～10%，最好能逐步接近理想体重。

（2）减重后维持低体重不再反弹和增加。

（3）使与肥胖相关症状有所缓解，使降压、降糖、降脂药物能更好地发挥作用。

三、减重药物的选择

中枢性作用减重药西布曲明和非中枢性作用减重药奥利司他。

1. 西布曲明

（1）药理：本品为作用于中枢的肥胖症治疗药。主要通过其胺类（仲胺和伯胺类）代谢产物而产生作用，其主要机制为抑制去甲肾上腺素、5-羟色胺和多巴胺的再摄取而增强饱食感，而对去甲肾上腺素、5-羟色胺和多巴胺的释放无明显影响。本品及其胺类活性代谢产物无明显抗胆碱、抗组胺和单胺氧化酶抑制作用。

（2）适应证：用于饮食控制和运动不能减轻和控制体重的肥胖症症患者。可用于BMI≥30，或≥28同时伴有其他危险因素如糖尿病、血脂异常等的肥胖症患者。

（3）用法用量：每天1次，1次10mg，早晨单独服用或与早餐同时服用。如体重减轻不明显，4周后剂量可增加至每天15mg，若患者无法耐受每天10mg剂量，可降至每天5mg。不推荐使用每天15mg以上的剂量。

（4）不良反应：常见不良反应为口干、厌食、失眠、便秘等。发热、心率增快、血压升高、呼吸困难以及腹泻、胃肠炎等的发生率≥1%。尚有肝功能异常、肢体痉挛、张力增加、思维异常、癫痫发作、间质性肾炎、月经紊乱、外周性水肿、关节炎、皮肤瘙痒、感觉异常、弱视等不良药物反应。

（5）禁忌证：接受单胺氧化酶抑制剂治疗的患者；接受其他中枢性食欲抑制药治疗的患者；神经性厌食的患者；对本品成分过敏的患者；血压不能控制或控制不好的高血压患者；有冠心病、心功能衰竭、心律失常和中风的患者；严重肝、肾功能不全的患者。

（6）药物过量：无特效解毒药，可给予畅通呼吸、监测心脏和重要生命体征、对症和支持疗法、控制高血压和心动过速。

2. 奥利司他

（1）药理：长效和强效的特异性胃肠道脂肪酶抑制剂，它通过与脂肪酶和胰脂肪酶的活性丝氨酸部位形成共价键，使酶失活，而发挥治疗作用。食物中的脂肪（主要是甘油三酯）不能水解为可吸收的游离脂肪酸和单酰基甘油，从而减少热量摄入，控制体重。

（2）适应证：用于肥胖或体重超重患者（体重指数≥24）的治疗。

（3）用法用量：成人，餐时或餐后1h内口服1片，每天3次。本品可使维生素A、维生素D和维生素E的吸收减少，可加以补充，但应在服用奥利司他2h后或在睡前补充。

（4）不良反应：

1）常见不良反应：油性斑点，胃肠排气增多，大便紧急感，脂肪（油）性大便，脂肪泻，大便次数增多和大便失禁。

2）有时出现的胃肠道急性反应：腹痛、腹部不适、胃肠胀气、水样便、软便、直肠痛、直肠部不适。

少见不良事件：牙齿不适、牙龈不适、上呼吸道感染、下呼吸道感染、流行性感冒、头痛、月经失调、焦虑、疲劳、泌尿道感染。

罕见的转氨酶升高、过敏反应和胰腺炎。

（5）禁忌证：慢性吸收不良综合征、胆汁郁积症和器质性肥胖患者禁用。

（王海静）

第八节　行为治疗

研究表明包括肥胖症在内的多种疾病与患者的行为密切相关，行为疗法也称为行为矫正疗法，通过条件反射，纠正不良或错误的行为方式，促使患者建立利于疾病康复和预防复发的生活习惯和心理状态，从而达到治疗疾病的目的。针对肥胖症患者，单纯饮食节制或运动疗法很难获得长期的减肥效果，必须结合行为疗法方可获得预防复发的目标。

肥胖症患者多存在贪吃心理，不节制进食，喜食大量高脂肪、高糖含量食物，零食过多，睡前进食等。暴饮暴食、狼吞虎咽、注意力不集中（看电视、上网等）易于导致饮食过量。1g 酒精产热量为 29. 29kJ，1 瓶酒精度数（质量分数）约为 3% 的啤酒大约提供能量 1 757. 28kj，52% 白酒 250mL 提供约 3 891. 12kJ 热量，饮酒时多伴有高脂肪、高蛋白质饮食，导致“啤酒肚”，形成向心性肥胖。肥胖症患者多数运动较少，喜欢安逸懒散的生活，能量消耗低下。目前许多快餐以油炸为主，而且食物本身已含高脂肪，无或少蔬菜水果。传统的错误概念包括孩子胖无害和胖人有福，前者导致的肥胖不但有脂肪细胞体积增大，还有脂肪细胞增多，其结果是日后减肥较为困难。

行为疗法包括以下几个措施：

（1）医护人员详细检查患者，明确肥胖程度，向患者及其家属耐心解释肥胖症的危害性，使患者及其家人认识到肥胖是一种疾病，必须及时采取措施减轻体重，否则后患无穷。

（2）医务人员需掌握肥胖史，患者曾做过哪些处理，既往减肥措施效果和失败的原因。向患者及其家属讲解饮食节制、运动疗法、行为疗法以及药物治疗的具体方法，特别是前三者是减肥成功的基石。和患者一起商讨制订减肥规划，支持和指导减肥措施的执行。

（3）医护人员鼓励患者树立信心，通过上述方法可获得理想的减肥效果。

（4）医护人员、家属和老师的鼓励和监督，是帮助患者成功减肥的有力保障。

（5）帮助患者建立节食意识，每餐不过饱，杜绝暴饮暴食，选择脂肪含量低的食物，细嚼慢咽，使用较小餐具，每餐达到七分饱，餐后加点水果。

（6）制订的减重目标要具有可行性，而且具体。“每天走路 60min 或每天走 1 万步”的建议比“每天多运动”更易于为患者理解。必须遵循循序渐进的运动方式，包括运动时间和运动强度。脂肪占总能量的比例逐步下降到 25% ~28% 。

（7）肥胖症患者需知日常生活也是减肥的好方法，包括打扫卫生、步行上下楼梯、弃车代步、洗衣做饭等等，树立减少能量摄入，时时增加耗能的观点。

（8）医护人员、患者家属对患者的关爱、监测和督促有助于患者更好地坚持减肥，积极协助患者及时调整实施下一步目标和具体方案。

（9）肥胖症患者需自我监测，记录每天摄入食物的种类、量和摄入时间、运动方法和时间、使用药物及体重变化。合适速度和程度的体重下降对肥胖症患者具有正向刺激作用，以利于达到减轻体重和防止反弹的目的。

（王海静）

第十一章　甲状旁腺功能亢进

第一节　病因

根据病因的不同，甲状旁腺功能亢进可以分为原发性、继发性、三发性和假性（也称异位性）。

一、原发性甲状旁腺功能亢进

原发性甲状旁腺功能亢进（primary hyperparathyroidism，PHPT）是由于甲状旁腺本身的病变导致甲状旁腺激素分泌过多而引起严重的代谢紊乱，其病因尚不明确，最可能的是与基因突变有关，部分可表现为常染色体显性遗传倾向，此外，颈部放射线治疗也可能致病。PHPT 的发病率存在明显的性别差异，女性发病率显著高于男性，为（2∶1）~（4∶1），最常见于成年女性，发病高峰在妇女绝经后，60 岁以上女性明显高于其他年龄组。按病理表现的不同可将 PHPT 分为如下几类：①腺瘤，80% ~90% 的原发性甲旁亢是由腺瘤所致，且绝大多数为单发性腺瘤，多发性腺瘤极少见，腺瘤多有完整包膜，大小从数毫米至几厘米，并可发生出血、囊性变、坏死和钙化，无论是增生或腺瘤都是细胞成堆排列紧密，病理切片检查有时很难区别，但腺体大小超过 2cm 者腺瘤可能较大。②增生肥大，约占 10%，常同时累及 4 个腺体，但各个腺体增生的程度不一定相同，可仅有个别腺体增生明显，故术中应仔细探查，以免遗漏病变腺体，增生肥大的腺体外形多不规则，无包膜，但由于局部增生可对周围组织压迫形成假包膜，故应与腺瘤鉴别。③腺癌，我国仅有不到 3% 的原发性甲旁亢是由甲状旁腺癌所致，肉眼见肿瘤组织色泽发白、质地偏硬、组织脆弱，并侵犯周围组织形成粘连，并有明显的恶性表现，出现淋巴结或远处转移，体检约有 30% 的患者可触及颈部肿块，实验室检测的典型表现为血钙异常增高，可达 3.75mmol/L（15mg/dL）。

特殊类型的原发性甲旁亢：①遗传性甲旁亢，此型约占所有 PHPT 的 10%，但其病因、临床表现等均与一般的 PHPT 不同，主要包括：多发性内分泌腺瘤综合征（MEN_1 及 MEN_2）、甲旁亢 - 颌骨肿瘤（HPT - JT）综合征、家族性甲旁亢。②甲状旁腺外组织分泌 PTH 类似物所致的甲旁亢或假性甲旁亢。

二、继发性甲状旁腺功能亢进

继发性甲状旁腺功能亢进（secondary hyperparathyroidism，SHPT）是由于各种继发性因素导致低血钙、低血镁或高血磷等刺激甲状旁腺增生、肥大，并分泌过多的甲状旁腺激素，代偿性维持血清钙、磷代谢平衡。常见的继发性因素有慢性肾功能衰竭、维生素 D 缺乏症、小肠吸收不良、骨软化症等。

1. 慢性肾功能衰竭　肾脏是维持机体钙、磷代谢的重要器官之一，慢性肾病的患者，肾脏重吸收钙、排泄磷的功能发生障碍，同时肾功能不全时可致维生素 D 活化障碍，使功能性的 1，25 （OH）$_2$ 维生素 D_3 严重缺乏，促使胃肠道吸收钙的能力下降，以上原因共同导致血钙降低，血磷升高，刺激甲状旁腺激素过度分泌，促使甲状旁腺增生。

2. 消化系统疾病　胃肠道功能障碍（如胃切除术后、脂肪泻、肠吸收不良综合征）及肝、胆、胰慢性疾病时，可导致维生素 D 吸收及代谢过程发生障碍，引起血钙过低，刺激甲状旁腺增生。

3. 营养性维生素 D 缺乏症　当机体维生素 D 摄入不足或妊娠、哺乳期钙需要量增多时，肠道吸收钙的功能受到限制，可使血钙下降，从而导致 PTH 过度分泌。

4. 假性甲状旁腺功能低下　属遗传缺陷性疾病，是由于外周靶器官（肾和骨）组织细胞对 PTH 的刺激部分或完全失去反应，使血钙过低，血磷过高，进而刺激甲状旁腺增生。

5. 长期磷酸盐缺乏和低磷血症　如遗传性低磷血症、肾小管性酸中毒、长期服用氢氧化铝等均可刺激甲状旁腺分泌 PTH。

6. 药物因素　长期服用抗癫痫药物可导致肝内 25 - 羟化酶活性下降，导致体内维生素 D 活化障碍，肠钙吸收减少；长期服用缓泻剂或消胆胺可造成肠钙丢失；苯巴比妥可阻碍维生素 D 的活化。以上因素最终均可诱发甲状旁腺分泌过多的 PTH 而发生甲旁亢。

7. 其他　甲状腺髓样癌时体内降钙素过多，糖尿病、原发性皮质醇增多症，以及妊娠及哺乳期等均可刺激甲状旁腺增生。

三、三发性甲状旁腺功能亢进

三发性甲状旁腺功能亢进（tertiary hyperparathyroidism，THPT）是在继发性甲旁亢的基础上，甲状旁腺长期受到刺激并过度活跃，腺体不断肥大增生，导致部分腺体增生转变成为自主功能性腺瘤，即使在继发性因素去除后，甲状旁腺仍可不断分泌过多的 PTH，导致一系列的临床症状，常见于肾移植后的患者。

（王海静）

第二节　代谢变化

由甲状旁腺分泌的甲状旁腺激素是维持人体钙、磷和维生素 D 代谢平衡的关键物质，对维护骨骼健康起着重要的作用。PTH 最初是在甲状旁腺的主细胞（chief cells）以前甲状腺激素原（pre - pro - PTH，115 个氨基酸）的形式产生，随后又在酶的作用下转变成甲状腺激素原（pro - PTH，90 个氨基酸），并最终形成由 84 个氨基酸构成的多肽类激素 PTH（分子量为 9 500），储存在细胞内，在适宜的刺激下，PTH 即可释放入血发挥作用，其作用的靶器官为骨、肾脏和小肠。

机体 PTH 的正常分泌主要受到血清钙离子浓度的调节，通常情况下两者呈负相关，并通过以下几个途径实现其生物效应：①抑制肾近曲小管对磷的再吸收，并通过调节 Na^+ - Ca^{2+} 交换的活性而减少尿钙的排泄，促进肾小管对钙的重吸收。②根据机体的需要，通过负反馈调节机制，即可促进破骨细胞的活动，使钙和磷酸盐从旧骨中释放出来，同时又可促进成骨细胞的活性增加新骨的形成，并实现两者的动态平衡。③PTH 作用于肾近曲小管细胞，促进羟化酶的活性，从而使低活性的 25 - （OH） 维生素 D 转化为高活性的 1，25 -

$(OH)_2$ 维生素 D，后者可促进肠道钙的吸收，维持血钙的稳定。

甲旁亢时，过多的甲状旁腺激素被释放到血液循环中，作用于骨骼使溶骨活性增强，骨中钙被大量动员到血液循环中，同时，肾小管和肠道吸收钙的能力均增强，引起高钙血症。开始时可仅有血钙的轻度升高（2.7～2.8mmol/L），随着病情的进展，甲状旁腺激素长期持续增多，可出现持续性高钙血症，尿磷排出增多和血磷降低，出现高尿磷、低血磷、血浆钙磷比值明显增大，使骨骼广泛脱钙，当血钙浓度超过肾阈值时，钙滤过负荷增高，由肾小球滤过的钙增多，尿钙排出增加，并远远大于远端肾小管对钙的重吸收能力，导致高尿钙。

甲旁亢患者产生过多的甲状旁腺激素可刺激破骨细胞和成骨细胞的活性，加快骨的吸收和破坏，血清碱性磷酸酶（ALP）可明显升高，并最终导致甲旁亢相关性代谢性骨病。当PTH 轻度升高时，仅引起骨转换增加和皮质骨骨密度降低而不影响松质骨，当 PTH 严重升高时，则引起骨膜下骨吸收甚至髓质的纤维化和囊性变，临床上表现为“棕色瘤”和“纤维囊性骨病”。如果在饮食中补充足够的钙和磷，则可在一定时间内维持骨质吸收和形成，延缓明显骨改变的发生，而我国的甲旁亢患者由于多属晚期，病情多较重，且可能饮食中摄入钙含量较低，故骨骼病变普遍较为广泛而严重。甲旁亢的骨骼病变一般以骨吸收增加为主，也可呈现为骨质疏松或同时伴有骨质软化。

（王海静）

第三节　临床表现

本病起病缓慢，早期常缺乏特异性症状，我国患者以中晚期居多，较多患者以尿路结石或关节疼痛、骨痛为首发症状，并收入泌尿外科、骨科等相关科室治疗，但由于根本病因并未去除，治疗效果常不理想，因此，临床医生只有对甲旁亢的临床表现有充分的认识，树立全局观念和增强思维能力，方能察觉该病的蛛丝马迹，及早诊治患者，减少漏诊和误诊。

一、隐匿性甲状旁腺功能亢进

亦称为无症状性甲状旁腺功能亢进（asymptomatic hyperparathyroidism，AHPT），早期甲旁亢的患者或轻度的甲旁亢可无明显症状及体征，而仅有高血钙和 PTH 升高，故命名之。然而，通过仔细询问病史，此类患者还是有疲乏、情绪易波动、性欲低下等表现，随着近年来诊断水平的提高，甲旁亢的检出率不断提高，此类患者的比例呈现逐年升高的趋势，在临床工作中应引起重视。

二、高血钙低磷血症

高血钙低磷血症可导致全身多系统的病变，并出现相应的临床表现，这也是导致甲旁亢易被误诊为其他疾病的主要原因。

1. 泌尿系统症状　由于高钙血症时大量的钙自尿液排出，尿钙明显升高，同时骨基质分解所致黏蛋白、羟脯氨酸等代谢产物随尿排出增多，上述物质可与草酸根、磷酸根等结合形成结石，沉积于肾盂或输尿管中，故甲旁亢患者尿路结石的发生率明显增高，可达 60%～

90%，而在所有患尿路结石的患者中，2% ~5%是由甲旁亢所致，此类患者常以肾绞痛、血尿等主诉求治，其结石常具有双侧、多发、反复发作等特点，并有逐渐增多、变大等活动性表现，常可继发尿路感染，随着病情的发展，可出现慢性肾盂肾炎、肾积水，并逐渐加重对肾功能的损害，同时，由于钙盐在肾实质内沉积，最终将造成肾功能衰竭。

2. 肌肉系统症状　由于血钙升高，患者可出现四肢肌肉松弛、张力下降，并以近端肌肉为主，下肢先于并重于上肢，患者常诉疲乏、无力，严重者甚至出现肌痛、肌萎缩，活动受限，查体可有腱反射迟钝或消失。肌电图显示短时限、低振幅的去神经样多相电位图像，肌肉活检常提示第Ⅱ类肌纤维萎缩，均呈现肌源性损害，有助于诊断，本症状并不常见，且具有明显的可逆性，常在有效的手术治疗后即可消失，可与其他肌肉病变相鉴别。

3. 消化系统症状　可有纳差、恶心、呕吐、腹胀、便秘和胃肠蠕动减慢等症状，另外，据文献报道，甲旁亢的患者溃疡病的发病率高，可能与高血钙刺激胃泌素分泌增多，以及PTH直接刺激胃酸分泌增多有关，少数患者可同时伴有胰岛胃泌素瘤，分泌大量胃泌素引起消化道顽固性溃疡或胃十二指肠多发溃疡，称为Zollinger – Ellison综合征，是多发性内分泌腺瘤综合征的一种。偶有极少数患者以急性胰腺炎为首发症状起病，其原因可能与长期高钙血症所致胰管及胰腺内钙质沉积，并最终阻塞胰管而激活胰酶。在临床上，难治性溃疡和（或）慢性胰腺炎伴血钙增高是拟诊甲旁亢的重要线索。

4. 循环系统症状　可出现心动过缓、心律不齐等症状，心电图提示Q – T间期缩短，T波增宽，P – R时间延长，伴房室传导阻滞或室性心律失常，易发生洋地黄中毒。患者还可有顽固性血压升高，其原因主要与甲旁亢所致的肾功能损害有关，并可能与甲状旁腺分泌的异常升压物质有关。

5. 关节和软组织　钙盐沉积于关节软骨、肌腱等处，可发生软骨钙化症、钙化性肌腱炎，出现关节疼痛，常累及手指关节，也可出现心、肺、肾、胸膜等脏器的异位钙化，导致上述器官的功能障碍。钙盐沉积在眼角膜时，可出现带状角膜炎，在裂隙灯下看见典型的角膜带状条纹即可诊断。此外，皮肤钙质沉积的患者可表现为皮肤瘙痒，亦有报道称血中PTH升高可促使皮肤中肥大细胞释放组胺而引起瘙痒。在极少数的甲旁亢患者可出现全身血管的广泛钙化即钙过敏综合征（calciphylaxis syndrome），表现为皮肤网状青斑、紫红色痛结或痂皮，与皮肤血管炎相似。

6. 其他　长期透析的继发性甲旁亢的患者可出现严重的血管病变，出现肢体的进行性缺血性坏疽；另外，继发性甲旁亢患者还可表现出与肾功能衰竭相关的症状，如皮肤黏膜苍白（肾性贫血）、颜面及下肢浮肿（低蛋白血症所致）等。

三、神经精神系统症状

甲旁亢的患者可出现记忆力下降、反应迟钝、失眠或嗜睡、嗅觉丧失等神经系统症状。部分患者早期可有性格改变、抑郁或焦虑等精神异常，严重者可出现幻觉、精神失常等，症状的程度常与血钙水平呈正相关。

四、甲状旁腺危象

甲状旁腺危象（parathyroid crisis）亦称为高血钙危象，见于严重高钙血症的患者，此类患者多因诊治延迟，在长期严重的甲旁亢和高钙血症的基础上，受到应激刺激后诱发症状加重所致，常见的诱因有感染、服用过量钙剂或维生素 D、外伤及手术应激等，此时患者血钙水平多在 3.8mmol/L（15.2mg/L）以上，临床常表现为乏力、纳差、恶心、呕吐、多尿等症状，进而出现脱水及神志改变，严重者甚至出现休克和昏迷，若救治不及时可导致死亡，需马上处理高钙血症并行手术治疗。实验室检查除血钙明显升高外，血清 PTH 常在正常上限值的 5～10 倍及 10 倍以上，尿素氮升高，并出现低钾低氯性碱中毒，心电图可见 T 波增宽，Q－T 间期缩短，P－R 时间延长，并可有室性心律失常。由于甲旁亢在我国的发病率较低，加上过去诊断手段缺乏，各级医务人员对本病缺乏了解，故确诊病例以晚期为主，导致甲状旁腺危象时有发生，但随着诊疗水平的提高和技术手段的更新，近年来，我国甲旁亢的患者在较早期即可获得明确的诊断和合理的治疗，甲状旁腺危象的发生率已大大降低。

五、代谢性骨病

由于 PTH 所致的破骨活动的增强，钙质逐渐由骨中释放出来，引起广泛的骨矿质吸收及纤维囊性骨炎，在早期即可出现骨骼疼痛，可伴有压痛，骨痛常起于腰背部，并逐渐累及髋部、肋骨及四肢，尤其以承重的下肢、腰椎及足底最为常见，活动时可加剧，以至于肢体负重不能，行走困难，此后将出现骨质疏松，病变部位易发生自发性病理性骨折，此种病理性骨折患者往往无明显的外伤史，仅轻微动作如穿衣、弯腰、下蹲、咳嗽等即可是骨折的原因，严重者可因多发性骨折而致残或导致畸形，如长骨或肋骨膨出、椎体变形引起驼背、胸廓塌陷导致鸡胸、局部骨质隆起、骨盆畸形等，以下肢、脊柱等负重骨骼明显，晚期患者常有身长缩短（严重者可缩短达数十厘米），下颌骨因骨吸收出现牙槽骨疏松及下颌骨痛，也是本病常见的早期病象之一，易误诊为牙科疾病。重症或久病患者常出现纤维性囊性骨炎，是骨受累较特异的表现，其病理特点为骨小梁数目减少，骨表面扇形区中出现较多的多核破骨细胞，正常的细胞核骨髓成分被纤维组织所取代；颌骨出现由破骨细胞、成骨细胞及纤维组织形成“棕色瘤”，因其常伴有陈旧性出血而呈棕黄色而得名；软骨下发生骨折导致侵蚀性损伤而引起关节痛，以及指关节广泛性疼痛，故易被误诊为类风湿性关节炎；软骨钙质沉着可引起假性痛风发作。若同时伴有钙及维生素 D 摄入不足者，则除出现骨质疏松外，常同时并发骨软化。典型的 X 线表现：全身骨骼弥散性脱钙，颅骨内外板影消失，颅骨斑点状脱钙呈毛玻璃样，指骨骨膜下皮质吸收和骨纤维囊性变等。

（王海静）

第四节　实验室检查

一、血钙浓度

血钙的正常值为 2.25～2.75mmol/L（9～11mg/dL），检测血钙水平是反映甲状旁腺功能的最基本方法，在甲旁亢的早期即可出现血钙升高，对诊断的价值极大。测定时，患者应空腹（禁食 8～12h），采集外周静脉血予以检测，由于血清钙浓度波动性较大，极少数“血钙正常性甲旁亢”实际上是血钙呈间歇性增高，故需反复多次测定（一般至少测 3 次）血钙浓度异常方可确定诊断，此外，由于 PTH 仅影响游离钙而对与血浆白蛋白结合的钙无影响，而一般生化法测得的血钙为离子钙与蛋白结合钙的总和，故只有在血浆蛋白正常的情况下测得血钙升高时方可诊断为甲旁亢，否则应对测得值进行相应的校正，一般以40g/L白蛋白为基准，每变化（升高或降低）10g/L，血中总钙值就相应调整（减少或增加）0.2mmol/L。此外，当甲旁亢伴有肾功能不全、软骨病、维生素D缺乏、胰腺炎以及甲状旁腺腺瘤坏死出血时可无血钙升高。

二、血清甲状旁腺激素

采取外周静脉血测定血清PTH水平是诊断甲旁亢的敏感指标和最可靠的直接证据，其与血钙浓度测定结合即可达到很好的诊断目的，若能结合定位诊断手段，其诊断的准确性将更加可靠。目前常用放射免疫法测定甲状旁腺激素，具有很高的灵敏度和特异性，通常可测定PTH的羧基端、中间段、氨基端和完整的PTH，这些均与临床有良好的相关性。其中，PTH的羧基端和中间段属非活性片段，经由肾脏代谢，故肾功能不全时，上述片段可在体内累积而使测定值升高，出现假阳性；而PTH全分子及氨基端片段则经由肝脏及外周组织代谢，受肾功能的影响较小，故目前在临床上应用较多。原发性甲旁亢时，PTH升高的程度与病情轻重及血钙浓度相平行，但也应注意到某些药物及生理因素对PTH测定的影响（表11-1），高钙血症伴PTH增高是诊断PHPI的最重要的直接依据，而继发性甲旁亢时，血清PTH与血钙浓度呈负相关。另外，PTH全分子具有非常短的半衰期（2.5~4.5min），基于此生理学特性发展起来的术中PTH检测（intraoperative PTH monitoring）技术近年来已成为甲状旁腺外科重要的辅助检查，尤其是对微创外科的发展具有强大的推动作用。

表11-1 影响血PTH水平的因素

增加PTH分泌的因素	维生素A、前列腺素E、肾上腺素、乙醇等
降低PTH分泌的因素	1，25-（OH)$_2$维生素D_3、低镁血症、心得安等

三、血磷浓度

对甲旁亢的诊断价值不如血钙浓度，常须与血钙结果结合来评价甲状旁腺功能，血磷正常值为0.97~1.45mmol/L，甲旁亢患者其值多低于1.0mmol/L。由于高碳水化合物饮食会使血磷降低，而高蛋白饮食则升高血磷水平，故测定血磷浓度需在空腹状态下进行。由于磷主要通过肾脏排泄，故晚期甲旁亢患者出现肾功能不全时，血磷浓度将升高，但血磷>1.83mmol/L则不支持甲旁亢的诊断。高血钙伴低血磷更支持甲旁亢的诊断，并可据此与恶性肿瘤骨转移引起的高血钙伴血磷正常或增高相鉴别。

四、血清碱性磷酸酶（ALP）

是反映骨骼有无病变的常用指标，其与骨转换的活跃程度有关，在甲旁亢的早期多无异常，当后期出现骨骼破坏时，患者血清AIP升高，可以间接反映甲状旁腺的功能，其水平的高低与疾病的严重程度无明显相关，但往往与甲旁亢的骨质破坏程度相平行。

五、血浆1，25-（OH)$_2$维生素D测定

由于PTH可刺激肾脏1α-羟化酶的活性，促进25-（OH）维生素D转化成1，25-

(OH)$_2$ 维生素 D，甲旁亢时，过多的 PTH 可导致 1，25 -（OH)$_2$ 维生素 D 的合成明显增加，故测定血浆 1，25 -（OH)$_2$ 维生素 D 的浓度可以间接反映甲状旁腺的功能。但应注意，其结果同样会受到饮食及光照的影响。

六、尿钙浓度

原发性、三发性和假性甲旁亢的患者尿钙浓度升高，继发性甲旁亢的患者则尿钙浓度正常或偏低。尿钙浓度测定应于低钙饮食 3 天后（每天摄钙量 <150mg）进行，正常人 24h 尿钙排泄量应≤37mmol/L（150mg），而甲旁亢的患者则通常 >50mmol/L（200mg）。值得注意的是，尿钙排泄量受到尿路结石、糖皮质激素、日光照射及维生素 D 摄入等因素的影响，此外，由于钙盐沉淀会影响结果准确性，故标本收集后应予以酸化处理。

七、尿中环磷酸腺苷（cAMP）测定

正常尿中总 cAMP 为 18.3 ~45.5nmol/L，而 PTH 可与肾小管上皮细胞内的特异性受体结合，使 cAMP 的生成增多，故尿中 cAMP 升高可作为甲旁亢的间接诊断依据，与血钙及血 PTH 浓度相互印证，可为甲旁亢的诊断和鉴别诊断提供重要的参考价值。

八、肾上腺皮质激素抑制试验

大剂量的糖皮质激素可抑制活性维生素 D 的合成及其作用，同时还能抑制肠道钙的吸收及骨质形成，并加快尿钙排泄，故可抑制由维生素 D 中毒、甲状腺功能亢进症、多发性骨髓瘤及骨转移癌等引起的高钙血症，但对由 PHPT 及 THPT 引起的高钙血症无影响。方法为先测 2 次血钙作为对照，然后口服泼尼松 12.5mg（或氢化可的松 50mg），每天 3 次，连服 10 天，同时隔天测血钙 1 次，甲旁亢患者的血钙水平在服用糖皮质激素后无明显降低，而非甲旁亢所致的高钙血症在服用糖皮质激素后显著降低。

九、钙耐量试验及钙抑制试验

方法是经静脉快速滴注钙 180mg，即相当于 10% 葡萄糖酸钙溶液 20mL，随后测定血清 PTH 水平，正常人在输注钙剂后，PTH 受到明显抑制，甚至测不出，尿中排磷减少，而甲旁亢患者由于其 PTH 多呈自主性分泌，故输注钙液后对 PTH 浓度影响较小，表现为 PTH 不下降或轻度下降，但其值始终在正常低限以上，且尿磷无明显下降（<20%）甚至仍继续上升。此项试验有助于发现轻型早期的 PHPT。

十、低钙试验

甲旁亢患者在低钙饮食后，24h 尿钙排泄量仍 >50mmol（200mg）。

十一、限磷试验（磷剥夺试验）

正常人在行低磷饮食并同时服用氢氧化铝后，由于血磷降低而肠道钙吸收增多，故可抑制 PTH 的分泌，导致尿磷排泄减少，Up/Ucr 显著降低。而甲旁亢患者则表现为血钙明显增高而尿磷不降低，Up/Ucr 无明显变化，24h 尿钙排泄 >62.5mmol（250mg）。

十二、其他

血氯/血磷值、尿磷及尿羟脯氨酸排泄量和血抗酒石酸酸性磷酸酶等均有助于甲状旁腺功能的判断，在此不予赘述。

（王海静）

第五节 非手术治疗

一、原发性甲状旁腺功能亢进的药物治疗

目前认为，并非所有的原发性甲旁亢都需要行手术治疗，对部分无症状的患者，如年龄>50岁，肾功能正常，血钙<3mmol/L，可考虑予以内科保守治疗，除嘱患者多饮水，适当运动，保持饮食中摄入适度的钙（1 000～1 200mg/d）和维生素D（400～800IU/d），避免使用碱性药物和噻嗪类利尿剂外，还可使用以下药物治疗。

1. 磷酸盐制剂　磷酸盐可提高原发性甲旁亢患者的血磷水平，促进骨钙沉积，降低血钙，减少尿钙排泄，阻抑肾结石的发展，防止高钙血症对肾脏及其他器官的损害，最初2～3天宜给相当于2g元素磷的磷酸盐，分次口服，并逐渐减量至1.0～1.5g/d，维持1年以上。常用的有Na_2HPO_4/NaH_2PO_4（3.66 ∶ 1）混合溶液（10mL，3次1d）或帕米膦酸等新型二磷酸盐制剂，用药期间应密切监测血钙磷浓度，防止血钙过低，以免引起骨脱钙及并发转移性钙化，有肾功能损害者尤需防范，必要时可暂时加用普卡霉素25～50μg/kg静脉滴注，以阻抑骨吸收，但不宜反复多次使用，防止发生骨髓的毒副反应。

2. 雌激素替代疗法　适用于绝经后的妇女患者，可降低血钙，防止骨质丢失，但对PTH分泌物作用，远期疗效尚不明确。

3. 西咪替丁　可能具有抑制PTH合成和（或）分泌的作用，停药后可出现反跳，可用于慢性甲旁亢高钙血症的治疗，亦可作为甲旁亢患者术前准备药物，或不宜手术治疗的甲状旁腺增生的患者，或甲状旁腺癌已转移或复发的患者。常用西咪替丁0.6～0.8g/d，分次口服。服用西咪替丁后可导致血浆肌酐上升，故肾功能不全或继发性甲旁亢的患者应慎用。

4. 普萘洛尔（心得安）　为β－受体阻滞剂，与甲状旁腺细胞肾上腺素能β－受体结合，可能有抑制PTH分泌的作用，由于不同个体的甲状旁腺细胞肾上腺素能β－受体对其反应性的差异，仅对部分患者有效。

5. 降钙素　可用于甲旁亢患者高钙血症的治疗及术前准备。如鲑鱼降钙素每千克体重4～8U，肌内注射，每6～12h 1次，可酌情增减剂量；另有人工合成的鲑鱼降钙素（商品名为密钙息），50～100U/次，肌内注射，每天或隔天1次；人工合成的鳗鱼降钙素（商品名为益盖宁），每周肌内注射1次即可有效抑制骨吸收，与二磷酸盐共用时还可快速降低血清钙。

目前，原发性甲旁亢的内科治疗效果尚不满意，对于行保守治疗的患者，需定期进行随访，内容主要为详细询问甲旁亢相关的症状和查体，一般每隔3～6个月复查各项实验室指标，若随访过程中病情持续进展或出现以下情况，则应考虑改行手术治疗；出现高钙血症的临床症状；血钙>3mmol/L；尿钙>6mg/（kg·d）；肌酐清除率降低（小于正常的70%）；骨密度降低。

二、继发性甲状旁腺功能亢进的药物治疗

主要是针对不同的病因采用相应的药物治疗，以维持血钙磷的正常水平，消除各种继发性因素对甲状旁腺的刺激，达到阻止甲状旁腺增生，防止血管钙化和维持正常骨代谢的目的。目前用于治疗继发性甲旁亢的药物主要有以下几类：

1. 钙制剂　对于血钙降低伴有低血钙症状的甲旁亢患者，应适量补充钙剂，以碳酸钙、醋酸钙较为常用，一般每天钙摄入量1.0～1.5g较为适宜，同时辅以维生素D治疗，可纠正机体缺钙状况并抑制甲状旁腺分泌PTH，服用钙剂治疗过程中应注意监测血钙浓度（通常2～4周即测血钙1次），适时调整药物剂量，尽量维持血钙在正常值低限。

2. 维生素D　尤其是活性维生素D（即骨化三醇）是目前治疗继发性甲旁亢的一线药物，对于单纯由维生素D缺乏导致的SHPT或假性甲状旁腺功能低下，一般只需补充适量的维生素D即可维持血钙磷正常，抑制PTH的过度分泌，阻止甲旁亢的进展，而对于慢性肾功能不全的甲旁亢患者，由于维生素D不能在肾脏转化成活性形式，故只有使用骨化三醇才有效。开始时，可每天口服维生素D 5万～6万U，或骨化三醇0.25～1.0μg，并逐渐增加剂量至维生素D 40万U，使用过程中同样应注意监测血钙和血钙水平，对于血钙明显增高者应予停用。此外，由于甲状旁腺细胞对维生素D的抵抗作用，对甲状旁腺增生明显的患者，维生素D治疗往往是无效的。

3. 磷结合剂　继发于慢性肾功能衰竭的甲旁亢患者，其血磷常升高且较难控制，如果单纯通过限制饮食中磷的摄入往往难以达到理想的血磷水平，而且，过分限制饮食通常是以营养不良作为代价的，因此，在避免含磷食物摄入的同时，使用磷结合剂是目前较为理想的控制血磷的途径。常用的磷结合剂有氢氧化铝和碳酸铝，其主要作用在于能有效抑制胃肠道磷的吸收，由于食物中约70%的磷可经胃肠道被吸收，故磷结合剂的使用可以大大减少磷吸收，达到降低血磷水平的目的。由于上述磷结合剂均为含铝制剂，使用过程中应注意避免铝吸收过多而导致中毒，可致抗维生素D的骨软化，并加重骨对PTH的抵抗，故血铝浓度通常不应超过100mg/L。此外，前面所提到的钙制剂也具有一定的降磷作用，但钙与磷的结合会受到pH的影响，其降磷效果常不如铝制剂。

4. 普卡霉素（光辉霉素）　为抗肿瘤药物，可通过减缓肠道钙吸收、抑制PTH对骨骼的溶解作用以及可能的抗肿瘤作用使血钙降低，常用量每千克体重10～25μg用适量生理盐水稀释后静脉滴注，若血钙在36h后无明显下降，可再次应用，每周1～2次，用药2～5天后血钙通常可降至正常水平。长期使用时，每周不应超过2次，必要时可与其他降钙药物同时使用。具有较大肝、肾及骨髓毒性，故需严格把握指征，谨慎使用，用药期间应严密检查血钙磷水平及肝肾功能。

5. 新型药物

（1）新型磷结合剂：为非磷非钙的磷结合剂，其疗效与含钙制剂相当，个别甚至可达到与含铝磷结合剂相近的水平，但可避免发生高钙血症及肾性骨病的风险，也不存在含铝磷结合剂导致中毒的危险，具有较高的实用价值，目前进入临床使用的主要有盐酸司维拉姆和镧制剂（碳酸镧）2种。

（2）维生素D类似物：科学家们通过对骨化三醇侧链的各种不同的改造，开发出了一系列具有全新生物学效应的维生素D类似物制剂，如paracalcitol［19－nor－1，25－

(OH)$_2$ 维生素 D_2]、alfacalcidol [1α－(OH)维生素 D_2]、doxercalciferol [1α－(OH)维生素 D_2] 等，这些制剂对甲状旁腺具有更强的组织选择性及亲和力，在能够更好地控制甲旁亢症状的同时，可尽量减少对肠道钙磷吸收和骨代谢的影响。有研究表明，接受 paracal-citol 和 doxercal－ciferol 治疗的患者其病死率及住院率要比接受骨化三醇治疗者低。

(3) 钙离子受体 (CaR) 激动剂：是甲状旁腺细胞上 CaR 的变构激动剂，可提高 CaR 对钙离子的敏感性，从而降低甲状旁腺细胞内的钙浓度，达到抑制 PTH 分泌的目的，同时还能降低血钙磷水平和钙磷乘积，有效改善矿物质代谢紊乱，其不仅可以在继发性甲旁亢的患者中使用，对于原发性甲旁亢的患者也同样有效。有研究表明，CaR 激动剂与维生素 D 制剂联用时可增强维生素 D 的作用，减少其使用剂量，此外，CaR 激动剂还能抑制甲状旁腺细胞的异常增殖，并降低甲旁亢患者的骨折风险和心血管病住院率。cinacalcet 是目前唯一被 FDA 批准用于临床的该类药物，相信随着研究的不断进展，必将有更多的 CaR 激动剂类药物出现，为甲旁亢的患者带来福音。

三、甲状旁腺功能危象的非手术治疗

甲状旁腺危象是危及患者生命的严重临床综合征，需要紧急抢救及手术治疗，其主要的处理原则是：纠正脱水状态；加速肾脏钙的排泄；抑制骨吸收；治疗原发病变。主要措施包括大量补液，利尿剂、降钙素 (calci－tonin)、破骨细胞抑制剂的使用等，以对抗高血钙对机体造成的严重伤害，为手术治疗争取宝贵时间，待术前准备完善后应急诊行手术治疗。

1. 大量补液　根据脱水情况经静脉大量补充生理盐水，纠正脱水，恢复循环血容量，同时可增加尿量，促进钙的排泄，这是首要的治疗。第 1h 补液量可达 1 000mL，此后每 2～4h 补充 2 000～4 000mL，12h 的总补液量为 4 000～6 000mL，并随时监测心肾功能，避免过度扩容和发生心力衰竭。

2. 利尿剂　在充分扩容的基础上，可静脉或口服利尿剂呋塞米（速尿），其主要作用于肾小管髓袢的升支，抑制钠及钙的重吸收，可促进尿钙排出而降低血钙，而噻嗪类利尿剂如氢氯噻嗪有减少尿钙排出的作用，故不宜使用。每次用量为 40～100mg，每隔 2～6h 使用 1 次（每天累积剂量不超过 1 000mg），治疗过程中注意维持电解质平衡，尤其是防止低钾和低镁，应根据生化结果适时予以补充，一般情况下，每排出尿量 1 000mL 须补充 20mmol 氯化钾和 500mmol 氯化钠。利尿仅能暂时性降低血钙，故应与其他治疗措施结合使用。

3. 降钙素　作用于破骨细胞受体以降低骨钙和羟磷灰石的释放，经皮下或肌内注射 4～8U/(kg·d)，每 6～12h 1 次，连用 2～3 天，其作用迅速，通常在数分钟内起效，但持续时间较短，部分患者可有恶心、面部潮红等不良反应。

4. 帕米膦酸　为二磷酸盐制剂，可抑制破骨细胞介导的骨质吸收，促进钙质沉着，常以 30～90mg 静脉滴注，使用后血钙多于 3～7 天后降至正常，并可持续数周，肾功能衰竭和高血磷时禁用。

5. 乙二胺四乙酸二钠 ($EDTA-Na_2$)　为钙离子螯合剂，可与离子钙结合成可溶性络合物而降低血钙浓度，常以 1～3g 加入 5% 葡萄糖液 500mL 中静脉滴注，紧急情况下可直接以 5% 的浓度静脉注射，因具有一定的肾毒性，应谨慎使用。

6. 透析疗法　血液透析或腹膜透析可迅速降低血钙浓度。

四、酒精注射坏死疗法

本法主要用于治疗甲状旁腺腺瘤，将酒精局部注射到甲状旁腺腺瘤处，使其凝固坏死而达到治疗甲旁亢的目的。具有操作简单，对机体影响较小等优点，其主要适用于：年龄较大，有严重的心、肝、肾等基础病变而不能耐受手术治疗的甲旁亢患者；甲旁亢术后复发，再次手术在技术上难度较大，或双侧腺瘤的患者，由于行单侧探查术导致遗留病变者；腺瘤可以在B超下准确定位；患者同意施行此法。主要过程如下：在B超下定位后，用2%利多卡因行局部浸润麻醉至瘤体，使用2mL注射器抽取95%无水乙醇约1mL，使用25号细针，在B超引导下穿刺进入瘤体，并将乙醇缓慢注入其内，在B超下可见乙醇在腺瘤内的分布情况，若使用多普勒超声进行定位，则可清楚显示腺瘤的血运情况，使定位更准确，注射完后即可见其血运消失，应尽量行多方位腺瘤内注射，以争取一次性使腺瘤全部坏死，无水乙醇的用量一般为0.6mL，通常不应超过1mL，以免对周围正常组织造成不必要的损伤。注射后腺瘤可能有坏死不完全的情况，边缘可能残留有腺瘤组织，可在几个月后再次注射。该法的主要缺陷是可导致喉返神经损伤，同时无水乙醇可引起炎症反应而导致局部组织粘连，严重影响日后手术的实施。

（王海静）

第六节　外科治疗

一、手术适应证

1. 有症状的原发性甲旁亢，如出现反复发作的肾或输尿管结石、神经肌肉症状、精神异常、骨骼病变、胰腺炎、顽固性消化道溃疡等。

2. 无症状的原发性甲旁亢，如患者强烈要求行手术治疗，或符合以下各项之一也需行手术治疗。

（1）血清钙浓度大于正常值上限0.25mmol/L。

（2）肌酐清除率降低到60mL/min以下。

（3）任一部位骨密度下降幅度超过2.5个标准差和（或）既往病理性骨折史。

（4）年龄<50岁。

（5）长期随访有困难的患者。

3. 已明确诊断为多发性内分泌腺瘤综合征（MEN）者。

4. 继发性甲旁亢符合下列要求者，应考虑行甲状旁腺次全切除或全切除加前臂肌内自体移植

（1）出现肌肉骨骼系统并发症：如骨和关节疼痛，全身肌肉无力，连续监测发现骨密度进行性降低，或出现病理性骨折者。

（2）出现广泛的软组织钙化和严重皮肤瘙痒者。

（3）在内科治疗过程中特别是在停止使用钙剂和活性维生素D后仍出现血钙持续增高，提示疾病已向三发性甲旁亢转化者。

（4）慢性肾功能不全或肾功能衰竭继发甲旁亢，拟施行肾移植术者，应在行肾移植的

同时做甲状旁腺次全切除术。

5. 三发性甲旁亢者若有症状性高钙血症，或血钙 >3.0mmol/L 持续 1 年以上，或肾移植后即出现血钙 >3.13mmol/L 者，应行甲状旁腺探查和次全切除术。

6. 出现甲状旁腺危象者，应急诊行手术治疗。

7. 甲状旁腺癌有颈部淋巴结转移但尚未有远处转移者。

二、手术方式选择

（一）颈部探查术

双侧颈部探查术和单侧颈部探查术。

1. 双侧颈部探查术（bilateral neck exploration） 是甲状旁腺的传统术式，术中按照右下、左下、左上、右上的顺序在甲状腺深面依次探查 4 个甲状旁腺，并切除病变腺体，该方法具手术成功率高（通常在 95% 以上）、对术前定位要求低的优点，但手术创伤较大、耗时长、术后并发症多，故随着近年来术前定位诊断技术的发展，尤其是高频率超声和 ^{99m}Tc - MIBI 显像的应用，该术式已逐渐被其他创伤较小的术式取代，然而，该术式作为其他甲状旁腺手术方式的基础，对于多腺体病变，尤其在技术手段相对薄弱的基础医院或某些术前无法明确定位的病例，仍然具有重要的应用价值。

2. 单侧颈部探查术（unilateral neck exploration） 即术中只显露病变侧的甲状腺腺叶，探查确认病变属实并行病灶切除，该术式是在精确的术前定位手段支持下对传统双侧探查术的简化，如结合术中快速冰冻病理或术中 PTH 检测技术，可达到较为满意的手术成功率（达 90% 以上），同时其手术时间短、创伤小、术后并发症等优势较为明显，必要时还可随时转为双侧探查术，故具有较高的临床应用价值。

（二）微创甲状旁腺手术（minimally invasive parathyroidectomy）

随着科学技术的进步，甲状旁腺疾病的外科治疗也朝着微创时代发展，目前主要包括微创小切口甲状旁腺切除术和腔镜辅助下甲状旁腺切除术。

1. 微创小切口甲状旁腺切除术 指在局麻下取病灶表面小切口（2 ~ 4cm），逐层切开，直达病变腺体并予切除，并在 5 ~ 10min 后监测 PTH 值，若 PTH 较术前下降达 50% 或以上，则表明手术成功。该方法具有切口小、手术时间短、出血少、术后康复快等优点，对于以单发病变为主的甲状旁腺腺瘤具有较高的实用价值，并可以满足部分有特殊美容要求的女性患者。其主要适用于经明确定位的单发性甲状旁腺腺瘤及位于颈动脉鞘或上纵隔内的异位甲状旁腺腺瘤。但下列情况除外：①甲状旁腺癌。②伴有Ⅲ度以上结节性甲状旁腺的甲状旁腺腺瘤。③未能明确定位的甲状旁腺腺瘤。④多发性内分泌腺瘤或有类似家族史的患者。

2. 腔镜辅助下甲状旁腺切除术 是近年来新开展的一项术式，在术前准确定位的情况下，在腔镜下行甲状旁腺探查和切除术，结合术中 PTH 快速检测技术，可以达到很好的治疗效果，其具有小切口甲状旁腺切除术微创、术后康复快、美容效果明显等优点，在特定情况下还可行双侧甲状旁腺探查，以及切除位于前上纵隔的异位甲状旁腺病灶而无需劈开胸骨，但其对设备要求高、治疗费用高昂，故目前尚未能广泛开展，但不可否认，该方法必定是未来甲状旁腺外科发展的方向。该术式应用的指征：①术前明确定性定位的单发甲状旁腺病变，肿物直径在 1 ~ 4cm。②无伴发结节性甲状腺肿或甲状腺炎。③除外多发性内分泌腺瘤。④除外甲状旁腺癌者。⑤既往无颈部手术、外伤或放射治疗史。⑥无颈部骨骼或软组织严重畸形及病态肥胖。⑦除外其他不能耐受腔镜手术的严重全身性疾病。但随着目前腔镜技术的不断进步以及医师手术技巧的提高，腔镜在甲状旁腺手术当中的适用范围也在不断扩大，术者应根据实际情况加以权衡。

三、术前准备

1. 明确定位　由于术前定位准确与手术成功与否有很大的关系，并可直接影响术式的选择，故术前应充分利用各种定位诊断手段，尤其是影像学检查，如超声、放射性核素显像、CT 等，尽量明确是单发病灶还是多发病灶、病灶的具体位置及其与周围结构的关系，以求在手术时可以做到有的放矢，保证手术的顺利进行。

2. 术前常规行生化检查，并针对异常结果做出相应的处理，包括控制高血钾、低血镁，处理高钙血症，改善低蛋白和贫血，同时评估心、肾、肺功能情况，出现心律失常者应在术前行相应的内科治疗，肾功能衰竭的继发性甲旁亢患者应常规透析至手术前 1 天、术后 2 天继续透析。

3. 应行喉镜检查以了解双侧声带情况，以及颈部 X 线摄片了解气管位置是否正常。

四、麻醉与体位

1. 麻醉方式　颈部探查术目前常用的麻醉方式主要有颈丛阻滞麻醉和气管内插管全身麻醉，可根据手术方式和患者的具体情况加以选择，颈丛阻滞麻醉时，采取用利多卡因阻滞一侧，而对侧用利多卡因行局部浸润的方式，可避免双侧喉返神经麻痹、声门关闭而导致气道阻塞。如需行全面的探查手术，则应考虑选择气管内插管全身麻醉。若行微创小切口甲状旁腺切除术，一般可采用局部麻醉或颈丛神经阻滞麻醉，儿童、不能配合者以及对局麻药物过敏者则应选用全麻。腔镜辅助下甲状旁腺切除术的麻醉方式可根据手术径路及手术空间的维持方式加以选择，对采用非颈部切口及气体灌注法进行手术时，应行气管内插管全身麻醉，如用颈部切口及颈阔肌悬吊法时可采用颈丛神经阻滞麻醉，但为确保手术的顺利进行，亦建议在全麻下进行手术。

2. 体位　取仰卧位，床头抬高 15°，肩胛部以软枕垫高，使头部自然后仰，充分显露颈前区，同时应注意保护颈椎，防止损伤颈部脊髓（尤其是对少数出现严重骨质疏松或多发病理性骨折者）。若行腔镜下甲状旁腺手术，则还应将患者双腿分开，手术时术者立于患者右侧，操镜助手立于患者两腿之间。

五、手术步骤

（一）颈部探查术

1. 在胸骨切迹上两横指，顺皮纹方向做与甲状腺手术相似的低领弧形切口，两端达胸锁乳突肌外侧线，长度为 5～8cm，以能够暴露双侧颈动脉鞘为佳。

2. 分别切开皮肤及皮下组织，离断颈阔肌，提起切口上下缘，在颈阔肌深面与颈深筋膜的疏松结构之间分离皮瓣，范围上至甲状软骨上缘，下至胸骨切迹。

3. 沿颈白线纵行切开颈深筋膜，并向两侧牵开舌骨下肌群，显露甲状腺侧叶。

4. 游离甲状腺侧叶，结扎并切断甲状腺中静脉和甲状腺下静脉。

5. 在甲状腺叶外侧上、中、下部分别缝粗线作为牵引，将腺体牵向内侧，暴露甲状腺侧叶背面并开始探查甲状旁腺。由于甲状旁腺腺瘤一般仅累及单个腺体，加上术前超声、^{99m}Tc－MIBI 显像等辅助检查可提供较为明确的定位诊断，故目前主张可以仅行肿瘤侧探查，若同侧另一腺体已废用萎缩，则证实病变性质属腺瘤，行单纯腺瘤切除即可，如同侧另一腺体亦有肿大，则说明病变可能为增生，应加做对侧探查。甲状旁腺增生多同时累及 4 个腺体，故对甲状旁腺增生或术前定位困难的病例，应常规行双侧颈部探查（图 11－1）。

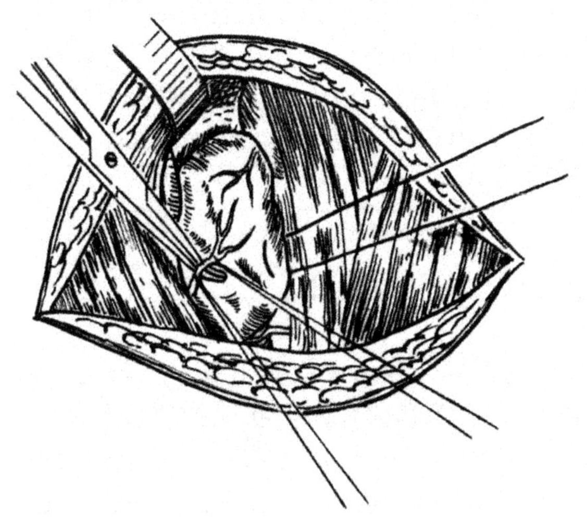

图 11－1　牵引甲状腺

6. 探查一般先由右侧开始，在甲状腺叶侧后方行钝性分离，通常需分离至食管和颈后肌群显露为止，由于多数腺瘤好发于右下甲状旁腺，故可由右甲状腺下动脉分支处（即甲状旁腺热区处）开始探查，但应注意，下甲状旁腺通常位于甲状腺侧叶下极后方、贴近甲状腺下动脉及喉返神经的前面，故需小心避免损伤喉返神经，如能将喉返神经事先分离并加以保护，则可最大限度地保证手术的安全进行。另外，在探查过程中应仔细解剖分离，动作轻柔，止血彻底，尽量保持术野无血染，以便结构可以清晰显露（图 11－2、图 11－3）。

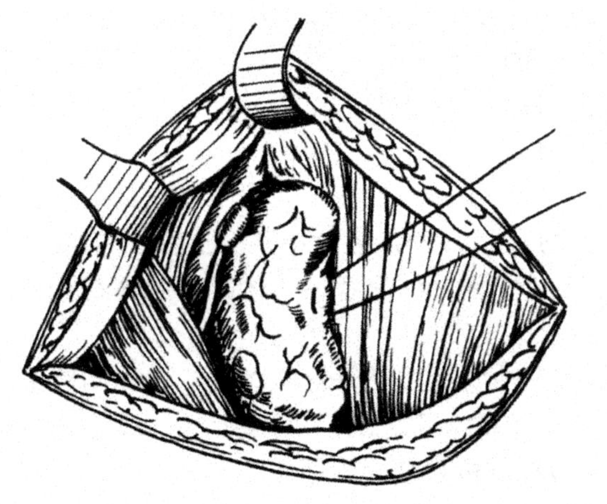

图 11－2　探查甲状旁腺

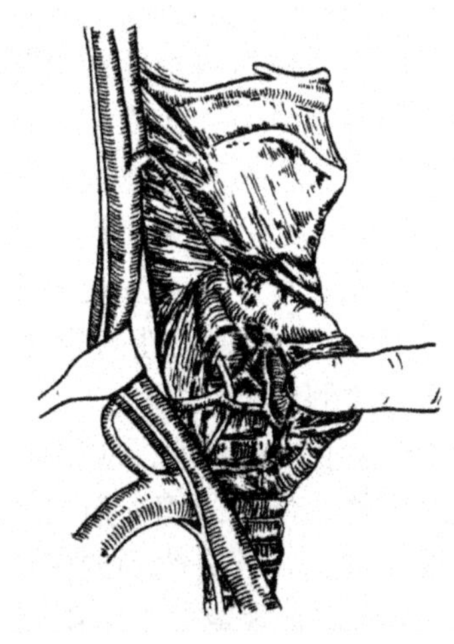

图 11－3　喉返神经易损伤区

7. 随后再探查甲状腺背面上极和上极上方甲状腺上动脉周围，上甲状旁腺位置较为恒定，多位于环状软骨下缘平面、甲状腺腺体与其包膜之间，与食管的后外侧缘相近，探寻较为容易。

8. 当常规探查未能发现病变的甲状旁腺时，应扩大手术范围行系统性的探查，这就要求术者对甲状旁腺常见的位置异常（表 11－2）有较深入的了解，探查异位的上甲状旁腺时，应仔细检查甲状腺腺体及其假包膜，并可在距甲状腺下动脉上方约 1cm 处切开颈深筋膜的气管前层（即甲状腺的假包膜），手指伸入该筋膜后进行探查；对于异位的下甲状旁腺，通常可由甲状腺下极下方的前上纵隔探查至胸骨处，也可将手指深入后纵隔气管旁进行探查，必要时还可劈开胸骨，寻找纵隔胸腺内是否存在异位甲状旁腺。

表 11－2　异位甲状旁腺的常见部位

腺体名称	异常部位
上甲状旁腺	食管后方或侧壁、甲状腺实质内、颈动脉血管鞘内、后纵隔
下甲状旁腺	气管前或气管旁、胸骨甲状肌内、前纵膈、胸腺内

9. 在探查过程中，应注意甲状旁腺与甲状腺结节、脂肪组织和淋巴结的区别：甲状腺结节不能在甲状腺内移动，而甲状旁腺多位于甲状腺真假包膜间，故可在甲状腺表面移动，异位腺体位于甲状腺实质内或难以鉴别时，可在术中行细针穿刺活检，并将所得组织送冰冻病理检查即可明确；脂肪组织通常无固定形态，表面色泽光亮，置入生理盐水中可上浮，而甲状旁腺则具有一定的形态，呈棕黄色，置入生理盐水中可下沉，另外，由于甲状旁腺有较丰富的血供，故其断面可见渗血；淋巴结质地较硬而不易变形，甲状旁腺质软而易变形。同时，也应能准确判断病变的甲状旁腺：典型的甲状旁腺腺瘤多呈红褐色样肿大，形状较圆，质地偏硬，比较容易辨认，必要时可行冰冻切片病理以明确：若腺体颜色正常，但较正常腺体增大且 4 个腺体大小不一者，则考虑为甲状旁腺增生；甲状旁腺癌则被膜多增厚呈灰白色，形状欠规则，切面呈分叶状，且与周围组织发生粘连。

10. 对于甲状旁腺增生者，应切除增生较明显的 3 个腺体以及 1 个最接近正常大小腺体的 1/2～3/4，或行全甲状旁腺切除加部分甲状旁腺组织自体移植术，即切除全部 4 个甲状旁腺，取其中增生较轻者的 1/2～1/4 切成 $1mm^3$ 左右的组织块，并移植到患者前臂肌肉或胸锁乳突肌内，保留或移植的甲状旁腺组织一般以 50～70mg 为宜，同时可在甲状旁腺残端或移植处放置小金属夹作为标记，以方便术后随访，为避免日后发生甲状旁腺功能低下，可将其余甲状旁腺组织冷冻保存备用（图 11－4）。

11. 单发甲状旁腺瘤或多发腺瘤未累及全部腺体者，单纯性病变腺体切除即可；多发甲状旁腺瘤的患者且经探查发现 4 个甲状旁腺均有肿大者，应行甲状旁腺次全切除术（仅保留半个腺体）。Ⅰ型多发性内分泌腺瘤综合征（MEN）的患者，无论其余腺体是否正常，均应切除 3 个半腺体（图 11－5）。

12. 若为甲状旁腺癌，应整块切除甲状旁腺肿瘤及其侵犯的邻近组织（如同侧甲状腺及峡部、气管周围淋巴组织、肌肉和颈动脉鞘等），由于其恶性程度较低，一般不必行根治性颈部淋巴结清扫，若有明确的区域颈淋巴结转移，可行联合根治术。

13. 术毕应常规留置负压引流，单纯甲状旁腺瘤切除者，可不放置引流，并依次缝合颈白线，间断缝合颈阔肌瓣和皮肤。

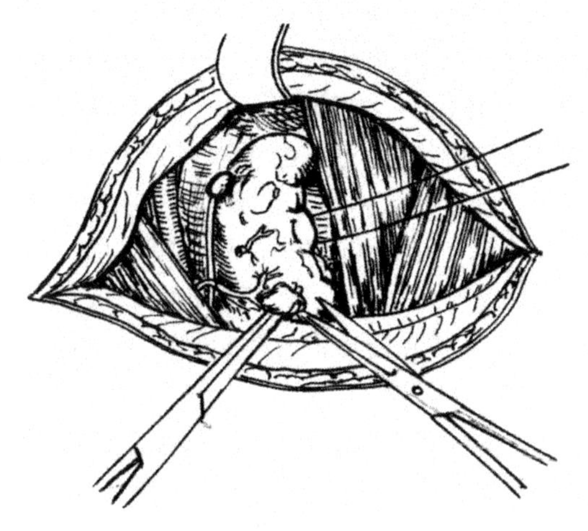

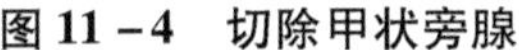

图 11－4　切除甲状旁腺

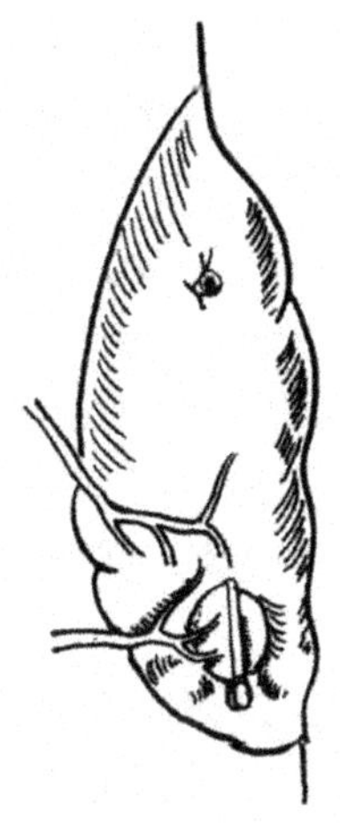

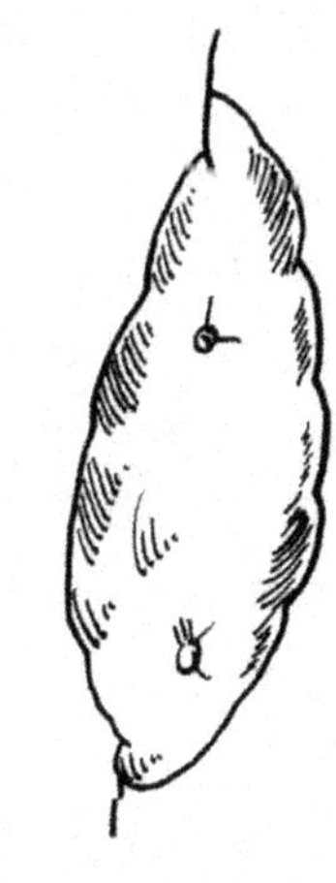

图 11－5　甲状旁腺次全切除

（二）微创小切口甲状旁腺切除术

1. 根据术前定位，若为下甲状旁腺病变，可在肿物上方切 3～4cm 的小型颈部切口；若为上甲状旁腺或以为病变者，则可在患侧颈前（沿胸锁乳突肌前缘）切横向或斜形小切口，具体长度可根据肿物大小加以选择，但应尽量保证微创及美观。

2. 依次切开皮肤，离断颈阔肌，向上下适当分离皮瓣，纵行切开颈前筋膜，牵开颈前肌，暴露颈中线 4～5cm，直至看见气管及甲状腺包膜。

3. 将带状肌向外侧牵拉，使甲状腺外缘显露，必要时可结扎并离断甲状腺中静脉。

4. 用甲状腺拉钩或组织钳将甲状腺拉向内侧，游离甲状腺下极后在甲状腺背面寻找甲状旁腺病灶，适当拉开并分离周围组织，显露病变部位。

5. 直视下由外向内、由上向下在甲状旁腺肿物包膜外行钝性分离，注意保护周围重要血管和神经，如可将喉返神经找出并加以保护，同时避免出血，必要时可将甲状腺下动、静脉分支予以结扎离断。

6. 将甲状旁腺肿物四周分离清楚后可予摘除，标本送冰冻病理切片检查以进一步明确病变性质，有条件者，建议行术中 PTH 检测，若术后 10min 内患者血清 PTH 水平角术前下降 50% 以上，说明手术成功。

7. 确认病变已完全切除后，可对创口进行彻底止血，同时放置引流条，如肿瘤体积较小，放置小胶片引流条即可，若肿物体积较大，术后残留较大死腔者，应予放置橡皮管引流，逐层缝合皮下各层及皮肤，无菌敷料覆盖伤口并加压包扎。

（三）腔镜辅助下甲状旁腺切除术

1. 手术径路选择　目前，根据术后颈部有无瘢痕可将腔镜辅助下甲状旁腺手术分为颈部小瘢痕径路和颈部无瘢痕径路，前者主要是指经胸骨切迹上径路，后者主要有胸前－乳晕径路、腋窝径路及锁骨下径路，选择何种径路进行手术，均应根据手术的实际情况及患者的要求来决定，并以保证手术的顺利完成和患者的安全为前提。

（1）胸骨切迹上径路：于胸骨切迹上方 1.5～2cm 处切一长 1.5～3.0cm 的切口，钝性分离至颈阔肌深面，用血管钳、刀柄等手术器械钝性分离颈阔肌下间隙到达甲状腺层面，用小拉钩提起皮瓣显露手术野，经小切口置入腔镜和手术器械即可施行甲状旁腺手术，此径路具有操作简单方便、路径短、无需 CO_2 注气等优点，故可避免与 CO_2 注气有关的并发症，此外，该径路对术者的腔镜外科手术技术要求也相对较低，必要时可延长切口转为开放式手术，但有术野显露较差、术后颈部留有瘢痕等缺陷。为了获得更好的手术视野，该径路也可采用注入 CO_2 来构建操作空间，方法是在颈阔肌深面潜行分离完成后，经切口置入 5mm Trocar，同时用线缝合切口并固定 Trocar（防止漏气），并向间隙内注入 CO_2 气体，通常使压力维持在 6 ~ 8mmHg，另外在患侧胸锁关节附近做 2 个小切口，用于置入腔镜及超声刀等器械，在腔镜监视下进一步分离，扩大操作间隙，最终形成上至舌骨附近，外侧至胸锁乳突肌内侧缘的空间。

（2）胸前 - 乳晕径路：该径路可根据患者的要求，在锁骨下 3cm 至双乳头连线的区域选择 3 个部位置入 Trocar，目前最常用的方法是在胸骨前、平双乳头连线中点处切一约 10mm 的小切口作为观察孔，经皮下潜行分离后，置入 5mm Trocar 并缝合固定在切口上，注入 CO_2 气体并维持压力在 6 ~ 8mmHg，同时在双侧乳晕内上缘分别做 0.5cm 和 1cm 的弧形切口作为操作孔，主操作口在右侧，分别置入 Trocar 后即可沿胸大肌筋膜浅层钝性分离至颈部，构成手术操作空间。该径路由于其切口远离颈部，颈部无瘢痕遗留，故美容效果较佳，且在必要情况下可同时处理双侧甲状旁腺病变，但其出现 CO_2 注入相关并发症的发生率相对较高，此外，由于该径路皮下分离范围较大，故有人对其是否符合微创原则尚存在异议，事实上，只要保证分离是在胸、颈部筋膜浅层之间潜行进行，由于此两层之间为疏松结缔组织，易于分离和推进，故对组织的创伤并不会太大，其他径路亦是如此，但如果分离操作在皮下而非在上述疏松间隙内进行，则有可能产生“巨创效应”，尤其值得注意的是，在胸骨上凹区域的深浅筋膜之间的组织较为致密，经由此区域进入颈部腔隙的过程中易发生“错层”，从而导致皮肤缺血坏死、皮肤穿孔、误伤颈前肌群和器官等严重并发症。

（3）腋窝径路：悬吊患侧上肢，充分显露腋窝，于腋窝前缘做一 15mm 切口，钝性分离胸大肌筋膜表面至颈阔肌下间隙，置入直径 10mm Trocar 并缝合固定，注入 CO_2 气体建立手术操作空间，在腔镜引导下，在第 1 个 Trocar 下方进行穿刺（也可将其中 1 个穿刺点置于其旁），分别置入 2 个直径 Smm 的 Trocar，用以置入抓钳、超声刀等腔镜器械，用超声刀锐性分离显露颈阔肌下间隙，建立皮下隧道至颈部。该方法将手术瘢痕置于更加隐蔽的部位，具有更加理想的美容效果，还可以充分游离出甲状腺上下极，清晰显露甲状腺上下极血管及喉返神经，距离病灶较乳晕径路短，游离皮瓣范围相对较小，创伤相对较轻。其主要缺点是处理对侧病灶（尤其是对侧甲状腺上极）较困难，故仅适用于单侧病变，其操作复杂且难度较大，相关并发症发生率也较高。

（4）锁骨下径路：于患侧锁骨下近胸锁关节处切一长 10 ~ 15mm 的小切口，沿胸大肌筋膜浅层分离至颈阔肌下，该处主要用于放置超声刀，插入 Smm Trocar 固定后注入 CO_2 气体，也可采用悬吊法构建人工空间，具体方法是于颈阔肌下穿过 2 根直径 1.2mm 的 Kirschner 钢丝，将钢丝悬吊固定于支架上，在颈阔肌下建立手术操作空间，另外分别在对侧锁骨下的相对应处及患侧的颈部分别切一约 0.5cm 切口，供抓钳和腔镜通过。

（5）其他径路：包括颏下径路、下颌下径路、腋窝乳晕径路、耳后径路等，临床上应用较少，方法与上述径路大致相同，但同样都具有切口瘢痕隐蔽、术后美容效果较好等优点。

2. 手术空间的构建和维持　颈部缺乏自然的腔隙，而腔镜手术通常需要在一定的操作空间内方可完成，以避免对周围组织的损伤和保证器械具有充足的活动度，故需构建和维持有效的操作空间才能使手术顺利进行。

（1）手术空间构建：目前常用的方法主要有2种，一种就是直接使用器械在皮下行钝性分离；另一种是用肾上腺素加生理盐水配置成“膨胀液”，在拟分离的皮下进行注射，随后行皮肤穿刺并注入 CO_2 气体，最后在腔镜直视下使用超声刀分离皮下间隙。

（2）手术空间的维持：常用的有气体灌注法和悬吊法2种。气体灌注法最常用的是向术腔内注入 CO_2 气体，并使压力维持在6～8mmHg，此法的优点是手术空间开阔，便于腔镜下操作，主要缺点是 CO_2 气体易被组织吸收，可能导致高碳酸血症、室上性心动过速，故临床也有用 N_2、He 等气体代替 CO_2 者，此外，当注气压力过高时，还可导致脑血流及脑脊液回流障碍而发生脑水肿；悬吊法是在分离形成颈部人工空间后，在颈前皮下置入2根1.2mm 的 Kirschner 钢丝，并固定在L形支架上，由此构建形成一蓬式操作空间，该法既可维持一定的手术操作空间，同时又避免了注入 CO_2 气体所导致的并发症，不足在于其所构建的操作空间相对较小，术野暴露较差。

3. 解剖分离　在置入 Trocar 后，在内镜监视下进一步扩大操作空间，腔镜下用超声刀或电钩锐性分离颈阔肌下疏松组织，上达甲状软骨上缘，两侧达胸锁乳突肌内侧缘，切开颈白线，牵开带状肌，显露甲状腺腺体后，在术前定位的病变部位游离甲状腺上极或下极，用超声刀处理相关血管及止血，防止术野血染，将甲状腺外缘近上极或下极处提起牵向内侧，充分显露其背面，内镜寻找甲状旁腺肿物位置。

4. 肿物摘除　确定肿物位置后，用超声刀分离其周围疏松组织，应注意防止损失喉返神经，可将其分离后予以保护，然后再分离甲状旁腺肿物背面及内侧，直至将肿物完全游离，经切口放入小标本袋，将游离出来的肿物装入袋中，收紧袋口后将标本取出，送冰冻病理检查，同时行术中检测血清 PTH 浓度并与术前对照，进一步确认手术是否成功。

5. 处理创口　在镜下仔细检查手术野是否有出血，并用超声刀凝固止血，吸尽间隙内残留的 CO_2 气体，如为悬吊法则拔出钢丝，撤出内镜及相关器械，一般可不放置引流，若肿物较大或采用创面较大的径路，考虑术后渗出较多时，可放置橡皮引流管，缝合皮肤切口，局部加压包扎。

六、术中意外的应急处理

1. 颈部皮肤损伤及皮下出血淤斑　常发生在腔镜手术建立操作空间时，如前所述，由于胸骨上凹区域的深浅筋膜间的组织较为致密，经胸前皮下间隙分离进入颈部颈阔肌下间隙时容易发生错层，分离过浅时可导致皮肤灼伤坏死，分离过深则导致颈浅静脉出血，皮下出现血肿或淤斑而影响皮瓣分离。避免此种情况发生的关键在于术中应仔细辨认各层结构，小心向前推进。

2. 术中意外出血　其发生主要与术中误伤重要血管或组织有关，如甲状腺上、下动脉的误断及损伤甲状腺等，在开放手术中，可迅速予以压迫出血部位，同时仔细寻找出血点后，予以上钳结扎，由于颈部操作空间狭小，可用于显露术野的器械少等缺陷，腔镜下甲状旁腺切除术术中意外出血的发生率较高，多于分离皮下隧道及建立两侧乳晕通道时出血或甲状腺血管处理不当造成出血，一旦出血量较大时可使术野模糊而影响操作，故术中应注意操作细致，离断甲状腺周围血管时超声刀钳夹力量不宜太大，血管张力也应适度，以免止血效果不好，如发生出血，可在吸引器吸引下用超声刀止血，如未能止血，可用纱布压迫5~10min后再次止血，出血量大而难以控制时应果断中止开放手术。

3. 高血钙危象　对于部分年龄大、病程长、病情严重的患者，手术应激有可能诱发病情加重而出现高血钙危象，术中可表现为严重的心律失常，故此类患者在术前应积极行内科相关治疗，将血钙控制在相对安全的范围内，同时也要做好高血钙危象的抢救工作，术中进行血钙和心电监测，一旦发生高血钙危象，应给予充足的补液并使用各种降血钙药物（具体见前文）。

七、术后处理

1. 术后患者取半卧位，并适当应用镇静剂、止痛剂，但应避免使用吗啡类药物，因其可引起Oddi括约肌痉挛而易诱发急性胰腺炎。

2. 由于全麻气管插管损伤及手术刺激，术后前几天患者咽喉部常可出现不同程度水肿，患者诉咽痛、咳嗽等不适，给予雾化吸入、吸氧等对症处理后多可缓解，严重时，可引起气道梗阻，出现吸气性呼吸困难、发绀、三凹征阳性等表现，故床边应常规配备气管切开包，出现上述情况应紧急行气管切开术。

3. 术后应常规监测血钙磷和尿钙磷情况，手术成功后，患者甲旁亢的相关症状迅速好转并可在术后48h内出现暂时性的甲状旁腺功能低下，通常在术后6~12h即可出现血钙下降，1~3天内血钙可下降至正常水平以下，并在1~2周内恢复至正常水平。导致这种情况的原因有：骨饥饿综合征和骨修复；甲状旁腺异常组织长期处于高分泌状态，抑制其他正常的甲状旁腺功能；长期大量甲状旁腺激素的作用导致骨、肾等靶器官对甲状旁腺激素产生抵抗作用，一般术前ALP很高，且伴有纤维囊性骨炎的患者术后易出现严重的低钙血症，此时患者可出现口唇麻木和四肢抽搐等临床症状，重者有肌强直、癫痫样发作及精神障碍，查体主要表现为面神经征（Chvostek sign）及陶瑟征（Trousseau sign）阳性。由于术后低血钙可刺激甲状旁腺的分泌，促进正常甲状旁腺功能的恢复，故一般不主张长期补钙，补钙量以保持血钙水平达2.12mmol/L（8.5mg/dL）即可，轻者可予口服相当于1~3g元素钙的乳酸钙12~36片1d或葡萄糖酸钙10~30片1d，如血钙降低严重，出现抽搐时，可用10%葡萄糖酸钙10mL静脉推注以纠正低钙血症，同时应注意补充维生素D，以促进钙剂的吸收和利用，也有人主张不宜过早使用维生素D，因其作用可达数月至1年，可干扰血钙浓度而影响永久性甲旁低的诊断。如补钙后血钙正常但仍有搐搦，应考虑血镁下降所致，可用10%硫酸镁10mL肌内注射，每天2~4次，一般连用3~4天后即可纠正，治疗期间应注意监测血镁情况，防止出现镁中毒。若血钙长期持续降低，尤其是行甲状旁腺次全切除术者，考虑并发永久性甲状旁腺功能低下。

4. 术后住院时间应根据手术方式及患者病情程度决定，病情较重或行颈部探查术者，一般住院5~7天方可出院：如症状较轻、行微创小切口甲状旁腺切除术或腔镜辅助下甲状旁腺切除术且手术顺利者，住院时间可适当缩短，若术后血钙正常或无低血钙症状，一般观察24~48h后即可出院。

八、术后并发症防治

1. 术后出血　甲状旁腺位于甲状腺后方，其位置较深，术中暴露较为困难，故术中及术后均可发生出血，术后出血有 2 种情况：一是由于手术部位广泛渗血所致，这种出血进行较为缓慢，颈部逐渐肿胀伴皮肤淤血，可能出现轻度的呼吸困难，在术中有放置引流管的患者此种情况较少出现，一旦发生，应部分拆除伤口缝线减压，并加强引流。二是由于甲状腺上动脉或甲状腺静脉结扎线脱落所致，在甲状腺背面探查前，应处理好甲状腺血管，如甲状腺中静脉较短且容易撕裂，故术中应在静脉充盈时分离，切实结扎后方予切断，必要时也可结扎切断甲状腺上下极血管，以充分显露甲状腺背侧面。

2. 神经损伤　甲状旁腺解剖复杂，位置多变，喉返神经在迷走神经发出后，交错于甲状腺下动脉的分支之间，上行于甲状腺背面气管食管沟内，到环状软骨下缘进入喉内，走行与甲状旁腺较近，故喉返神经损伤是甲状旁腺手术的常见并发症，多为手术中切断、结扎、牵拉等原因所致，可表现为声音嘶哑和饮水呛咳，纤维喉镜可见一侧声带运动障碍，一般无需特殊治疗，大部分患者可在 1 ~3 个月内恢复正常，若同时损伤双侧喉返神经，则可出现严重呼吸困难，需紧急行气管切开术。避免损伤的关键不仅要熟悉甲状旁腺的正常解剖位置，同时也应具备较好的病理解剖知识，以正确处理甲状旁腺异位的情况。手术中的过多解剖、分离也是造成神经损伤的重要原因，故手术操作应轻柔、细致，要保持手术野清晰无血染，不能盲目扪摸和钝性分离，尽量避免不必要的解剖。此外，在微创手术尤其是腔镜下甲状旁腺切除术中喉返神经损伤的发生率较高，可达 2.0% ~3.5%，其发生除前述解剖学上的因素外，还与腔镜手术的特殊性有关，一方面，腔镜下术野显露是通过器械牵拉组织来实现，易将附着在甲状腺背侧包膜上的疏松组织和喉返神经同时牵拉而引起误伤；另一方面，腔镜下进行组织分离、切割和止血均依赖于超声刀或电钩等，该类器械的热传导效应可能会对神经造成损伤，故术中应避免暴力牵拉组织和保证超声刀相对于喉返神经保持 1mm 以上的安全操作距离，以避免喉返神经损伤的发生。

3. 气管损伤　在解剖结构辨认不清的情况下盲目切割可伤及邻近器官，如因炎症或肿瘤浸润，甲状旁腺可与气管等粘连固定，强行分离可能损伤气管，另外，在行腔镜手术构建操作空间时，由于暴力分离或分离层次有误，容易导致气管损伤，有气管损伤时可酌情修复，必要时行气管切开术，如为腔镜手术，应考虑中转行开放手术。

4. 食管损伤　食管位于气管后方，通常不易损伤，但异位的甲状旁腺也可出现在食管附近，或沿食管向下至纵隔，在此区域寻找和切除甲状旁腺时有可能导致食管损伤，一般情况下．术中发现食管损伤只需行修补缝合即可，若能预先在食管内置入胃管供术中触摸判断，可帮助减少食管损伤的概率。

5. 永久性甲状旁腺功能低下　术后出现暂时性的甲状旁腺功能低下是手术成功的标志，此时低钙血症是暂时性的，一般术后 4 ~5 天即达到最低点，随后逐渐回升，但如果经 2 ~3 个月后血钙仍未升至正常，并出现皮肤干燥、色素沉着，毛发稀疏、脱落，反复肢体麻木，手足抽搐，以及陶瑟征和面神经征持续阳性等表现，则应考虑为永久性甲状旁腺功能低下，处理方法有：将术后冷冻保存的腺体行前臂肌肉内的自体移植术，可以较好恢复甲状旁腺功能，且不良反应小，否则将需要长期补充钙剂和维生素 D。

6. 术后感染　一般情况下，甲状旁腺手术后发生伤口感染的概率较低，但对部分年老、合并糖尿病以及有慢性肾功能不全的继发性甲旁亢患者，其免疫功能较低，故感染的发生率明显增高，预防措施主要是术后加强对颈部切开的观察，并可预防性应用抗生素以避免感染的发生。

7. 术后皮肤感觉异常　见于腔镜下甲状旁腺切除术后，部分患者可出现颈胸部皮肤发紧不适等感觉异常，多由于术中皮下游离范围较大及分离层次不正确所致，故术中建立皮下操作空间时应掌握正确的解剖层面，分离应在浅、深筋膜之间进行，同时充分利用 Trocar 的长度及器械远端的活动范围，缩小皮下游离面积。一般无需特殊处理，3 个月后可逐渐消失。

8. 持续充气相关并发症　仅见于使用 CO_2 气体维持操作空间的腔镜甲状旁腺手术，由于粗糙的组织创面可大量吸收 CO_2 气体，当 CO_2 压力 >15mmHg 时，易造成严重的颅内压升高、皮下气肿，甚至纵隔气肿，进而影响呼吸、循环功能，导致酸中毒及高碳酸血症，如有大的血管损伤，还可引起气体栓塞。控制适当的 CO_2 灌装压是减少相关并发症的关键环节，其中高碳酸血症的发生取决于 CO_2 的压力和手术空间的大小，故术中 CO_2 的压力应控制在 5 ~8mmHg，同时尽量减小皮下游离范围，术后应将皮下残留的气体排尽，并常规拍片排出皮下及纵隔气肿，较少的积气可自行慢慢吸收，如出现影响呼吸和循环的情况，可予坐位吸氧，必要时行胸骨上窝穿刺排气等处理。

9. 皮瓣游离相关并发症　腔镜下甲状旁腺手术需游离皮瓣以建立手术操作空间，分离不当时可误入皮下脂肪层，损伤皮下血管甚至真皮层，导致术后发生皮肤淤斑、红肿，脂肪液化，甚至皮瓣感染、坏死等，预防的关键在于游离皮瓣时在正确的层面进行，术中先使用分离棒行钝性分离，尽量少用超声刀直接分离，以减少脂肪液化的可能，如发生脂肪液化，可拆除胸骨前切口的缝线，使其自然引流，并应用抗生素预防感染，严重者可放置引流管引流；皮肤瘀斑多可自行消失，无需特殊处理，严重者可予冷（早期）、热敷（晚期）及活血化淤等对症处理。

10. 术后复发　多见于非双侧探查的甲状旁腺腺瘤术后，一般术后 1 个月复查血钙及血 PTH 再次升高，行常规影像学检查可无阳性发现，如行放射性核素扫描有可能在原病灶外的区域发现异常浓聚灶，提示原病灶为高功能结节，其他较小的高功能甲状旁腺组织（多为腺瘤）可被暂时性抑制，当大的高功能结节被切除后，其他被抑制的高功能甲状旁腺组织可恢复 PTH 的合成及分泌功能，从而导致复发。视具体情况予以药物治疗或二次手术切除。

（王海静）

第十二章　多发性内分泌腺疾病

第一节　多发性内分泌腺肿瘤

一、概述

多发性内分泌腺肿瘤（multiple endocrine neoplasia，MEN）是指同时或先后患有两种或以上的内分泌腺肿瘤或增生而产生的一种临床综合征。MEN 可分为 MEN－1 型和 MEN－2 型，后者再分为 MEN－2A 和 MEN－2B 两个亚型。MEN 是由于基因缺陷所致的罕见的遗传性疾病，为常染色体显性遗传，故具有家族聚集性。

两型 MEN 虽然临床表型不同，但也有以下共同点：①大多数肿瘤细胞来源于胺前体摄取和脱羧（amine precursor uptake and decarboxylation，APUD）细胞，可分泌一种或多种多肽类或氨基酸类激素；②肿瘤的组织学转换常有从增生到腺瘤的过程，部分甚至发展为癌；③两型均为常染色体显性遗传，且外显率均高；④增生的细胞可以来源于多个不同的克隆，多中心起源；⑤临床表型不均一，诊断较为困难；⑥大多数需要手术治疗。尽管两型 MEN 具有很多共同点，但它们各自发生的分子生物学机制却不同。MEN－1 是因 11 号染色体长臂上一个肿瘤抑制基因 menin 的遗传性突变而导致细胞出现不规则的生长所形成的；相反，MEN－2 的发生则是因为原癌基因 RET 的突变激活了酪氨酸激酶受体，引发相关细胞的不规则生长。下文将重点介绍两型 MEN 的诊断思路和治疗措施。因篇幅限制，对经典的 1、2 型 MEN 以外的混合型 MEN、重叠综合征不作介绍。

二、诊断思路

（一）MEN－1

MEN－1 又称为 Wermer 综合征或3P 综合征。其患病率为2/10 万～20/10 万，多数在中年以后发病。典型的 MEN－1 包括甲状旁腺、肠胰和垂体前叶细胞的增生或肿瘤，但临床表现极不均一。有些患者不同时发生上述 3 种肿瘤，还有些可发生其他的内分泌腺体或其他组织的肿瘤，包括肾上腺、支气管和肺组织的肿瘤以及面部血管纤维瘤、胶原瘤等数十种肿瘤（表 12－1）。

表 12－1　MEN－1 综合征构成及其外显率

组织来源	肿瘤名称	外显率/%
甲状旁腺	甲状旁腺腺瘤或增生	95
肠胰细胞	胰岛素瘤	10
	胃泌素瘤	40

1. 临床特点　MEN－1 中各种内分泌和非内分泌肿瘤所引发的临床表现和散发的相应肿瘤大致相似，但同时又各自有其特点。

（1）甲状旁腺腺瘤：甲状旁腺增生或腺瘤所引发的甲状旁腺功能亢进症（甲旁亢）是 MEN－1 最常见的临床表现，并且是大多数 MEN－1 的首发症状。包含在 MEN－1 中的甲旁亢占所有原发性甲旁亢的 1%～3%。病程早期可无明显症状，最终可出现与散发性甲状旁腺腺瘤引发的原发性甲旁亢相一致的症状，如骨痛、病理性骨折、纤维囊性骨炎、乏力、多饮、多尿、尿路结石、恶心、呕吐及精神改变等。实验室检查可发现血钙升高，常大于 2.7mmol/L，伴有血甲状旁腺激素（parathyroid hormone，PTH）升高。放射性核素扫描可以对肿瘤进行定位。尽管临床特征相似，MEN－1 中甲状旁腺腺瘤也有区别于散发性甲状旁腺腺瘤的以下特点：①发病年龄提前，大多数患者在 20～40 岁时发生高血钙症，也有 8 岁即出现的报道，这相对早于其他类型的甲旁亢；②男女性别比例相当，为 1 ∶ 1，而散发者男女比例为 1 ∶ 3；③MEN－1 患者常常 4 个甲状旁腺均受累，且增生细胞为多克隆来源，加上血中成纤维细胞生长因子的作用，患者接受腺瘤切除术后较之散发的甲旁亢患者更容易复发，部分患者需要多次手术；④肿瘤发生癌变几率低。

（2）肠胰细胞瘤：肠道和胰岛细胞的增生、腺瘤或腺癌是 MEN－1 第二常见的表现，约 30%～80% 此病患者可有这一类肿瘤。既往多数强调这类肿瘤来源于胰岛各型细胞，称之为胰岛细胞瘤。但随着研究的深入，发现分布在肠道中的一些神经内分泌细胞同样可形成这些肿瘤，故统称为肠胰细胞瘤。这些肿瘤常包含多种类型的增生的细胞，大多数细胞通过分泌激素引发临床症状，且细胞有恶变致肿瘤转移的可能。尽管肿瘤可分泌多种激素，但患者一般仅表现出一种激素异常分泌的症状。

1）胃泌素瘤：来源于肠道胃泌素细胞和胰岛 D 细胞的胃泌素瘤占 MEN－1 患者肠胰细胞瘤约一半以上，约 40% MEN－1 患者携带此肿瘤，卓－艾综合征患者约 25% 属于 MEN－1。其临床特点包括：①肿瘤体积小、多中心性，可发生于胰腺内、十二指肠黏膜下等多种部位；②常为恶性，易发生淋巴结和肝转移，但侵犯性不如散发者严重，加之分泌大量胃泌素引起卓－艾综合征，是 MEN－1 患者的主要死因；③表现为多发性消化性溃疡、腹泻、食管炎；④并发的甲旁亢更易促进胃泌素的分泌；⑤空腹血胃泌素异常升高（常大于 500ng/L），基础胃酸分泌增多；⑥定位较困难，可选用 CT、MRI、超声内镜、放射性核素扫描等方法。

2）胰岛素瘤：来源于胰岛 B 细胞，发生率次于胃泌素瘤，占 MEN－1 患者肠胰细胞瘤的 10%～35%，在约 10% MEN－1 患者中发现此瘤。主要临床特点包括：①症状与散发的胰岛素瘤基本相同，表现为空腹或运动后低血糖伴血胰岛素、C 肽不适当分泌增高，胰岛素释放指数大于 0.3；②瘤体常为多中心起源，体积小，即使多层增强 CT 有时也不易扫描到，选择性动脉造影及动静脉置管分段取血测定胰岛素可提高诊断率；③相对胃泌素瘤而言，恶性者少，约 25%。

3）其他肿瘤：胰岛 A 细胞、D1 细胞和 PP 细胞构成的肿瘤分别分泌胰高血糖素、血管活性肠肽（血管活性肠肽）和胰多肽，引发不同的临床症状。尽管约 1/3 MEN－1 患者的肠胰细胞的胰高血糖素染色为阳性，胰高血糖素瘤却非常罕见。此瘤在发现时往往瘤体较大或已经转移。血中过多的胰高血糖素使得血糖升高，甚至发生糖尿病，同时伴有食欲减退、贫血、舌炎、静脉血栓形成，特征性的表现为坏死溶解性游走性红斑、血胰高血糖素升高。血管活性肠肽也十分罕见，可引发胰性霍乱，或称水泻综合征。出现严重水样腹泻、低血钾、低血氯、低血压、高血钙，不及时补液可引起休克。与胰高血糖素瘤相同，此瘤多恶性，诊断时瘤体偏大、多已转移。血管活性肠肽显著高于正常。

（3）垂体肿瘤：约1/3 MEN－1患者有垂体前叶肿瘤。其发生除因垂体局部细胞自行增生形成腺瘤外，其他部位肿瘤分泌的异位下丘脑激素也促进了相应的垂体细胞的增生。这些肿瘤中60%为泌乳素瘤，25%为无功能瘤，15%为伴或不伴高泌乳素的生长激素瘤，分泌促肾上腺皮质激素（ACTH）者仅占5%，分泌促甲状腺激素（TSH）或促性腺激素释放激素（GnRH）的肿瘤十分罕见。这一构成比例和散发的垂体前叶肿瘤相似，但伴有MEN－1者肿瘤常更大，常为多中心性，对治疗的反应也更差，术后易复发，但多为良性。所有垂体肿瘤的临床表现和散发的垂体瘤相似，大致包括以下3个方面：①肿瘤自身占位引起的非内分泌症状，如颅内压升高所致头痛、呕吐、视神经乳头水肿，视神经压迫所致视野缺损，眼运动神经压迫导致的眼活动障碍，以及肿瘤侵袭下丘脑导致的下丘脑综合征等。②肿瘤占位引起的内分泌异常，较大的垂体瘤压迫正常的垂体组织可引起垂体功能减退，最常见的是GnRH不足引发的继发性性腺功能减退，其次为TSH不足所致继发性甲状腺功能减退，另可见ACTH不足所致继发性肾上腺皮质功能减退等。如肿瘤压迫垂体柄影响垂体门脉循环，则进入垂体的下丘脑泌乳素抑制因子减少，血泌乳素升高。③肿瘤细胞直接分泌激素引发的症状，除无功能瘤以外，多数肿瘤分泌一种或多种激素，产生相应的激素过多症候群。

1）泌乳素瘤：是MEN－1患者最常见的垂体腺瘤，也是继甲状旁腺腺瘤、胃泌素瘤后，MEN－1患者第3位常见肿瘤。临床主要引起闭经泌乳综合征，血泌乳素常大于200μg/L。

2）产生生长激素（GH）或生长激素释放激素（GHRH）的肿瘤：GH瘤占垂体有分泌功能肿瘤的第2位，过量分泌GH。一些肠胰细胞瘤和一些类癌异常分泌GHRH，也可导致垂体继发性的过量分泌GH，因此，测定血GHRH水平有助于发现分泌GHRH的肿瘤。这些激素的异常分泌引起儿童的巨人症和成人的肢端肥大症，其临床表现与散发病例无明显差异，血GH或GHRH升高，伴IGF－I明显高于正常，高葡萄糖抑制试验无法抑制激素分泌。

3）ACTH瘤或CRH瘤和原发性肾上腺皮质增生：MEN－1患者可因为垂体ACTH瘤分泌ACTH，罕见的类癌异位分泌ACTH或CRH而出现库欣综合征。临床症状与一般的库欣综合征相同。另外，40% MEN－1综合征患者的一侧或双侧肾上腺可有增生、腺瘤或腺癌形成，但常常无明显症状而不易被发现。极少数可表现为原发性皮质醇增多症、原发性醛固酮增多症或肾上腺皮质癌。

（4）类癌瘤：5%～15%的MEN－1患者有类癌瘤，与散发的类癌瘤多发生在中肠和后肠起源的组织不同，这类肿瘤多生长在前肠来源的组织，如胸腺、肺和支气管、胃和十二指肠等。这些类癌瘤的生长常有性别差异，如胸腺癌多见于男性且恶性者多，而支气管肺癌女性患者更多且多数为良性。大多数情况下，MEN－1患者的类癌瘤无明显症状，因而多在影像学、内镜等检查时无意中发现。少数可因分泌5－羟色胺、降钙素、ACTH等出现面部潮红、腹泻、腹痛和气管痉挛等表现。

2. 诊断和鉴别诊断　因为组成MEN－1的各种肿瘤不是同时发生，当临床上只发现其中一种肿瘤时，易误诊为散发肿瘤，加上部分肿瘤无功能，故该病诊断比较困难（图12－1）。

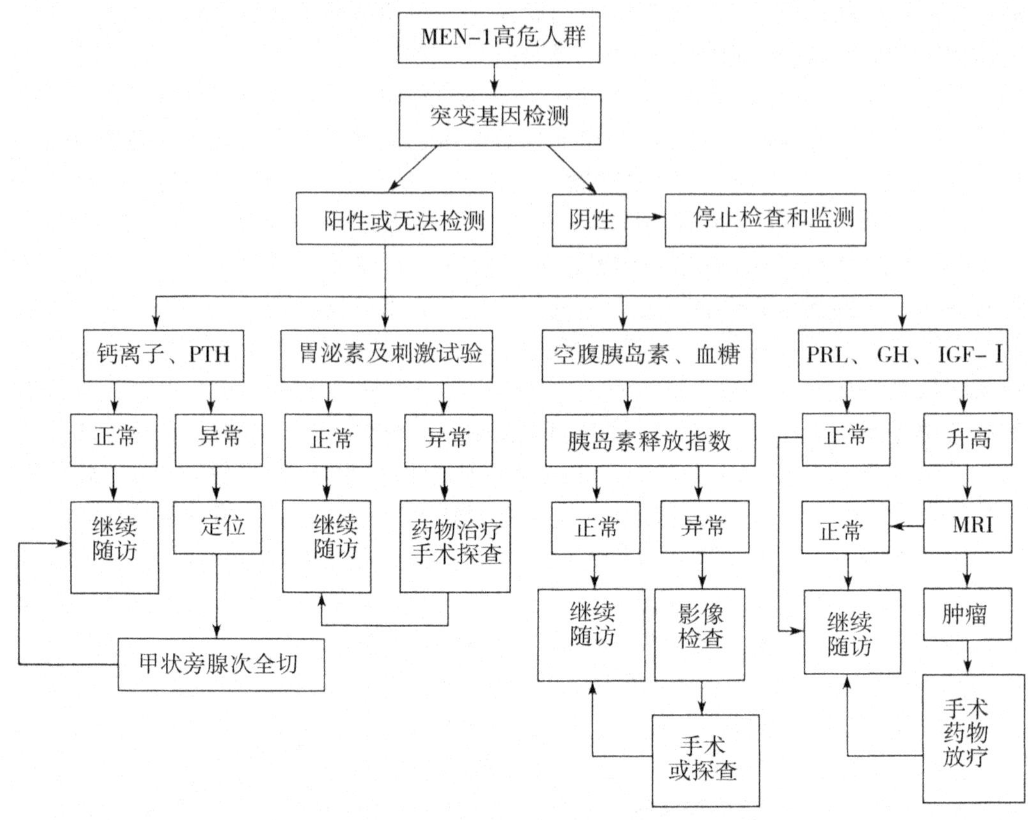

图 12－1　MEN－1 诊疗流程

（1）诊断要点：依据患者的病史、临床症状和体征以及实验室检查结果进行诊断。注意收集组成 MEN－1 的内分泌肿瘤的有关症状和体征及实验室检查资料。询问家族中有无同样疾病患者或患有 MEN－1 中 3 种主要的内分泌肿瘤之一的成员。一般患者家族中至少有一个成员患有与患者相同的疾病，即 MEN－1 主要相关肿瘤中的两种，或家族中一级亲属中有 3 人患有 MEN－1 主要相关肿瘤中的一种，可以诊断 MEN－1。如果家族中无任何人患有 MEN－1 中任何肿瘤，遗传连锁分析及该患者家系的追踪随访则非常必要。如果患者有 MEN－1 主要肿瘤中的两种，对另一种未发生的肿瘤需要进行仔细的实验室和影像学筛查。

（2）遗传学检查和疾病监测：目前可运用多聚酶链式反应或 DNA 探针等多项技术进行 MEN－1 基因的遗传学筛查，以发现突变基因的携带者，更可进行产前诊断和筛查。发现突变基因携带者后更重要的工作是对其进行长期的 MEN－1 所包含的各种肿瘤的监测，以便早期发现肿瘤，早期治疗。

（3）鉴别诊断：由于 MEN－1 包含的肿瘤发生有先后，当临床上只出现一种肿瘤时，常常很难和散发的相应肿瘤进行鉴别。除了前文提及的 MEN－1 各肿瘤的一些特点有助于鉴别外，主要依赖于遗传学检查和对其他肿瘤的追踪观察。此外，MEN－1 变异型及一些罕见综合征也需要和经典 MEN－1 相鉴别。

（二）MEN－2

MEN－2 也是一种常染色体显性遗传疾病。患病率为 1/10 万～10/10 万，男女发病率相似。1959 年首次发现又称为 Sipple 综合征的 MEN－2A，是 MEN－2 最常见的亚型，其临床表现包括甲状腺髓样癌、嗜铬细胞瘤及甲旁亢；另一亚型 MEN－2B 又称黏膜神经瘤综合征，包括甲状腺髓样癌、嗜铬细胞瘤及其特有的多发性黏膜神经瘤、类马方体型，但甲旁亢少见。此外，MEN－2A 还有一些变异型存在（表 12－2）。

表 12－2　MEN－2 综合征构成及其外显率

分型	肿瘤名称	外显率/%
MEN－2A	甲状腺髓样癌	100
	嗜铬细胞瘤	50
	甲状旁腺增生或腺瘤	10～35
MEN－2A 变异型	家族性甲状腺髓样癌	100
	Hirschsprung 病	
	苔藓样皮肤淀粉样沉着症	
MEN－2B	甲状腺髓样癌	100
	嗜铬细胞癌	50
	黏膜神经瘤	>98
	类马方体型	>95

1. 临床特点　组成 MEN－2 的各种肿瘤的临床表现和散发性肿瘤相似。这些肿瘤与 MEN－1 所包含的肿瘤相比，组织学演变阶段更分明。

（1）甲状腺髓样癌：是两型 MEN－2 患者最常见的肿瘤，也是多数患者的首发肿瘤，对病程进展起决定性作用。全部甲状腺髓样癌中约 1/4 为遗传性，其中 45% 为 MEN－2A，50% 为其变异型之一的家族性甲状腺髓样癌，5% 为 MEN－2B。MEN－2B 中的甲状腺髓样癌侵袭性更强，发生最早，进展更快，患者生存期更短。MEN－2 中的甲状腺髓样癌为双侧的甲状腺滤泡旁 C 细胞多灶性的肿瘤，而散发的甲状腺髓样癌早期多发生在一侧。组织学上甲状腺 C 细胞首先出现多处增生，进而形成结节样增生，再进一步发展转变为癌。仅有增生时，基本无淋巴结转移，但伴随着从增生到髓样癌的变化，当肿瘤直径大于 1cm 时，附近淋巴结常常已被侵袭，也可通过血行发生远处器官的转移。因肿瘤局部占位和远处转移的情况不同，临床可触及肿块或观察到气管或喉返神经受压、转移癌占位的症状。癌结节触感结实、质硬、形状不规则，ECT 扫描为冷结节。甲状腺髓样癌细胞可分泌多种蛋白质，其中有些是这些癌细胞特异性分泌的，如促甲状腺激素释放激素、P 物质、血管活性肠肽、组胺酶等，临床可出现腹泻、面色潮红等症状，罕见的报道称极少数的甲状腺髓样癌细胞可异位分泌 ACTH，引发库欣综合征；有些则正常的 C 细胞也可分泌，如降钙素、降钙素基因相关肽、生长抑素等，但恶性者降钙素因失去反馈调节而异常升高。检测血中的降钙素和癌胚抗原有助于甲状腺髓样癌的诊断和监测。血清降钙素显著升高是诊断甲状腺髓样癌最有力的指标。此外，五肽胃泌素刺激降钙素分泌试验和血组胺酶活性的测定对提高诊断的灵敏度和监测术前、术后病情的演变也有重要的意义。B 超和放射性核素扫描可进行肿瘤定位。

（2）嗜铬细胞瘤：大约一半的 MEN－2A 和 MEN－2B 患者会发生嗜铬细胞瘤。常在肾上腺髓质弥漫性增生的基础上出现单侧或双侧的一个或多个以分泌肾上腺素为主的肿瘤，双侧多灶者更常见。此瘤大多位于肾上腺内，可突破肾上腺包膜，极少数为异位瘤。同散发的嗜铬细胞瘤一样，此瘤大多为良性，很少转移；不同的是 MEN－2A 患者手术切除嗜铬细胞瘤数年后可再发，这可能和肿瘤起源的多中心性有关。嗜铬细胞瘤典型的症状为发作性高血压，可伴有头痛、大汗、心悸、紧张、面色苍白，随后转为潮红、胸闷、腹痛等，发作期间血压可正常或持续性升高。但是，少数患者无明显临床表现，而且多数患者病变早期出现间歇性头痛、心悸时，血压可正常，因而常规监测和筛查才可以提高早期诊断率，配合积极的手术治疗和 α、β 肾上腺素能受体拮抗剂的运用以降低患者的死亡率。尿肾上腺素浓度显著升高是诊断和筛查嗜铬细胞瘤的最敏感的指标。CT 和 MRI 是定位肿瘤和观察其与周围组织位置关系的重要影像学方法。间碘苄胍可特异性的扫描出肾上腺内、外的嗜铬组织，但无法区分增生组织和嗜铬细胞瘤。

（3）甲状旁腺病变：主要指由甲状旁腺增生或多发性甲状旁腺腺瘤引发的甲旁亢。可发生于 10% ~35% 的 MEN－2A 患者，而很少见于 MEN－2B 患者。其临床表现和 MEN－1 中的甲旁亢相同，但对手术的疗效常好于 MEN－1 中的甲旁亢。

（4）多发性黏膜神经瘤：尽管这是 MEN－2B 特征性的表现，但不是全部患者都发生，发生率在 98% 左右。此瘤好发于口腔黏膜、唇、舌、眼睑、角膜、皮肤及胃肠道黏膜，呈半圆形结节样。发生于胃肠道者可引发便秘或腹泻。

（5）类马方体型：超过 95% 的 MEN－2B 患者呈现瘦长体型，四肢和手指细长、足趾外翻、关节伸展过度、肌肉及皮下脂肪减少、脊柱后凸、鸡胸或漏斗胸、髋关节外翻。但是，患者没有马方综合征所包含的心脏和眼部的异常。

（6）家族性甲状腺髓样癌：是 MEN－2A 变异型之一，呈家族性发病，只有甲状腺髓样癌而没有其他内分泌肿瘤。

（7）苔藓样皮肤淀粉样沉着症：MEN－2A 的变异型。常见于背部皮肤。初为皮肤瘙痒，后渐出现苔藓样变。皮肤活检切片免疫组化染色可见来自真皮的角质蛋白。

（8）Hirschsprung 病：又称先天性巨结肠症，为 RET 基因在肠道失活突变所致。新生儿发病，出现便秘、腹胀、腹泻、呕吐等；钡灌肠造影见乙状结肠远端细狭僵直，其近端及降结肠明显扩张，24h 后结肠内仍有钡剂残留。

2. 诊断和鉴别诊断　MEN－2 的诊断思路和诊断要点与 MEN－1 相似，需要结合患者的现病史、家族史，着重询问和检查有无颈部肿块和肿大的淋巴结，有无高血压、心悸、头晕、大汗、骨痛、血尿等情况，再进一步通过血降钙素和 PTH、尿肾上腺素及影像学检查确诊。

病理学检查对于确诊甲状腺髓样癌或增生有重要意义，免疫组化染色显示降钙素阳性。同样，MEN－2 患者及家属的遗传学检查十分重要，RET 原癌基因检测最有价值，是早期诊断 MEN－2 的“金标准”，突变基因携带者即使尚未出现肿瘤也同样可以诊断。另外，根据 RET 基因突变位点的不同还可进一步区分 A、B 亚型。鉴别诊断首先在两个亚型及 MEN－2A 变异型中分型，当只有一个肿瘤出现时应考虑到家族性和散发性甲状腺髓样癌、结节性甲状腺肿、散发性嗜铬细胞瘤等可能。

三、治疗措施

对于 MEN－1 和 MEN－2 所包含的各种内分泌腺体的增生和肿瘤，大都予以手术切除，有些则需要药物治疗或者配合放疗（图 12－1 和图 12－2）。术前全面的筛查以发现所有可能存在的病变十分重要。

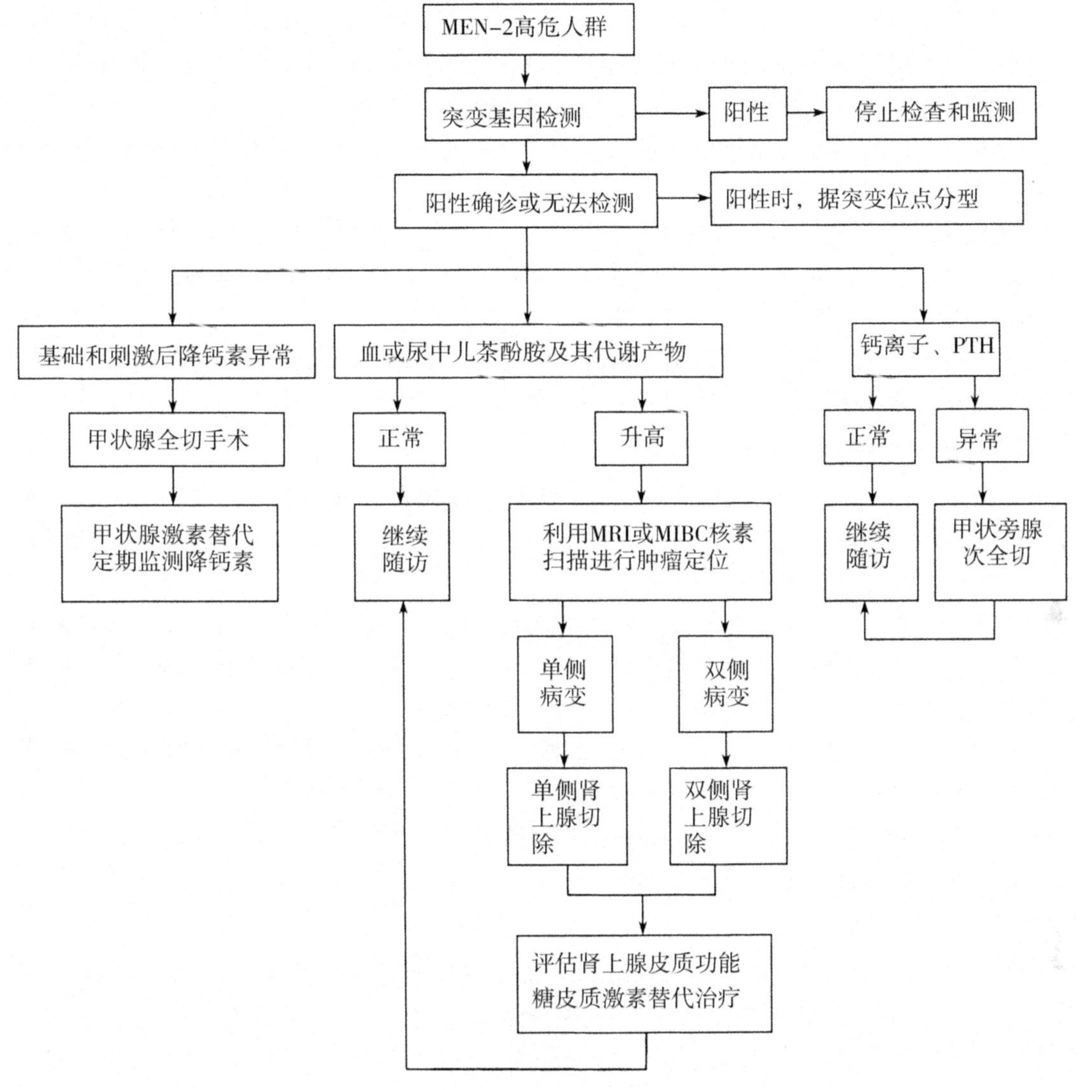

图 12－2　MEN－2 诊疗流程

（一）甲状旁腺增生或肿瘤

手术为治疗首选，但关于手术时机和方式的选择尚有争议。一般认为，PTH 升高伴有白蛋白结合钙浓度高于 3 mmol/L，或因甲旁亢出现泌尿系结石或明显骨病，以及同时有胃泌素瘤的患者应尽早接受手术。常见的手术方案是取出 3 个或 3 个半甲状旁腺腺体，剩下与正常人差不多的甲状旁腺组织。然而，手术的治疗效果常不如一般的甲旁亢，很易复发。近年来，术中超声和术中 PTH 快速检测技术的运用提高了手术的成功率。对于不宜接受手术者，血钙高于 3. 5mmol/L 时按照高钙危象处理。血钙不太高者，可口服磷酸盐缓冲液或选用降钙素。

（二）肠胰细胞瘤

1. 胃泌素瘤　此瘤多为恶性，故主张尽早手术切除。但由于 MEN－1 患者的胃泌素瘤常多发、体积小而易转移，其手术治疗效果甚微，仍需通过终身药物治疗。H_2 组胺受体拮抗剂和质子泵抑制剂可有效抑制胃酸分泌，缓解症状，抑制肿瘤生长，且后者效果更佳。生长抑素类似物同时抑制胃酸和胃泌素的分泌，合并运用可减少 H_2 组胺受体拮抗剂和质子泵抑制剂的用量，提高治疗的依从性和疗效。对于晚期患者，低剂量间碘苄胍放疗对延缓病情有一定作用。

2. 胰岛素瘤　首选手术切除肿瘤和转移瘤。术前综合运用多种方法进行准确和精细的肿瘤探测与定位，术中运用超声定位可提高手术成功率。内科治疗主要为摄入高碳水化合物的食物，口服二氮嗪以减少低血糖的发作。

3. 其他肿瘤　对于胰高血糖素瘤和血管活性肠肽，手术切除肿瘤可缓解病情。肝脏转移瘤还可行肝动脉栓塞治疗。生长抑素类似物对部分患者有一定疗效，可改善临床症状。

（三）垂体肿瘤

1. 泌乳素瘤　直径小于 1cm 的微腺瘤，多巴胺受体激动剂如溴隐停、卡麦角林等为治疗首选，可有效抑制泌乳素分泌，缩小肿瘤。对于大腺瘤及药物疗效差或不耐受的微腺瘤，可考虑经蝶鞍手术结合放疗去除肿瘤。

2. 产生生长激素（GH）或生长激素释放激素（GHRH）的肿瘤　治疗原则和散发肿瘤一致，首选手术切除肿瘤。近年来出现的长效生长抑素和生长激素受体拮抗剂也是治疗的有效选择。经手术或药物治疗仍控制欠佳的患者可考虑放疗。

3. ACTH 或 CRH 瘤和原发性肾上腺皮质增生　切除相应肿瘤为首选治疗，如无法有效切除，可考虑切除双侧肾上腺皮质或药物治疗。

4. 类癌瘤　治疗通常采取手术切除。生长激素类似物治疗除可改善面部潮红、腹泻、腹痛等症状外，还可促进早期的肿瘤退化。

（四）甲状腺髓样癌

无论是 MEN－2A 还是 MEN－2B，均应尽早接受甲状腺全切术，越早越好。由于 MEN 患者的甲状腺髓样癌多为双侧多发，且术后残余的正常 C 细胞也容易在日后发生癌变，因此，手术时应切除甲状腺后包膜以将 C 细胞去除干净。肿瘤细胞易向周围淋巴结转移，故同时清扫颈部淋巴结可提高治愈率。MEN－2A 患者术前和术中应检查有无甲状旁腺病变，如有则同时处理。另外值得一提的是，如患者同时有嗜铬细胞瘤，为避免高血压危象的出现，应先切除此瘤再治疗甲状腺髓样癌。

RET 突变基因的携带者即使无临床症状，也应尽早接受甲状腺全切术。MEN－2A 在 5 岁前，MEN－2B 在 1 岁前甚至出生 1 个月时以手术为宜。手术中需要同时切除甲状腺周围的淋巴结以及部分可疑有转移的颈部两侧淋巴结。

术前测定降钙素水平对评估肿瘤侵袭范围有一定作用，可帮助决定手术清扫范围。术后患者需终生接受甲状腺激素替代治疗和合适的随访监测。术后 3～6 个月时，予以血清降钙素监测和颈部 B 超扫描，鉴别有无残余病灶。降钙素和癌胚抗原水平进行性升高对长期观察有无复发有提示意义，但需要排除炎症所引起的降钙素暂时的升高和体内降钙素浓度。

自身的波动所致的误差。如基础降钙素水平不高，进一步的钙或五肽胃泌素刺激试验可用于鉴别，阳性结果提示甲状腺局部有复发或远处有转移灶，进一步定位可通过放射性核素铊、间碘苄胍、奥曲肽扫描和静脉插管采血等方法。这些病灶可再手术切除，但治疗效果差强人意。化疗和放疗效果有限，仅作为晚期或无法手术患者的选择。

（五）嗜铬细胞瘤

与散发的嗜铬细胞瘤一样，治疗为手术切除瘤体。考虑到肾上腺切除后所引起的肾上腺皮质功能不全可能比嗜铬细胞瘤更致命，而 MEN－2 中嗜铬细胞瘤恶变者罕见，针对不同病情选择不同手术方式十分重要。仅单侧发现肿瘤而另一侧完全正常者，只需切除一侧的病变，并对另一侧定期随访，出现肿瘤后再接收手术。针对这样单侧的肿瘤，有腹腔镜单侧肾上腺切除和直视手术行皮质保留的肾上腺切除术两种术式可选择。前者手术创伤小，比较适于体积较小的肿瘤。后者则降低了术后肾上腺皮质功能不全的风险，但可能因组织残留而致肿瘤再发。对于更常见的双侧嗜铬细胞瘤，需要同时行双侧肾上腺切除术。同样，瘤体小者可选择腹腔镜，否则可行经腰或经腹切口的直视手术，术中可根据情况保留部分肾上腺皮质。

术前和术中合理运用 α 和 β 肾上腺素能受体拮抗剂可提高手术的安全性。对于暂未接受肿瘤切除的患者，这些药物同样可降低发生心血管事件的风险。双侧肾上腺切除和单侧切除后发生肾上腺皮质功能不全者需要终生补充生理剂量的糖皮质激素，并在应激时增加剂量。

四、筛查和监测

（一）对象

临床诊断考虑为 MEN－1 或 MEN－2 的患者均应接受相关基因的突变筛查，以从基因水平进一步诊断。筛查结果阳性者的亲属常常也是突变基因的携带者，需接受基因检测。先后患有 MEN 所包含的肿瘤两种或以上者和散发的甲状腺髓样癌患者均是筛查对象。此外，多发性黏膜神经瘤患者，都应进行甲状腺髓样癌、嗜铬细胞瘤和 RET 突变基因的筛查。

（二）临床监测

对已确诊的患者和 MEN－1、MEN－2 突变基因的携带者进行相关监测以期早发现尚未出现的肿瘤。无条件经基因检测确诊而临床高度疑似患者也应被纳入常规监测的范围。除了观察有无相关肿瘤的临床症状和体征，可依据经济等情况选择一些生化和影像学检查。表 12－3 所示监测方案是 2001 年在第七届国际 MEN 工作组会议上的共识。近来的研究有学者发现无功能肠胰细胞瘤发生率其实比既往资料显示的高，故在此基础上推荐将超声内镜作为一种常用筛查手段。

表 12－3　MEN－1 突变基因携带者临床监测方案

肿瘤名称	起始年龄/岁	生化检测（每年一次）	影像检查②
甲状旁腺腺瘤	8	钙离子、PrH	生化检测异常时
胃泌素瘤	20	胃泌素、胃酸①、刺激试验	生化检测异常时
胰岛素瘤	5	空腹血糖和胰岛素	生化检测异常时

续 表

肿瘤名称	起始年龄/岁	生化检测（每年一次）	影像检查②
其他肠胰细胞瘤	20	嗜铬粒蛋白 A、胰高血糖素、胰岛素原	^{111}铟 - DTPA 奥曲肽扫描、CAT、MRI③
垂体腺瘤	5	泌乳素、胰岛素样生长因子 - 1	MRI
类癌瘤	20	无	CAT

注：①胃泌素高则可进一步测胃酸分泌量，这两者任何一者升高时可行胰泌素刺激试验测定胃泌素；②后三种肿瘤每三年选用推荐的影像检查；③CAT 为计算机辅助断层扫描，MRI 为磁共振成像。

临床指标的筛查对于 MEN - 2 突变基因携带者而言，益处不如 MEN - 1 突变基因携带者明显，而且，对于筛查指标的选择和筛查频率目前尚无共识。一旦确定 RET 有突变，即使尚无甲状腺髓样癌表现，均应接受甲状腺全切术。基础和刺激后降钙素分泌量是术前术后监测的重要指标。降钙素持续增高者需行影像学检查，如前文所述 B 超和放射性核素扫描等。如何监测 MEN - 2 突变基因携带者嗜铬细胞瘤发生情况是依其具体突变位点而定的。如 634 位密码子突变者儿童期即可发生肿瘤，故需从 5 ~ 7 岁开始每年综合评估有无嗜铬细胞瘤表现，测定血浆 3 - 甲氧基肾上腺素和尿儿茶酚胺、3 - 甲氧基肾上腺素水平。其他位点突变者发生嗜铬细胞瘤几率低，监测开始年龄可适当推后，频率可降低。同样，关于影像学监测的方案也未达成共识，有研究提出 15 岁后每 3 ~ 5 年行肾上腺 CT 扫描一次，这对于生化学检测儿茶酚胺结果正常者也同样有意义。RET 第 634 位密码子突变者更易发生甲旁亢，需每年监测血钙和 PTH。其他位点突变者如有甲旁亢家族史则至少 2 ~ 3 年行上述检查一次。

五、预后评价

各型 MEN 患者的预后和其肿瘤出现的种类、年龄及得到有效诊治的时间息息相关。利用基因诊断及早筛查出 MEN 突变基因携带者，密切监测，尽早合理干预可降低死亡率。

六、进展和展望

MEN 是因相关基因突变而引发的遗传性疾病。近年来对于一些新发病例和家系的遗传学研究报道了多种新位点的突变，并结合临床观察了不同突变位点临床表型的差异。钙敏感受体激动剂 calcimimetics 是甲旁亢药物治疗的新选择，也可用于 MEN 患者。随着分子生物学技术的发展，成熟的基因治疗技术如能运用于 MEN 相关突变基因携带者，则有望在该病治疗上取得突破。

（张 娟）

第二节 自身免疫性多内分泌腺病综合征

一、概述

自身免疫性多内分泌腺病综合征（autoinmmune polyendocrinopathy syndrome，APS）是指同时或先后出现两种或以上的自身免疫性内分泌腺体或非内分泌腺体的疾病。此综合征发病和遗传有关，特征为血循环中存在器官特异性自身抗体。这些自身抗体不全都会引发临床表现，如引发疾病则多为特定器官功能减退，少数表现为功能亢进。

APS 通常分为 APS－Ⅰ和 APS－Ⅱ两型，两者临床特征既有交叉也有差别。APS－Ⅰ为相对罕见的因 21 号染色体上的 AIRE 基因突变导致的常染色体隐性遗传疾病。男女发病率基本相近，多于婴幼儿期发病。APS－Ⅱ较 APS－Ⅰ常见，它的发生和位于 6 号染色体短臂的人白细胞抗原（HLA）的基因多态性密切相关。此型女性更易感，多于成年发病。

二、诊断思路

（一）APS－Ⅰ

1. 临床特点 APS－Ⅰ可散发，也可呈家族发病。其主要组成成分为自身免疫性多内分泌腺病、念珠菌感染和外胚层营养不良，此外，还包括 20 多种自身免疫疾病（表 12－4）。但每一个患者一生只表现出其中几种，且两种不同疾病可间隔数十年出现。总体而言，慢性念珠菌感染最早出现，接着是甲状旁腺功能减退症（甲旁减）和肾上腺皮质功能减退症（艾迪生病）。

表 12－4　Ⅰ、Ⅱ型 APS 构成比较

组成部分	APS－Ⅰ	APS－Ⅱ
主要组成部分	念珠菌感染	艾迪生病
	甲状旁腺功能减退	自身免疫性甲状
	腺疾病	
	外胚层营养不良	1 型糖尿病
	艾迪生病	
次要组成部分	甲状腺功能减退	垂体炎
	原发性性腺功能	
	1 型糖尿病	
	低下	
	原发性性腺功能低下	腹腔病
	慢性活动性肝炎	疱疹性皮炎
	吸收不良	重症肌无力
	指（趾）甲营养不良	僵人综合征
	牙釉质增生低下	帕金森病
	角膜病	特发性心脏传导
	阻滞	
	无脾症 Goodpasture 综合征	
	纯红细胞增生低下	IgA 缺乏症
	自身免疫性溶血性贫血	浆膜炎
	血管炎	特发性血小板减
	少性紫癜	

（1）念珠菌感染：APS－Ⅰ最常见表现，几乎所有患者都会发生。感染以白色念珠菌最常见。口腔、嘴唇、指（趾）甲、食管、阴道和皮肤均可感染，不同部位表现不一。口腔感染者口腔黏膜上多处卵圆形白色斑点，强行拭去表面白膜后，可见下面糜烂的黏膜。指（趾）甲受累后出现甲板混浊，有白斑，变硬，表面有横嵴和沟纹，高低不平但仍有光泽，且不破碎。食管黏膜感染者有吞咽障碍或疼痛、发作性胸骨后烧灼样不适，严重者可出现食管狭窄。APS－Ⅰ患者念珠菌感染有时可自愈，但易反复发作。

（2）自身免疫性内分泌腺病：最先出现的是甲旁减，发生率为70%～82%，其表现和散发的原发性甲旁减类似，出现低钙性抽搐、癫痫、基底节钙化、白内障等，血钙、PTH降低。第二个常发生的内分泌腺病是艾迪生病，发生于40%～70%的APS－Ⅰ患者，主要表现为皮肤黏膜色素沉着、低血压、乏力等。此外，少数患者可出现原发性性腺功能低下。青春期前发病，表现为第二性征不发育或发育不全；青春期后发病，表现为性欲减退、女性闭经、男性少精，导致男女不育。APS－Ⅰ可出现的其他自身免疫性内分泌腺病还包括Ⅰ型糖尿病、甲状腺功能减退等，但都比较少见。

（3）外胚层营养不良：包括指（趾）甲和牙釉质增生低下。

（4）其他：部分APS－Ⅰ患者还可以出现多种其他自身免疫性疾病，如白癜风、血管炎、自身免疫性溶血性贫血、干燥综合征等。

2. 诊断和鉴别诊断　根据患者的病史、临床表现及相关辅助检查进行诊断。家族史对于APS－Ⅰ诊断很重要，特别当临床只发现APS－Ⅰ一个组分时，只有家族中有成员患有两个主要成分疾病时才考虑此病可能性。

结合病史、症状和体征，初步判断患者出现了APS－Ⅰ三个主要组分中两个时即考虑此病可能性，再进一步询查有无其他组分疾病的表现并选择相关的检查进一步诊断常见的检查有血尿钙磷浓度、血PTH评估甲状旁腺功能，血钠、皮质醇、ACTH、醛固酮了解肾上腺皮质功能，血糖、性激素、甲状腺激素等。

自身抗体的检测对APS－Ⅰ诊断有决定性意义。在临床症状出现前血中往往已经有相应的自身抗体。一种疾病可以有多种自身抗体存在，它们不一定同时存在于一个患者体内。同样，同一种自身抗体也可以在几种自身免疫性疾病中发挥作用。自身抗体的测定不仅可以肯定APS－Ⅰ某些组分的疾病诊断，还可预测其他疾病发生的风险。部分与APS－Ⅰ相关的自身抗体见表12－5。

表12－5　APS－Ⅰ组成疾病的相应的自身抗体

疾病	自身抗体
甲状旁腺功能减退	甲状旁腺细胞膜钙受体（CaR）抗体
肾上腺皮质功能减退	P450C21羟化酶为主，还可有P450 17α－羟化酶和P450侧链裂解 酶（P450C17，P450C21，P450SCC）抗体，抗肾上腺皮质细胞抗体
性腺功能低下	P450C17，P450SCC抗体
1型糖尿病	胰岛细胞抗体、胰岛素自身抗体、谷氨酸脱羧酶抗体、酪氨酸激酶抗体
慢性活动性肝炎	P450、维生素D_{25}羟化酶抗体
白癜风	黑色素细胞抗体

续 表

疾病	自身抗体
慢性萎缩性胃炎	胃壁细胞抗体
甲状腺功能减退	甲状腺过氧化物酶抗体、甲状腺球蛋白抗体

注：此表部分引自：廖二元，超楚生．内分泌学．北京：人民卫生出版社，2001。

当患者仅出现 APS－Ⅰ组分中一种疾病时，诊断比较困难。此时在评估家族史后需要一方面随访观察有无第二种自身免疫性疾病出现，另一方面筛查血中的自身抗体。如血清中多种自身抗体阳性，则无论是否有明显的临床表现，APS－Ⅰ诊断可成立。

（二）APS－Ⅱ

1. 临床特点　此病有家族聚集性，可累及几代人。组成 APS－Ⅱ的主要自身免疫性内分泌疾病为艾迪生病（80%～90%）、Ⅰ型糖尿病和自身免疫性甲状腺疾病，后者包括萎缩性甲状腺功能减退、慢性淋巴细胞性甲状腺炎和 Grave's 病。此外，还可发生淋巴细胞性垂体炎、甲状旁腺功能减退和原发性性腺功能低下等其他自身免疫性内分泌疾病（表 12－6）。组成 APS－Ⅱ的非内分泌腺的自身免疫性疾病也很多，有些和 APS－Ⅰ重叠，如白癜风、秃发症、恶性贫血等；有些则为其特有，如浆膜炎、重症肌无力、僵人综合征、肺出血－肾小球肾炎综合征等，因篇幅有限在此不详细介绍 APS－Ⅱ各组分的临床特点，请参见相关章节。

表 12－6　APS－Ⅱ组成疾病的相应的自身抗体

疾病	自身抗体
Graves 病	促甲状腺素受体抗体、甲状腺球蛋白抗体、甲状腺微粒体抗体
垂体炎	抗垂体前叶细胞抗体
僵人综合征	抗 CAD67 抗体
腹腔病	抗网状纤维蛋白、抗肌鞘纤维和抗麦胶抗体
浆膜炎	免疫复合物
肺出血－肾小球肾炎综合征	抗基底膜抗体
特发性血小板减少性	抗血小板抗体
紫癜	
重症肌无力	抗乙酰胆碱酶受体抗体
特发性心脏传导阻滞	抗心脏传导组织抗体

注：此表引自：廖二元，超楚生．内分泌学，北京：人民卫生出版社，2001。

2. 诊断和鉴别诊断　和 APS－Ⅰ相同，诊断包括病史、临床表现、受累器官或组织的相关功能检查、自身抗体测定和其他检查。当一个患者出现两种或以上组成 APS－Ⅱ的疾病的表现时均应考虑此病可能，进一步进行其涉及的器官功能评估并进行自身抗体测定。表 12－6 所列为 APS－Ⅱ中与 APS－Ⅰ无重叠的疾病相应的自身抗体。

除了自身抗体对诊断 APS－Ⅱ有重要意义外，HLA 型别和 APS－Ⅱ的发生关系密切，是 APS－Ⅱ的遗传标志，因此对疑诊 APS－Ⅱ患者进行 HLA 型别检测有助于 APS－Ⅱ的诊断并可筛查出家族中的高危人员。

同样，当患者仅表现出 APS－Ⅱ组分中的一种疾病时，鉴别诊断十分困难，需要结合追踪随访的结果和自身抗体、HLA 型别检查的结果慎重判断。

三、治疗措施

（一）APS－I 治疗原则

APS－Ⅰ包含的很多自身免疫性疾病无特效治疗，主要为激素替代，具体方法分别在相关章节有详细介绍，在此不赘述，而仅概括其治疗中几点原则：

（1）艾迪生病和甲旁减的治疗和散发病例相同。患者如果合并有吸收不良综合征，则治疗效果会受到影响。合并有盐皮质激素缺乏者，除糖皮质激素外还应同时补充 9α－氟氢可的松；合并有甲状腺功能减退者先纠正肾上腺皮质功能后再补充甲状腺激素。

（2）念珠菌感染选用酮康唑和氟康唑等抗真菌药物。停药和减量时，感染易复发。治疗时需要注意观察肾上腺皮质功能和肝功能。

（3）为早期发现新的 APS－Ⅰ组分，筛查十分重要。筛查内容包括自身抗体、电解质、甲状腺功能、肝功能、血涂片、维生素 B_{12} 浓度、基础 ACTH 和皮质醇水平和血浆肾素活性等。

（4）部分患者间歇性的脂肪泻和低钙有关，应注意补充使钙离子在正常水平。低镁时需要补镁。

（5）免疫抑制剂如环孢霉素 A 在部分 APS－Ⅰ患者的治疗中可起到一定的改善症状的作用，但目前仍需更多的资料来决定是否将免疫抑制剂作为 APS－I 的常规治疗。

（二）APS－Ⅱ治疗原则

同样，目前对 APS－Ⅱ也无特效根治之法。临床根据每个患者具体表现的疾病分别予以不同治疗，包括对症治疗、激素替代治疗等。APS－Ⅱ治疗中一些注意事项包括：

（1）甲状腺功能减退者接受甲状腺激素替代治疗时，可使原有潜在的肾上腺皮质功能低下暴露，甚至可能出现致命的危象。因此，应正确评估肾上腺皮质功能后再进行甲状腺激素的替代治疗，如有肾上腺皮质功能低下，则先行糖皮质激素替代，之后甲状腺功能也会随之有一定改善。

（2）有Ⅰ型糖尿病的 APS－Ⅱ患者如需要的胰岛素剂量越来越小，则很可能是肾上腺皮质功能减退的早期征兆，应及时予以评估和替代。

（3）Grave's 病是 APS－Ⅱ中唯一功能亢进的疾病，按照散发的 Graves 病治疗。当其合并Ⅰ型糖尿病时会加重后者病情，但随着甲状腺功能亢进（甲亢）的控制，糖尿病也随之适度缓解，故需要及时调整胰岛素用量。

（4）干预治疗在 APS－Ⅱ患者中的运用尚有争议，有些仍处于研究阶段，它包括免疫治疗和激素反馈治疗。前者又可分为免疫调节、免疫刺激和免疫耐受。免疫抑制剂虽可缓解部分自身免疫反应，但其副作用限制了它在 APS－Ⅱ患者中的应用。部分学者的研究发现激素反馈治疗可延缓自身免疫性疾病发生发展，这是一种用受累的内分泌腺所分泌的激素来防止受累腺体进一步破坏的治疗方法，如给予甲状腺激素降低 Grave's 发生率和复发率。但目前，此治疗方法得到的结果并不一致，仍需要大样本随机的临床研究进一步验证。

四、预后评价

总体而言，Ⅰ、Ⅱ型 APS 包含的组分多为良性疾病。因此，得到及时全面的诊断和合理综合的治疗者预后相对较好。

五、进展和展望

由于两型 APS 都具有一定家族聚集性和遗传倾向，因此，在疑诊患者及 APS 一级亲属中进行筛查有助于在出现临床表现前早期诊断此疾病。特异而敏感的检测出参与 APS 发病的多种自身抗体是早期诊断的核心问题。同时，对 APS 发病机制的研究也日益深入，如新近研究发现 AIRE 基因对外周抗原递呈细胞的调节和 T 淋巴细胞的活化有重要作用，是 APS – I 免疫耐受遭到破坏发生自身免疫原因之一。另外，人们正在深入研究如何防止多种自身抗体携带者发病或者复发，一些新型的免疫抑制剂如麦考酚酯、西罗莫司和生物制品如白细胞介素 – 2 受体抗体在此领域初现优势。

（张　娟）

第三节　其他自身免疫性多内分泌腺病综合征

除上节介绍的两型 APS 外，临床还有许多罕见的综合征可累及多个内分泌腺体，常引起其功能缺陷。这些疾病发病机制基本都涉及自身免疫异常，因而，除内分泌系统外常有多种其他异常的表现，如皮肤改变、血管炎症及其他系统性自身免疫病等。错综复杂的临床表现和发病机制使得这些综合征很难被科学而系统地归类，且其发病率很低，涉及多个学科，故确诊难度大。为提高医务人员对这些疾病的认识，本节简要介绍几种自身免疫性内分泌腺病综合征。

一、POEMS 综合征

（一）概述

此综合征为一种与浆细胞恶性增生相关，多个系统受累的综合征。常包括多发性神经病、脏器肿大、内分泌病、M 蛋白、皮肤改变等，该病因此取各病英文首字母而得名。此综合征病因尚不完全明了，目前认为是一种和浆细胞增生产生异常免疫球蛋白有关的自身免疫性多系统损害疾病，与遗传因素有关。

（二）诊断思路

1. 临床特点　男性多见，各年龄均可发病，但以青壮年多见。POEMS 综合征的临床表现可谓包罗万象，而且人们不断发现其新的内容，公认的主要表现包括：①多发性神经病变，此为 POEMS 综合征常见的首发症状，几乎见于所有患者。多为对称性、进行性、由远及近的损害。感觉和运动神经均可受累。肌电图和病理见神经脱髓鞘病变和（或）轴索变性。②脏器肿大，肝、脾和淋巴结肿大常见，也可有心肌肥厚等。③内分泌病，性腺和甲状腺较易受累而致功能减退。还会出现肾上腺皮质功能减退、糖耐量减低或糖尿病等。多数患者有一种以上内分泌改变，且可为原发也可为继发，或两种因素同时存在。④水肿，表现为外周水肿如胫前水肿和体腔积液如胸腹水、心包积液等。⑤M 蛋白和骨髓异常，血清蛋白电泳可检出 M 蛋白，可查到尿本周蛋白。骨髓浆细胞增生伴骨硬化或骨髓瘤。⑥皮肤改变，局灶性或全身性色素沉着最常见，还可有皮肤增厚、多毛、多汗、血管瘤、雷诺现象等。⑦其他：包括低热、贫血、外周血象异常、血沉增快、血钙升高、闭塞性血管病等。

2. 诊断要点　目前尚无统一的诊断标准，既往不同学者提出的各种诊断标准均各有优劣。2003 年，Dispenzieri 等提出的诊断标准包括 2 条主要标准：①多发性神经病变；②单克隆浆细胞增殖性异常。7 条次要标准：①硬化性骨病；②Castleman 病即巨大淋巴结增生症；③脏器肿大（脾肿大、肝肿大或淋巴结肿大）；④水肿（外周水肿、胸腔积液或腹水）；⑤内分泌病（肾上腺、甲状腺、垂体、性腺、甲状旁腺及胰腺）；⑥皮肤改变（色素沉着、多毛、血管瘤、指甲苍白、多血症）；⑦视乳头水肿。符合 2 条主要标准和至少 1 条次要标准者可诊断为 POEMS 综合征。

本病尚需和硬皮病、系统性红斑狼疮、多发性骨髓瘤、吉兰 - 巴雷综合征、艾迪生病等相鉴别。

（三）治疗措施

确诊 POEMS 综合征后，需进行完善的评估后再结合具体病情制订个体化的治疗方案，主要包括：

1. 对孤立性骨硬化损害、孤立性骨髓瘤或浆细胞瘤而言，局部放射治疗或手术切除可望使病情得到缓解。

2. 放射治疗 3 ~6 个月后病情仍未得到缓解的患者和那些病灶弥散的患者需要系统的化疗，这也是目前主要的治疗措施。早期运用可使病情缓解，但易复发。常用方案有 MP（苯丙氨酸氮芥和泼尼松）和 COP（环磷酰胺、长春新碱和泼尼松）等。

3. 高雌激素血症者可选用他莫昔芬，睾酮水平降低者则接受雄激素替代治疗。

4. 血浆置换和大剂量静脉丙种球蛋白冲击治疗可能对治疗有帮助，但尚不确切。

5. 近年来，自体干细胞移植成功治疗本病的报道也越来越多，有望成为一种有效的治疗方法。

（四）预后评价

本病呈慢性经过，预后一般，病程半年至 13 年不等。患者的预后和其表现出的 POEMS 综合征的临床特征数目无关。多数死于心肺功能衰竭、卒中、神经病变等。

（五）最新进展和展望

近年来有关 POEMS 综合征的研究新的发现主要集中在两个方面：一是自体干细胞移植治疗本病取得初步成功；二是发现了一些此病患者表现出的新的临床特点。针对其发病机制的研究还有待深入。

二、B 型胰岛素抵抗综合征

（一）概述

胰岛素抵抗从发生机制而言涉及受体前、受体和受体后 3 个层面的异常。其中，受体异常又分为两种情况：一是先天性胰岛素受体减少即 A 型胰岛素抵抗综合征；二是免疫异常导致胰岛素受体抗体出现即 B 型胰岛素抵抗综合征。后者是一个报道很少的疾病，因其病因主要为自身免疫异常，除胰岛素抵抗外，还可见黑棘皮病，部分患者还出现自身免疫性甲状腺疾病、系统性红斑狼疮、干燥综合征等其他自身免疫病，故在本节简介此综合征。

（二）诊断思路

（1）临床特点：①患者多为中年女性；②多有糖尿病，有时可出现低血糖；③常伴其他自身免疫性疾病；④糖耐量减低和高胰岛素血症明显；⑤常见抗核抗体阳性、血沉增快、免疫球蛋白增高、补体降低等；⑥抗胰岛素受体抗体阳性。

（2）诊断要点：患者有明显高胰岛素血症，伴有黑棘皮病和其他自身免疫性疾病时应高度警惕此病可能，进一步发现胰岛素受体抗体阳性即可确诊。

（三）治疗策略和预后评价

总体而言，此病预后良好，不少病例可自行缓解。尽管患者血糖很高时静脉注射超高剂量的胰岛素也无济于事，糖尿病酮症却很少出现。糖皮质激素、免疫抑制剂和血浆置换有一定疗效。部分患者出现低血糖时，可给予葡萄糖或其他碳水化合物，必要时可加用糖皮质激素。

三、Kearns－Sayre 综合征

（一）概述

Kearns－Sayre 综合征也被称为慢性进行性眼外肌麻痹综合征，病因尚未明确，一半有家族史，多倾向认定为一种线粒体肌病。但因发现抗垂体前叶细胞抗体和抗横纹肌抗体参与此病发生，从而分析自身免疫也在此病中发挥作用。

（二）诊断思路

1. 临床特点　本征可自幼儿发病，30 岁前发病者多，男女均可罹患，其中 50% 有家族史可循。突出表现为眼外肌麻痹，最早出现单侧或双侧的上睑下垂，后可逐步累及其他眼外肌，少数病例还可累及其他肌肉。但此病进展十分缓慢，病程多长达几十年。此外，本病可合并有色素性视网膜病、听力障碍、心律失常、多种神经病变及部分内分泌疾病，如甲状旁腺功能减退、原发性性腺功能低下、糖尿病和垂体功能减退等。肌肉活检电镜下可见肌纤维有异常线粒体聚合。

2. 诊断要点　本病突出特征为进展十分缓慢的眼外肌麻痹，可有家族史，但一般在排除了其他原因所致的眼外肌麻痹时才考虑此病诊断。有学者提出，当患者同时满足以下 3 点：①20 岁前发病；②进行性眼外肌麻痹；③色素性视网膜病时。只要再具备次要条件中的 1 条即可诊断，次要条件包括：①心脏传导阻滞；②脑脊液蛋白含量达到或超过 100mg/L；③小脑综合征。此外，分子生物学检查发现线粒体 DNA 大片断的缺失和典型的病理结果支持本病的诊断。

（三）治疗策略和预后评价

本病治疗主要为对症治疗。运用辅酶 Q_{10} 可部分改善患者心功能、运动耐力、小脑共济失调等，但对于眼外肌麻痹和色素性视网膜病没有帮助。眼部功能障碍时可配戴支架眼镜或手术矫正。心脏传导阻滞、内分泌疾病等分别按照常规处理。患者预后依其病情轻重、并发疾病情况及有无得到及时的诊断和治疗而有差异。

（张　娟）

第十三章　伴瘤内分泌综合征

伴瘤内分泌综合征（paraneoplastic syndrome）又称副癌综合征或异位激素分泌综合征（ectopic hormone secretion syndrome），是指起源于非内分泌组织的肿瘤（多为恶性）分泌一种或多种激素或激素类似物而引起相应激素过多的症候群。另外，起源于内分泌组织的肿瘤，除正常分泌的激素外，还合成和释放其他激素并引起相应的临床表现，也称为异位激素分泌综合征。本综合征首次于1928年由Brown等报道，目前发现，临床上最常见的类型为恶性肿瘤所致的激素相关性高钙血症、抗利尿激素不适当分泌综合征（SIADH）和异源性ACTH综合征等。而常见的分泌异源激素的肿瘤为支气管、肺、胰腺、胸腺、胃肠道等器官的肿瘤。

伴瘤内分泌综合征的临床表现十分复杂而多样（表13－1），主要取决于激素的来源与种类。其诊断标准目前尚不统一，但可以参考以下10个指标：①肿瘤与内分泌综合征同时存在，而肿瘤又非发生于正常时产生该激素的内分泌腺体；②肿瘤患者血液或尿液中某种激素水平升高；③肿瘤激素分泌呈自主性，不能被正常的反馈机制所抑制；④切除肿瘤或经过特异性治疗后，激素水平恢复正常且相应激素过量的表现逐步缓解并消失；⑤抑制正常来源的内分泌激素或切除正常内分泌腺组织（常由于误诊所致），体内激素水平仍高，相应的临床综合征仍存在；⑥可排除其他原因所致综合征的原因；⑦肿瘤组织中该激素水平高于周围其他组织水平，该激素的免疫组化染色阳性，或瘤组织中该激素mRNA表达明显升高；⑧流经肿瘤的动脉与静脉血中激素水平差别显著，静脉血中激素水平远高于动脉血；⑨肿瘤体外培养时可以产生该激素，或者肿瘤细胞与放射性核素标记的氨基酸体外培养时，可以观察到该激素的合成与分泌；⑩将肿瘤接种到模型动物，可以证明动物体内有此激素产生。

表13－1　伴瘤内分泌综合征患者激素的来源及其临床表现

异位激素	产生异位激素的常见肿瘤	主要临床表现
ACTH、MSH、LPH、CUP、β－内啡肽	小细胞未分化（燕麦细胞）肺癌、胸腺癌、胰岛细胞癌、甲状腺髓样癌、类癌、	库欣综合征、皮肤色素沉着、浮肿等
ADH	肺癌（燕麦细胞癌）、胰腺癌、淋巴肉瘤、胸腺癌	低钠血症相关表现如全身乏力、水中毒等
GHRH	肝癌、类癌	肢端肥大症（成人）、巨人症（儿童）
降钙素	肺癌、类癌、乳腺癌	－
HCG	肺癌、肝癌、肾癌、肾上腺皮质癌等	成年男性乳腺发育，男性性早熟
HPL	肺癌、肝癌	乳房发育
PTHrP	肺癌、肾癌、乳腺癌	高钙血症的各种表现，如恶心、食欲不振、溃疡、腹胀、便秘、多饮、多尿、嗜睡等

续 表

异位激素	产生异位激素的常见肿瘤	主要临床表现
TNF - α	各种恶性肿瘤	类似 PTHrP
1，25 - $(OH)_2D_3$	淋巴瘤、结节病	类似 PTHrP
PGs	肾癌、类癌	类似 PTHrP
PTH	肾癌、肝癌、肺癌、卵巢癌（少见）	类似 PTHrP
GH	胰岛细胞癌、肺癌、胃癌	骨关节病、肢端肥大症
CRH	肺癌、类癌	库欣综合征、浮肿、皮肤色素沉着
EPO	肝癌、肾上腺皮质癌、子宫肌瘤、小脑血管母细胞瘤	红细胞增多、颜面潮红、头晕
ANP	肺癌	-
胃肠类激素		
CPR	肺癌	-
GIP	不明	-
SS	肺癌、甲状腺髓样癌	-
PP	类癌	-
血管活性肠肽瘤	肺癌	水泻、血钾、低胃酸综合征
P 物质	不明	-
motilin	不明	-
IGF - Ⅱ	肝癌、间皮瘤、肾上腺癌、消化道肿瘤	低血糖症
PRL	肺癌、肾癌	-
TSH	消化道或附属腺体肿瘤如胃、结肠、胰腺肿瘤；支气管癌、生殖系肿瘤	甲亢
LH、FSH	肺癌、肺癌、肝细胞癌、恶性黑色素瘤等	男性乳房发育、性早熟；女性月经失调、闭经

注：ACTH 为促肾上腺皮质激素；MSH 为黑色素细胞刺激素；LPH 为促脂激素；CLIP 为促肾上腺皮素样中叶肽；ADH 为抗利尿激素；GHRH 为生长激素释放激素；PTHrP 为甲状旁腺激素相关肽；TNF - α 为肿瘤坏死因子 - α；1，25 - $(OH)_2D_3$ 为 1，25 - 二羟维生素 D_3；PGs 为前列腺素；PTH 为甲状旁腺激素；TSH 为促甲状腺激素；HCG 为人绒毛膜促性腺激素；HPL 为人胎盘生乳素；GH 为生长激素；CRH 为促肾上腺皮质激素释放激素；EPO 为红细胞生成素；ANP 为心房钠尿肽；CRP 为胃泌素释放肽；GIP 为抑胃肽；motilin 为胃动素；IGF - Ⅱ为胰岛素样生长因子 - Ⅱ；PRL 为泌乳素；LH 为促黄体生成素；FSH 为卵泡刺激；ss 为生长抑素；PP 为胰多肽。

伴瘤内分泌综合征治疗的关键在于找到肿瘤病灶并手术切除。术前可行化疗、放疗或针对肿瘤进行放疗联合化疗等，使其不再具有分泌激素的能力。对于无法找到病灶者可以选择合适的药物以阻滞激素的合成与分泌。与此同时，还需要针对患者的具体情况给予积极的支持对症治疗，如降低血钙、升高血糖、纠正水电解质紊乱等。

第一节　伴瘤低血糖症

一、概述

低血糖症是临床较为常见的一类代谢性疾病，可以由多种原因引起，其中包括伴瘤内分泌综合征。

临床上引起低血糖的肿瘤，50%系低度恶性或良性结缔组织肿瘤，即间质肿瘤，包括纤维肉瘤、神经纤维瘤、脂肉瘤、平滑肌肉瘤、横纹肌肉瘤、间皮瘤、淋巴肉瘤、血管外皮细胞瘤等。这些肿瘤往往较大，1/3 位于胸腔，1/3 位于腹膜后，10%左右位于腹腔内。肿瘤大多生长缓慢，10%为具有良性或低分化的特征。肝细胞癌是第二位常见的合并低血糖的肿瘤，占肿瘤引起低血糖的20%左右，而且1% ~2%的肝细胞癌伴随低血糖症，亚洲肝细胞癌合并低血糖的比率高达26%。肾上腺皮质瘤占肿瘤合并低血糖的10%，肿瘤体积一般较大，诊断时多半合并转移，肿瘤可以表现有功能或无功能。当肿瘤表现有功能时，50%的患者出现库欣综合征，50%具有男性化表现。白血病、淋巴瘤等也可引起低血糖症，而其他引起低血糖的肿瘤很少见，如胃肠道肿瘤、胆管癌、肺癌、卵巢癌和肾癌等。伴瘤内分泌综合征导致低血糖的机制并非完全清楚，用肿瘤细胞消耗葡萄糖过多、肝脏葡萄胞产生不足、胰岛素反调节激素分泌减少等都无法圆满解释低血糖症。最近的研究证实，肿瘤细胞产生的胰岛素样生长因子－Ⅱ（IGF－Ⅱ）或 IGF－2Ⅱ前体物质是导致患者血糖降低的最主要的原因。

二、诊断思路

（一）临床特点

1. 低血糖症的临床表现。

2. 肿瘤相关的临床表现　肿瘤的部位、性质不同，其相关临床表现并非完全一致。间叶肿瘤一般位于胸腔、腹膜后或腹腔内。多数的体积较大，通常有咳嗽、疼痛、呼吸困难、腹部不适和外周神经系统症状以及肿瘤本身的压迫症状和代谢异常等。值得注意的是，有些肿瘤系低度恶性或者良性病变，可以没有任何典型的临床症状或体征。

（二）辅助检查

1. 常规检查　重点是确认血糖的水平，并进行血胰岛素、C 肽和 IGF－Ⅱ的测定。鉴于伴瘤内分泌综合征往往合并多种激素的生成，故临床上还需要进行其他相关激素测定。

2. 肿瘤的定位检查　由于间皮肿瘤与原发性肝癌是最常见的导致血糖降低的肿瘤，因此，应行胸、腹部影像学检查，甚至采用血管造影等方法，以明确肿瘤的发生部位。

（三）诊断依据

（1）典型低血糖表现，尤其是空腹低血糖（<2.8mmol/L）。

（2）空腹血糖降低，而血胰岛素水平低。如低血糖时血浆胰岛素（μU/ml）与血糖（mg/dl）比值>0.3，要考虑胰岛素瘤的诊断；当比值<0.3，则应排除其他伴低胰岛素血症的低血糖症，如暴发性肝坏死、慢性肾功能衰竭、严重营养不良，肾上腺皮质功能减退、

酒精中毒、长期应用抑制肝糖原分解的药物等。

(3) 血 IGF－Ⅱ升高。

(4) 具有同时伴有肿瘤的证据。

(四) 鉴别诊断

伴瘤低血糖症要与其他引起低血糖的原因鉴别，包括胰岛素瘤、严重的肝肾疾病、饮酒、胰岛素反调节激素缺乏（如垂体功能减退、肾上腺皮质功能减退、甲状腺功能减退）、应用磺脲类药物或外源胰岛素过量等。

三、治疗

(一) 手术治疗

一旦肿瘤的定位诊断明确，即应手术治疗。即使部分切除也可能改善低血糖症。

(二) 内科治疗

当无法手术时，可选用多次进食、口服或静脉补充葡萄糖等方法防治低血糖的发作。必要时可加用肾上腺糖皮质激素。对于一些顽固低血糖的患者，也可以给予胰高血糖素升高血糖，但后者对肝脏肿瘤引发的低血糖症无效。另外，苯妥英钠、二氮嗪、生长激素和生长抑素等亦可能在一定程度上控制低血糖的发生。

(三) 其他治疗

内科治疗只能暂时起效，待血糖恢复，患者能耐受化疗或放疗时就应予相应的抗肿瘤治疗。

四、预后评价

伴瘤低血糖症的预后与原发肿瘤的恶性程度和部位密切相关。也有些肿瘤在发现时已无法施行手术治疗，而且手术后肿瘤常容易复发，这些患者大多在复发后 1 年内死亡。

（张　娟）

第二节　伴瘤高钙血症

一、概述

高钙血症是恶性肿瘤患者最常见的内分泌方面的并发症之一，在肿瘤患者中的发生率为 10%～14%，也是住院的高钙血症患者最常见的原因。引起高钙血症的肿瘤以肺癌、乳腺癌、多发性骨髓瘤最常见，三者约占肿瘤相关性高钙血症总数的 50%。鳞状细胞型或大细胞型肺癌引起的高钙血症最多见，而小细胞肺癌极少导致血钙升高。其他实体癌多见于鳞状细胞癌或肾癌，但胃（肠）癌、前列腺癌、淋巴瘤和白血病极少引起高钙血症。另外，成人 T 细胞白血病、嗜铬细胞瘤也可引起高钙血症（表 13－2）。

表 13-2 伴瘤高钙血症的常见病因

病因	所占比例/%	已知转移情况/%
肺癌	25.0	62
乳腺癌	19.7	92
多发性骨髓瘤	9.7	100
头、颈部肿瘤	8.1	73
肾、泌尿道肿瘤	7.9	36
食管肿瘤	5.6	53
女性生殖道肿瘤	5.2	81
淋巴瘤	3.2	92
结肠癌	1.8	-
肝、胆肿瘤	1.6	-
皮肤癌	1.4	-
其他部位肿瘤	5.6	-
部位不明	5.2	-

引起高钙血症的原因有3个方面：①骨转移，癌瘤使骨破坏，骨钙直接进入血液；②体液因子变化，肿瘤分泌异源性甲状旁腺激素（PTH）或PTH相关肽（PTHrP）、1.25-$(OH)_2D_3$、细胞因子、前列腺素、破骨细胞活化因子等；③肿瘤合并原发性甲状旁腺功能亢进。

二、诊断思路

（一）临床特点

高钙血症是恶性肿瘤的晚期表现，多数患者在发现高钙血症后3个月内死亡。即使以高钙血症作为疾病的首发症状，其原发肿瘤也多已有明显的临床表现。

1. 高钙血症的临床表现

（1）非特异性症状：50%的患者出现疲倦、乏力、虚弱、头痛、行为异常、全身不适等。

（2）胃肠道症状：30%～70%的患者具有厌食、恶心、呕吐、腹部不适和腹胀、便秘等（占1/3～3/4）表现。

（3）肾性尿崩症：由于大量的钙离子从肾脏排泄所致，患者表现为口渴、多尿、多饮水不足则会发失水。

（4）神经系统症状：多见于血钙>3.5mmol/L的患者，表现为嗜睡、视力障碍、意识模糊、昏睡甚至昏迷，但无神经系统定位体征。

2. 原发肿瘤的临床表现　患者可以有局部肿块压迫症状，消耗性疾病表现如恶病质和贫血等，有些患者可伴有发热等全身表现。

（二）辅助检查

1. 实验室检查

（1）血钙：常明显升高。其特点是：①血钙一般在 3.5mmol/L 以上，一般较原发性甲状旁腺功能亢进症的血钙水平高；②血磷正常或降低；③肾小管磷重吸收率（TRP%）下降；④血清氯降低，一般 <100mmol/L；⑤约半数患者血碱性磷酸酶升高；⑥血 PTH 正常或升高。

（2）PTH：氨基端 PTH（PTH－N）较羟基端 PTH（PTH－C）测定准确性高。高钙血症情况下，如果 PTH－N 升高或正常，则应静脉插管分别从甲状腺、肿瘤引流和外周静脉取血比较 PTH－N 水平。如果甲状腺静脉处 PTH－N 明显升高，要考虑原发性甲状旁腺功能亢进症；如果肿瘤引流静脉处 PTH－N 升高，则可诊断异源性 PTH 分泌瘤。

（3）PTHrP：升高或正常。

（4）1，25－$(OH)_2D_3$：淋巴瘤患者此指标多升高，而其他伴瘤高钙血症患者的 1，25－$(OH)_2D_3$ 降低。

2. 影像学检查　对肿瘤合并高钙血症的患者，应行胸、腹部 X 线片、B 超、CT、MRI 等检查以期明确肿瘤定位。而骨扫描是发现骨吸收最敏感的方法。

（三）诊断依据

根据病史、临床表现和相应的辅助检查，一般可以诊断伴瘤高钙血症。假如恶性肿瘤患者无明显骨转移灶而呈现高钙血症，但血磷低或正常时应疑诊本病。

伴瘤高钙血症需要与原发性甲状旁腺功能亢进症相鉴别（表 13－3）。

表 13－3　伴瘤高钙血症与原发性甲旁亢的鉴别

鉴别点	伴瘤高钙血症	原发性甲状旁腺功能亢进症
性别	男性多见	性别差别不显著
病程	短（2～6 个月）	长（2～25 年）
消化性溃疡	无	多
体重减轻	明显	无
多发性纤维性骨炎	少	多
肾石症	少	多
血液 pH	碱中毒	酸中毒
血磷	低或正常	低
血氯	低	正常
贫血	多	少
异源分泌的其他激素	可有	一般无

三、治疗

（一）内科治疗

首先要积极纠正高钙血症，防止因高钙危象导致严重的胃肠道症状和致命的心律紊乱。值得注意的是，伴瘤高钙血症往往易发展至高钙危象，病情危重，情况紧急，常需积极抢救，纠正血钙异常。

（二）手术疗法

高钙血症纠正后，切除肿瘤是治疗的最有效方法。

四、预后评价

伴瘤高钙血症往往源于恶性肿瘤，患者一旦确诊，常常合并了肿瘤的转移，因而，总体上本病的预后欠佳。如果肿瘤恶性程度低，诊断及时，并尽早接受手术治疗，其预后相对较好，甚至得到根治。

（张　娟）

第三节　异位促肾上腺皮质激素综合征

一、概述

异位 ACTH 综合征（EAS）是库欣综合征的一种特殊类型，是由于垂体以外的肿瘤组织分泌过量有生物活性的促肾上腺皮质激素（ACTH）或 ACTH 类似物，刺激双侧肾上腺皮质增生，产生过量皮质类固醇引起的临床综合征，占库欣综合征患者总数的 10% ~15%。EAS 与神经内分泌肿瘤密切相关。肺部肿瘤（支气管类癌或小细胞肺癌）约占所有病例的 50%，10% 由胸腺类癌瘤（胸腺上皮瘤）、10% 由胰岛细胞瘤、10% 由嗜铬细胞瘤、5% 由腹部类癌瘤、5% 由甲状腺髓样癌所致。

二、诊断思路

（一）临床特点

（1）病程进展快，从发病到严重库欣综合征表现和全身情况恶化平均 4 ~6 个月。

（2）血浆皮质醇，24h 尿游离皮质醇显著升高，失去分泌节律，不被大剂量地塞米松试验抑制，对美替拉酮试验无反应，血 ACTH 值超过正常水平 3 ~6 倍。

（3）分泌 ACTH 的肿瘤分为显性和隐性肿瘤。显性肿瘤最常见的是肺小细胞癌，没有典型的皮质醇症的临床表现，而表现出消瘦、肌无力、肌萎缩、严重低血钾、高血压和明显水肿。隐性肿瘤中较常见的为胸腺瘤，肿瘤恶性程度相对较低，病程较长，具有典型的皮质醇症的临床表现。由于异位分泌的 ACTH 水平较高且难以抑制，其肾上腺增生比较明显，且有细胞肥大和核多形性改变。

（4）发病初期仅 1/3 的患者可找到异位肿瘤。

（二）常规检查

1. 定性检查　24h 尿游离皮质醇、血浆皮质醇和 ACTH、大剂量地塞米松抑制试验、美替拉酮试验以及肿瘤相关性和特异性标志检查。

2. 影像学检查　垂体 MRI 和双侧肾上腺 CT 检查排除垂体瘤和肾上腺瘤。当临床怀疑异位 ACTH 综合征时，对可能存在肿瘤的区域做细致的影像学检查。胸部是异位 ACTH 最常发生的部位，CT 检查优于平片和体层，MRI 显示小气管类癌比 CT 更灵敏。此外，^{111}铟－奥曲肽和^{123}I－间碘苄胍（MIBG）扫描有助于发现病灶。

3. 静脉插管取血检测 ACTH　促肾上腺皮质素释放激素（CRH）刺激前后，经岩下窦静脉插管取血（BIPSS）测 ACTH 浓度及周围血 ACTH 浓度比值，排除垂体瘤。亦可全身静脉插管取血（WBCS）测 ACTH 浓度，以便发现病灶。

（三）诊断和鉴别诊断

异位 ACTH 综合征诊断困难，临床表现复杂，除库欣综合征及其并发症引起的一系列症候群外，还存在异位肿瘤的临床表现。异位 ACTH 综合征有时与垂体瘤所致库欣病难以鉴别，尤其是下颞骨岩部发育异常者，MRI 假阴性率为 0.8%。鉴别困难时，经岩下窦静脉插管取血测 ACTH 浓度有一定价值。

三、治疗措施

异位 ACTH 综合征最好的治疗方法是切除原发肿瘤，如果肿瘤已有转移，也应将原发肿瘤及转移灶尽可能切除干净，手术以后再加局部放疗，必要时用药物治疗。常选用美替拉酮、氨鲁米特、酮康唑、密妥坦等药物进行治疗。手术后局部放疗加药物治疗使患者的存活时间明显延长。但某些无法切除者，可选用化疗和（或）放疗。酮康唑已成功用于治疗肺小细胞癌引起的库欣综合征。如果怀疑是异位 ACTH 综合征，隐性肿瘤而无法定位，可考虑服用抑制类固醇合成的药物或用生长抑素类似物奥曲肽来治疗异位分泌 ACTH 的类癌，定期复查，寻找肿瘤。必要时重复寻找。2～3 年后假如仍未发现可考虑双侧肾上腺切除。异位 ACTH 综合征的诊疗流程见图 13－1。

四、预后评价

如能早期发现异位肿瘤，行根治性切除术后症状可迅速改善，预后较好。临床上不能及时找到异位肿瘤者，药物治疗虽然有一定疗效，但很少有存活满 5 年者。若库欣综合征症状严重，行双侧肾上腺切除加皮质激素替代疗法，术后患者高皮质醇血症、低钾血症、高血糖及高血压等均改善，生活质量显著提高。

五、最新进展和展望

异位 ACTH 分泌肿瘤细胞中，类癌的发病率有明显上升趋势，已成为异位 ACTH 综合征的主病理类型，尽管类癌为低度恶性肿瘤，但手术时约 50% 的患者已发生淋巴结转移或侵犯周围脏器。异位 ACTH 肿瘤可以完全切除，关键是早期诊断，即使部分切除后加放疗，也能取得较好疗效。

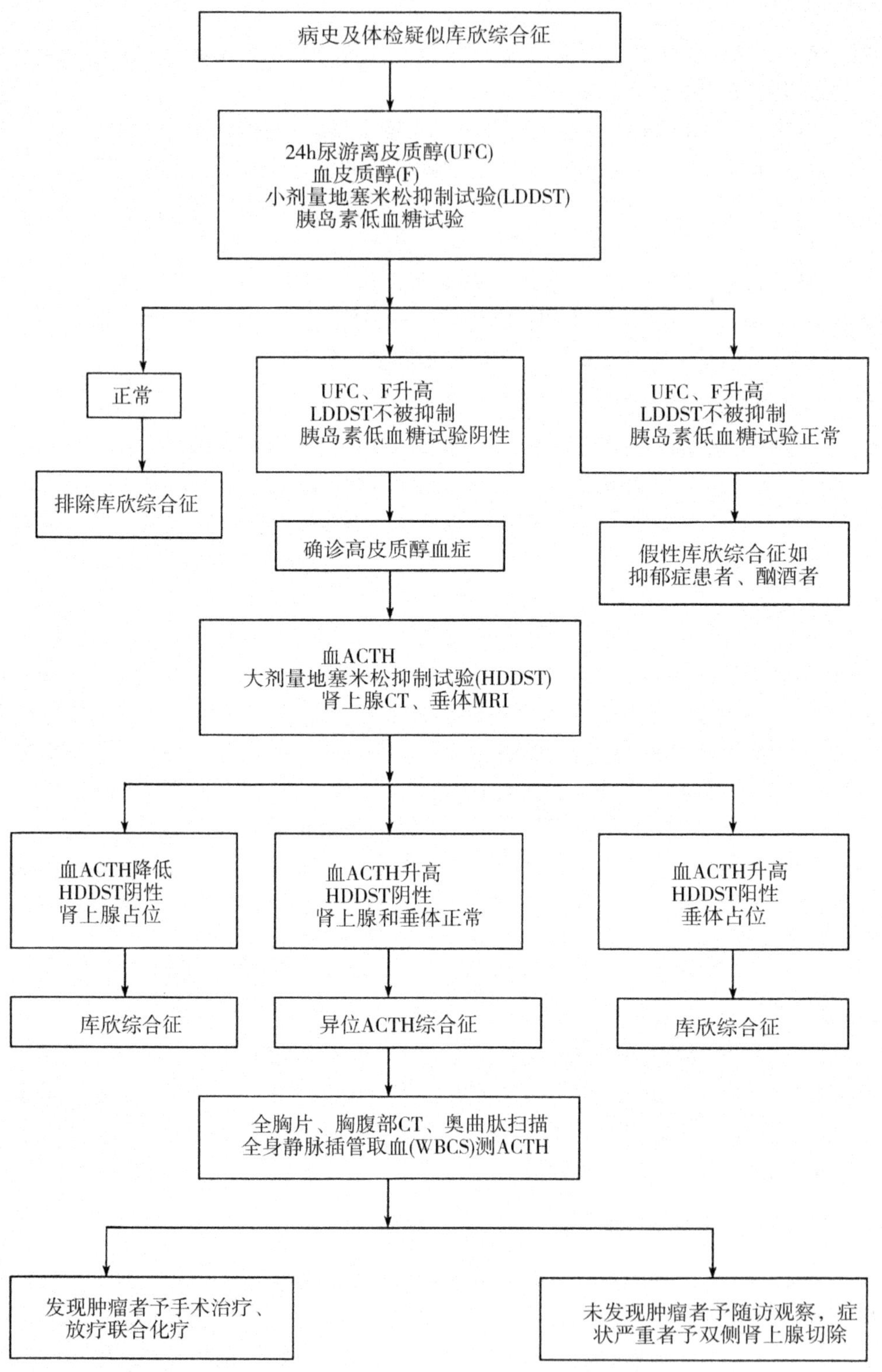

图 13－1　异位 ACTH 综合征的诊疗流程

（张　娟）

第四节 抗利尿激素分泌不当综合征

一、概述

抗利尿激素（ADH）分泌不当综合征（syndrome of inappropriate secretion of antidiuretichormone. SIADH）系多种原因导致的一组以低钠血症为特征性表现的临床综合征，患者由于血钠改变而致血浆渗透压显著降低，但 ADH 仍不适当地分泌，伴尿钠排出过多。在 SIADH 患者中，50% ~75% 的病因源于肿瘤，而支气管癌和小细胞肺癌占肿瘤导致 SIADH 的 3/4，其中，70% 是燕麦细胞癌。其余引起 SIADH 的肿瘤包括支气管类癌及胰腺、十二指肠、子宫、胸腺癌和一些肉瘤及淋巴瘤。值得注意的是，虽然有不少肿瘤分泌 ADH，但只有少数患者具有 SIADH 的临床表现。

二、诊断思路

SIADH 的诊断需除外甲状腺功能减退症、肾上腺皮质功能减退症、肾功能不全、失血、充血性心衰和肝硬化腹水等疾患。其诊断标准为：①稀释性低钠血症（血钠 <130mmol/L）、低血浆渗透压（<280mosm/kg）、低尿素氮血症、低肌酐血症、低尿酸血症和低蛋白血症；②在低血浆渗透压情况下，尿渗透压大于 50 ~ 100mmol/kg，尿钠大于 20 ~ 30mmol/L；③临床上无容量不足和水肿，包括无脱水、充血性心衰、肝硬化腹水；④肾脏、肾上腺、甲状腺和垂体前叶功能正常。

三、治疗

1. 原发病的治疗肿瘤切除是治疗的最佳方案。术前需要尽量纠正低钠血症，以减少手术风险。
2. 内科治疗。

（张 娟）

第五节 异位促甲状腺激素综合征

一、概述

异位促甲状腺激素（TSH）综合征是一种较少见的伴瘤内分泌综合征，以男性多发，发病年龄常在 50 岁以上，原发肿瘤多源于滋养层，如睾丸畸胎瘤、葡萄胎、绒癌等，也可见于非滋养层来源的肿瘤，如胃癌、肠癌、胰腺癌、乳腺癌、泌尿生殖道癌、前列腺癌、间皮瘤或皮癌、支气管类癌和支气管肺癌等，偶见于卵巢畸胎瘤。

目前，关于肿瘤分泌的 TSH 的性质尚未完全明了。鉴于血中 TSH 水平并无明显升高，故肿瘤的异位分泌物可能是 TSH 类似物，包括免疫反应性 TSH 样物质、α - 糖蛋白亚基，而不是完整的 TSH 分子。

二、诊断思路

1. 临床特点与诊断要点

（1）肿瘤患者血中 TSH 或 TSH 类似物水平增高。

（2）常以乏力为主要表现，大多数无高代谢症候群的临床表现，可伴有消瘦或神经质，有时类似于“淡漠型甲亢”的临床表现。

（3）甲状腺一般不肿大。

（4）无甲状腺相关眼征。

（5）血 T_3、T_4 测定可增高或正常。

（6）甲状腺摄碘率增高。

（7）血 TSH 正常或升高，对 TRH 无反应。

（8）部分患者可伴血 HCG 升高。

（9）胸部和腹部 B 超、CT、MRI 等检查可能发现肿瘤病灶。

2. 鉴别诊断本病主要应与甲亢尤其是淡漠型甲亢相鉴别。

三、治疗和预后评价

肿瘤定位明确者应尽早切除肿瘤及转移灶以争取治愈；如已达疾病晚期，肿瘤无法切除者，则予抗甲状腺药物治疗。对于不能切除肿瘤的患者，预后往往较差。

（张　娟）

第六节　异位生长激素释放激素与生长激素综合征

一、概述

异位生长激素（GH）综合征由 Steiner 等于 1968 年首次报道，为一支气管肺癌患者伴类似肢端肥大症的肥大性骨关节病病例，当切除肿瘤后数周内，关节疼痛、肿胀、骨膜增生等症状消失，术后肿瘤提取物中鉴定出 GH。

自 1980 年以来，有 40 多例垂体外肿瘤伴肢端肥大症的病例报道，其中，仅一例证实为胰腺肿瘤分泌 GH 所致，其余均源于垂体外肿瘤异位分泌的生长激素释放激素（GHRH）。

至今报道的异位 GHRH 瘤患者，多数为类癌（支气管、肠道、胸腺、乳腺等），约占 69%，其次是胰岛细胞瘤、小细胞肺癌、嗜铬细胞瘤、子宫内膜癌和甲状腺髓样癌等。而且，多数肿瘤同时还分泌其他激素，如生长抑素、胃泌素、胃泌素释放肽、降钙素、胰岛素、胰高血糖素、血管活性肠肽、胰多肽和促肾上腺皮质激素。分泌 GH 或 GHRH 的肿瘤 1/3 属于恶性病变，多数生长缓慢。

与垂体 GH 瘤所致肢端肥大症相似，早期难以明确诊断，一般患者在出现骨关节病症后平均 7 ~ 8 年才获确诊。约有半数异源性 GHRH 综合征患者垂体外肿瘤仅有症状性表现，难以明确定位。

二、诊断思路

(一) 临床特点

异位 GHRH 或 GH 综合征所致肢端肥大症的临床特征与垂体 GH 瘤所致者相同，常有典型肢端肢大症表现。诊断时年龄常过 40 岁，病程 7 ~ 8 年，男女之比约 1 ：2.7，可伴肿瘤局部压迫症状、糖耐量异常、胃泌素瘤、甲状旁腺功能亢进症、溢乳症、库欣综合征和类癌综合征等表现。

(二) 诊断依据

(1) 具有类似于肢端肥大症的临床特征。

(2) 血 GH、胰岛素样生长因子 - Ⅰ (IGF - Ⅰ) 和 GHRH 升高，GH 的正常昼夜节律消失。

(3) 约 80% 的患者合并泌乳素升高。

(4) THR 兴奋后，几乎所有患者的 GH 都呈反常性升高，而对外源性 GHRH 刺激无 GH 分泌增加的反应，但此点不能作为诊断和鉴别诊断的主要依据。

(5) 肿瘤细胞在体外培养时可分泌 GH。

(6) 大部分患者在胸腹部影像学检查时可发现垂体外肿瘤。有些患者^{111}In - 奥曲肽闪烁照相检查可定位原发性肿瘤病灶。

(三) 鉴别诊断

本病主要应与垂体生长激素瘤相鉴别。事实上，异位 GHRH 瘤在临床和生化上很难与垂体 GH 瘤鉴别，唯一有效的鉴别试验是测定外周血的 GHRH 水平。

三、治疗及预后评价

最有效的治疗是切除肿瘤，即使部分切除，病情也可得到一定程度的缓解。对手术治疗困难的患者，长效的生长抑素类似剂 - 奥曲肽可以得到临床和生化的改善。多巴胺激动剂效果甚微。而 GHRH 拮抗剂的使用可能具有较好的疗效，但目前国内尚无药品供应。

患者的长期预后尚不明确，10% ~15% 的患者直接死于肿瘤。

(张 娟)

第七节 其他伴瘤内分泌综合征

一、异位绒毛膜促性腺激素 (HCG) 分泌综合征

虽然 10% ~20% 的非滋养层肿瘤可以分泌绒毛膜促性腺激素，但多数肿瘤分泌的 HCG 量太低而不足以引起临床症状。分泌异位 HCG 的肿瘤主要见于肺癌、肝细胞癌、肝胚细胞癌、肾上腺癌和恶性胃肠道肿瘤，少数见于儿童的畸胎瘤和卵巢的无性细胞瘤。

本综合征多见于男孩，由于 HCG 可以刺激性腺产生性激素，由此导致儿童的同性性早熟；成人大多数没有症状，仅部分成人男性可以出现男性乳房增生，甚至女性化，主要见于肺癌患者。绝经期前的女性可以表现为月经紊乱。

本病的确诊有赖于测定肿瘤中 HCG。要注意行胸部影像学检查。肝功能、α－胎儿蛋白等测定有助于鉴别诊断。HCG 糖蛋白分子由 α 亚基（HCG－α）和 β 亚基（HCG－β）组成，肿瘤异源分泌时两个亚基的产生可能不平衡，有的只产生某种亚基，而不出现 HCG 过多的表现。故疑为此症时，应测定血、尿两种亚基水平。由于 HCG 和黄体生成素（LH）、卵泡刺激素（FSH）有相同的 α 亚单位，它们的 β 亚单位不同，所以，应大多数情况下需测定 HCG 的 β 亚单位加以鉴别。本病需要和其他原因引起的 HCG 升高相鉴别。

异位 HCG 综合征唯一有效的治疗方法是手术切除产生 HCG 的肿瘤。其他辅助方法包括放疗和化疗。如肿瘤得到根治，则疾病已造成的性腺功能紊乱症状可以较快消失，疾病可望治愈。

二、异位泌乳素（PRL）分泌综合征

本综合征十分少见，自 1969 年 Tushington 首次报告以来，国际上仅发现少数病例。PRL 主要来源于肺燕麦细胞癌、肾癌、肾上腺癌、直肠、结肠癌。临床表现以溢乳和血 PRL 升高为特点。有些患者血 PRL 升高而无溢乳，对男性肺癌患者尤其如此。

治疗方法主要是切除肿瘤，对不能手术者可行对症处理。

三、异位降钙素分泌综合征

降钙素可存在于正常支气管上皮的神经内分泌细胞中，到 1974 年才有异源性降钙素分泌综合征的病例报告，常由神经内分泌肿瘤分泌，其中包括 18% ~60% 的小细胞未分化肺癌、类癌、嗜铬细胞瘤、黑素瘤、胰岛细胞瘤、乳腺癌、白血病、支气管上皮细胞癌、神经嵴等来源的肿瘤也可分泌降钙素。由于肿瘤常分泌大分子的降钙素，故通常不伴临床表现，血钙正常。极少数可存在低钙血症和高磷血症。本病的鉴别诊断包括除外慢性肾功能不全、急性胰腺炎、高钙血症、脓毒症和恶性贫血等。

四、异位红细胞生成素分泌综合征

肿瘤合并红细胞增多症包括肾脏、肝脏、脑、子宫和肾上腺肿瘤，其中，肾脏肿瘤占 50% 以上，肝脏肿瘤占 20%。Carpenter 等 1943 年报道，1% ~4% 的肾癌、5% ~10% 的肝细胞癌和 10% ~20% 的脑血管母细胞瘤伴红细胞增多症。另外，尿道成纤维肉瘤、肾上腺皮质癌、卵巢肿瘤、子宫肌瘤、嗜铬细胞瘤患者也可伴红细胞增多症。

肿瘤伴红细胞增多症者，血红细胞生成素水平与肿瘤本身的关系并不肯定。有些患者的血促红细胞生成素水平正常，但有明显的红细胞增多症；另外，促红细胞生成素水平升高而血中红细胞数并不增多。

异位红细胞生成素瘤通常是没有症状的，极少数可以发生静脉血栓。患者可见多血质面容，伴红细胞数目和血红蛋白增高，但一般无白细胞和血小板增多，无脾脏增大，肿瘤切除后红细胞增多症消退。本病要和脱水、应激或缺氧引起的继发性红细胞增多症区别。还要除外引起红细胞增多的其他原因，如真性红细胞增多症（伴有白细胞增多和血小板增多）、高原反应、先天性心脏病、肺泡低通气量、异常的血红蛋白与氧亲和力过强和低氧血症等引起的继发性红细胞增多症。

治疗方法是尽早切除肿瘤，对无法切除肿瘤者可考虑放血治疗。

五、异源性肾素分泌综合征

来自中胚层肿瘤，如肺未分化癌、眼眶血管外皮瘤、肝癌、肾上腺皮质癌、性腺肿瘤、血管瘤等，可产生肾素，尤其是大分子肾素。由于血浆肾素活性升高，可出现高血压、低血钾、继发性醛固酮增多症等表现。

本病的诊断要点是：①血和肿瘤提取物中的肾素水平升高；②无其他引起肾素升高的原因；③切除肿瘤后肾素水平恢复正常，出现肿瘤转移时症状复发；④免疫组化法测定肿瘤细胞中存在肾素或肾素的 mRNA。

切除肿瘤后症状可缓解或消失。如不能切除，可使用 β 受体阻滞剂、血管紧张素转化酶抑制剂或血管紧张素受体拮抗剂等类药物降低血压，并给予补钾治疗。

六、异位血管活性肠肽（血管活性肠肽）分泌综合征

异位血管活性肠肽可来源于神经节瘤、神经胶质母细胞瘤、神经节母细胞瘤、嗜铬细胞瘤和甲状腺髓样癌等分泌。患者表现为胰源性腹泻。切除肿瘤后血管活性肠肽降至正常，临床表现可获缓解。

（张　娟）

第十四章　激素不敏感综合征

第一节　生长激素不敏感综合征

一、概述

生长激素（growth hormone，GH）不敏感综合征是由于靶细胞对生长激素不敏感或作用不足而引起矮小等临床表现的一组可遗传的综合征。广义的 GH 不敏感综合征包括多种临床情况，但一般是指 GH 受体（growth hormone receptor，GHR）基因突变所致，遗传方式可为常染色体显性或隐性遗传，外显率不高。另一部分患者的 GHR 无突变，而是由于 GH 结合蛋白异常或受体后的信号转导障碍所致。GH 不敏感综合征于 1966 年由 Laron 首次报道，称 Laron 综合征。本综合征主要见于地中海或东方人种，但亦与患者地源相关，大多数患者为居住于亚洲以及中东的犹太人与阿拉伯人，厄瓜多尔皈依基督教的犹太人，而居住于其他地区的犹太人与阿拉伯人中本症发生则较少。此外，墨西哥、巴基斯坦、巴西、西班牙、美国、荷兰、突尼斯、意大利、法国、巴哈马群岛、日本和中国均有报道。目前世界范围内约有超过 250 例本综合征的报道。最大的家系发现于厄瓜多尔。多数学者认为，本病发生与性别无关。

Laron 将 GH 不敏感综合征分为原发性与继发性两大类（表 14－1），原发性 GH 不敏感综合征的病因包括：①生长激素受体缺陷（包括 GHR 的质和量的缺陷）；②GH 的信号转导异常（受体后缺陷）；③原发性胰岛素样生长因子－I（insulin like growth factor－I，IGF－I）合成缺陷，或靶细胞对 IGF－I 无反应；④生长激素释放激素（growth hormone releasing hormone，GHRH）受体缺陷。原发性 GH 不敏感中多数为 GH 受体突变所致，这些突变多发生在受体胞外区，为常染色体隐性遗传，已知的突变类型约有 33 种。由于 IGF－Ⅰ介导了 GH 的作用，因此，IGF－Ⅰ合成与分泌缺陷也可导致 GH 作用不足。2003 年于阿根廷一名女性本症患者中发现 GH 受体及 IGF－Ⅰ合成、分泌均无明显异常，而突变位点位于 STAT5b，系 GH 信号转导通路受抑制所致，证明生长激素不敏感可发生在多种层次与部位。

表 14－1　生长激素不敏感综合征的病因分类

原发性生长激素不敏感综合征	继发性生长激素不敏感综合征
GHRH 受体异常	抗 GH 抗体
GHR 异常	抗 GHR 抗体
GH 信号转导异常	营养不良致 GH 不敏感
IGF－I 合成缺陷或靶细胞对 IGF－I 反应异常	肝脏疾病致 GH 不敏感
	其他原因致 GH 不敏感

继发性GH不敏感综合征（后天获得，有时为短暂性）的病因有：①血循环中存在抗GH抗体；②抗GHR抗体；③营养不良所致GH不敏感；④肝脏疾病所致GH不敏感；⑤其他原因导致的GH不敏感。

二、诊断思路

（一）临床特点

GH不敏感综合征主要表现为身材矮小，可同时有其他异常。

1. 生长发育异常　与生长激素不足不同，GH不敏感综合征一般不引起胎儿宫内生长迟滞，出生时患儿身高与正常新生儿无明显差异，新生儿因骨与肌肉发育异常、脂肪增多而显得“肥胖”；患儿毛发、指（趾）甲发育障碍，因肌肉发育不良，故运动弱于同龄儿；出生后身长增长落后于同龄儿童，可低于正常1～5个SD，青春期后患儿体重增长快于身高增长，有肥胖倾向，身高平均较期望值约低40cm，约60%的患者手或足显得极为短小，上身高度与下身高度的比例增加。

2. 骨龄与骨骼发育　骨骼成熟延迟，在婴儿期囟门闭合可延迟，青少年期骨骼发育不影响其最终身材。鼻梁发育差，前额突出，脸部短小，头相对大。患儿可有牙龄发育延迟，牙排列拥挤。

3. 性发育异常　男性外生殖器及睾丸偏小；女性月经初潮推迟，但不影响生育。

4. 精神智力发育异常　一般认为本综合征会引起智力低下，最初发现的18例中只有3例达到正常人智力水平，有9例伴有智障，可能系体能和社交范围的局限对患者智力发育有一定影响。约一半未成年患者发生低血糖，严重者可因低血糖发作惊厥，也影响了神经系统与智力的发育。但也有病变程度轻者对智力发育影响较小。

5. 其他表现　如蓝巩膜、肘关节活动受限、关节退行性变和骨质疏松等。

（二）常规检查

1. 血浆生长激素测定与激发试验　患者血GH升高，对各种刺激试验常呈过度反应，而升高GH也常能够被葡萄糖、糖皮质激素所抑制。

2. 血清IGF－I测定　一般GHR缺陷所致者均可发现IGF－I水平降低，而IGF－I抵抗者则IGF水平增高。

3. IGF－I生成试验　用0.1U/kg的外源GH皮下注射，连续4d后测基础与刺激后的IGF－I与胰岛素样生长因子结合蛋白－3（insulin like growth factor binding protein－3，IGFBP－3）值，GH不敏感者注射后IGF－I仅比基础值增加约8ug/L，ICFBP－3只增加0.2～0.4mg/L，比正常反应减弱。

4. 生长激素结合蛋白（growth hormone binding protein，GHBP）结合能力测定　因GHBP有31个氨基酸序列与生长激素受体胞外区相同，故本检查可间接反应GH与其受体结合能力。正常成年人约（11.32±0.5）%. 而生长激素不敏感者则低于7.4%，婴儿则低于1.7%，肝硬化患者低于6%，但继发性不敏感者无明显降低。

5. 生化检查　可发现空腹低血糖，高胆固醇血症等，患者可发生无症状性低血糖。

6. X线片与MRI　手腕部X线片可以有助于判断骨龄，髋部X线片了解骨代谢情况，在生长激素缺乏不能排除时，需检查垂体MRI。

（三）其他检查

1. GHBP 测定　测定 GH 与 GHBP 结合情况可间接反应 GH 与其受体结合情况，一般成人为（11.32 ±0.45）%，而 GH 不敏感者可降至 7% 左右。

2. IGFBP 测定　可发现 IGFBP－3 降低，而 IGFBP－2 与 IGFBP－1 正常或升高。

3. GHR 基因诊断　如 Northern 印迹、Southem 印迹等。

（四）诊断思路和鉴别诊断

根据身长障碍，血 GH 升高，IGF－I 和 IGFBP－3 降低，对外源性 GH 无反应或反应减弱，GH 不敏感综合征不难诊断。

Savage 提出诊断 GH 不敏感综合征的参考标准为：①血基础 GH > 10mU/L；②血清 IGF 不超过 50μg/L；③身高低于正常 3 个标准差；④血清生长激素结合蛋白结合能力低于 10%；⑤用生长激素治疗无反应，或治疗后血 IGF－I 的升高不到两倍。

Rosenbloom 提出用积分法诊断 GH 不敏感症，即以下表现各积 1 分：①身高低于正常 3 个标准差；②基础生长激素超过 4mU/L；③基础 IGF－I 水平低于 0.1%；④IGFBP－3 低于下 5 个百分点；⑤GH 刺激后 IGF－I 增加小于 15μg/L；⑥IGFBP－3 增加低于 0.4mg/L；⑦CH结合百分率低于 10%；以上积分如果累加超过 5 分则基本可以诊断 GH 不敏感综合征。

对于身材矮小患者，在测定 GH 水平后，如未发现明显升高，做激发试验反应低于正常，考虑为下丘脑－垂体轴缺陷；如通过 GHRH 刺激后 GH 明显升高，则提示系下丘脑功能障碍。血清 IGF－I 水平测定有助于鉴别病因。GH 受体基因检测有助于从分子水平明确病因。

本病需要鉴别的疾病主要为其他原因引起的生长迟滞，如社会－心因性生长迟滞、体质性矮小症、生长激素缺乏所致矮小症、呆小症、特纳综合征、Russell－Silver 综合征、性早熟以及 IGF－I 缺陷所致矮小症等。根据临床表现、基础 GH 水平、激发试验的结果、血清 ICF 及 IGFBP 水平，以及基因分析的结果，可以与上述疾病进行鉴别。

生长激素缺乏性矮小症患者表现与本症相似，但其血生长激素水平低，且激发试验无明显增高，而注射外源性生长激素后可观察到 IGF－I 及 IGFBP－3 明显升高，且症状缓解，及时生长激素替代治疗可以促进生长。呆小症患者血清生长激素水平正常，而甲状腺功能检查提示甲减，智力异常较明显。其他如一些遗传性疾病如特纳综合征等可通过核型分析进行鉴别，亦有特殊面容、体征等表现。性早熟主要表现为性激素水平不适当升高，骨骺提前愈合引起身材矮小，第二性征提前出现，但智力不受累，且血清生长激素与 IGF－I 水平正常。

体质性矮小症表现为发育延迟，但智力不受影响，骨龄与实际年龄一致，一旦青春期开始，则能够达到正常身高标准，且血清生长激素与 IGF－I 水平正常。IGF－I 缺陷表现为矮小、骨龄延迟、体重/身高比增加、血生长激素正常或升高，而 ICF－I 可因病变位点不同表现为降低或升高，用 IGF－I 治疗无效。

三、治疗与展望

一般治疗包括保证足量的碳水化合物摄入以避免低血糖发生，限制体力活动避免低血糖与骨折。新生儿要增加哺乳频率。因骨发育受累引起畸形者可以考虑矫形手术。

由于受体突变或信号转导通路异常，本综合征不能够用生长激素治疗。IGF－I 尽早治疗本病可使大部分患者达到正常身高，除有身高改进外，此疗法还可有头围增大，除可能发生低血糖，促进钙排泄外，对磷、脂代谢影响小。成年患者即使已不能增进身高，但有利于改善代谢。重组 IGF－I 最早于 1986 年合成，于 20 世纪 90 年代用于临床。1995 年的一项收录 69 名患者的临床研究显示，注射 IGF－I 一年可以有效促进未成年患者生长发育，恢复血清 IGF－I 水平，也减少了成年患者发生低血糖风险，增强了体质，但不能升高 IGFBP－3 浓度。尽管 IGF－I 的长期疗效仍有待观察，但仍于 2005 年被 FDA 批准用于治疗 GH 受体缺陷导致的生长激素不敏感症，在日本、以色列等国也被批准用于临床。重组 IGF－I 在成人的剂量未有定论，目前认为在未成年人的剂量从每天 0.5mg，分两次皮下注射开始，最大剂量不超过每天 2mg。

此外，一些合成的 GH 促泌剂也开始陆续进入临床，如 MK－0677，可使老人的 GH 水升高到中青年水平，而一些作用更强的促泌剂也在研发中。

（田 勇）

第二节 促甲状腺激素不敏感综合征

一、概述

促甲状腺激素不敏感综合征是由于甲状腺对促甲状腺激素（thyroid stimulating hormone，TSH）作用抵抗而引起的一种先天性甲状腺功能减退。TSH 是一种由两个亚基组成的分子质量约 28kDa 的糖蛋白，其 α 亚基与黄体刺激素、卵泡刺激素及人绒毛膜促性腺激素相应亚基相似，而其 β 亚基具有特异性，在血中的浓度为 0.5～5.0mU/L，可以因 TSH－β 亚基基因突变、TSH 受体基因突变、G 蛋白基因突变、TSH 受体后缺陷等发生促甲状腺激素不敏感综合征，TSH 受体突变所致 TSH 不敏感综合征系常染色体隐性遗传疾病，多数突变位点位于 162 位、167 位、109 位和 390 位；如病变系 G 蛋白基因突变，则常伴发其他疾病，如假性甲状旁腺功能减退症等。在其他一些遗传性疾病中也观察到 TSH 不敏感现象，如 Down 综合征。

二、诊断思路

（一）临床表现

本病主要系由于甲状腺滤泡上皮细胞对 TSH 反应低下或无反应导致甲状腺激素合成、分泌减少，引起甲状腺功能减退。其临床表现差别极大，由于对 TSH 抵抗程度与代偿程度不同，临床表现从无症状到极严重的甲减均有可能，由于系常染色体隐性遗传，常从出生后即发病，可出现家族性发病，患者父母可以为近亲婚配。患者 TSH 升高，但注射外源性 TSH 后甲状腺反应不足或无反应。

抵抗轻或者代偿较完全者可以无明显甲减症状与体征，而严重者出现明显甲减表现，如畏寒怕冷、毛发干枯脱落、生长发育迟滞、智力低下，体检发现黏液水肿、骨骼发育延迟、跟腱反射恢复期时间延长等。也有一些患者可同时合并糖皮质激素缺乏症，但甲状腺大小正常，位置亦无异常。

（二）常规检查

（1）甲状腺 B 超：甲状腺位置及大小一般无异常。

（2）甲状腺功能检查：游离 T_3、T_4 正常或降低，TSH 明显升高。

（3）摄^{131}I 率及过氯酸钾释放试验：一般无异常。

（4）TSH 兴奋试验：无反应，即注射外源性 TSH 后，甲状腺摄碘率不升高，甲状腺激素分泌亦不增多。

（5）TSH 受体基因序列检测：如突变发生在受体水平，可检测到异常。

（6）TRH 兴奋试验：注射外源性 TRH 后有 TSH 分泌高峰出现，但无 T_3、T_4 升高。

（三）特殊检查

（1）体外 TSH 刺激试验：用外源性 TSH 刺激从患者活检分离出的甲状腺组织，如系 TSH 受体基因突变，则无 cAMP 生成增多，如系 TSH 本身异常，则能引起 cAMP 生成增多。

（2）分子水平检测：对患者 TSHβ 亚基进行测序；G 蛋白基因测序；TSH 受体基因测序；TSH 受体后信号转导通路相关分子的测定鉴定等。

（四）诊断

本征的诊断要点为：①先天性甲减伴正常的甲状腺位置与大小，且游离 T_3、T_4 较正常低；②有家族史或父母系近亲婚配；③TRH 兴奋试验仅有 TSH 升高而无 T_3、T_4 升高；④TSH 兴奋试验反应低下；⑤体外 TSH 不能够刺激甲状腺活检组织分泌更多的 cAMP；⑥分子水平证明存在导致 TSH 不敏感的分子病因。

Takamatsu 提出本病的临床诊断要点为：①甲状腺位置正常；②甲状腺不肿大，一般大小正常或萎缩；③TSH 明显增高；④TSH 作用减弱。

本病需与桥本病、先天性甲状腺不发育、甲状腺激素不敏感综合征以及促甲状腺素释放激素（thyrotropin releasing hormone，TRH）不敏感综合征等相鉴别。根据检测血抗甲状腺过氧化物酶抗体阳性以及甲状腺活检见淋巴细胞浸润，不难诊断桥本病，如做摄碘率及过氯酸盐释放试验，可进一步帮助诊断；根据 TSH 水平可排除 TRH 不敏感综合征（TSH 降低）；而 B 超检测甲状腺大小与形态可排除先天性甲状腺不发育（甲状腺肿大），且先天性甲状腺不发育甲状腺摄碘率低，过氯酸钾排泄试验阳性，血甲状腺球蛋白不降低；甲状腺激素不敏感综合征外周型与全身型在失代偿期会出现甲减表现，但有甲状腺肿大，且甲状腺激素水平升高，如系垂体选择性不敏感者，则表现为甲亢；TRH 不敏感综合征极罕见，表现为 TSH、甲状腺激素均降低型甲减，TRH 兴奋试验，不仅 TSH 无增高，而且泌乳素亦无反应性分泌增多。

三、治疗

本病应早期诊断、早期治疗，是否进行药物干预取决于甲状腺功能。治疗以左旋甲状腺素为首选，以血清 TSH、T_3 与 T_4 恢复到正常范围为目标，但对 TSH 升高而甲状腺激素水平正常的患者是否需要干预治疗尚无定论。左旋 T_4 的治疗剂量为 100μg，口服，每日一次；如患者自身代偿良好者，预后较好，而未能及时诊断与治疗的患者预后一般较差，特别是婴幼儿，如未及时治疗，可以导致身体与智力发育受损。本病为终生性疾病，应终生治疗，定期检测甲状腺功能。

（田 勇）

第三节 促肾上腺皮质激素不敏感综合征

一、概述

促肾上腺皮质激素（adrenocorticotropic hormone，ACTH）不敏感综合征是由于促肾上腺皮质激素在肾上腺皮质作用减弱引起的肾上腺皮质萎缩和皮质醇合成与分泌减少的一组综合征，临床表现以肾上腺皮质功能减低和皮肤色素沉着为特征，少数患者还可有其他症状。

本综合征为常染色体隐性遗传疾病，根据表型分为两种类型：Ⅰ型为家族性糖皮质激素缺乏综合征（familial glucocorticoid deficiency syndrome）；Ⅱ型为 Allgrove 综合征，有糖皮质激素缺乏临床表现外，还有眼泪缺乏、贲门失弛缓和神经系统表现，又名“3A 综合征”(adrenal insufficiency，alacrima，achalasia；AAAS)。家族性糖皮质激素缺乏症是由于 ACTH 受体基因发生突变或受体后缺陷，3A 综合征则由 AAAS 基因突变引起。本病最早由 Shepard 于 1959 年报道，两例肾上腺皮质功能减退患者对 ACTH 治疗无反应，患者有皮肤色素沉着，四肢无力、抽搐，血皮质醇降低而盐皮质激素分泌正常，限制钠盐摄人不影响血压与电解质。之后约有数十例病例报道。由于 ACTH 受体系 G 蛋白偶联的受体，以 cAMP 为第二信使发挥生理作用，因此本综合征可以发生在 ACTH 受体水平及受体后水平，但目前尚无 G 蛋白突变引起 ACTH 不敏感综合征的报道。对 ACTH 受体基因突变的研究发现，突变形式包括错义突变与终止突变。错义突变发生于第二或第三跨膜区，为氨基酸编码错误，如第二跨膜区第 74 位丝氨酸突变为异亮氨酸，第三跨膜区第 120 位精氨酸代替丝氨酸；终止突变为受体分子翻译因终止子密码提前出现而提前结束。受体后病变的一些研究提示信号传导障碍位于 cAMP 之后；Yamamoto 于 1995 年报道的病例则证明本病的分子机制可以为受体前与受体后以及受体水平的综合缺陷。

二、诊断思路

（一）临床表现

本病因系基因突变所致的遗传性疾病，故有家族发病倾向，如患者双亲系近亲婚配，则患本病风险较正常人群为高，因系隐性遗传，因此，杂合子双亲可无任何本病相关的临床表现，特征性病变为糖皮质激素缺乏与色素沉着。

1. 皮肤色素沉着　一般可于婴儿期即出现本病症状和体征，但以 2 ~ 3 岁多见。临床见全身皮肤色素沉着，皮肤呈棕褐色，以日光直射处较明显，易疲劳倦怠。

2. 糖皮质激素缺乏的表现　因糖皮质激素缺乏，新生儿患者表现为反复发作的低血糖症，可轻可重，轻者喂食后即可缓解，重者则出现抽搐，影响脑神经发育；也有因严重感染以黄疸、哮喘为主要表现的。如诊断处理不及时，可因低血糖或失水、休克而致命。如并发感染易导致休克。因大多数患者醛固酮分泌正常，一般无电解质代谢紊乱。

3. 三 A 综合征　即肾上腺糖皮质激素不足，贲门失弛缓与泪腺分泌缺乏，贲门失弛缓常发生于 2 ~ 17 岁，可早于皮质激素不足之前出现。

4. 骨骼系统　部分患者出现身材异常高大，前额显著突出，类似生长激素分泌过度，但血生长激素与胰岛素样生长因子－I均正常，据推测与过量ACTH对软骨和骨的过度作用有关。

5. 神经系统　包括神经反射亢进，四肢肌张力增加或骨骼肌软弱、萎缩，发音困难，常有鼻鸣音；感觉减退，视神经萎缩，神经性耳聋和反复发作性搐搦；如合并自主神经功能紊乱可出现直立性低血压，双侧瞳孔不等大，出汗异常（如多汗少汗或异常流汗），勃起功能障碍，皮肤对组胺发红反应和乙酰胆碱试验均可异常；患者智力可迟钝；皮肤可出现裂隙掌或鸡皮样改变，偶有多发性鼻息肉、腭裂或骨质硬化。

（二）常规检查

1. 肾上腺皮质激素及其代谢产物　肾上腺皮质激素包括皮质醇、醛固酮、去氢雄酮和雄烯二酮，本病中除醛固酮正常外，其他激素均低于正常；尿17－羟与17－酮皮质类固醇亦低于正常。

2. 血ACTH及ACTH兴奋试验　血清ACTH水平升高，节律存在，注射ACTH后无血皮质醇和尿皮质类固醇升高反应。

3. CRH兴奋试验　注射CRH后ACTH可有过度应答反应。

（三）其他检查

1. 基因诊断　主要是针对ACTH受体基因突变的一些检查。

2. 外周血淋巴细胞与ACTH结合试验。

（四）诊断思路与鉴别诊断

根据色素沉着及糖皮质激素不足的临床表现，如反复低血糖、易感染、易疲劳、生长发育障碍、消瘦等，结合血皮质醇低于正常、ACTH明显增高、ACTH兴奋试验阴性等，可以作出诊断，如能进一步获得基因诊断的证据，以及ACTH与外周血淋巴细胞结合力减弱的检查，则进一步支持本病的诊断。

本病需与原发性慢性肾上腺皮质功能减退症（艾迪生病）、继发性肾上腺皮质功能减退症、X－性连锁肾上腺发育不良症、先天性肾上腺皮质增生症、异位ACTH综合征以及其他色素沉着性疾病相鉴别（表14－2）。

表14－2　ACTH不敏感综合征的鉴别诊断

项目	ACTH不敏感综合征	艾迪生病	继发性肾上腺皮质功能减退	X－性连锁肾上腺皮质发育不良	先天性肾上腺皮质增生症	异位ACTH综合征
病因	ACTH受体或受体后缺陷	原发性肾上腺皮质损坏	下丘脑－垂体病变	DAXI基因突变	17α－羟化酶或11β－羟化酶缺陷	异位肿瘤
起病年龄	幼年	成年	不定	幼年	幼年	不定
病理	肾上腺皮质束状带萎缩	肾上腺皮质早期增大，晚期可萎缩	肾上腺皮质可萎缩	肾上腺发育不良	肾上腺肥大	肾上腺肥大

续 表

项目	ACTH 不敏感综合征	艾迪生病	继发性肾上腺皮质功能减退	X－性连锁肾上腺皮质发育不良	先天性肾上腺皮质增生症	异位 ACTH 综合征
临床表现	色素沉着，低血糖，易感染，可有失水和失盐表现或神经功能紊乱	色素沉着，易感染，消瘦，可出现肾上腺危象	皮肤色素沉着，常伴性腺功能减退和甲状腺功能减退	婴儿起病，常有失盐危象	皮肤色素沉着，假性性早熟	色素沉着，糖代谢紊乱，高血压，低血钾，乏力，食欲减退
实验室检查						
ACTH	↑	↑	↑	↑	↑	↑
皮质醇	↑	↓	↓	↓	↓	↑
肾素	N	N 或↑	N	N 或↑	N	N
醛固酮	N	N 或↓	N	N 或↓	N	N
治疗效果						
ACTH	差	差	好	差	差	差
糖皮质激素	好	好	好	好	一般	差
预后	差	良好	不定	差	良好	不定

注：N 为正常；↑为升高；↓为降低。

艾迪生病常见病因为自身免疫，结核或真菌感染，血色病，肿瘤等。常于成年后起病，表现有糖皮质激素缺乏的表现如食欲减退、乏力、淡漠、疲劳、色素沉着，对外伤、感染等应激的抵抗力减弱，性毛减少、男性性功能减退，可于应激状态下发生肾上腺危象。由于盐皮质激素分泌亦可受累，故临床上还可见低血压、低血钠、血钾偏高等醛固酮分泌不足表现。ACTH 升高，影像学检查见肾上腺缩小或钙化，自身免疫引起者可检测到抗肾上腺抗体。

继发性肾上腺皮质功能减退者血 ACTH 及糖皮质激素与盐皮质激素均降低，ACTH 兴奋试验阳性，一般无色素沉着，可合并其他腺垂体激素分泌不足的临床表现。

先天性肾上腺皮质增生主要有 21α－羟化酶和 11β－羟化酶缺乏，有色素沉着，可出现皮质醇分泌降低而醛固酮分泌升高，血 ACTH 水平正常或升高，可较早发病，由于醛固酮与性激素分泌增多，故临床上有高血压、低钾血症，男性儿童发病可出现假性性早熟；女性儿童可发生外阴两性畸形，影像学检查见肾上腺双侧增大。

异位 ACTH 综合征是由于垂体以外的恶性肿瘤产生 ACTH 刺激肾上腺增生，分泌过量的皮质类固醇。原发病常见有肺癌、支气管癌、胸腺癌、胰腺癌、嗜铬细胞瘤等，如肿瘤恶性程度低，病史较长，可出现类似依赖垂体 ACTH 的库欣病表现，如肿瘤恶性程度高、发展快，则呈现体重降低、乏力、食欲减退、明显低血钾、高血压，可伴水肿，色素沉着明显，糖代谢异常较重者可出现糖尿病，血 ACTH 及血、尿皮质醇升高特别明显。

其他色素沉着病如多发性纤维性骨营养不良、黏膜黑斑－肠息肉综合征及迟发性皮肤卟啉病一般不累及肾上腺功能，查血皮质醇与 ACTH 均无异常发现。

三、治疗

本病无根治手段，主要治疗方法为糖皮质激素的终生替代治疗。

可根据患者年龄以及糖皮质激素缺陷的严重程度决定治疗所需要的剂量，终生进行治疗，糖皮质激素替代治疗的剂量需要个体化调整。对婴幼儿患者，应特别注意所用剂量不能过大，以避免影响儿童的生长发育。治疗原则为每日糖皮质激素剂量不能超过同年龄、同性别儿童每日肾上腺所分泌的皮质醇剂量。糖皮质激素制剂以醋酸可的松或氢化可的松口服为宜，前者剂量为 0.5 ~ 1mg/kg，后者为 0.4 ~ 0.8mg/kg，也可用泼尼松，剂量为 0.1 ~ 0.2mg/kg。成人每天醋酸可的松用量为 25 ~ 37.5mg，氢化可的松为 20 ~ 30mg，泼尼松为 5 ~ 7.5mg。早晨 1 次口服或将每日总剂量分早晚各 1 次分服，早晨剂量为总剂量的 2/3，下午则为 1/3。一般不选用强效糖皮质激素。应激状态应将糖皮质激素剂量至少增大 3 倍，发生急性肾上腺皮质功能衰竭，应按危象抢救，糖皮质激素改为静脉滴注，危象纠正后改为口服用药。如患者同时有盐皮质激素缺乏，应同时应用氟氢可的松肌内注射，每天 1 次，剂量为 1 ~ 5mg。

（田　勇）

第四节　甲状腺激素不敏感综合征

一、概述

甲状腺激素（thyroid hormone. TH）是人体内的一种重要激素，由三碘甲腺原氨酸（triiodothyroxine，T_3）与四碘甲腺原氨酸（thyroxine，T_4）组成，其中 T_4 在外周通过脱碘转化为活性更强的 T_3，甲状腺激素通过与其核受体结合，参与了生长、发育、代谢以及组织分化等多种生理过程的调节，甲状腺激素的主要生理作用是通过 T_3 与靶细胞核内的 T_3 受体（T_3receptor，T_4R）结合后引起一系列反应而体现的。现发现 T，受体的编码基因有仅和 B 两种，分别位于人的第 17 号和第 3 号染色体上。它们又编码了几种受体亚型，$T_4R\alpha$ 基因编码 $T_3R\alpha_1$ 和 $T_3R\alpha_2$；$T_3R\beta$ 基因编码 $T_3R\beta_1$ 和 $T_3R\beta_2$。其中 $T_3R\beta_1$、$T_3R\beta_2$ 和 $T_3R\alpha_1$ 可与 T_4 结合，$T_3R\alpha_2$ 由于缺乏与 T_3 结合必需的氨基酸，故不能结合 T_3。$T_3R\alpha_1$、$T_3R\alpha_2$ 和 $T_3R\beta_1$ 几乎存在所有的组织，而 $T_3R\beta_2$ 仅见于垂体前叶和下丘脑。

甲状腺激素不敏感综合征（thyroid hormone insensitivity syndrome）是由于靶器官或细胞对甲状腺激素（主要是 T_3）反应低下或缺如引起的一组综合临床症状，最早由 Refetoff 等于 1967 年报道，主要表现为身材矮小，骨骺和骨发育延迟、聋哑、甲状腺肿大、血清蛋白结合碘升高，目前世界范围内累计报道病例已经超过 1 000 例。本病的发病率较难统计，一些小样本研究通过检测新生儿血清 T_4 水平推测大约每 4 000 名新生儿中会有 1 例患儿，与其他甲状腺疾病多发于女性不同，本病发生无明显性别区别，但大约 75% 的患者有家族聚集现象，散发性病例约占 21.3% 。

甲状腺激素不敏感综合征常见于 T_3R 基因突变，约占本病的 85% ，$T_3R\beta$ 基因突变多位于 T_3 结合区外显子 9 和外显子 10 这两个部位的 234 ~ 282 位密码子、310 ~ 353 位密码子、383 位密码子和 429 ~ 461 位密码子，点突变的主要类型是氨基酸的替换、无义突变和碱基缺失或插入等。突变导致了基因产物的改变，使受体与 T_3 的结合能力下降，且突变的受体对配对的野生型受体基因能发挥显性负性效应，与野生型受体竞争结合甲状腺激素受体（thyroid hormone receptor，TR），形成二聚体或竞争某些辅助因子而干扰 T_3 的作用，引起甲状腺激素抵抗。但也有见于 TR 数目减少或缺如以及甲状腺激素受体后缺陷的报道。甲状腺激素的分泌受下丘脑－垂体－甲状腺轴调节，甲状腺激素可以负反馈抑制促甲状腺激素（thyroid stimulating hormone，TSH）的分泌，但当垂体 T_3 $R\beta_2$ 受体基因突变引起甲状腺激素不敏感时，TSH 过度分泌以促进甲状腺激素过度分泌，并引起甲状腺肿大。在甲状腺激素过度分泌的背景下，如果外周组织甲状腺激素受体未发生突变，即外周甲状腺激素作用正常时，则可以出现外周组织甲亢表现，反之，则根据代偿程度不同，可能出现甲状腺功能正常，降低或增强等不同表现。

垂体对甲状腺激素不敏感称为中枢性甲状腺激素不敏感，而垂体之外的器官、组织对甲状腺激素不敏感则称为外周性甲状腺激素不敏感。大部分全身性甲状腺激素不敏感综合征因代偿性 TSH 及 TH 分泌增多而无明显症状，垂体性甲状腺不敏感综合征表现为高 TSH 与 TH 而出现甲亢表现，外周性不敏感患者极罕见，目前仅有一例报道，表现为超生理剂量的左旋 T_3 虽然能够抑制 TSH 水平，但却并不引起甲亢症状，亦未在该患者发现 TRβ 受体突变。目前的观点认为，全身性不敏感与垂体性不敏感不是截然区分的，可能不存在独立的垂体性不敏感（表 14－3）。

表 14－3　甲状腺激素不敏感综合征的分类

垂体选择性不敏感型
自主性非肿瘤性垂体 TSH 分泌过多
TSH 对 TRH 和 T_3 有部分反应
垂体与周围组织不敏感型
甲减表现型
甲状腺功能正常型（代偿型）
选择性周围组织不敏感型

二、诊断思路

（一）临床表现

本病患者因对 TH 反应性降低或缺如的部位不同，TH 抵抗的严重程度不同，以及代偿程度不同，临床表现差异很大，可以从无症状到明显甲状腺激素作用不足或甲状腺激素毒性作用，因此，本病常被误诊为甲状腺功能亢进或甲状腺功能减退。全身性与外周性甲状腺激素不敏感代偿期无明显症状，但当升高的甲状腺激素水平不能够代偿时，表现为甲状腺功能减退症状如畏寒怕冷、脱毛、易疲劳倦怠、脉搏缓慢、智力发育受累等。中枢性/垂体性不敏感者，因甲状腺激素水平升高，而在外周组织作用不受影响，故出现甲亢表现，如心动过速、怕热多汗、情感障碍等，一般可观察到家族发病倾向，但也有散发报道（表 14－4）。

表 14-4 甲状腺激素不敏感综合征的主要症状

临床表现	发生率/%	临床表现	发生率/%
甲状腺肿大	66~99	智力障碍	4~16
心动过速	33~75	听力丧失	10~22
情感障碍	60	矮小	18~25
多动症	33~68	骨龄延迟	29~47
注意力缺乏	40~60	骨密度降低	33
学习困难	30	反复耳、咽感染	55

1. 甲状腺肿大　甲状腺肿大是最常见的表现，有 66% ~95% 的患者有可触及的肿大的甲状腺，女性更常见。有的患者无明显可触及的甲状腺肿大，但在 B 超下可见到增大的甲状腺组织。肿大常呈弥漫性，可伴有多发结节，如曾施行甲状腺切除术，则可能无甲状腺肿大发现，需仔细询问病史。目前认为，本症即使经手术切除也常会复发，手术后复发者常呈现出非结节性肿大与不对称性肿大。也有本病单个案例毒性多发性结节性甲状腺肿大的报道。血 TSH 的免疫学活性可能并没有改变，而其生物学活性则明显增高。

2. 心血管系统　大约 75% 的混合型以及几乎所有的外周型患者都会有心悸，静息心动过速，患者可因心悸就诊，本病中年老患者更易发生房颤。约 30% 本综合征患者心肌收缩力增强，舒张期心肌舒张能力减弱，二尖瓣脱垂的风险增大。新近的研究提示，本征患者静息心率以及一些心功能相关指标（每搏输出量、心输出量、最大动脉血流速）介于正常群体与甲亢患者之间，而其他一些指数如左室射血分数、收缩直径、左室壁厚度等则与正常人群无差别，可能与心脏的部分性甲亢反应有关。

3. 肌肉骨骼系统　本征患者中可常见生长迟缓，骨骼成形延迟，约 18% 的患儿身高低于同年龄组正常人群平均身高的下 5 个百分位数，约 29% 的患者存在骨龄延迟，但成年后的最终身高却通常不受影响，且外周不敏感与混合型并无差异。此外，在一项 70 名成年患者中进行的研究提示股骨颈骨矿物质密度降低，但骨更新标志物并没有改变。

4. 神经精神系统　甲状腺激素不敏感综合征患儿中注意力缺陷的发生率远高于正常儿童（75% : 15%），也有研究证明，本病儿童与成人患者均表现出语言障碍，包括阅读障碍，口吃与发音延迟等，大约有一半患者表现出学习能力的下降（IQ <85），但很少表现出智力障碍（IQ <60）（低于 16%）。

5. 听力障碍　大约有 21% 患者出现听力丧失，此发生率与先天性甲减相同，进一步分析表明主要是声音传导缺陷，可能与儿童时反复耳道感染有关，也可能与 T_3 受体表达异常致听骨发育障碍引起。

（二）常规检查

1. 甲状腺功能检查　甲状腺激素测定常可发现 T_3、T_4 升高（外周围不敏感可正常），TSH 升高（外周不敏感可正常），且升高程度与 TH 升高程度不相称，地塞米松 2mg/6h，连用 2d 可抑制 TSH 分泌，也可以因此抑制过量分泌的甲状腺激素。

2. 分型检查

（1）T_3 抑制试验：口服 L-碘甲腺原氨酸（L-T_3）20μg，每天 3 次，连续 6 日（或甲状腺片 60mg，每天 3 次，连续 7d），服药前后测定^{131}I 摄取率。对比前后结果，正常人^{131}I 摄取率经抑制后应当下降 50% 以上，周围不敏感型可被抑制，在其他两型中均不能被抑制。

（2）TRH 兴奋试验：静脉注射 TRH400μg，分别于注射前 15min，注射即刻以及注射后 15min、30min、60min、90min 和 120min 测定血清 TSH 水平，正常时峰值为基础值 3 ~ 5 倍。在全身不敏感型及垂体不敏感型中有过度反应，而在周围不敏感型中呈正常反应。影像学检查用以排除 TSH 瘤；地塞米松抑制试验可见 TSH 及 TH 被抑制（TH 在周围不敏感型不受抑制）。

（三）其他检查

通过胰高血糖素试验测血中环磷酸苷对胰高血糖素反应可以了解患者周围靶器官对 TH 的反应；也可以测定基础代谢率、尿肌酸和羟脯氨酸排量、性激素结合球蛋白水平，以及红细胞 6 - 磷酸葡萄糖脱氢酶、Na^+/K^+ - ATP 酶、血管紧张素 I 转换酶活性来评判外周组织对 TH 的敏感性。T_3R 基因分析有助于病因诊断。

（四）诊断思路和鉴别诊断

临床上遇有以下情况之一应考虑到本病可能：①甲状腺肿大，临床无甲状腺功能异常表现而血清 TT_3、TT_4 及 FT_3、FT_4 均明显升高者；②甲状腺肿大，临床表现为甲减，而血清 TT_3、TT_4 及 FT_3、FT_4 均明显升高者；③甲状腺肿大，临床表现为甲亢，但血清 TH 水平与血浆 TSH 水平两者同时升高且可排除垂体肿瘤者；④甲减患者即使经较大剂量的 TH 治疗亦无改善者；⑤甲亢患者采用多种疗法易复发，且已排除 TSH 瘤者；⑥家族中有本综合征患者。

诊断本病时应首先根据病史排除胺碘酮、含碘 X 线造影剂等所致的“碘甲亢”；家族性高蛋白血症所致的血清 TT_4 升高；血清中存在抗 T_3 和抗 T_4 的自身抗体或抗 TSH 自身抗体引起检测误差；对 TH 与 TSH 均升高者，还有必要通过 CT、MRI 排除 TSH 瘤可能；对 T，R 进行基因分析以及鉴定外周细胞对 T_3 的反应性有助于明确诊断。本病的诊断流程见图 14 - 1。

本病需与 4 种疾病相鉴别。

（1）其他原因所引起的甲亢或甲减：通过检测 TSH 水平与血清 TT_3、TT_4，甲状腺刺激性抗体与甲状腺过氧化物酶抗体等自身抗体的筛查，不难排除其他原因所致甲亢或甲减。

（2）垂体 TSH 瘤：垂体抵抗型与垂体 TSH 瘤易混淆，可通过 CT、MRI 排除垂体瘤，也可通过 TRH 兴奋试验与地塞米松抑制试验进行鉴别，本病中 TRH 兴奋试验可见 TSH 过度升高，且可被地塞米松抑制。

（3）高甲状腺激素血症：全身型与周围型只有血清 TH 升高而 TSH 无明显升高者应排除其他原因所致的高甲状腺素血症和 TH 自身抗体。

（4）5’脱碘酶缺陷：表现为 TT_4 增高，TT_3 正常或降低，反 T_3 和 3’，5’ - 二碘酪氨酸明显升高，甲状腺摄^{131}I 率增高。

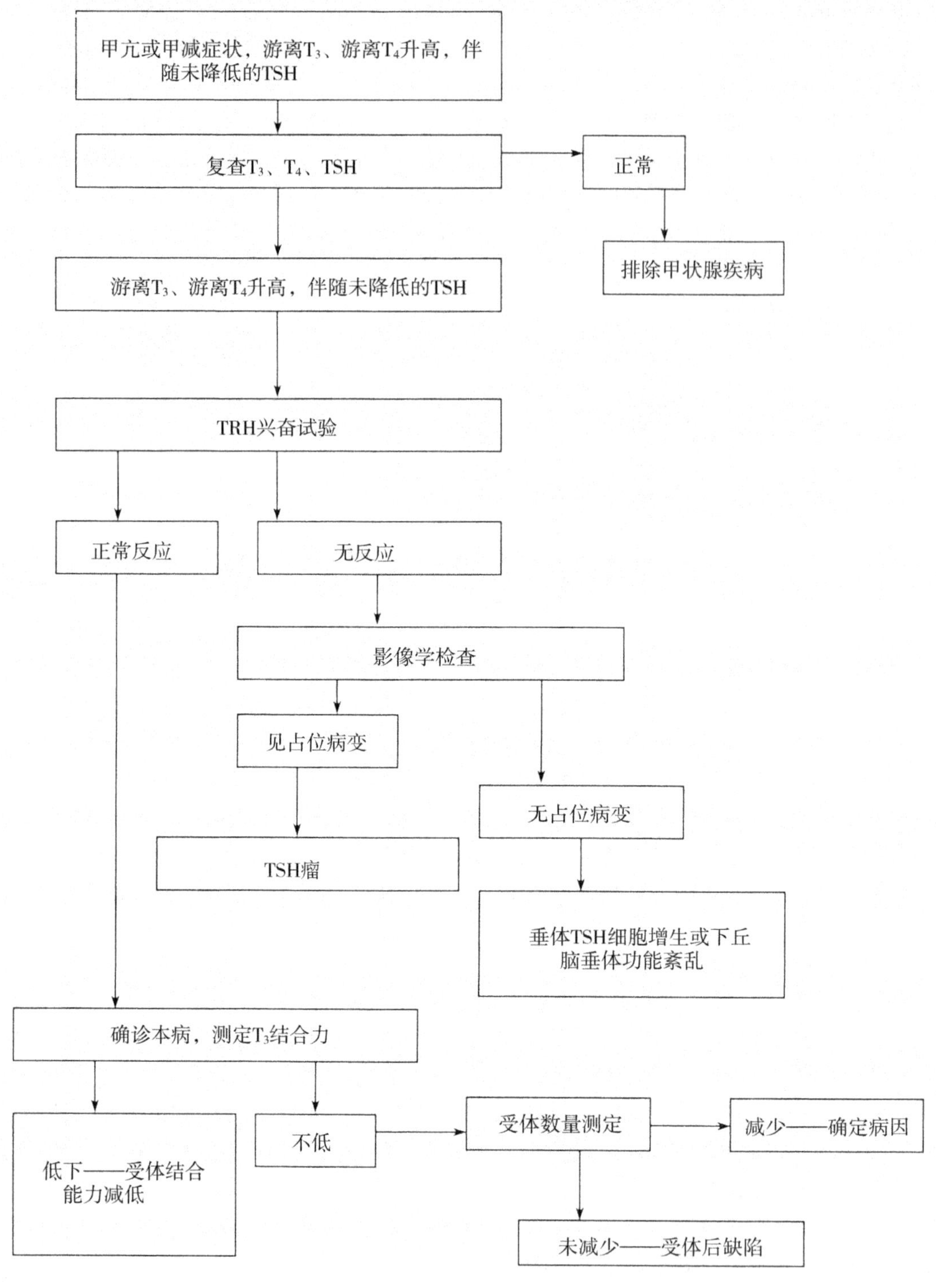

图 14－1　甲状腺激素不敏感综合征的诊断流程

三、治疗措施

控制甲状腺激素不敏感相对较困难，因为各组织的抵抗程度不同，很难使每个组织的甲状腺激素作用都达到所需的程度。通常以甲亢与否为是否需要治疗的标准。大部分患者因为代偿性的高甲状腺激素血症，往往保持正常的甲状腺功能。通过手术或放射性核素治疗常常因为复发性的甲状腺肿大而失败。T_3 可以用于治疗任何类型的甲状腺激素不敏感综合征，一般剂量为每日 25μg，对于外周型抵抗，可以减轻甲减症状，而对于垂体型抵抗，则可以通过大剂量 T_3 反馈抑制 TSH 分泌，减小甲状腺肿大。一些特殊情况，如严重抵抗引起 TSH 升高，甲状腺极度肿大，成人中的高胆固醇血症与儿童的生长发育迟缓常需要超过生理剂量的 $L-T_4$，但在治疗过程中需要警惕甲状腺激素对心脏的副作用或过量甲状腺激素引起的过度分解代谢。有的病例中，超生理剂量的 $L-T_3$ 在显著地缓解了甲状腺肿大的同时并没有引起甲状腺毒性症状。

对于中枢型不敏感者，则必须用药物抑制 TSH 分泌，但该类药物又不能够在外周模拟甲状腺激素的作用。目前最为广泛使用的是甲状腺激素拟似物三碘甲腺乙酸（3，5，3’-triiodothyroacetic acid. TRIAC)，对成人与儿童均能明显改善症状。TRIAC 每日剂量为 1.4～2.8mg，可以有效降低 TSH 水平，在孕妇中也有使用的报道，但需引起重视的是可以引起胎儿甲状腺肿。有报道右旋甲状腺素用于治疗垂体型不敏感者。

当 TRIAC 与右旋甲状腺素治疗失败时，可以用溴隐亭、地塞米松或生长抑素及其类似物进行治疗。溴隐亭可从小剂量开始，逐渐加量，直到 TSH 与 TH 降低，甲亢恢复。生长抑素类似物奥曲肽以及多巴胺能促效剂溴隐亭等在短期内能抑制 TSH 及 TH，但长期疗效并不显著。同时使用肾上腺能 β 受体阻滞剂如阿替洛尔，可以改善患者的心动过速等症状。应用糖皮质激素可使症状体征迅速缓解，但需注意其不良反应，长期效果并不理想。

四、预后评价

预后一般很好，但垂体选择性甲状腺激素抵抗者的预后相对较差，伴有甲减的儿童应尽早治疗，否则影响其智力和生长发育。

五、最新进展和展望

尽管通过 T_3 以及其他药物可以治疗甲状腺激素不敏感综合征，但由于患者对甲状腺激素不敏感的程度不同，疗效也不尽相同。随着 TR 结构及其与 TH 结合的结构关系的明了，一些筛选出的甲状腺激素类似物也被证明可以与突变的 TR 结合并引起与正常 TH 结合后相同的下游基因的表达改变，并以此模拟甲状腺激素的正常生理作用，维持正常生理活动。

（田　勇）

第五节　甲状旁腺激素不敏感综合征

一、概述

甲状旁腺激素（parathyroid hormone，PTH）不敏感综合征是由于外周靶细胞对 PTH 反应减弱或缺如而引起的一组综合症状，最早由 Albright 于 1942 年描述，包括伴有或不伴有特殊的躯体畸形的低血钙、高血磷、高 PTH 血症以及注射 PTH 后机体反应异常等，由于其特征性改变为高 PTH 血症而伴有类似甲状旁腺功能减退的临床表现，故又称为假性甲状旁腺功能减退（peseudohypoparathyroidism. PHP）或 Albright 综合征。

PTH 受体为一种 G 蛋白偶联的受体，cAMP 为其下游信号分子在肠道、肾脏及骨骼中发挥作用，维持细胞外液中钙离子浓度。因此，根据对 PTH 的反应不同，本病又分为 I 型（包括 Ia，Ib 及 Ic 型）与Ⅱ型，两者的区别在于 I 型注射 PTH 后无 cAMP 分泌增多，提示 cAMP 合成障碍，而Ⅱ型在给予外源性 PTH 后 cAMP 分泌正常或增多，但未见尿磷排出增多，可能与 cAMP 相关的酶活性障碍有关，即 cAMP 未能将 PTH 信号有效向下传导。I 型属遗传性疾病，假性甲旁减 Ia 型呈现常染色体显性遗传，其分子病因较明确，一般认为是由于 PTH 受体刺激性 G 蛋白亚基活性下降或数量减少为正常一半所致（为刺激性 G 蛋白亚基，Gsα），除引起低血钙，Gsα 突变还会引起智力发育异常，伴发胰高血糖素、促甲状腺激素及促性腺激素抵抗，嗅觉障碍（常合并特发性性腺发育不全，即 Kallmann 综合征）。如果 Gsα 突变的结果为刺激睾丸 Leydig 细胞在青春期前不恰当地独立于促性腺激素的作用分泌雄激素，引起性早熟，且肾脏对 PTH 不敏感，则称为 McCune - Albright 综合征。Ib 型的具体发病环节尚不清楚，表现为注射外源性 PTH 后无肾脏与骨骼的 cAMP 产生增多，但患者亦无明显的骨营养不良。本型患者体内分离出的成纤维细胞经地塞米松处理可以恢复对 PTH 的正常 cAMP 应答，PTH/PTHrP 受体表达亦恢复正常，支持本型系 PTH 受体活性或数量降低所致的假说。而 Ic 则可能与腺苷酸环化酶的催化亚基异常有关，也有观点认为，虽然 cAMP 生成无障碍，但被过早灭活。本型患者有骨营养不良表现。Ⅱ型与环磷腺苷生成缺陷无关，患者在注射外源性 PTH 后 cAMP 生成不受影响，但不能引起尿磷排出增多，说明缺陷在 cAMP 生成下游，可能是 cAMP 依赖的蛋白激酶缺乏所致。Ⅱ型不具有明显的家族背景。此外，假假性甲旁减也被认为是一种甲状旁腺激素不敏感的一种特殊形式，一般认为系 X - 连锁显性遗传性疾病，可能与 STK25 基因缺陷有关。

二、诊断思路

（一）临床表现

由于靶组织对 PTH 的敏感程度不同以及分型不同，临床表现差异较大，一般表现为骨营养不良合并低血钙、高血磷。

1. 假性甲旁减 I 型

（1）与低钙相关的表现：当血清总钙低于 1.75mmol/L 时，出现口周、指尖、足部麻木刺痛感，随后出现手足抽搦呈助产士手，特别在寒冷、深呼吸、情绪不佳、手足位置不当等情况下容易诱发，发作时感手足疼痛，严重时甚至呈现癫痫样发作。长期低钙亦可导致白内障、齿异常、脑基底节钙化等，查体可发现 Chvostek 征和 Trousseau 征阳性；低钙引起的神经精神系统症状除前述癫痫发作外，可有四肢乏力、惊厥，锥体外系症状，如震颤麻痹、口吃、肌张力增高、舞蹈症及小脑共济失调等。精神症状有情绪不稳定、烦躁、焦虑、抑郁、谵妄、妄想、智力缺陷等。低血钙也可以引起心电图 QT 间期延长，T 波低平，低血压、晕厥、心力衰竭等，纠正低血钙后心脏改变可以逆转。低血钙高血磷还可以引起患者骨软化、骨质疏松、骨膜下骨质吸收及新骨形成与纤维囊性骨炎等。

（2）特殊体型：即 Albright 遗传性骨营养不良，主要表现为身材矮小、肥胖、圆脸、掌趾骨短粗、指（趾）短宽；掌骨与趾骨 X 线片见第 4 与第 5 掌（趾）骨较短是典型表现。将手握拳，观察掌关节远端。由于第 4 与第 5 掌骨较短，可见该两掌骨远端处不呈关节结节而呈凹陷。

（3）继发性甲旁亢。

（4）其他：如肥胖、身材过高、异位骨化等；Ⅰa 患者常有嗅觉功能减退，或同时有 PTH、TSH 和 LH、FSH 等的抵抗；Ⅰb 患者一般无特殊体型，但有低血钙症状体征；Ⅰc 型患者有特殊体征，但 Gαs 功能正常。

2. 假性甲旁减Ⅱ型　无特殊体型，有低钙的临床表现。伴有高磷血症，正常或升高的甲状旁腺激素。注射外源性 PTH 后，尿 cAMP 增加，但尿磷的增加低于正常值。

3. 假假性甲旁减　患者有特殊体型，身材矮胖、圆脸、短指（趾）畸形，但甲状旁腺功能检查均属正常，血尿钙磷正常，对外源性 PTH 的反应无改变。患者最终也可出现低钙表现。临床上本病可有 3 种表现：①甲状旁腺功能正常的骨营养不良；②正常血钙性假性甲旁减，PTH 无反应程度轻，内源性 PTH 增加可代偿非显性假性甲旁减；③假性甲旁减的轻型，有低钙血症但程度轻，临床无症状。

（二）常规检查

1. 血 PTH、PTH 兴奋试验及降钙素　由于 PTH 抵抗，故血 PTH 可升高或正常；Ⅰ型对 PTH 无反应，Ⅱ型有部分反应，表现为尿 cAMP 反应正常，而尿磷反应下降，而假假性甲旁减则对 PTH 呈正常反应。在 Ia 型患者，由于甲状腺 G 细胞功能紊乱，故血清降钙素升高。

2. 血钙磷及其排泄率　在假性甲旁减之外的类型中可发现低血钙与高血磷，最大肾小管磷重吸收率/肾小球滤过率升高。血清钙一般降低到 1.00～2.13mmol/L，常有 24h 尿钙排出量减少；血清磷升高至 1.40～3.75mmol/L，

3. X 线片　骨骼照片可见第 4 与第 5 掌（趾）骨较短粗、锁骨增宽、前臂骨弯曲、骨外疣等。

（三）其他检查

1. 红细胞刺激性 G 蛋白 α 亚基活性　在本病随类型而异会出现不同程度的下降，Ⅰa 及Ⅰc 型出现明显下降，假假性甲旁减可以正常或下降，而其他类型则较正常无明显改变。

2. 肾小管溶酶体酶　正常时，PTH 可增加肾近曲小管溶酶体酶 N－乙酰－B－D－葡萄糖胺酶与 cathepsin D 的排泄，假性甲旁减Ⅰ型患者的这一反应减弱。

（四）诊断思路与鉴别诊断

本综合征的诊断要点为：①特殊的体型；②血甲状旁腺激素升高；③低钙血症，高磷血症（血钙低至 1.00～2.13mmol/L，血磷升至 1.40～3.75mmol/L）；④PTH 反应低下；⑤第 4、5 掌（趾）骨短粗及骨的畸形；⑥有相关疾病的家族史等。对于临床上出现低血钙伴或不伴有高血磷而 PTH 升高的患者，应当考虑到本病的可能。

诊断时要注意本综合征各亚型之间的鉴别诊断，假假性甲旁减一般仅有特殊体形，而没有实验室检查异常，Ⅱ型假性甲旁减与Ⅰb 型无特殊体形，且均有低钙，高磷，但Ⅰb 型对 PTH 无反应，而Ⅱ型则对 PTH 有部分反应；Ⅰc 型与Ⅰa 型均有特殊体征，但Ⅰc 型 Gαs 功能正常，以此鉴别；Ⅰc 型假性甲旁减与假假性甲旁减可以根据血 PTH 水平以及 PTH 兴奋试验结果相鉴别。

本病还需与新生儿暂时性甲旁减，肢端骨发育障碍，长期慢性维生素 D 缺乏以及肾性骨病相鉴别。新生儿暂时性甲旁减的临床表现与一般性假性甲旁减类似，表现为低钙血症、

高磷血症和高 PTH 血症，但并不伴有 Albright 遗传性骨营养不良的特殊体征，用钙剂治疗无效，而维生素 D 治疗效果较好。

肢端骨发育障碍（acrodysosteosis）具有与甲状旁腺激素不敏感不同的特殊面容，包括鼻骨发育障碍，表现为鼻梁塌陷、鼻短小、鼻尖宽、鼻孔前倾；中面部短小以致下颌显得过于前突、嘴唇不闭合；短指（趾）畸形，指（趾）骨呈锥形；身材矮小；听力减退与智力障碍；

长期维生素 D 缺乏多见于幼儿，常有佝偻病表现，在婴儿表现为易激惹、哭闹、枕秃等，如不经治疗，可出现"方颅"，肋骨佝偻病串珠样改变以及膈肌附着处的肋骨"郝氏沟"等特殊骨骼改变；查血钙、磷均降低，血清维生素 D 水平低，PTH 升高，而无 Albright 遗传性骨营养不良的表现，补充维生素 D 后可好转，但如病变严重，会残留不同程度的骨骼畸形。

肾性骨病是由于终末期肾病所至的骨骼并发症，患者常有终末期肾病的病史，常见表现为纤维性骨炎、肾性骨软化症、骨质疏松症和肾性骨硬化症，以上病变可引起自发性骨折，有明显骨痛，行走不便等症状者不及 10%。病因为 1.25 - $(OH)_2$ - 维生素 D_3 缺乏，继发性甲旁亢、营养不良等。检查可见血肌酐、尿素氮升高，血钙低，血磷升高，PTH 升高而 1，25 - $(OH)_2$ - 维生素 D_3 降低，无特殊骨营养不良体征。

三、治疗

本症的治疗类似于特发性甲旁减，治疗目的为纠正低血钙，主要措施是补充钙和维生素 D，每日需补充元素钙 1 ~ 2g，维生素 D 50 万 ~ 100 万 U，如用普通维生素 D 剂量超过 15 万 U 每日尚不能有效纠正低血钙，则需换用活性维生素 D。治疗过程中维生素 D 和钙的剂量通常比特发性甲旁减所需要的量要低，由于个体反应的差异性，必须确定每个患者的最佳治疗方案，以维持正常的血钙值和尿钙排泄量，防止肾结石发生，治疗目标为血钙维持在 2.0 ~ 2.2mmol/L，24h 尿钙低于 400mg。低钙血症需终生治疗。如血磷升高，可考虑用磷酸二酯酶抑制剂治疗，可使尿磷排出增加，尿 cAMP 升高，二丁酰 cAMP 也使尿排磷增多，改善部分症状和生化异常。对于假假性甲旁减，一般无特殊治疗，但需随访观察血钙变化。

（田　勇）

第六节　糖皮质激素不敏感综合征

一、概述

肾上腺糖皮质激素的受体为核受体，几乎存在于机体中所有组织与器官，与糖皮质激素结合后调节心血管系统功能、碳水化合物、蛋白质与脂肪代谢以及免疫/炎症反应，除此之外，还参与了中枢神经系统某些通路的激活。糖皮质激素抵抗综合征是指血浆和尿中皮质醇升高，但并无皮质醇增多症相关表现的一组综合征，糖皮质激素的抵抗可以是暂时的，也可以是终生的，由于完全性抵抗会严重威胁到生命，临床上糖皮质激素抵抗大多为部分性，即尽管靶组织并不能够对糖皮质激素作出完全地反应，但通过过度分泌的糖皮质激素可以部分抵消糖皮质激素不足引起的症状。当外周组织与器官对糖皮质激素抵抗时，下丘脑 - 垂体 -

肾上腺皮质轴功能重调，促肾上腺皮质激素（adrenocorticotropic，ACTH）分泌增多以代偿性促进糖皮质激素的分泌，但增多的ACTH也促进了盐皮质激素与肾上腺来源的雄激素的分泌，故本综合征表现为糖皮质激素作用不足，盐皮质激素与雄激素分泌过多。

Vingerhoeds及其同事于1976年首先报道了全身性糖皮质激素抵抗综合征，本病分为原发性与继发性，一般认为是由于糖皮质激素受体缺陷所致，也有受体后缺陷的报道，原发性非常罕见，呈家族发病，目前世界范围内仅发现大约25个散发先症者，在世界最大的家系中通过对15个受累者的调查研究发现，本病可呈显性或共显性遗传；继发性者见于后天疾病所引起的糖皮质激素受体缺陷，如对糖皮质激素治疗无反应的某些白血病、艾滋病、慢性肾衰等。由于本综合征中靶细胞及垂体ACTH细胞对皮质醇不敏感，因而肾上腺皮质激素分泌均增多，在未出现皮质醇增多症的同时伴有皮质酮和雄激素增加的相应表现。

二、诊断思路

（一）临床特点

本病主要表现为高皮质激素血症，但并无皮质醇增多的症状，甚至出现糖皮质激素缺乏的临床表现，同时还可能伴有盐皮质激素增多和肾上腺皮质雄激素过多的相应表现，但在部分患者以盐皮质激素增多的表现为主，而在另一些患者以肾上腺皮质雄激素增多的表现为主。

1. 糖皮质激素缺乏的表现　患者如突变基因系杂合子，则可能因皮质醇代偿性升高而无任何临床表现，纯合子突变基因携带者则因为突变对肾上腺糖皮质激素受体（glucocorticoid receptor，GR）功能的影响出现不同的临床症状，一般年幼起病，表现为乏力、倦怠、纳差、体重减轻、头晕和直立性低血压等，但血压也可能因为盐皮质激素过多而升高。严重者可发生低血糖。由于ACTH过度分泌，可有肾上腺结节性增生或垂体ACTH腺瘤发生。

2. 肾上腺皮质雄激素增多的表现　在女性，肾上腺皮质雄激素过度可以引起多毛、痤疮、月经不规则、闭经、外生殖器两性畸形等；也可表现为肥胖，此与下丘脑－垂体－肾上腺轴活动的反馈调节障碍有关，以腹部肥胖为主；有患者出现红细胞增多症；男性患者可出现生长发育提前，但睾丸大小则与实际年龄相符，由于肾上腺皮质产生的雄激素增多，在外周经芳香化酶作用转化为雌二醇，负反馈抑制垂体促性腺激素的分泌可以引起精子数目减少造成不育。

3. 其他表现　如骨密度增多等，尽管过多分泌的糖皮质激素在其作用正常时会引起骨质疏松，但由于过度分泌的盐皮质激素作用，常引起骨密度增高，这也是本病与库欣综合征的主要鉴别点之一。

4. 继发性糖皮质激素不敏感　继发性糖皮质激素不敏感综合征的表现一般较隐匿，易被原发性疾病的表现掩盖，且不同疾病对糖皮质激素的敏感性影响不同。如艾滋病患者既可以表现为糖皮质激素不敏感，也可以表现为糖皮质激素过敏感；终末期肾病患者不管是否需要做透析治疗，均有血皮质醇升高，一般认为是糖皮质激素不敏感所致；神经性厌食、酒精中毒和重度抑郁症以及一些用糖皮质激素治疗无反应的慢性淋巴细胞性白血病患者可以有血皮质醇水平升高，推测存在糖皮质激素抵抗。

（二）常规检查

1. 血尿皮质醇及ACTH检测　血尿皮质醇水平在不同患者相差很大。一般血尿皮质醇均明显升高，尿皮质醇可以上升到正常高值的200倍之多，但也有皮质醇不高的报道。与库欣综合征不同，本病患者虽然可以表现出明显的血尿皮质醇升高，但皮质醇分泌的昼夜节律一般仍正常。血ACTH一般较少超过正常上值，但会随着抵抗程度而升高，在严重抵抗时会超过正常上值。

2. 小剂量地塞米松抑制试验　本病的特征表现为小剂量地塞米松并不能够抑制血尿皮质醇的升高，有的患者需要用大剂量地塞米松才能将血尿皮质醇抑制到50%以下，超过生理剂量的地塞米松可以抑制ACTH的分泌。

3. 病因诊断　通过分子生物学方法可以分析糖皮质激素受体的序列，确定有无突变及突变的位点与性质。此外，还可以测定受体数量，与糖皮质激素的亲和力以及配体－受体的热稳定性等。

（三）其他检查

女性与儿童患者肾上腺皮质雄激素（雄烯二酮、脱氢表雄酮与硫酸脱氢表雄酮）可以从中度升高到正常上限的5倍，并且能被大剂量糖皮质激素所抑制；血皮质酮与脱氧皮质酮升高为正常上限的2.5～5倍，但肾素与醛固酮浓度较正常为低；本病患者胰岛素低血糖反应正常。

（四）诊断思路和鉴别诊断

对于血、尿游离皮质醇升高而无库欣综合征表现的患者，要怀疑本病的可能。除临床表现外，本病的主要诊断依据为血尿皮质醇明显升高，但节律正常，且不被小剂量地塞米松抑制，血雄激素、皮质酮与去氧皮质酮增高，基因诊断提示糖皮质激素受体基因突变或数目减少及与配体结合亲和力减弱等，女性多毛、儿童性早熟而无明显病因可查者，使用利尿剂降压治疗出现严重低血钾性碱中毒者以及高血压，低血钾患者查出血尿皮质醇水平与排泄增多者，均应怀疑本综合征可能。对于继发性者，其原发病可作为诊断线索。

本病需要与库欣综合征、皮质醇结合球蛋白增多症、ACTH不敏感综合征及先天性肾上腺皮质增生症等疾病相鉴别。轻度库欣综合征可能无明显皮质醇增多症状，但血尿皮质醇亦有升高，可以根据皮质醇分泌的昼夜节律、胰岛素低血糖反应进行鉴别，也可以通过外周血细胞或成纤维细胞的糖皮质激素受体的基因诊断或功能鉴定进行鉴别诊断；对于儿童患者，可以根据生长发育情况进行鉴别，库欣综合征往往生长缓慢，而本病则常有生长发育提前以及性早熟等表现。皮质醇结合球蛋白增多症可以通过检测血中皮质醇结合球蛋白而排除；ACTH不敏感综合征可与本病出现相类似的表现，但查血清ACTH水平升高，而皮质醇水平低于正常，注射ACTH后并不能够引起皮质醇分泌的明显增多，皮肤可见色素沉着，可有低血糖发生；对于出现生殖器发生发育异常以及性早熟者，需与先天性肾上腺皮质增生相鉴别，后者血皮质醇常见升高，一般不能被小剂量地塞米松抑制。此外，诊断本病时还需要排除药物影响，如卡马西平与非诺贝特可能会干扰皮质醇的检测，使本病患者血尿中游离皮质醇处于正常范围，假性库欣综合征也需排除，如抑郁性精神病、慢性酒精中毒等。

三、治疗

本病无根治方法，尽管靶细胞对糖皮质激素不敏感，但通过代偿性过度分泌皮质醇可以部分缓解症状，所以糖皮质激素作用不足并不是治疗的首要靶点。目前最常用的治疗为外源性糖皮质激素替代治疗，目的是抑制 ACTH 分泌，抑制雄激素与盐皮质激素分泌，控制盐皮质激素与肾上腺皮质雄激素过多引起的症状；抑制 ACTH 的长期过度分泌还可以防止垂体泌 ACTH 瘤的产生。无症状以及血压正常的患者不需要药物治疗。长期用地塞米松可以使患者血压下降到正常，女性多毛，月经不规则好转，剂量为 0.5～1mg，每天 3 次，需终生治疗。如果治疗目的为控制血压，应从最小剂量开始，如治疗目的为抑制过高的雄激素水平，则应从大剂量开始。长期使用地塞米松应注意避免其副作用，剂量做个体化调整。其他可以选择的治疗包括根据症状选择雄激素或盐皮质激素拮抗剂，对于高血压、低血钾，可以用螺内酯治疗。

（田　勇）

第十五章 性分化及发育

第一节 促性腺激素释放激素依赖性性早熟

GnRH 依赖性性早熟（GDPP）是由于下丘脑 - 垂体 - 性腺（HPG）轴功能提前激活，即下丘脑 GnRH 神经元（GnRH 发生器）过早兴奋，使 GnRH 分泌释放增加，刺激垂体促性腺激素（Gn）大量合成和分泌，造成性器官和第二性征发育。其发育程序与正常青春发育一致，成熟过程呈进行性发展，直至最终生殖系统发育成熟。

一、病因和发病机制

中枢性性早熟（CPP）按照病因又可分为特发性和器质性两大类别。特发性中枢性性早熟（idiopathiccentral precocious puberty，ICPP）是指未能发现原发病变的 CPP，在 CPP 女童中特发性患者占绝大多数（69% ~98%），器质性病变常见于小年龄患儿（6 岁以下），且性发育进程皆迅猛。与此相反，在男孩 CPP 中大约 60% 为中枢器质性病变，这些病变多位于下丘脑后部、松果体、正中隆突和第三脑室底部，可见肿瘤（如颅咽管瘤、下丘脑错构瘤、垂体微腺瘤、蝶鞍囊肿）、先天发育畸形（如脑发育不良、垂体 Rathke's 囊肿等）。此外，CPP 的发病年龄越小，器质性病因的可能性越大。随着影像技术的不断进步，人们对 CPP 患儿的器质性病因认识亦在不断提高。

错构瘤（hamartoma，HH）是引起器质性 CPP 最常见的中枢神经系统病变，它是一种先天性发育异常，而非真正的恶性肿瘤，是由错（异）位的组织过度增生所致。HH 患儿发病年龄往往较小，多于4 岁前出现性早熟的临床表现。过去普遍认为 HH 发生 CPP 主要缘于瘤内含有 GnRH 神经元，并能呈脉冲式合成分泌 GnRH，由此提前兴奋 HPG 轴。然而，近期研究显示 HH 内的星形胶质细胞并非含有 GnRH 神经元，而是富含合成转化生长因子（TGFa）的神经分泌细胞，并证实细胞周围存在调控该蛋白质的转录活性因子及其特异性受体。但 HH 是否发生性早熟还与瘤体所在部位密切相关，当瘤体毗邻下丘脑 GnRH 神经元时才会出现 CPP；相反，当瘤体远离 GnRH 神经元时则不会出现性早熟。由此进一步证实 TGFa 对青春发育启动具有重要诱导作用，HH 细胞产生 TGFa，后者刺激靶细胞内的受体激活通路，从而刺激 GnRH 神经元分泌 GnRH。此外，神经胶质细胞瘤与 HH 机制相同，临床也可出现性早熟。颅咽管瘤（craniopharyngioma）是另一器质性 CPP 的重要病因，为儿童常见中枢肿瘤之一，通常多见生长激素缺乏，但也可伴性早熟。又如组织细胞增生症 X（histiocytosis X，或 Langerhans cell histiocytosis）是一种原因不明的免疫紊乱性疾病（可能与抑制性 T 细胞缺陷有关），视网膜囊肿也是小儿先天性发育异常，但临床均可出现不同程度的性早熟。

CPP 病因除中枢肿瘤外，脑脓肿、脑积水和脑膜炎后也可引发性早熟，其机制可能与颅内压增高相关。另有报道先天性甲状腺功能减退（甲减）者可伴发 CPP，这是一种激素重叠现象，即缘于垂体激素分泌的负反馈调节异常，导致促甲状腺激素（TSH）和 Gn 分泌过多所致；也有学者认为是由于甲减患儿存在高催乳素（PRL）血症，故可导致女童卵巢对外周 Gn 的敏感性增加。这部分患儿大多伴有身材矮小，早期并非真正的 CPP，血 LH 基础值较高，但激发峰值升高不明显，随着长病程后可转化为 CPP。先天性代谢性疾病引发性早熟与其代谢紊乱导致异常中间代谢产物在体内大量积聚有关，如胆固醇代谢通路中 3β－羟基固醇还原缺陷所致的 Lemli－Opitlz 综合征、非酮症性高氨酸血症等，其机制尚未明确，但均涉及性早熟的中枢调控机制。

有关儿童 CPP 发病机制较为复杂，其确切机制仍所知甚少。目前普遍公认的是与调控 GnRH 神经分泌功能紊乱有关，使抑制性和兴奋性因子间失衡，最终导致青春发育提前启动。随着细胞分子生物学技术的不断进步，人们对性发育启动机制及其 CPP 分子病理机制的认识有了更进一步提高。有关神经递质和神经胶质细胞对 GnRH 神经元的调控网络作用尤为引人关注，目前已发现 50 余种神经递质受体存在于 GnRH 神经元细胞表面，如谷氨酸（GLU）、γ 氨基丁酸（GABA）、神经肽 Y（NPY）和 Kisspeptin、内啡肽和催乳素等，他们在调控 GnRH 神经元功能中分属兴奋性或抑制性神经递质。谷氨酸作为中枢性最主要的兴奋性神经递质，其主要受体 NMDA 和非 NMDA 受体在 GnRH 神经元中均有表达，长期给予 NMDA 可以诱导动物发生 CPP；又如 NPY 对男孩发育制动的重要性远大于女孩，而 GABA 则相反。

迄今多数学者认为遗传背景是影响家族成员青春发育模式（发育启动、进展速度）的最重要因素，有报道 156 例性早熟患儿家系中半数存在类似家族史。但目前文献报道的已知基因缺陷大多数是引起青春发育延迟或特发性低 Gn 性腺发育不良（IHH），如 Ne112、GnRHR、LH β、FSH β、LHX3、PROP1、HESX1、KAL1、KAL2、KAL3、FGFR1 基因缺陷等，并非导致 CPP 或仅仅是影响性发育模式。最近有关 GPR54kisspeptin 信号通路研究甚热，并已明确该系统对性发育启动至关重要。GPR54 是视黄酸家族 G 蛋白偶联受体，其内源性配体为 kisspeptin，均表达于下丘脑 GnRH 神经元，可致 GnRH 脉冲性释放和 HPG 轴兴奋，故在性发育启动调控中起着重要的开关枢纽作用。GPR54 基因失活性突变可导致家族性或散发性 IHH 的发生，但仅在 2008 年报道一个 8 岁领养 CPP 女孩 GPR54 基因 Ex5 杂合突变（G1157C），使突变体第 386 位精氨酸转换为脯氨酸（R386P），造成受体后信号转导通路持续活化，最终导致 HPG 轴提前兴奋启动，这是迄今为止报道的第一例 ICPP 功能性基因缺陷病例。NELL2 是谷氨酸调控 GnRH 神经元的重要神经递质。它享有表皮生长因子（EGF）的同源序列，仅表达于中枢神经细胞，并具高度选择性。动物实验已发现 NELL2 调节 GLU 能神经元参与性发育调控。

青春发育启动与能量平衡密切相关。目前认为，身体成分改变可影响 HPG 轴兴奋调控，如营养不良可出现青春发育延迟，但当出现严重营养不足造成营养程序改变时则可出现性早熟；相反，长期营养过剩可促成青春发育提前，但又存在明显性别差异，女孩表现性早熟，男孩则表现性延迟。可见青春发育启动或女孩初潮来临存在一定的“临界体重”。其机制可能主要与重要信号因子瘦素（leptin）有关，瘦素可作用于下丘脑弓状核（ARC）、腹内侧核（VMN）中的 NPY、POMC 等，从而影响 GnRH 分泌。但这种作用存在明显性别差异，瘦素主要针对女性青春期发动及其正常生殖功能维持发挥重要作用。作为联系能量平衡的重要营养因子 IGF-1 也可能是青春发育启动的信号因子之一，高水平 IGF-1 可增加 GnRH 神经元活性，但确切机制尚有待进一步阐明。综上所述，虽然目前暂未确定与 CPP 发病的直接关联因素，但已普遍认为性发育的过早启动是与多因素、多层面的网络性、程序性激发 GnRH 发生器有关。

二、临床表现

CPP 患儿提前出现的第二性征发育顺序与正常青春发育程序一致，但可有不同临床变异。一般女孩在 8 岁前首先出现乳房增大，形成乳核，继而乳晕、乳头增大、着色；同时小阴唇增厚、色素沉着，阴道黏膜增厚，分泌物增多；皮下脂肪渐增，并多分布于臀部和大腿。一般乳房发育后 1 年出现阴毛生长，腋毛则更迟。子宫、卵巢亦逐渐发育增大成熟，并见初潮，数月后可转变为规则排卵月经。男孩在 9 岁前首先出现睾丸增大（≥4ml），随后阴囊变松，皮肤皱褶增多、色素加深，阴茎亦逐渐增长、增粗。同时开始出现体格肌肉发达、痤疮增多，至青春发育中后期可见喉结、阴毛、腋毛、胡须生长，并开始变声，最后出现遗精及精子生成。此外，因过早发育引起患儿近期蹿长，故身高可达标或偏高，但骨骼生长也加速，骨龄成熟加快而提前闭合，导致成年矮身材。由中枢病变所致的器质性 CPP 者尚可伴有其他相应症状，如头痛、呕吐、视野缺损、视力障碍等颅内占位性疾病的表现。

值得注意的是：①由于 CPP 的病理机制是 HPG 轴的完全兴奋启动，因而其必须具备性腺增大特征，即可见男孩睾丸增大，女孩卵巢增大。②CPP 的临床发育过程可呈持续性、进行性进展，直至完全成熟而具备生育能力。③CPP 患儿可见明显的青春期生长突增，女孩多始于乳房 TannerⅡ期（B2）；男孩则相对较晚，多见睾丸 TannerⅢ期（G3）。④器质性 CPP 患儿症状出现年龄要明显小于 ICPP。⑤CPP 的临床进展速度个体差异较大，进展迅速者其成年身高受损会较重，需予以积极干预治疗；反之，进展慢者其成年身高也可达遗传靶身高（THt）范围，故不应给予干预。⑥应注意 CPP 患儿可能会出现一些社会心理问题：如抑郁、情绪不稳、孤独、早期性行为、早孕，女童还需注意性伤害风险。

三、诊断

关于性早熟的临床诊断应首先确定为中枢性或外周性，并进一步明确性早熟病因。

1. 病史采集　包括第二性征出现的年龄、时间和进展程序，是否呈进行性发展；由于 CPP 患儿大多生长加速而身材往往偏高或超长（>第 75 百分位数），故要注意以往生长和智力发育史，尤其是纵向的年生长速度（growth velocity，GV）比较。有无甲减症状，有无头颅外伤、感染、颅内占位病变或颅高压症状、外源性激素接触史，是否存在类似家族史及其遗传靶身高等。

2. 体格检查　应注意体格生长指标（身高、体重、躯体比例）的精确测量和准确评估，并作纵向随访观察，有利于判断 GV、青春期峰生长速度（peak height velocity，PHV）和生长迟缓。要注意观察性征出现顺序、发育程度和进展速度，对女孩乳房、阴毛发育应进行 Tanner 分期（B 1～5 和 PH 1～5），并注意乳晕色素，如颜色过深而乳头发育不佳则多提示短期内接触高浓度性甾体激素，应考虑假性性早熟；观察外阴的发育形态，有无分泌物；男孩应测量睾丸大小、质地及其对称性，并进行 Tanner 分期（G1～5），阴毛发育分期同女孩。同样应注意阴茎与睾丸发育是否协调，若阴茎增大而睾丸容积不大即提示性征发育顺序异常，多考虑假性性早熟，而两侧睾丸不对称增大者应考虑睾丸肿瘤或睾丸肾上腺组织残余瘤。此外，还应注意发现其他临床体征，如出现咖啡牛奶斑（cafe au lait）要考虑与 McCune - Albright 综合征或多发性神经纤维瘤相鉴别；毛发明显增多者须排除非典型 21 - 羟化酶缺乏症；视野缺失、视力下降和神经系统症状多提示性早熟有器质性疾病引起。此外，还须注意观察甲状腺大小及有无甲减体征。

3. 实验室检查　包括血清 FSH、LH 基础值和经 GnRH 激发后的 LH、FSH 峰值水平，血雌二醇（E_2）、睾酮（T）、肾上腺皮质激素合成中的代谢产物（17 - OHP、DHEA - S）和垂体催乳素（PRL）、β - HCG 等。

外周血 LH 检测对 CPP 临床诊断最具佐证意义，但在青春发育早期，LH 值可与青春发育前水平相重叠，很难体现早期诊断价值。只有在第二性征已达青春发育中期水平时，血清 LH 基础值才能作为初筛指标。2007 年中儿科内分泌学组《CPP 诊治指南》推荐当 LH > 5.0IU/L，即可确定为 HPG 轴已启动兴奋（可不必进行 GnRH 激发试验）。但由于检测实验方法（放免法、化学发光法）有异，结果差异显著，故一直未形成一致公认的诊断界定值。由此认为，对 CPP 的诊断需进一步作 GnRH 激发试验，该项目对 HPG 轴已启动而 FSH、LH 基础值不高的 CPP 诊断至关重要。

GnRH 激发试验亦称 LHRH 激发试验，其原理是由 GnRH 刺激垂体分泌释放 LH 和 FSH，从而观察垂体 Gn 细胞储备能力，以评价 HPG 轴兴奋状态，对鉴别中枢性与外周性性早熟具有重要价值。一般采用静脉内注射 GnRH（戈那瑞林），剂量为 2.5μg/kg 或 100μg/m^2（最大剂量≤100μg），于注射前（基础值）和注射后 30min、60min 分别采血检测血清 LH 和 FSH 浓度。有关 Gn 激发峰值对 CPP 诊断的阈值同样存在不同方法结果悬殊的问题，目前临床较多采用免疫放射法（IRMA）和免疫化学发光法（ICMA）。当采用 IRMA 检测时，LH 峰值女孩 >12.0U/L、男孩 >25.0IU/L 或 LH /FSH 峰值 >0.6 ~1.0 即可诊断 CPP；采用 ICMA 测定时，LH 峰值 >5.0IU/L、LH /FSH 峰值 >0.6 亦可诊断 CPP（两性别相同）；LH/FSH 峰值若在 0.3 ~0.6，应结合临床密切随访，必要时重复试验，避免漏诊。LH/FSH 峰值检测还有助于鉴别进展性与非进展性 CPP，前者比值往往会更高。若刺激试验后 Gn 水平仍然处于青春前期，则应考虑 GIPP 或者假性性早熟。此外，值得强调的是，LH 激发峰值水平是判断 HPG 轴兴奋发动的主要依据，若仅有 FSH 激发峰值增高为主者不应诊断 CPP，因为未青春发育启动者 FSH 也可被激发升高，如单纯性乳房早发育（PT）也可仅表现为 FSH 峰值明显升高，而无 LH 升高。

CPP 男孩的血清 T 水平常常升高，而 CPP 女孩的随机血清 E_2 很少见到升高，这是因为 E_2 的分泌也是呈脉冲形式的。要注意性激素水平的升高并不能区分是中枢性还是外周性（假性）性早熟。其他检测的激素还包括甲状腺激素、17 - OHP、DHEA - S 以排除甲状腺功能低下及男孩 21 - 羟化酶缺乏症等疾病。对 CPP 男孩应强调常规检测血清 HCG，有助于及时发现分泌 HCG 肿瘤。

4. 影像学检查

（1）骨龄测定：骨龄（BA）是评价小儿生长发育最可靠的生物学指标，以左手和腕部的 X 线片评定标准，判断其骨骼成熟年龄和与实际生活年龄的差别，并可由骨龄判断身高标准化积分（HtSDSBA）及观察预测成年身高（PAH）与靶身高（THt）之间的关联，这些均是临床诊治、随访 CPP 的重要参数。通常认为，BA 超过生活年龄 1 岁以上可视为骨龄提前，超过2岁以上则被视为明显提前。但须注意骨龄提前仅说明性激素增高已有一段时间，并不能成为诊断CPP的依据，对发育进程缓慢或起病较短者骨龄可以不超前，相反假性性早熟也可能有骨龄提前。

（2）盆腔超声检查：测量卵巢的结构、容积，子宫与宫颈比例，子宫长度、容积和内膜的厚度，这些均有助于女性性早熟的判断。相对于青春发育前和单纯性乳房早发育的女孩而言，CPP女童卵巢和子宫的容积有明显增大。进入青春发育后，平均卵巢容积（=0.523×长×宽×高）在1~3ml，而平均的子宫长度在3.4~4.0cm。须强调的是：①子宫和卵巢同时发育对CPP诊断有重要意义，仅有子宫增大（尤子宫内膜明显增厚）而无卵巢发育则应倾向外周性性早熟；②B超显示子宫卵巢发育不能形成对CPP独立诊断意义，需结合其他指标综合判断。另外，对怀疑肾上腺病变者，可以做腹部的超声检查。

（3）睾丸超声检查：当睾丸不大时有助于探测睾丸发育状态及睾丸内肿瘤。

（4）中枢神经系统的影像学检查：头颅MRI和CT对发现中枢器质性病变是临床重要的病因诊断手段，尤其是鞍区增强MRI（敏感性显著优于CT），并要重点观察下丘脑区域。对已确诊CPP的所有男孩和6岁以下女孩患者应推荐作头颅鞍区MRI或CT检查，在6~8岁发病的CPP女孩是否需要行头颅MRI检查仍存在争议。伴有神经系统体征或者发育进展趋势迅猛的CPP女孩存在颅内病变的可能性较大，因此建议行MRI检查。此外，青春发育期患儿垂体分泌Gn细胞增大而使垂体较发育之前增大，极易与垂体微腺瘤混淆，应注意结合临床综合分析和鉴别。

5. 其他　男孩可留晨尿查精子，若尿中见精子提示睾丸已有生精、排精功能，为男孩CPP的重要依据。

综上所述，目前国内儿科内分泌界一致认可《CPP指南》诊断依据，主要包括：①第二性征提前出现：女童8岁前，男童9岁前。②血Gn水平升高，达青春期水平（具体见上描述）。③性腺增大：女童B超示卵巢容积>1ml，并可见多个卵泡直径>4mm；男童睾丸容积≥4ml，并随病程发展呈进行性增大。④线性生长加速。⑤骨龄超越年龄1岁或1岁以上。⑥血清性激素水平升高至青春期水平。以上诊断依据中，前三条为必备条件。如果就诊时病程很短，或处刚刚发育阶段，LH激发峰值可能与青春期前相重叠，而达不到上述诊断阈值；性腺大小也亦然，对此类患儿应密切随访其第二性征进展和线性生长加速，必要时进行复查。总之，CPP的诊断是综合性的，其关键之处是必须符合GnRH依赖性特征，临床随访性征发育呈进行性发展伴性腺器官明显增大具有重要价值。此外，在诊断中需根据病史、体征、影像学变化等做出病因诊断，在排除器质性CPP后方可诊断ICPP。

四、鉴别诊断

（一）单纯性乳房早发育

属于部分性性早熟，GnRH激发试验后FSH明显增高，但LH升高不明显（多<5IU/L），且FSH/LH>1。但值得注意的是，这部分患儿可能在没有任何临床先兆下转成ICPP。因此，必须注意定期随访，尤其是对乳房反复增大持续不退，发病年龄在3岁以上、血LH基础值升高，初诊时骨龄（BA）/实际年龄（CA）>1，前6个月的随访发现BA和GV加速的患儿，必要时重复进行激发试验。

（二）外周性（假性）性早熟

注意外源性性激素所致乳房发育，以及因误服的避孕药在体内代谢清除浓度下降后发生撤退性出血而被误为初潮。这些患儿通常有避孕药或含有激素的化妆品接触史，乳晕色素较深，盆腔B超显示子宫增大、内膜增厚，但卵巢仍为青春期前状态，激发试验结果LH不升高可资鉴别。一般出血后1~2个月患儿乳房可退缩至发育前状态。

（三）先天性甲减伴发性早熟

具有甲减临床表现，身材矮小为重要特征，是中枢性性早熟的特殊类型。患儿血LH基础值较高，但激发后升高不明显。病程较长者可转变为真正的CPP。

（四）由外同性性早熟（GIPP）转化成的CPP

如治疗不理想的CAH、McCune－Albright综合征等，对于这类患儿必须在治疗原发病时密切注意监测CPP的发生。

五、治疗

中枢性性早熟的治疗目的是：抑制性激素促进骨成熟加速，防止骨骺早闭而致成年矮身材，控制或延缓第二性征发育，延迟性成熟过程，预防早初潮，恢复患儿实际生活年龄应有的心理行为。其核心目标是改善CPP患儿的成年终身高（FAH），阻止因发生早熟而引发的心理行为异常。

目前普遍认为对CPP的最有效治疗是缓释型GnRH类似物（gonadotropin releasing hormone analogue，GnRHa），国内目前可供选择的缓释剂型有曲普瑞林（Triptorelin）和醋酸亮丙瑞林（Leuprorelin）：前者有Decapetyl Dep（达必佳）和Diphereline（达菲林）；后者是Enantone（抑那通）。这些药物都是将GnRH分子的第6位甘氨酸置换成疏水右旋氨基酸和第10位甘氨酸置换成乙酰胺基，以对抗酶的降解，并采用可生物降解的多聚体缓释制剂与GnRHa组成微囊颗粒，以形成可持续数周缓慢释放GnRHa药物制剂。GnRHa能有效抑制LH的分泌，使性激素合成与分泌降低至青春期前水平，性腺发育停止，由此推迟骨骺闭合，延长骨骼生长期，从而达到改善CPP

尽管目前绝大多数研究都表明，GnRHa治疗对CPP患儿的成年身高有益，但也有学者就其疗效报道提出质疑。其中关键原因是迄今所见临床报道大多为非随机对照研究，即基于治疗前的预测身高（PAH）与治疗后的成年终身高（FAH）比较，且对患儿的临床病理发生发展过程缺乏周密观察分析，如性早熟女孩临床可以涵盖了单纯性乳房早发育、缓慢进展型与快速进展型性早熟，其临床转归和对FAH的影响大相径庭，故不易得出精确可信的研究结论。另有研究报道，部分6~8岁开始发育的女童，GnRHa治疗对FAH获益不明显。故至今对于GnRHa对CPP患儿成年终身高疗效尚无公认的理想判断标准。

CPP的临床进展是呈连续发展的过程，但进展速度不一，有快速进展型与缓慢进展型之分，故临床治疗时应酌情区别对待。目前多主张对于CPP患儿是否应用GnRHa治疗，取决于其青春发育的进展速度。由于缓慢进展型CPP患儿青春期LH激发峰值较低，性激素水平也无持续快速增加，骨龄超前不显著（很少超过2岁以上），其PAH并未明显落后遗传靶身高，故此类型患儿不经GnRHa治疗也能达到令人满意的FAH。因此，有专家建议，在对CPP患儿进行GnRHa治疗之前，应对其过去3个月或半年内的性征发育、身高增长、骨龄成熟进展情况加以动态观察评估。目前临床具体应用可参照我国2007年CPP诊治指南。

国内目前推荐GnRHa治疗剂量较国外低，首剂为80～100μg/kg，最大量为3.75mg/次，2周后也可加强1次，以后每4～5周注射1次（不超过5周），剂量为60～80μg/kg。若抑制差者仍可参照首剂治疗。应强调药物剂量需个体化，可依据性征抑制及骨龄进展情况加以适当调整。确切了解BA进展情况，临床医师应亲自比对治疗前后BA变化，不宜仅凭放射科报告而作判断。

国外GnRHa应用一般推荐100～150μg/kg，每21～25d肌注1次（最大3.75～7.5mg/次）。另有更长缓释剂型治疗CPP报道，如每3个月注射11.25mg的曲普瑞林、每8周注射10.8mg的戈舍瑞林，均能不同程度地有效抑制LH、性激素水平而达到治疗目的。近期国外研发了更为长效的GnRHa皮下植入制剂－Histrelin（组胺瑞林），50mg药效可持续1年，目前仅在美国应用，但其治疗过程复杂（需要手术）、费用昂贵（在美国每年花费14 000美元，相当于每月注射11.25mg亮丙瑞林），加之对成年终身高获益经验仍有限，诸多不足阻碍其在临床应用。另外，有关GnRH拮抗剂（GnRH antagonist）的研发也在紧锣密鼓之中，因其能迅速、直接作用于垂体GnRH受体，并无GnRHa应用最初的药物激动效应，且停药后被抑制的Gn恢复迅速，故将具有良好的临床前景。

六、治疗监测 GnRHa治疗应注意随访药物疗效和不良反应。

（1）疗效观察：在疗程中每3～6个月应测量身高、体重，观察第二性征发育及性腺轴功能状况。若LH激发峰值回至青春期前水平即示抑制满意，长期使用GnRHa的患儿可以在用药后12h单次检测LH、FSH和E_2的浓度，用来观察抑制的效果，这是一种廉价、高效、简便的方法。每半年至1年复查骨龄片，女童则须同时监测B超子宫、卵巢形态变化。

（2）不良反应：GnRHa治疗期间的副反应较少，大多可耐受或呈暂时表现，如头痛、潮红等，部分患儿在注射局部可能形成无菌性脓肿而需要更换制剂；部分女孩在首次注射后2周左右出现撤退性阴道出血。除了少数严重的皮肤过敏之外，大部分副作用无需中断治疗。

从目前研究报道所见，GnRHa治疗并未发现影响患儿BMI（肥胖）和骨密度（骨质疏松），也不会对女孩卵巢功能带来不良影响。促性腺激素大多在停药1年内重新恢复到青春期水平，平均在终止治疗16个月后女孩月经来潮，并且至今未见不孕不育报道。男孩在停药1～2年内对GnRH的刺激反应正常，睾丸容积进行性增加，多在5年内达到正常大小。可见性早熟患儿经GnRHa治疗后的性腺功能均可恢复如初，不过仍需进一步评估与随访。

有关GnRHa治疗中发生的生长减速问题亦颇具争议。GnRHa治疗开始后头半年生长速度与治疗前相比改变不甚明显，但多在半年后开始回落至青春期前的生长速度（5cm/年左右），但当患儿治疗1～2年后生长速度明显降低，GV可降至4cm/年以下，此时若继续GnRHa治疗将难以有效改善患儿成年终身高，尤其是骨龄已≥12.5岁（女）或13.5岁（男）时，即使减少GnRHa的用药剂量也很难改善生长受抑，反而会有增加骨龄成熟的风险。这可能与药物导致生长激素夜间分泌峰值降低、血清IGF－1、IGFBP－3浓度下降有关。目前国内外相关弥补措施（主要是联合用药）屡见报道，包括联合应用重组人生长激素（rhGH）、小剂量雌激素或雄性激素等，其中以thGH联合治疗最为多见。此外，联合应用非芳香化的雄性激素—氧雄龙（oxandrolone）在国外也有报道，这些结果多数令人满意，但由于样本量较少，研究观察时间偏短，故对此联用治疗仍以临床研究实施。近年来，在国内外相关指南中均指出采用 GnRHa 联合 thGH 治疗，并推荐 thGH 用药剂量为 0.15 ~ 0.20IU/（kg·d），以克服生长减速。但对骨龄≥13.5 岁（女）或 15 岁（男）的患儿，因骨骺生长板的生长潜能已耗竭，即使加用 thGH，改善生长疗效亦常不显著。故应强调严格遵循 thGH 应用指征，仅在患儿的预测成年身高（PAH）不能达到其靶身高时方可使用，使用剂量为 0.15 ~ 0.2u/（kg·d），并在应用过程中须严密监测药物副作用。

何时停药的影响因素很多。根据治疗目的的不同，选择也会多样，除身高外，还包括了患儿的智力、心理发育水平、自理能力以及达到与他人发育同等程度。目前所能提供的数据都是基于对成年身高的分析。一般认为 GnRHa 的疗程最好不要短于 2 年，在患儿的骨龄达到 12 ~ 12.5 岁时可以停止治疗。对于开始治疗年龄较小的患儿，如其年龄已经追赶上骨龄，骨龄达到青春启动年龄，预测身高达到遗传身高时即可考虑停药。停药之后，要对患儿的身高、体重、BMI、第二性征发育、生殖系统功能、骨矿物密度等继续进行长期随访监测。另外，原发性甲低者采用甲状腺素替代治疗。

（田　勇）

第二节　不完全性中枢性性早熟

不完全性中枢性性早熟是指患儿有第二性征的早现，其发生机制同样涉及 HPG 轴的兴奋启动，但仅为部分性发育，故属正常变异型青春发育，并不似完全性 CPP 呈进行性进展，传统称之为单纯性乳房早发育、单纯性早初潮或单纯性阴毛早发育。

一、单纯性乳房早发育

单纯性乳房早发育（premature thelarche，PT）是一种不完全性中枢性早发育的常见类型，好发于6 月龄至 2 岁女孩，4 岁后少见。临床仅表现为单侧或双侧乳腺核增大，不伴乳头或乳晕发育，亦无乳晕色素增深，乳房发育呈非进行性表现，多维持在 TannerⅡ ~ Ⅲ，一般在半年左右自然消退，但也有数年才消退，甚至维持原来乳房发育大小持续至正常青春发育年龄。患儿除乳房发育外可无其他性征发育，如外阴或阴毛发育，骨骼生长速度正常，骨龄也在正常范围内，故预测成年终身高正常。有关 PT 的发病机制目前尚不完全明确，过去多认为可能是 HPG 轴的部分激活而致垂体 FSH 分泌增加，刺激卵巢分泌雌激素。近年来有学者提出，PT 的发生可能与婴儿期生理性的“小青春期（mini puberty）”相关，即在婴儿期 HPG 轴的暂时性兴奋亢进特征的延续，也有推测可能与乳房对雌激素敏感性较高有关。在临床观察中可见患儿 FSH 激发峰值明显高于 LH 峰值，而 LH 峰值仍在青春期前水平或轻度升高（FSH/LH 比值≥1），E_2 在发育期前水平；B 超显示子宫、卵巢亦处青春期前大小，故应注意与完全性 CPP 鉴别。大部分 PT 患儿病程呈自限性，无需特别处理，但部分患儿也可逐步转化为完全性 CPP，因而确诊后仍要定期随访。对个别体征相对明显（如 B3 期）者可短期慎用甲羟孕酮（medroxyprogesterone acetate），小剂量炔睾醇［达那唑，danazol，3 ~ 7mg/（kg·d）］或酮康唑［ketoconazole，4 ~ 8 mg/（kg. d），分 2 次口服］，一般 1 ~ 2 个月乳房即会退缩。须强调应用中注意药物副作用，症状缓解后应即停药。

二、单纯性阴毛早发育

单纯阴毛早发育（premature pubarche）又称单纯性肾上腺早发育（premature adrenache），亦属变异型青春发育，是指女孩8岁前、男孩9岁前出现阴毛发育。好发年龄多在3～8岁，女孩多见，男女之比约为1 ∶ 10。临床可见阴毛早发育，但无其他第二性征发育，可伴腋毛同时发育，但可无痤疮。女孩可无其他男性化表现（如阴蒂肥大）。其发生可能与肾上腺皮质网状带过早发育而过渡分泌肾上腺源性雄激素有关。另有学者提出本病可能涉及17α－OH、3β－HSD酶的功能缺陷，以及DHEA作为GABA受体A的拮抗剂参与青春发育的神经内分泌调节。阴毛早发育主要为排除性的临床诊断，故应主要与迟发型先天性肾上腺皮质增生症（CAH）、库欣综合征、肾上腺或卵巢的男性化肿瘤等疾病相鉴别。此外，本征虽属正常发育的变异类型，但目前都认为其并非类同于PT，尤其应注意青春发育期后多囊卵巢综合征（PCOS）的潜在风险。

三、单纯性早初潮

单纯性早初潮（premature isolated menarche）是指女孩在9岁前无任何其他第二性征情况下出现阴道出血，但之后仍可至正常青春启动年龄开始发育。本征确切病因不明，婴儿期患儿可以是由于“小青春期”E_2水平波动较大所致，也可是McCune－Albright综合征和甲减患儿发生性早熟的首发症状。其主要鉴别诊断应包括外源性雌/孕激素误服后的撤退性出血、卵巢新生物致雌激素升高并波动引发出血（如单纯性卵巢囊肿、卵巢颗粒细胞瘤）等。

（魏桂梅）

第三节　非促性激素释放激素依赖性性早熟

非GnRH依赖性性早熟（GnRH independent precociouspuberty，GIPP）亦称外周性性早熟，是由于某些原因引起体内性甾体激素水平升高，造成第二性征过早发育。其主要病理特征是性类固醇激素合成分泌增加，而HPG轴并未兴奋启动，垂体促性腺激素不增加，故无性腺发育。因此，临床上与GnRH依赖性性早熟（CPP）主要鉴别之处是其无性腺（卵巢或睾丸）器官增大，性征发育也不呈进行性。主要生化特征是血性激素水平高于青春期前水平，但GnRH激发后的LH和FSH峰值却呈极低水平状态。

一、McCune－Albright综合征

McCune－Albright综合征（MAS）是一种由G蛋白偶联受体（GTP－binding protein coupled receptor，GPCR）的关键性信号转导分子Gs蛋白α亚基（Gsa）缺陷所致的散发性G蛋白病，临床具有皮肤咖啡色素斑、多发性骨纤维发育不良和内分泌异常（甲状腺、肾上腺、性腺和垂体）的三大特征，并以女孩居多。MAS患儿内分泌腺体自主性功能亢进的发病机制与Gsa编码基因（GNAS1）激活性突变有关。已知GPCR需与G蛋白Gsce偶联后才能被刺激激活，当GNASI基因激活性突变，即可传递和活化腺苷环化酶（AC），使之产生细胞内信使cAMP，后者再由蛋白磷酸化等启动细胞内信号级联反应，表现为在无促性腺激素刺激下的靶腺组织（如卵巢）自律性激活，分泌过量雌激素。

MAS 的临床表现不尽相同，典型病例可同时或逐个发生经典“三联征”，①性早熟：为非 GnRH 依赖性性早熟，是本病女孩的常见表现，常于 4 岁左右起病，乳房发育，乳晕和小阴唇着色，阴道分泌物增多，并可有不规则出血。男孩可仅见巨大睾丸。外周血 LH、FSH 水平极度低下，GnRH 激发后也不升高，血 E_2、睾酮可在青春发育中期水平，严重者更高。骨龄因 E_2 增高而成熟提前，并伴线性生长加速。B 超显示子宫增大，内膜增厚，而卵巢容积一般无明显增大，但可见卵泡增大，或见卵巢囊肿，多见单侧并可自行消退，但严重者也有双侧多发囊肿，而使卵巢亦相应增大；男孩可见睾丸内小结石（被称为“暴风雪样睾丸”）。②多发性骨纤维发育不良（polyostotic fibrousdysplasia）：病变可见于任何骨，但多见于颅骨，尤其是气窦骨，临床可见顽固性鼻窦炎甚至传导性耳聋。颅面骨受累增厚隆起时可见患儿颅面部不对称。长骨受累致骨皮质变薄而易骨折。X 摄片可见纤维性骨炎改变。血骨碱性磷酸酶、骨钙素及尿羟脯氨酸均增高。③皮肤咖啡色素斑：身体任何部位均可出现咖啡牛奶色素斑，其边缘不规则犹如“海岸线”。色素斑不高出皮面，所在部位汗毛正常（有别于痣），但可大小不一，小者散在如钱币大小，大者融合成片，甚者可占据半截躯干。色素斑常于骨病变同侧。另外，MAS 患者还可见皮质醇增多症、分泌生长激素（GH）、催乳素（PRL）的垂体腺瘤、甲亢及甲旁亢等。值得注意的是，具有典型“三联征” MAS 的临床诊断并不困难，但由于本病累及内分泌及非内分泌病症，且症状出现早晚不一、严重程度亦不一，故应注意不典型患儿的早期诊断。女孩外周性性早熟常常是 MAS 首发症状，并注意骨骼和皮肤病变，常规检查甲状腺、肾上腺和腺垂体相关激素水平。

关于 MAS 的临床治疗主要包括以下几方面。

1. 性早熟　由于 MAS 的性早熟是 GIPP，故 GnRHa 治疗无效。主要治疗原则是抑制性类固醇激素合成。①酮康唑：4～8mg/（kg·d）（最大 600mg），分 2 次口服，能使症状迅速控制，但卵巢囊肿依然存在，治疗中应注意检测肝功能，大剂量治疗需注意皮质醇水平，当乳房缩小、阴道出血停止、血 E_2 水平回落后即停药。②达那唑：一般初始剂量为 10mg/（kg·d），睡前顿服，最大量 400mg/d，服药 10～14d 减量至 3～7mg/（kg·d），并建议同时加服螺内酯［spironolactone，1mg/（kg·d）］，以对抗雄性化副作用。③环丙孕酮（cyproterone acetate）：能有效拮抗雄激素受体而具很强抗雄激素作用，50～100mg/m²，分 2 次口服，但儿童应用经验较少。芳香化酶抑制剂包括睾内酯［testolactone，40 mg/（kg·d）］、阿那曲唑（anastrozale，1mg/d）和来曲唑［latrozole，1.5～2.5mg/（kg·d）］等，目前国内仅有来曲唑和阿那曲唑，是近年来较有潜力的 GIPP 治疗手段，但临床资料尚有限，仍需进一步临床周密观察。他莫昔芬（tamoxifen）是一种雌激素受体拮抗剂，20mg/d 能有效缓解 MAS 临床症状，其抑制性征发育可获一定疗效，但卵巢和子宫容积往往可增大，这是由于他莫昔芬具有选择性受体拮抗作用所致，对雌激素的阻断作用不完全，故应在治疗期间定期超声检测，并仍需注意药物的安全性和有效性观察。对以卵巢持续性激活的 MAS 患儿，应注意上述药物的交替使用，以避免或减少药物副作用；而对卵巢复发性激活的 MAS 患儿因症状会自行缓解，无需外科干预（包括单纯卵巢囊肿剔除术）。但近年有对症状明显、E_2 水平较高而药物控制不良者实施在超声指引下的经皮穿刺囊肿液吸除，可见一定疗效。

2. 多发性骨纤维发育不良　可采用帕米膦酸钠静脉输注，以阻止破骨细胞破骨，因而能良好改善骨痛症状，但并无影像学骨病变的缓解。剂量按 1.0～1.5mg/（kg·d），连续 3d 为一疗程，每 4 个月可重复疗程。

3. 其他治疗　当 MAS 转变为 CPP 时仍可采用 GnRHa 治疗；合并甲亢者治疗同 Grave's 病，但因无自身免疫机制，无需长期用药，症状缓解后即可停药。对肾上腺皮质功能亢进（尤其是呈腺瘤病变时）者可采用手术治疗。MAS 骨病变累及鼻窦者需手术刮除增生的纤维骨。

二、家族性男性性早熟

家族性男性性早熟（familial male－limited precociouspuberty，FMPP）以往亦称特发性睾酮毒血症（idiopathictestotoxicosis），其主要特征是血睾酮达青春期水平的性发育，但无 HPG 轴的兴奋发动，垂体促性腺激素水平仍处青春期前水平。本病遗传模式为性限制性（男孩）常染色体显性遗传，其外显率 >90%，并以家族性发病为主。FMPP 的发病机制涉及睾丸间质细胞上的 LHR 异常，即在无 LH 刺激下受体发生自律性持续激活。其分子病理缺陷亦与 Gsd 突变有关，造成激活的 GDP 结合蛋白使细胞内 cAMP 产生增多，由此启动细胞内信号级联反应。临床主要表现为男性外周性性早熟，生殖器增大，阴茎增长、增粗，性毛早现。因生精小管发育故睾丸可增大，此较难与 CPP 鉴别，但 GnRH 激发后无 LH、FSH 的青春期反应峰值，仅见外周血睾酮显著增高，此是与 CPP 的鉴别之处。尽管有证据表明患儿至成人期可能会出现性腺功能早衰，但并不影响其生育功能。

目前对 FMPP 的临床治疗主要基于抑制睾酮合成分泌或拮抗其雄性化作用，前者可选择酮康唑和芳香化酶抑制剂，后者可用螺内酯或氟太胺（flutamine）、保列治等。酮康唑剂量可用至 200mg，q12h～q8h 口服，但因该剂量较大，需密切注意副作用；氟太胺每日 250mg 分次口服；芳香化酶抑制剂（阿那曲唑和来曲唑）治疗剂量同 MAS 所述。

三、性腺和肾上腺肿瘤

是一类由于肿瘤组织分泌性激素或促性腺激素（HCG）所导致的外周性性早熟疾病，临床相对少见，但却是 GIPP 很重要的病因。通常幼儿阶段的生殖细胞瘤（germ celltumor，GCT）多见性腺或性腺外的畸胎瘤、内胚窦瘤（卵黄囊瘤）等，而青春期和成年早期的生殖细胞瘤则多见睾丸精原细胞瘤、卵巢畸胎瘤、无性细胞瘤、混合型恶性生殖细胞瘤，以及纵隔或中枢神经系统的性腺外畸胎瘤及恶性生殖细胞瘤等。由此可见 GCT 是儿童性腺肿瘤的主要类型，约占睾丸肿瘤的 90%、卵巢肿瘤的 20%。其中睾丸肿瘤大多为恶性，而卵巢肿瘤大多为良性。

生殖细胞瘤的临床表现取决于肿瘤细胞分泌的激素类型（雌激素、雄激素或两者皆存），主要包括性早熟相关的临床表现，多见于男孩。由于 HCG 受体类同于 LH 受体，肿瘤分泌的 HCG 直接作用于睾丸间质细胞，产生大量雄激素，故表现为外周性性早熟。外周血睾酮明显升高，而促性腺激素受反馈抑制明显降低。此外，由于肿瘤细胞含有芳香化酶，能使雄激素转化为雌激素，故会呈现男孩乳房发育。女孩则表现为同性性早熟；除性早熟外，肿瘤组织所在部位可产生相应症状，如位于头颅鞍区 GCT 可出现“三联征”，包括垂体前叶功能低下、尿崩症和视力损害。纵隔 GCT 在小年龄患儿可能仅表现非特异性呼吸道症状；年长儿可主诉胸痛、气促及上腔静脉综合征表现。但无论何种部位肿瘤，在早期除性早熟外，局部症状往往不明显而导致肿瘤定位诊断困难。引起性早熟的 GCT 的临床诊断流程应为：①确定外周性性早熟。②肿瘤标志物检测：对 GIPP 患者应常规筛查血 HCG，并对增高者进一步检测 AFP 和 LDH 等。因不同类型 GCT 的肿瘤细胞标志物也有不同，如绒毛膜癌、性腺母细胞源性肿瘤及较原始的 GCT 均能分泌较大量的 HCG，而精原细胞瘤性 GCT 患儿的血 LDH 水平会显著升高。③影像学检查（X 线、超声、CTMRI）：在儿科由此进行病灶定位有时较困难，因早期肿瘤相对较小时局部症状不明显，即使血 HCG 升高也很难发现占位病灶，故须强调对一时未能发现病灶者仍需密切随访观察。由生殖细胞导致的 GIPP 主要是病因治疗，包括进行手术及术后的放、化疗治疗。

四、外源性性甾体激素与性早熟

外源性的雄激素或雌激素的使用均可导致儿童第二性征发育。广为使用的外源性性激素包括口服避孕药，外用的含性激素制剂，包括含雌激素的护肤美容产品；含雄激素的外用强壮剂等。婴幼儿皮肤较嫩、血管丰富，外用药可经皮肤吸收入血而引起早熟。另外环境激素影响导致儿童性早熟亦逐步被重视。对此类 GIPP 患儿通过病史询问即可做出明确诊断。一般无需特别处理，但须去除外源性性甾体激素来源，避免再次接触污染。

（魏桂梅）

第四节 青春期发育延迟和性幼稚

性发育包括生殖器官的形态发育、功能发育和第二性征发育。一般男、女孩青春期性发育均循一定顺序进行，即其开始时间、进展速度和终止时间均有一定规律性。

青春期性发育延迟尚无统一标准，Marshell 和 Tanner 提出：青春期和性发育开始年龄落后于正常儿童平均年龄 2.5SD 以上。目前多数学者接受标准为女孩 13～13.5 岁未出现乳腺发育，15 岁无阴毛生长，18 岁未见月经初潮或乳房 B2 期后 5 年未见月经。男孩到 14 岁时睾丸容积 <4ml 或 G2 与 G3 之间相隔 4 年以上称性发育延迟。

一、体质性青春发育延迟

（一）临床表现

体质性青春发育延迟（constitutional delay of growth and puberty，CDGP）是指男孩或女孩达到正常青春发育年龄仍未见第二性征发育（男性睾丸增大、女性乳房增大等第二性征），但最终都能自发进入青春发育。一般在 18 岁后则很少产生体质性青春发育延迟。

正常青春发育的启动时间有一定年龄范围，我国少女初潮年龄，根据上海瑞金医院 1987—1990 年对 10～15 岁少女纵向跟踪 3 年调查结果，初潮年龄为 12.51 ±0.97 岁，香港报告少女初潮年龄平均为 12.7 岁。国外报告正常白人女孩在 12 岁或 13 岁时尚未出现乳房发育只占 2.3% 和 0.4%，黑人女孩 13 岁时全部进入青春发育。

CDGP 是青春期性发育延迟最常见原因之一，病因尚未明了。目前认为主要原因是下丘脑促性腺激素释放激素（GnRH）脉冲发生器激活延迟，导致进入青春期不能产生足够的促性腺激素（FSH、LH）促使性腺发育和第二性征的产生。此外，动物实验提示可能与 Otx－1 基因受损有关，该基因对维持垂体发育和功能极其重要。另外，该病与遗传因素密切相关，该病发生常有家族史，常有母亲月经初潮年龄延迟或父亲、同胞兄姐妹有青春发育延迟史，然呈现的常不符合孟德尔遗传方式。其他与营养、环境因素有关。

体质性青春发育延迟患者出生时，身高与体重一般正常，出生后最初几年生长发育速度相对较慢，常伴体质性矮小，身高常位于正常儿童身高的第3百分位或低于此值，但与骨龄常相吻合，上下部量比例正常。骨龄、促性腺激素和性激素水平与年龄不相称，低于年龄的正常值。生长激素水平低下，甚至可达到生长激素缺乏症水平。当摄入小剂量性激素后可恢复到正常。男孩当骨龄达12～4岁，女孩骨龄达到11～13岁时会出现青春期的LH分泌增加，初期夜间出现，以后白天亦出现脉冲式LH分泌峰。对LHRH激发试验反应低于生活年龄，但与骨龄相符。

（二）治疗

一般不需治疗，精神上支持。青春期发育延迟患者应找医师咨询，是否会发生自发性正常青春发育。有些患者心理压力重，难以承受同龄人取笑，常有严重抑郁、沮丧，应进行心理治疗。对男性年龄达到14～15岁和女性年龄达到12～13岁时仍无明显性征出现者可用小剂量性激素诱导性成熟，多数病例经2～6个月治疗将会引起第二性征发育和轻度身高增长。小剂量短期性激素应用不会加速骨龄的进展，一旦激素停止治疗3～6个月，又发现发育终止，应寻找其他原因。血浆睾酮维持100～300ng/dl水平或HCG 1 000～4 000u肌内注射，每周1～3次。睾酮治疗不会引起性毛发育，但HCG应用可能有助性毛生长，睾酮可增加少量内源性生长激素分泌，氧雄龙Oxandrolone治疗可加速第二性征发育、生长，但亦增加骨骼发育。

二、低促性腺激素性性腺功能减退症

低促性腺激素性性腺功能减退症（hypogonadotropichypogonodism，HHG）是由于下丘脑或垂体分泌GnRH或FSH、LH减少或缺乏，导致促性腺激素性性腺功能减退。

（一）中枢神经系统疾病

下丘脑、垂体肿瘤除影响下丘脑垂体性腺轴外，尚可影响ACTH、TSH、GH、PRL和加压素分泌，引起继发性肾上腺皮质功能低下，中枢性甲状腺功能低下，生长激素缺乏症和尿崩症，常见肿瘤有颅咽管瘤、生殖细胞瘤、神经胶质瘤和星状细胞瘤等。

1. 中枢神经系统肿瘤

（1）临床表现：引起青春期发育延迟的中枢神经系统肿瘤大多数为蝶鞍外肿瘤，累及LHRH合成、分泌，而垂体肿瘤影响Gn合成分泌较为少见。下丘脑、垂体肿瘤引起GnRH和Gn缺乏可以呈单纯一种，而更多见的是伴有其他多种垂体激素缺乏（如ACTH、GH、TSH和加压素缺乏，而分泌催乳素的垂体肿瘤催乳素水平是升高的）。由于肿瘤引起GH缺乏引起的生长速度减慢或停顿均发生于疾病发生期间或之后，而特发性或家族性全垂体功能低下引起的矮小症均发生于早期。婴儿期后出现全垂体功能低下，常提示颅内占位性病变。而婴儿期出现生长速度缓慢者，应注意中线发育缺陷。

颅咽管瘤是儿童常见的鞍上肿瘤，占儿童鞍区肿瘤50%，占小儿脑瘤7%～21%，它是最常见的非胶质源性脑部肿瘤，是颅咽管残留细胞即Rathke裂残余。最常见伴随下丘脑、垂体功能障碍和性幼稚。Rathke囊肿瘤通常发生在鞍上部位，来源于上皮残留部位，沿着垂体柄向上扩展至下丘脑，并可见于鞍内。颅咽管瘤通常在20岁前出现症状，发病年龄高峰在6～14岁。其症状是肿瘤侵入周围结构的结果。常见症状有头痛、视力障碍（视力减退视神经萎缩、视神经乳头水肿和视野缺损），身材矮小，生长速度缓慢，尿崩，每日饮水量可在4L以上，可有一个肢体或多个肢体无力，有青春发育延迟，缺乏第二性征、中枢性甲状腺功能减退和生长激素缺乏症状和体征。

（2）实验室检查：①多种垂体激素缺乏，包括Gn、GH、ACTH、TSH、AVP等，而血浆催乳素水平升高。②骨龄延迟。③X线表现鞍上可见环形或斑点状钙化，如伴发颅内压增高，则可见颅缝裂开，指纹压痕增多。CT表现：如位于鞍上，见圆形、椭圆形或不规则形，边界清晰的均匀性低密度囊性病变，约占60%，其余为等密度混杂密度。瘤内钙化在儿童期多见，增强后肿瘤呈环形强化和分层样均匀或不均匀性强化。较大肿瘤可导致第3脑室变形、移位和梗阻性脑积水。在MRI上多表现为混杂信号，囊性病变含蛋白质量少时，T_1像上信号稍高于脑脊液信号强度，T_2像上为高信号，如囊内含大量胆固醇结晶、正铁血红蛋白，是短T_1长T_2信号，钙化为低信号强度。

（3）治疗：较大的鞍上肿瘤通常需开颅手术，鞍内肿瘤可经蝶骨显微外科手术。本病复发率很高，根据40例外科切除术后，未进行头颅放射治疗，复发率达42%。根治手术常导致全垂体功能低下，需用激素替代治疗（包括性激素、糖皮质激素、甲状腺素），有50%患者术后发展成肥胖，可能与腹侧正中核损害有关。

性幼稚可由其他鞍外肿瘤引起，侵犯下丘脑，如生殖细胞瘤、异位松果体瘤、不典型畸胎瘤、无性细胞瘤等。生殖细胞瘤较为少见，常见症状有烦渴、多尿、视力障碍、视野缺损、生长和青春发育异常、促性腺激素缺乏和颅内压增高。CT表现在松果体区或第三脑室见稍高密度、边界清类圆形肿块，呈均匀性强化，有部分呈等密度形态不规则，有小的低密度坏死灶和斑点状钙化。生殖细胞瘤易侵犯第三脑室后部及导水管，可导致脑积水。畸胎瘤形态不规则，边界清，因肿瘤内含脂肪、牙齿或骨骼而呈低、等和高密度相间的混杂密度。

2. 神经系统其他病变　累及下丘脑、垂体功能，如组织细胞增多症、韩雪柯综合征、垂体炎、动脉瘤、脓肿、创伤、肉芽肿性疾病（如结核、结节病）、真菌性疾病和铁质过多等。

（二）孤立性促性腺激素缺乏（特发性低促性腺激素性性腺功能减退症）

1. Kallmann综合征　Kallmann综合征（Kallmann s yndrome，KS）又称性幼稚嗅觉丧失综合征（hypogonadotropic hypogonadism and anosmia，HHA），是临床上较为常见的促性腺激素释放激素（GnRH）缺乏症。1944年由Kallmann首先报告。临床上可分家族型和散发型，以性腺发育障碍、性功能不全及嗅觉丧失为特征。

KS属一种遗传性疾病，可呈常染色体显性、隐性及X连锁遗传，其中常染色体显性遗传约占64%，常染色体隐性遗传约占25%；X连锁遗传占11%左右。本症确切病因及发病机制尚未完全明了，推测与基因异常和发育缺陷有关。在胚胎发育过程中GnRH神经元由嗅上皮、嗅板移至下丘脑、隔区和视前区内侧部过程中发生障碍，致使下丘脑GnRH分泌缺陷和嗅神经萎缩。目前已知GnRH神经元与嗅神经共享同一迁移途径。1992年Bick等首次报告KALI基因缺陷与KS分子病理相关。嗅因子（anosmin）产物由KAL1基因编码，由680个氨基酸残基组成，其分子结构与相关的神经发育蛋白质有一定同源序列，具有抗丝氨酸蛋白酶及细胞黏附分子功能，参与调控GnRH、嗅神经元的迁移。KAL1基因是X连锁型KS相关的易感基因，位于X染色体短臂（Xp22.3）区段，基因全长120～200kb，由14～19个外显子组成。家族性KS患者KAL1基因突变率可达14%，而散发型KS则为11%。KALI基因缺陷主要为编码基因点突变，包括剪切位点碱基置换，编码区移码、无义、错义和碱基丢失，而基因大片段缺失少见。

因临床上发现本征女性亦可患病，先证者双亲表型可正常，由此提出 KS 分子病理并非只涉及 X 染色体，亦可涉及常染色体基因缺陷。20 世纪 90 年代细胞遗传学研究发现新生染色体平衡易位（7；12q22；q24）现象，1995 年 Schinzel 等报告染色体重排所致的不平衡易位 der（1），t（1；10）（q44；q26），故推测第 1 号染色体长臂远端（1qter）可能含有常染色体遗传型 KS 相关的候选基因。

（1）临床表现：男性多见，大多数发现年龄较早，婴幼儿表现为隐睾和小阴茎，少数可在青少年或成人期起病，临床表型可呈多种多样，重者表现性器官似幼儿型，第二性征缺乏、隐睾，轻者表现性器官发育不良，甚至可有生育能力。男性患者可伴乳房发育、色盲、神经性耳聋、渴感异常、兔唇、腭裂。如系 X 连锁遗传可伴单侧肾发育不良，共济失调；而常染色体遗传可伴有先天性心脏病、智力落后及生长落后等。女性携带者可表现部分缺陷，如嗅觉减退、月经初潮延迟、月经不规则，但生育能力常正常。

（2）实验室检查：血清 FSH、LH 及睾酮水平明显降低，甚至不能测出。GnRH 激发试验，第一次注射，血浆中 LH、FSH 反应低或无反应，但多次注射 GnRH 后可见正常反应或高反应。绒毛膜促性腺激素（HCG）激发试验，单独 1 次睾丸 Leydig 细胞对 HCG 反应差，经 6 ~ 8 周刺激，血清睾酮可达到正常水平。

头颅 MRI 检查，部分病例可呈现嗅觉皮层脑回发育不良，嗅球、嗅束缺失，大脑嗅沟非对称性发育不良。

诊断根据临床表现：①男性多见；②一个家族中可有多人发病；③有先天性嗅觉缺失或减退；④性腺发育不良，儿童期常有隐睾、小阴茎，青春期不出现第二性征，腋毛、阴毛稀疏或呈女性分布；⑤血清 FSH、LH、T 水平明显降低；⑥睾丸活检可见间质细胞数目减少或完全缺如，细精管内缺乏精子；⑦头颅 MRI 示嗅觉皮质脑回发育不良、嗅球、嗅囊缺如等。常见人类下丘脑垂体性腺轴单基因病引起低促性腺激素性腺功能低下。

（3）治疗：本病治疗具有一定年龄依赖性，多数患者睾丸对促性腺激素治疗反应良好。为了维持性功能及第二性征或 FSH 缺乏不严重患者可用睾酮制剂，对较重患者或促进生育能力，则应用 HCG 和 HMG，HCG 2 000U 每周注射 3 次，可促进睾丸间质细胞成熟，分泌睾酮，并促进生精小管增大，长期治疗有望获得性成熟。如未能达到目的，可加用 HMG75 ~ 150U 每周注射 3 次。对 13 ~ 14 岁男孩应开始给予长期雄激素补充治疗，方法为庚酸睾酮 50 ~ 100mg，每 2 ~ 4 周肌注 1 次；在随后 3 ~ 5 年中剂量逐渐增加到 200mg，每 2 周注射 1 次，促进第二性征的完全发育并维持其功能。性腺功能不全者需终生替代治疗。

GnRH 脉冲式给药治疗：应用携带式蠕动泵设定间歇时间，周期性皮下注射 GnRH，间隔时间一般为 90 ~ 120min，每次皮下注射剂量 5 ~ 25μg 或 25ng/kg，连续 3 个月，男性会出现青春期变化，LH、FSH 水平升高，精液中出现成熟的精子，连续治疗 1 年可有生育能力。但也有小部分患者治疗反应差，需用较大剂量，甚至可达 200ng/kg。女性患者类似男性，每月给药 20d，共排卵率达 90%，受孕率达 50% ~ 60%。如治疗效果差者，可加大剂量至 100ng/kg。

2. 性联先天性肾上腺发育不良和低促性腺激素性腺功能低下（X – linked congenital adrenal hypoplasia and hypogonadotropichypogonadism） 性联先天性肾上腺发育不良伴低促性腺

激素性腺功能低下是较为少见的肾上腺组织发生学疾病，主要是由于 Dax－1 基因突变或缺乏，在婴儿和儿童期表现为肾上腺皮质功能低下（糖皮质激素和盐皮质激素），在青春发育期出现低性腺激素性性腺功能减退和下丘脑－垂体其他功能障碍，部分病例可伴邻近基因综合征（contiguous gene syndrome），如甘油激酶缺乏症（glycerol kinase），鸟氨酸氨甲酰基转移酶缺乏症和 Duchenne 肌营养不良（Duchenne's muscular dystrophy，DMD）。

DAX1 基因是核受体超家族成员之一，位于 X 染色体短臂 Xp21，全长 5kb，包含 2 个外显子和 1 个内含子，含 470 个氨基酸蛋白质。Dax－1 在肾上腺、下丘脑、垂体和性腺均能广泛表达，并对其发育和功能起着重要作用。Dax－1 启动子包含类固醇生成因子 1（Steroidogenic factor－1，SF－1）、Dax－1，可在肾上腺、性腺、下丘脑和垂体中表达，两者能够调节类固醇激素合成及生殖相关的多种激素和酶的合成和基因转录。

（1）临床表现：

1）原发性肾上腺皮质功能减退：典型的 DAX－1 基因突变表现在婴儿早期症状（出生至 2 个月占 60% 左右；1～10 岁占 40%）。婴儿早期表现失盐危象，有呕吐、纳呆、嗜睡、持续性黄疸、皮肤色素沉着、休克；在儿童期症状与体征常无特异性征象，一般表现虚弱、厌食、恶心、轻度腹痛、呕吐、嗜盐食物、低血压。皮肤色素沉着、阳光暴露部分更明显，此外，阴囊、会阴、乳晕、皮肤皱褶和易反复受损部位、肘、踝和膝部等。

2）低促性腺激素性性腺发育不全：婴幼儿常有隐睾、小阴茎和泌尿生殖道异常，青春期年龄缺乏性发育，如睾丸小及阴毛、腋毛缺如。有少数报告患者有自发性青春期性腺发育，但很少达到 Tanner 3 期或 3 期以上，有生育能力者极为罕见。

3）电解质和激素变化：婴儿期出现肾上腺皮质功能低下，表现低钠、高钾血症、低皮质醇、醛固酮血症，血浆肾素活性和 ACTH 水平升高。血清脱氢表雄酮（DHEA）和 DAEAS 水平降低。促性腺激素和性激素水平降低，LH 脉冲式分泌缺乏或不规则。

有少数报告患者在婴儿期有正常的下丘脑、垂体、性腺轴功能，出现真性性早熟。这些均说明：儿童早期 LHRH 脉冲发生器、垂体和性腺组织均正常，下丘脑－垂体性腺轴功能是完整的，在儿童期或青春前期，LHRH 和 GH 缺陷不是主要特征。

1999 年首次报告女性患者 Dax－1 突变，基因转换导致纯合子，有显著性腺功能低下，但卵巢发育正常，肾上腺皮质功能正常。家族中有 2 例典型 X 连锁的先天性肾上腺发育不良杂合子，但生育功能未能受影响。Seminara 报告 1 例女性 Dax－1 结构移位突变，有明显青春期延迟。Tabarin 报告 1 例男性 28 岁，系 Dax－1 1439s 错义突变，发现有轻度肾上腺皮质功能不全和不完全低促性腺激素性腺功能低下，有严重精子减少，对 HCG 治疗反应差。

（2）治疗：首先接受糖皮质激素替代治疗，常用氢化可的松，每日口服 10～30mg，或醋酸可的松 12. 5～37. 5mg，一般不超过 37. 5mg，分 2 次口服，饭后口服为宜。进入青春期后，可用促性腺激素，促进第二性征发育和提高睾酮水平，并可诱发精子生成。常用有人绒毛膜促性腺激素（HCG）和人绝经期促性腺激素（HMG），前者具有明显的 LH 样作用，后者则类似 FSH 样作用。两者联合应用仍有相当数量患者不能诱发精子生成；两者长期联合应用可使睾丸受体减少从而导致促性腺激素敏感性下降。

脉冲式 GnRH 治疗，可模拟 GnRH 脉冲释放，但治疗效果不够理想。

3. 单纯促性腺激素缺乏症　本症较为少见，有报告有一些家庭成员中患有单纯性促性腺激素缺乏，而无 Kallmann's 综合征的临床表现。常呈常染色体隐性遗传，亦有呈散发性病例报告。该病可能由于 GnRH 基因编码突变导致 GnRH 缺乏。患者身高正常，可以达到正常成人高度。有类宦官样骨骼比例（上/下部量比例减小），小阴茎，隐睾或睾丸容积 < 2.5ml。有正常的肾上腺早现表现。亦有报告单纯性 FSH 缺乏，女性呈原发性闭经，检查发现 FSH β - 亚单位编码基因突变，纯合无义突变，精氨酸 554 终止或结构框架改变等，单 - FSH 亚单位基因突变，一般不影响或延迟女性青春期出现，低水平 FSH 和低 FSH 受体活性，仍可足够维持雌激素分泌而诱导青春期。实验室检查 LHRH 激发试验常常缺乏正常的 LH 反应，或与骨龄相称的 LH 脉冲分泌，血浆 FSH、LH 和原促性腺激素水平低下，骨龄常延迟。

三、特发性遗传性多种垂体激素缺乏

本病又称家族性多种垂体激素缺乏症（familial combindpituitary hormone deficiency，CPHD），较少见。本症发生常有家族史或父母系近亲结婚，可呈常染色体隐性遗传、常染色体显性遗传及 X 连锁遗传，但也可呈散发性。本症发生与 Pit - 1 和 Prop - 1 基因突变有关。该两基因是 Pou 同源转换域（Pit - 1、Oct - 1、Unc - 86）转录因子家族成员，在垂体发育中有重要作用。Pit - 1 基因和 Prop - 1 基因突变引起 CPHD。

（1）CPHD 临床表现：表现侏儒、生长速度减慢等 GH 缺乏症外，尚可有其他多种垂体激素缺乏，其次序为 LH、FSH、TSH、ACTH 等。GH 药物激发试验无反应，GH 常不能测到。PRL 水平很低，TRH 激发试验亦无反应，但基础 TSH 可以为正常低限或检测不到，有些病例可表现明显甲状腺功能减退症状，GnRH 激发试验常无反应，有性腺发育不良。MRI 示垂体萎缩，但也可以正常。

有报告 Prop - 1 基因突变引起多种垂体激素缺乏可伴正常身高和缺乏青春发育。有报告 1 例 28 岁女性表现原发性闭经，缺乏青春发育和身高正常，患者 15 岁前身高明显矮小，无青春期生长加速，但她持续生长至 20 岁。实验室检查示 GH、LH、FSH 缺乏和低水平 TSH 和 PRL，MRI 示垂体发育不良。

（2）治疗：可以多种垂体激素的相应激素替代治疗，如 GH、甲状腺素和性激素等。如有 ACTH、甲状腺素同时缺乏则先补充氢化可的松，使血皮质醇水平达到正常水平，然后补充甲状腺素，如先补充甲状腺素，可能造成肾上腺皮质危象发生。

四、其他

（一）Prader - Willi 综合征

Prader - Willi 综合征（PWS）1956 年首先由 Prader、Labhart 和 Willi 氏提出，其发病率约 1/25 000。细胞遗传学和 DNA 分析研究表明：PWS 患者多数有 15 号染色体畸变，90% 为单个缺失，10% 为不平衡位，或缺失发生于 9 号染色体近端着丝粒或短臂，从而导致 15pter - q11 ~ q12 丢失。15q11 ~ q13 基因异常包括印记基因异常。通过体细胞核型分析即可知印记基因来自父母亲中哪一方。

（1）临床表现：新生婴儿期表现肌张力明显减退，呼吸困难、喂养困难，常被迫用奶瓶喂养，生长迟缓。从婴儿开始到 6 岁随着肌张力改善开始肥胖，特别下腹部、臀部和大腿，超重 30% ~ 40%，有 10% ~ 20% 患儿可伴发糖尿病（可呈现胰岛素抵抗和非胰岛素抵抗两类），身材矮小，手足过小，两者与 GH 分泌不足有关。外貌特异、额高而窄、杏仁眼、三角形嘴、斜视、智力低下、智商在 20 ~ 80，大多为 40 ~ 60。生殖器呈小阴茎和隐睾、性腺功能低下、青春期发育延迟、男性不育、女性不孕。性格固执而狂热，食欲良好。可伴指（趾）弯曲、并指（趾）、耳廓软骨发育低下、脊柱侧突等。母怀孕时可注意到胎儿活动无力，常为臀位产，出生时体重不足。

头颅核磁共振显像发现86%的PWS患者垂体发育异常，常伴垂体多种激素缺乏和下丘脑功能紊乱。肌电图正常，肌肉活检无明显病理发现，但电镜可显示肌质网（sarcoplasmic reticulum）及肌丝（myofilament）结构异常。

（2）治疗：由于本征常伴下丘脑、垂体功能紊乱导致身材矮小、身体组成成分异常、认知能力降低和行为异常，肥胖类似GH缺乏症，2000年美国FDA首先批准GH治疗PWS。Carrel报告54例PWS用GH治疗3年，GH剂量1mg/（m^2·d）≈0.03mg/（k·d），患儿身高增长速度加快，骨密度（BMD）和瘦组织（LBD）增加，而身体脂肪量减少，患者的灵活性和能量消耗明显得到改善。

对性激素缺乏可采用性激素替代治疗，对糖尿病可根据糖尿病性质给予饮食控制、降糖药物和胰岛素治疗。

（二）性幼稚、色素性视网膜炎、多指（趾）畸形综合征（Bardet - Biedl综合征）

本综合征早在1865年首先由Laurence和Moon报告，1922年Biedl再次报告，并对本症作全面描述，故称Laurence - Moon - Biedl（LMBB）综合征，1970年Anmann指出：Laurence - Moon病与Bardet - Biedl综合征是不同的疾病。前者伴有截瘫而无多指（趾）和肥胖，Bardet - Biedl综合征特征有智力低下、色素性视网膜病、多指（趾）、肥胖、性腺发育不良、肾发育不良和身材矮小。本征属常染色体隐性遗传病，存在部分异质性，目前至少已有4个基因被定位，分别与11q13、16q21、15q22、3p12连续。常有近亲婚配史，男性多见。尸检中可发现大脑、下丘脑和垂体器质性病变，包括脑血管发育异常、脑萎缩、神经胶质细胞减少等。

（1）临床表现：①肥胖，以躯干为主。②性腺发育不良，男性可有尿道下裂、隐睾、小睾丸和小阴茎，女性有外阴发育不良、子宫小。③视网膜色素变性或黄斑部萎缩、色素性视网膜炎、夜盲等导致视力减退，甚至失明。其他尚可见眼球震颤、虹膜缺损、白内障、斜视、近视或远视和婴儿性青光眼。④智力低下，可表现出轻 - 中度的智力低下和语言障碍。⑤肾脏缺陷，包括结构和功能异常，最终呈慢性肾小球肾炎型损害，需进行血液透析或进行肾移植。

（2）实验室检查：可发现血清FSH、LH、睾酮（男性）、雌二醇（女性）水平降低，24h尿17 - 酮类固醇降低，睾丸活检示曲细精管内缺乏精子形成，但无曲细精管透明变性及萎缩现象，间质细胞无肥大性改变。肾脏功能障碍者可呈代谢性酸中毒，尿素氮、肌酐升高。脑电脑可呈轻度异常。

（3）治疗：尚无特殊治疗办法，性腺功能不全可行性激素替代治疗。

五、高促性腺激素性腺功能低下

（一）克莱恩费特（Klinefelter）综合征

又称精曲小管发育不全症（seminiferous tubuls dysgenesis），1942年首先由Klinefelter报告一组男性患者，表现乳房女性化、小睾丸；1959年Jakobs发现该征染色体为46，XXY。

精曲小管发育不全是最常见原发性睾丸功能减退症。在男性新生儿中发病率约为1/1 000，Yang报告1980—1997年收集11 000份羊水穿刺标本中，确诊本症为10例。临床表现为睾丸小而质地坚实，不育或生精障碍，男性乳房发育，身材较兄弟高大，体型呈阉体型，性毛细小，智商较低，常伴有其他异常如甲状腺功能异常，糖尿病，二尖瓣脱垂，晶体混浊，乳腺癌等。内分泌激素检查：血清促性腺激素（LH，FSH）升高，睾酮水平降低，雌二醇（E_2）可升高。

（1）发病机制：本症染色体核型特征最常见的为47，XXY，其次为46，XY/47，XXY；46XX/47XXY；46，XXY+t（13.14）；47XXY，15p；48XXYY。

发病机制是卵子或精子在减数分裂时不分离或受精卵在有丝分裂时不分离，从而导致胎儿多出一条X染色体。若卵子在减数分裂时不分离，形成一个异常的XX卵子，与正常的Y精子结合，故出现XXY核型的受精卵。若精子在减数分裂时不分离，则形成XXY核型受精卵。若一个XY受精卵在有丝分裂时不分离。则出现XXY与Y两种子细胞，而XXY细胞存活并继续分裂，而Y细胞不存活而死亡。

（2）睾丸病理：①曲细精管基膜增厚，呈玻璃样变性，无弹力纤维，严重者曲细精管可完全纤维化；②曲细精管腔内常无精子；③间质细胞明显增生。

（3）临床表现：47XXY型占80%：①男性表型，从小身材细长，下肢较上肢长，儿童期表现阴茎短小，睾丸小而且质地坚实；青年和成人期仍表现阴茎小，睾丸小而坚实，男性化不全，性毛稀少，40%左右病例出现女性乳房发育；②行为异常，智商较正常人低10%～15%，说话晚，发音和表达能力差，有20%～30%病例有轻微或中度的紧张性震颤，行为幼稚，情绪不稳定，羞怯孤僻，判断力差，行为固执；③其他，偶有甲状腺功能异常，轻度糖尿病、糖耐量异常，二尖瓣脱垂，晶体混浊、乳腺癌，可有隐睾，尿道下裂，同性恋，脊柱侧弯，共济失调；④内分泌功能检查：青春期前LH、FSH和睾酮的基础水平和LHRH激发试验LH反应同正常同龄儿童；青春期后睾酮水平明显低下而FSH、LH水平增高，对LHRH激发试验FSH、LH呈强反应。

占15%的46，XY/47，XXY嵌合型的临床表现：因曲细精管变性和雄性化不足程度较47，XXY轻，男性乳房发育发生率低，少数病例可具有生育能力。多数患者在30岁以后出现性欲减退，阴茎勃起困难。

本病主要特征有①睾丸小而坚实；②第二性征发育不全；③男性乳房发育常见；④身材较高，上部量明显低于下部量；⑤血促性腺激素水平升高，睾酮水平降低；⑥缺乏精子或少精子；⑦睾丸病理主要是精曲小管病变；⑧有特征性染色体核型变化。

（4）治疗：对精曲小管变性所致的无精子症尚缺乏有效的治疗办法，男性化不足可用睾酮替代治疗，常用药物为十一酸睾酮（安雄Androil），开始120mg/d，分2次口服，2～3周改80～120mg/d。治疗中出现痛性阴茎勃起，水、钠潴留或高血压时，应减少剂量。庚酸睾酮200mg肌内注射，每2～4周注射1次。治疗期间定期测定促性激素、性激素和肝功能。血睾酮水平升至正常时间较快，但LH降至正常需数月之后，FSH水平不能降至正常。治疗初期可能加重男性乳房发育，这与睾酮转化为雌激素有关。

对男性乳房发育一般不会经睾酮替代治疗而消退，由于乳房发育对患者造成心理压力和乳房恶变可能，宜尽早施行乳房成形术。

（二）雄激素不敏感综合征（androgen insensitivitysyndrome，AIS）

AIS 是指靶组织对雄激素反应和代谢异常导致各类男性假两性畸形。包括①因雄激素受体（AR）基因突变导致不能对雄激素起反应；②雄激素代谢异常（5a 还原酶缺乏）引起双氢睾酮产生减少，导致青春期男性化不足。

先天性雄激素受体缺乏症又称睾丸女性化（testicularfeminization），是男性假两性畸形最常见的原因。实验证明：雄激素的作用是通过由 X 染色体编码的单一受体介导的，如 AR 蛋白发生缺陷，可使男性表型发生变异。根据表型临床可分两型。

1. 完全性雄激素不敏感综合征（complete androgeninsensitivity syndrome，CAIS） 或称完全型睾丸女性化，其发病率为 1/64 000～1/2 000 男婴。

（1）病因：患者染色体核型表现为 46，XY，有正常睾丸分化和内分泌功能，睾酮生物学活性正常，但由于 AR 基因缺陷，使睾酮在靶组织（尿生殖窦和生殖导管）作用异常。

AR 基因位于 Xq11～12，长度 >90kb，有 8 个外显子和 7 个内含子。外显子 1 为转录活化或转录调节域；2～3 为 DNA 结合域，负责编码两个锌指蛋白（Zinc finger protein）同靶基因 DNA 结合的受体蛋白；4～8 为雄激素结合编码域。现证明：任何编码域的缺失和点突变均可导致 AR 结构与功能异常。大多数雄激素抵抗患者 AR 基因系单核苷酸替代所致，由于单核苷酸替代导致 AR mRNA 剪接发生改变或 AR 的开放阅读框内出现提前终止密码子，使受体结构改变，如连同基因缺失或插入突变，可破坏完整 AR 蛋白的基本序列。有 5%～10% 患者是 At 基因的缺失或插入，缺失范围从单个或多个核苷酸到整个基因缺失，使患者不能表达完整的受体蛋白。

已报道 31 例 AIS 患者受体蛋白质分子上的 32 个正常氨基酸被置换或丢失，分布在 2～3DNA 结合域和 4～8 的激素结合域。

男性胚胎发育成正常男性表型除胎儿睾丸分泌足够睾酮外，外生殖器原基和前列腺结构需要有正常的 AR，才能使这些结构发育成正常男性生殖器官。由于受体缺陷，所以在胚胎期开始男性化不足或缺乏，外生殖器原基由于得不到足够的雄激素的刺激而自动分化发育成女性生殖器。但睾丸支持（Sertoli）细胞分泌中肾旁管（苗勒管）抑制因子（MIF）仍然有效，使患者中肾旁管不能发育成子宫和输卵管，故患者体内无子宫、输卵管，阴道为盲端。因中肾管衍生物输精管、精囊腺对雄激素无反应，故表现有睾丸而无输精管、精囊腺和前列腺等男性异常的生殖道。

（2）临床表现：出生时完全是女性表型，在腹股沟或大阴唇可扪及睾丸样结节，阴蒂不大，无子宫及女性生殖道。青春期可出现女性第二性征、乳房发育，但无月经、腋毛，阴毛稀少或缺如。阴道盲端，小阴唇发育差，附睾或输精管缺如或发育不良。睾丸精曲小管发育差、管径小，精原细胞少，无精子，间质细胞呈结节样增生，25 岁后睾丸恶变机会增加。

（3）实验室检查：血 LH 和睾酮水平升高，FSH 水平轻度升高或正常，E_2 升高，E_2/T 比值高，对大剂量的睾酮治疗无应答反应具有诊断意义。

（4）治疗原则：青春发育期后进行睾丸切除，然后给予雌激素/孕激素人工周期替代治疗；阴道过短可进行阴道假体扩张术。

2. 不完全性雄激素不敏感综合征（partial androgeninsensitivity syndrome，PAIS） 染色体核型 46，XY，有两性畸形外阴，外生殖器结节比阴蒂大而比阴茎小，阴唇或阴囊部分融合，隐睾，少数睾丸下降，但无生精，常伴尿道下裂，多见会阴型或阴茎型，中肾管（沃尔夫管）发育差，青春期乳房发育伴有稀疏的阴毛和腋毛。

CAIS、PAIS 与性腺发育不良不同，后者能对雄激素作出反应，但由于睾丸发育异常，不能生成或部分生成雄激素。

（1）实验室检查：血 LH 和睾酮水平升高，FSH 水平轻度升高或正常，E_2 升高，E_2/T 比值高，对大剂量的睾酮治疗无应答反应具有诊断意义。

（2）治疗原则：青春发育期后进行睾丸切除，然后给予雌激素/孕激素人工周期替代治疗；阴道过短可进行阴道假体扩张术。

（三）先天性睾酮生物合成障碍

睾丸合成睾酮需要 5 种酶参与，由胆固醇最后转变为睾酮。5 种酶是胆固醇侧链裂解酶（P450scc）：3β－羟类固醇脱氢异构酶（3β－HSD）；17－羟化酶（P450c17）；17，20－裂解酶（P450c17）17，20－裂解酶；17，β－羟类固醇氧化还原酶（17β－HSO）。前 3 种酶缺陷同时累及肾上腺和睾丸，属先天性肾上腺皮质增生症范畴；后 2 种酶缺陷只表达于睾丸。17β－HSO 是一种依赖于还原型辅酶Ⅱ（NADPH）微粒体酶，能将脱氢表雄酮（DHEA）、雄烯二酮和雌酮分别转变为雄烯二醇、睾酮和雌二醇（E_2）。睾酮生物合成中任何一个酶促步骤缺陷，均可导致睾酮水平下降，影响男性性分化和发育。

17，20－裂解酶反应裂解 C17，20 键，转化 C 21 类固醇 17－羟孕烯醇酮为 C19 类固醇 DHEA。

类固醇生物合成途径中第一步是通过转移蛋白类固醇急性调节蛋白（steroidogenic acute regulatory，StAR）介导；胆固醇转移穿过线粒体膜，在肾上腺、性腺中发生。大多数酶属于 P450 细胞色素家族，但 3β－HSD 和 17β－HSO 是短链醇脱氢酶家族。

影响睾酮生物合成的酶缺乏的有 P450scc、3β－HSO、P450c17 和 P450c17，20－裂解酶。

1. 类脂性肾上腺皮质增生症（P450scc）　本症是先天性肾上腺皮质增生症中最罕见的和最严重的类型。至今只有 30 余例报告。1955 年 Prader 和 Gurtner 报告 1 例男性假两性畸形伴严重失盐，尸解发现肾上腺明显增大，皮质细胞内充满着含胆固醇和胆固醇酯的类脂质，故称类脂质肾上腺皮质增生症。此症早期 Tilp 于 1913 年、Brutschy 于 1920 年有类似报告，类固醇皮质激素生物合成缺陷 Prader 和 Siebenmann 于 1957 年、Dhom 于 1958 年及其他学者相继作了阐述。

（1）发病机制：P450scc 基因位于第 15 号染色体上（15q23～q24），编码 482 氨基酸，具有 20α－羟化酶、22－羟化酶及 20，22－碳链酶的活性。在类固醇激素生物合成中，首先是胆固醇释放入线粒体外膜，然后通过线粒体内外膜之间水间隙弥散入内膜，此过程较为缓慢，需要 StAR 来快速调节，使胆固醇迅速转变为孕烯醇酮。P450scc 是由于类固醇激素合成的依赖型 StAR 基因突变所致，而不是由 P450scc 基因突变和 P450scc 作用所需电子传导系统异常所致。

（2）临床表现：由于胆固醇不能转变为孕烯醇酮，导致盐皮质激素、糖皮质激素和性激素合成障碍，临床表现失盐、肾上腺皮质功能减退和性激素缺乏。新生婴儿出生 2 周左右可有严重的失盐、呕吐、腹泻、拒食、体重下降、脱水、酸中毒、低钠血症和高血钾症。全身皮肤色素沉着，尤其乳晕、阴囊处。男性患儿虽不能产生睾酮，但睾丸仍能产生抗中肾旁管激素（AMH），故体内不存在子宫、输卵管和盲端阴道。

血清孕烯醇酮、17－羟孕烯醇酮、DHEA、醛固酮、皮质醇、性激素（T或E_2）水平降低，血ACTH、PRA、FSH、LH水平明显升高。

（3）治疗原则：仍以糖、盐皮质激素替代治疗为主。其剂量应个体化，根据临床症状，骨龄加速程度和生长速度和血皮质醇、ACTH、PRA水平加以调整，至青春发育年龄加用性激素替代。

2. 3β－羟类固醇脱氢酶缺乏 3β－HSD（3β－hydroxysteroiddehydrogenase）缺乏属单基因、常染色体隐性遗传病。Bongiovanni 1962年首先报告，由于3β－HSD缺乏导致糖皮质激素、盐皮质激素和性激素合成减少，男性表现为假两性畸形和失盐、脱水，甚至循环衰竭；女性可有轻度阴蒂增大，因具有轻度雄激素作用DHEA升高。

（1）发病机制：3β－HSD有两种高度同源的异构酶：3β－HSD1型，只在肾上腺外组织中表达，如在胎盘、皮肤、肝脏和脑；3β－HSD2型基因在肾上腺和性腺中表达。两者基因均位于1号染色体的P13.1带内，为7～8kb大小，含有4个外显子和3个内含子。在3β－HSD缺乏患者的3β－HSD基因研究中，发现有20多种不同的突变，包括14个不同的单碱基突变、移码突变、无义突变、错义突变和基因转移。3β－HSD是肾上腺皮质类固醇合成途径中第2个酶。孕烯醇酮、17－羟孕烯醇酮和DHEA在3β－HSD作用下，分别转变为孕酮、17－羟孕酮。当3β－HSD缺乏时，盐皮质激素、皮质醇和性激素合成减少。当3β－HSD2型缺乏时，虽然肾上腺、性腺合成雄激素障碍，但3β－HSD1型仍有活性，可将17－羟孕烯醇酮转变为17－羟孕酮，可进一步转化为睾酮，所以男性表现轻度外生殖器发育不良，女性呈轻度男性化。

（2）临床表现：类似类脂性肾上腺皮质增生症，出生2周左右出现呕吐、腹泻、脱水、皮肤色素沉着、小阴茎、尿道下裂、女性阴蒂肥大伴或不伴阴唇融合。血电解质出现低钠和高钾血症，血激素水平表现孕烯醇酮、17－羟孕烯醇酮、DHEA水平明显升高，而孕酮水平降低，17－羟孕酮可能降低、正常或升高。

（3）治疗原则：类似21－羟化酶缺乏。

3. 17α－羟化酶缺乏/17，20－裂解酶缺乏症 P450c17基因的缺陷引起17α－羟化酶和17，20－裂解酶联合缺乏，前者使孕烯醇酮不能转变为17－羟孕烯醇酮；后者不能将17－羟孕烯醇酮转变为DHEA。结果导致皮质醇和性激素合成受阻，刺激ACTH分泌，使孕烯醇酮增加，使11－去氧皮质酮、皮质酮、18－羟皮质酮合成增加。因去氧皮质酮、皮质酮有潴钠排钾作用，所以临床出现高血钠、低血钾、高血压和碱中毒。肾素－血管紧张素受抑制。17，20－裂解酶在发育前无活性，只在肾上腺功能初现后才发现作用，有助于DHEA和睾酮合成，如P450c17缺乏，可导致性激素合成受阻。

（1）临床表现：男性假两性畸形，但无子宫、输卵管和阴道呈盲端，睾丸可位于腹股沟或腹腔内。女性呈性幼稚，缺乏第二性征，无月经。血生化表现高血钠、低血钾和碱中毒。有轻度肾上腺皮质功能不全，由于皮质酮具有轻度肾上腺皮质功能。

（2）治疗：①替代治疗：糖皮质激素不足，常用氢化可的松。抑制盐皮质激素过多，可改用或加用地塞米松。②如表型与遗传性别均为女性，则到达青春发育年龄时，可采用雌激素替代，使乳房、外生殖器发育，子宫增大发育到一定程度可建立人工月经周期。如遗传性别男性，表型女性，一般以女性抚养，切除发育不良的睾丸（睾丸常位于腹腔或在腹股沟内），发育不良阴茎切除和阴道成形术。

4. 5α - 还原酶缺乏　体内雄激素包括睾酮和二氢睾酮（DHT），DHT 作用强于睾酮，睾酮经 5α - 还原酶的作用产生。1992 年 Anderson 等从大鼠前列腺分离出编码类固醇 5α - 还原酶的 cDNA，并分离出编码两个相关同工酶的 cDNA，两同工酶均极端疏水，包埋于细胞核膜内。实验证实这两种蛋白质在各组织、细胞类型和发育不同时期有不同表达方式，其生理作用亦有区别。现今发现 5α - 还原酶缺乏症中均由 5α - 还原酶Ⅱ基因突变所致。基因位于常染色体中，有两个等位基因，当两个基因均有缺陷才有临床表现。5α - 还原酶Ⅰ缺陷引起异常表现，尚未见报告。

男性的性发育是一个复杂的级联反应过程，多种基因受损都可对其产生影响，5α - 还原酶基因缺陷具有组织特异性。

（1）临床表现：5α - 还原酶缺乏导致 DHT 缺乏，婴儿出生时，睾丸、中肾管发育可正常，但有小阴茎、严重尿道下裂和对裂阴囊，有一盲端阴道陷凹，可直接开口于会阴或泌尿生殖窦。中肾旁管退化，青春期有典型的第二性征如肌肉发达，声音低沉，阴茎可增长，腋毛、阴毛增多，但面毛少，未见睾酮增高引起的痤疮、前列腺增大和男性型秃发。

睾丸组织学正常，血睾酮水平正常，但 DHT 水平降低。

（2）治疗：性别确定为男性患者，则进行外生殖器整形，修补尿道下裂，阴茎尿道成形术。到青春期年龄可给予雄激素替代，现已合成庚酸二氢睾酮，但临床尚未广泛应用。大剂量睾酮可促进男性化，阴茎增大，阴毛、腋毛和胡须生长，性功能改善。但长期应用必须考虑副作用。一般丙酸睾酮 5mg/kg，每日肌注，庚酸睾酮每周肌注 50mg，十一酸睾酮 80mg，一日 4 次口服，长期应用可能提高 DHT 水平。

（四）先天性卵巢发育不全综合征

先天性卵巢发育不全综合征又称 Turner 综合征。由 1988 年 Turner 首先描述 7 例女性，体形矮小、颈蹼、肘外翻和性发育幼稚。1959 年 Ford 等发现此类患者性染色体核型为 45，X。Turner 综合征是较常见的性染色体异常，是女性性发育延迟和性幼稚原因之一。新生女婴中发生率为 1/5 000 ~ 1/2 500。引起性染色体异常是由于双亲之一细胞分裂过程中性染色体不分离所致。从早期流产的 XO 胎儿研究中显示早期卵巢发育接近正常，但不形成原始滤泡，卵巢很快退变，至青春期很少遗留有功能的卵巢组织。

（1）染色体核型异常可分为：①经典型 45，X 占 60% 左右；②嵌合型 45，X/46，XX 占 7%，45，X/46，X，r（X），45，X/47，XXX，占 5%；45，X/46，X，psu，dic（X）/47，X 等；③X 染色体等臂型 46，X 染色体长臂等臂或短臂等臂；④X 染色体缺失型 46，X，del（xq）或 46，X，del（xp）；⑤Y 染色体易位至 X 染色体 46，X，t（x；y）；⑥X - 常染色体易位，如常染色体的片段易位至 X 染色体上。

（2）临床表现：出生时可见身材矮小。生长缓慢；短时间的先天性淋巴水肿，80% 以上残留指背或趾背肿胀；胸廓：胸宽、乳头距宽，轻度漏斗胸；颈部：后发际低，颈短，颈蹼；肢体：肘外翻、肘关节畸形。女性外表，外阴幼稚，卵巢发育不良，如卵巢呈条索状。青春期年龄表现原发性闭经，乳房不发育；胫骨内侧外生骨疣，第四掌骨短；其他：肾、心畸形、听力障碍、智力轻度障碍、脊柱侧弯、驼背等。

（3）血性激素测定：雌二醇水平低，FSH、LH 明显升高。

（4）治疗：雌激素治疗可改善第二性征，可使乳房发育，月经来潮，但无排卵，故绝大多数均不能生育，嵌合体有可能受孕。Reys 指出 Turner 综合征特点是：受孕力弱，育龄短，流产率高，发生异常后代可能性大。

（五）LH 抵抗

LH 抵抗又称 LH 不敏感综合征（LH insensitivity），临床罕见，系常染色体隐性遗传性疾病。主要累及男性。核型为46，XY，伴原发性睾丸功能衰竭和内、外生殖器官表型异常。

在胚胎发育中，决定胚胎向男性方向发育的激素是睾酮和二氢睾酮，但在胚胎早期，性腺嵴受胎盘绒毛分泌的 HCG 刺激睾丸合成和分泌睾酮，在局部高浓度的睾酮作用下，中肾管向男性生殖器方向发育，中肾旁管退化。本征由于睾丸间质细胞膜上受体（LHR）的编码序列发生突变，无义和错义突变等可能影响与 LH 结合 G 蛋白活化及随后环腺苷酸（cAMP）的合成、翻译后修饰和合成后转运。如男性 LHR 是失活性突变可使胚胎期睾丸间质细胞不发育，睾酮水平降低，外生殖器发育不良或假两性畸形。如女性，到成年后，因 LH 参与排卵、黄体形成和卵巢激素合成和分泌（包括雌二醇和黄体酮），故女性表现为原发性闭经和不孕。

（1）临床表现：本征有家族发病倾向，男性外阴呈假两性畸形，严重者可呈完全女性化，轻者可见正常阴茎发育，内生殖器是一发育不全的盲端阴道。睾丸常不下降，多在腹股沟或腹腔内，质地松软。男性第二性征发育差，阴毛、腋毛稀少，喉结不明显，阴茎短小，阴囊着色浅，性功能低下，无精或少精。

（2）实验室检查：①性染色体核型为46，XY；②血睾酮水平低，而 FSH 正常或升高，LH 升高；③HCG 激发试验未见睾酮升高，而 ACTH 刺激试验可见雄烯二酮、DHEA 升高反应；④睾丸活检有间质细胞不发育；⑤用睾丸间质细胞作分子生物学 LHR 分析，发现有基因突变。

（3）治疗：①根据性别选择进行雄激素或雌激素替代；②如是小阴茎儿童，可先接受睾酮治疗，是否可使阴茎大小恢复正常；③如外生殖器类似女性，尽管染色体核型为46，XY，其社会性别仍应维持或改为女性，并将睾丸切除。

（六）FSH 不敏感综合征

FSH 不敏感综合征（FSH insensitivity syndrome）又称促性腺激素抵抗性卵巢综合征（gonadotropin resistant ovarysyndrome），本征系常染色体隐性遗传，多为女性发病。卵巢形态、大小多为正常，在原发性闭经者，见卵巢包膜坚实、增厚，未见成熟卵泡，只有少数原始卵泡或初级卵泡。继发性闭经者可见少数成熟卵泡和闭锁卵泡、黄体和白体，少数患者卵巢呈条索状或发育不良。男性睾丸大小正常或略小，精子形态正常，但精子数目减少。本症主要由于 FSH 受体失活性突变或 FSH－β 亚基突变导致卵巢功能早衰。

（1）临床表现：本症有家族发病倾向，表现原发性或继发性闭经，有不同程度第二性征发育，乳房发育差，乳晕着色淡，阴毛稀少，幼稚性外阴，阴道干燥。性交困难，无生育能力。

男性（纯合子）主要表现为无精子或精子减少，但有生育能力，性欲一般正常，第二性征发育正常，睾丸可呈较小。

（2）实验室检查：①血或尿中的 FSH 水平明显升高；②血雌二醇（E_2）水平明显降低；③HMG 或基因重组 FSH 激发试验，未见 E_2 升高；④卵巢活检未见成熟卵泡，基质细胞呈散在性增生，无淋巴细胞浸润。

（3）治疗：目前无根治办法。

（魏桂梅）

第十六章　男性内分泌疾病

第一节　男性性腺功能减退症

男性性腺功能减退症（male hypogonadism）是指男性患者血循环中睾丸合成和分泌睾酮不足所致的低雄激素状态，和（或）精子生成障碍。由于睾丸疾病所致的男性性腺功能异常称为原发性性腺功能减退症；由于下丘脑或垂体疾病引起者则称之为继发性性腺功能减退。

一、病因及发病机制

（1）原发性：遗传性（Klinefelter 综合征、染色体其他变异）；隐睾症；睾丸炎或附睾炎；化疗或放疗；药物（秋水仙碱、他汀类、乙醇中毒）；慢性消耗性疾病；其他疾病（精索静脉曲张、睾丸移位、创伤）；基因突变（KAL1、NROBI、GnRH、FSHp 和 LHB 受体、PROPI、SRY 和 AR）。

（2）继发性：①垂体 LH/FSH 缺乏、下丘脑 GnRH 缺乏、睾丸女性化或功能性男性性腺功能减退（过度锻炼、消瘦或肥胖、类固醇类蛋白合成药物）；②血 LH 和 FSH 在性腺激素低下时呈"不适当降低"；③男性单一性 FSH 缺乏表现为精子生成障碍和精子缺乏，血睾酮和 LH 常；④男性单一性 LH 缺乏表现为类阉割体型，血睾酮和 LH 降低。

二、临床表现

1. Kallmann 综合征和 IHH　特发性低促性腺激素性性腺功能低下症，最早由 Kallmann 于 1944 年报告 9 例家族性男子性功能低下，伴有嗅觉丧失或减退，被命名为 Kallmann 综合征。本病的临床表现形式，可以呈典型的 Kallmann 综合征；可呈无嗅觉障碍的特发性低促性腺激素性性腺功能减退症（idiopathic hypogonadotropichypogonadism，IHH）；同时伴有面部中线缺陷或肢体畸形，如唇裂、腭裂、短掌骨、听力丧失、色盲、眼球运动障碍、一例肾发育不全等。本病的流行病学很难确定，估计患者总数约 1 110 000 人（男性 1/7 500、女性 1/50 000），男女之比为 4 ∶ 1。

2. 伴有其他异常的相关综合征（Prader - Willi 综合征、Lanrence Moon - Biedle 综合征）

（1）Prade - Willi 综合征：在胎儿和婴儿期肌张力低下，身材矮小，不耐受饥饿，中心型肥胖。面部特征是杏仁眼，小手小脚，智力迟钝，情绪不稳定。女性患者月经来潮迟，男性则小阴茎和隐睾，青春期延迟等。

（2）Laurence - Moon 和 Barder - Biedle 综合征：Laurence - Moon 综合征特征是性发育延迟、色素性视网膜炎、痉挛性瘫痪；Barder - Biedle 综合征特征有发育延迟、色素性视网膜炎、多指畸形和肥胖。两者在低促性腺激素性性腺功能低下和原发性性腺功低下相关患者中均有报告。

3. 颅咽管瘤临床表现有多饮、多尿、肥胖、生长迟延、生殖器不发育等垂体后叶和前叶功能障碍症状。影像学检查提示蝶鞍形态改变，伴鞍内或鞍上钙化斑，不论有无视野缺损，颅咽管瘤诊断基本成立。

4. 神经性厌食和神经性厌食－贪食综合征　神经性厌食（anorexia nervosa）是一种精神内分泌疾病，因体型或其他感觉缺陷的心理导致严格控制饮食甚至顽固拒食，出现极度营养不良、青春期发育停滞、女性闭经，男性第二性征不发育，促性腺激素和性激素均下降。另一种情况是患者首先是厌食症，继之为疯狂进食，进食后到厕所做人为性恶心和呕吐，或者患者自我催吐、滥用泻药或利尿剂，同样可以造成患者营养不良，可称之为厌食一贪食综合征。

5. Klinefelter 综合征（KS）　本病的基本特征：①睾丸小（容积 <4ml）而硬（或软）；②不同程度的性成熟障碍；③无精子（偶尔 47，XXY/46，XY，嵌合型可有少量精子）；④男子乳房发育；⑤促性腺激素（尤其是 FSH）升高，T 浓度下降；⑥睾丸曲细精管玻璃样变性；⑦性染色体异常。

6. 雄激素抵抗综合征　出生和儿童时呈女性，到青春期有女性第二性征发育，包括有明显的乳房发育，女性体型和习惯，但呈原发性闭经，阴毛和腋毛稀疏或缺如。患者身材较高，高于平均女性，睾丸定位于阴唇、腹股沟或腹部，缺乏 Wolffian 管衍生物，阴蒂正常或小，阴道呈盲袋，无 Mullerian 管衍生物，青春期后血浆 LH 和 T 浓度升高、E_2 升高（男性）、FSH 正常或稍高。

三、实验室及其他检查

1. 睾酮　①基础值降低；②昼夜节律存在；③血 E_2 正常或升高；④性激素结合蛋白正常或升高。

2. 血 LH 和 FSH　①原发性者升高，继发性者正常或下降；②下丘脑性者 GnRH 兴奋试验示延迟反应，垂体性者无反应。

3. 精液常规　精子生成的功能可以通过精液常规检查直接反映，若患者有射精能力则做精液分析，观察精子总数（正常 $\geqslant 20\times10^6$/ml）、每次射精量（正常 ≥2ml）、60% 以上精子有活力。严重的少精症（$<5\times10^6$/ml）见于原发性或继发性性腺功能低下症。

（1）HCG 兴奋试验：①评价睾丸 Leydig 细胞功能；②HCG 2 000IU 肌注，隔日 1 次，连续 2 次；③隐睾症者有反应，睾丸功能衰竭者无反应；④垂体性睾丸功能减退经多次注射后，睾酮分泌逐渐升高；⑤下丘脑－垂体病变轻者反应正常。

（2）氯米芬（克罗米芬）兴奋试验：①评价下丘脑－垂体－睾丸轴功能；②氯米芬 3.0mg/（kg·d）（最大量 200mg/d），共 7d；③血 LH 和 FSH 升高 10 倍以上为正常反应；④反应性降低示下丘脑或垂体病变。

（3）GnRH 兴奋试验：①评价垂体促性腺激素细胞储备功能；②正常男性 LH 峰值升高 >5.0 倍，峰值 30～60min；③青春期前儿童呈低弱反应，峰值增高 <3.0 倍；④原发性睾丸功能减退症 LH 和 FSH 基础值显著高于正常人，峰值显著增高；⑤继发性睾丸功能减退症 LH 和 FSH 基础值显著低于正常，峰值增高 <2.0 倍，连续 GnRH 静滴试验示下丘脑性睾丸功能减退症（LH 反应接近正常），垂体病变者无明显变化。

3. 生化全套　包括肝功能、肾功能、血脂及相关检查，对了解患者全身情况及其他异常有帮助。

4. 头颅蝶鞍区影像学检查　包括 CT 或 MRI，对区别继发性男性性腺功能低下症的原因很有帮助。

5. 性染色体检查　鉴定患者性染色类型，对确定患者染色体性别起决定性作用，若为 47，XXY 或 47，XXY/46，XY 则可以诊断为 Klinefelter 综合征。

6. 腕、肘部 X 线片骨龄　观察骨龄是否与年龄相一致，间接判断性腺发育程度。

7. 垂体前叶（腺垂体）功能测定　包括 ACTH－F、TSH、T_3、T_4、GH 等，确定为单纯性腺或垂体前叶多系统功能受损。

四、诊断与鉴别诊断

1. 诊断

（1）确定是否存在性腺功能减退：病史；体格检查；一般实验检查；下丘脑－垂体－睾丸功能检查。

（2）确定性腺功能减退的发病部位：睾丸；垂体；下丘脑；其他。

（3）确定病因：激素测定；精液检查；核型鉴定；Y 染色体微缺失。

（4）排除情况：阴茎勃起障碍；男性不良症；男性乳腺发育；雄激素抵抗综合征。

2. 鉴别诊断

（1）缺乏垂体病变者的病因鉴别：①体质性青春期发育延迟；②经典型与非经典型 Kallmann 综合征；③下丘脑－垂体疾病；④高 PRL 血症；⑤血色病；⑥结节病。

（2）体质性青春发育延迟和器质性疾病的鉴别：①体质性青春期发育可延迟到 18 岁以后，但 14 岁后仍无青春期发育应考虑器质性疾病可能；②动态试验不能鉴别体质性青春期发育延迟和真性低促性腺激素性性腺功能减退症；③鉴别困难时追踪观察，同时用小剂量雄激素间断性诱导青春期发育。

（3）肥胖引起的低促性腺激素性性腺功能减退症与器质性疾病的鉴别：①肥胖可引起低促性腺激素性性腺功能减退症，但较轻；②经减肥治疗后，高 PL 血症和性腺功能减退症消失，但游离睾酮正常；③如游离睾酮降低，应进一步查找病因。

五、治疗

（1）雄激素替代疗法：睾酮酯类是治疗各种类型的性腺功能减退的基本选择。

1）口服法：建议首选 11－酸睾酮（安雄或安特尔），80～160mg/d。

2）肌内注射法：丙酸睾酮 25～50mg，肌内注射，一周 2 次；庚酸睾酮（TE），100～200mg，肌内注射，2～3 周 1 次；Tu（注射剂）是唯一的水悬液睾酮制剂，每次 200mg，肌内注射，3～4 周 1 次。

3）皮肤贴剂：有阴囊贴和非阴囊贴剂。阴囊睾酮皮贴剂，4.0～6.0mg/d。非阴囊皮贴剂：2.5～7.5mg/d。

安全及副作用如下：

红细胞增多症：多数患者仅轻度增高，不影响治疗；但对红细胞增多症患者禁用。

肝脏损害：烷基化睾酮（如甲基睾酮）口服有引起胆汁淤积性黄疸等，甚至发生肝脏肿瘤的报告，现在基本不用。其他制剂对肝脏一般是安全的。

前列腺增生和前列腺癌：睾酮治疗可使患者前列腺较治疗前稍大，但仍未超过正常男子大小；对已确诊为前列腺癌患者则禁用雄激素。

血脂代谢：生理性睾酮治疗可降低总胆固醇（TC）和低密度胆固醇（LDL－C），但对高密度胆固醇（HDL－C）可能有降低倾向。一般认为，补充外源性睾酮是安全的。

（2）LHRH 脉冲式治疗：是最接近生理的治疗方案。LHRH10μg 皮下注射脉冲，每次 90min，治疗 3～6 个月以上。

（3）促性腺激素治疗：GTH 是治疗 IHH 的另一种选择。常用 HCG 为基础，单独应用到第二性征发育较好、睾丸体积不再长大时，再合并应用 HMG 以补充诱发精子发生所必需的 FSH。HCG 2 000U 肌内注射，每周 2 次；HCG 2 000U＋HMG 75U 肌内注射，每周 2 次。以上治疗 3～6 个月以上。

（4）原发病和特殊病的处理

1）原发病的治疗：对于下丘脑、垂体等部位肿瘤，需采用外科手术、γ 刀治疗或放疗；对外源性药物所致性腺功能低下症需停用相关药物。

2）对完全性雄激素抵抗综合征，需切除睾丸，用雌激素替代治疗促进女性化，并对生殖器按女性矫形手术。

3）对 5α－还原酶缺乏症治疗，除进行尿道下裂修补外，需用 DHT 治疗，争取婴幼儿时期治疗，但长期治疗的后果及副作用尚待观察。

六、展望

男性性腺功能低下症中，尚有许多疾病的病因和发病机制不清，特别是某些先天性异常综合征、先天性睾丸发育异常疾病、激素合成异常、雄激素受体及受体后障碍等，随着分子生物学和基因检测技术提高，这些方面的研究将有所发展。有关 LHRH 脉冲式注射泵治疗，因器械和材料等存在着不足之处，故在国内尚难进一步推广，盼望这方面技术有所突破。

（李金博）

第二节　男性乳腺发育症

男性乳腺发育症（gynecomastia）是指男性出现乳腺发育增大，大多数可达女性乳房大小，少数可仅呈乳晕下轻微隆起或硬结样增生，常见双侧性或初起单侧渐至双侧发育，可双侧大小不一，亦有不少仅单侧发育。这常常由于雌激素作用增强和（或）雌激素/雄激素比例增高所致。

男性乳腺发育作为生理现象可见于新生儿、青春期和老年，不经治疗也可自行缓解。但也可以为病理状态，这时由于雄激素不足或雌激素过多。男性乳腺发育患病率与年龄和体重指数（BMI）相关，可能是由于脂肪组织芳香化酶活性增高所致。有资料显示，男性 19 岁乳房发育发生率为 17%，至 40～44 岁时达 41%，45～59 岁的住院患者中男子乳房发育率达 57%，其中 83% 的乳腺组织直径 <5cm。真性乳腺发育通常乳腺组织直径 >4cm，常伴有压痛。乳腺组织增大应和过多的脂肪堆积相区别，触诊时乳腺组织相对较韧，且含有纤维样条索感。

一、病因及发病机制

男性乳腺发育可以是生理性现象，也可以是病理性原因，需要进行进一步检查；也有特发性者，即尚未发现明确原因。

男性在新生儿、正常青春期（14～18 岁最常见）、老年期（多见于更年期后，尤其是 60 岁以后）3 个年龄段都可以出现生理性乳房增大。

1. 生理性男子乳腺发育症

（1）新生儿男性乳腺发育：新生儿乳腺增大，可能是由于母体或胎盘的雌激素进入胎儿血循环所致。乳腺增大一般于出生后 6～7 天达高峰，3 周左右消退，有时持续至 3 个月或更长时间。

（2）青春期男性乳腺发育：青春期男性乳房增大很常见，以 12～16 岁最多见，可高达 3g%，两侧乳腺增生可不对称，有时直径可达 4cm 或更大，可以持续 1～2 年，可能是青春期有短暂的雌激素水平较高所致。

（3）老年性男性乳腺发育：老年男性乳腺发育相对多见，一般轻度发育，常无自觉不适症状。因血浆睾酮浓度和游离睾酮均下降，雌激素相对性增多所致。

2. 病理性男性乳腺发育　雌激素增多、雄激素减少是男性乳腺发育的最主要因素，但并非单纯的某种激素异常，往往是都有变化，共同点是比例失调。

（1）雌激素分泌过多：睾丸肿瘤，包括睾丸的间质细胞瘤、绒毛膜上皮癌等均可引起乳腺增大。以生殖细胞占多数，分泌过量的雌激素或雌激素前体。这时约半数以上可触及睾丸上的肿块，常为一侧性。

（2）睾酮分泌减少：如先天性无睾症、Klinefelter 综合征等，除睾酮分泌浓度下降、雌激浓度增高、T/E_2 比例下降、出现男性乳腺发育症外，还同时伴有睾丸缺如或睾丸容积缩小，雄激素缺乏的体型。对于后天性睾丸疾病，如腮腺炎伴睾丸炎、创伤、手术、血透等病因非常明确，临床表现典型。

3. 药物性男性乳腺发育　许多药物如促进性腺发育的药物（HCG、克罗米芬）、雄激素拮抗剂（如西咪替丁、螺内酯、酮康唑），其他一些药物如洋地黄、异烟肼、钙拮抗剂、雌激素及其膏剂等，有的药物可能增加了雌激素的分泌，有的药物可能抑制睾酮的分泌，但很多药物致男乳发育的机制不明，尤其长期数药合用者，机制更复杂，但临床表现典型。

4. 全身性疾病伴男性乳腺发育　慢性肝硬化、肾衰竭、甲亢、甲减、结核、糖尿病、充血性心衰、库欣综合征、GH 瘤、雄激素抵抗综合征及多种血液系统疾病均可有男性乳腺发育，但绝大多数均有其特殊临床表现，故临床不易漏误诊。

二、实验室及其他检查

1. 生化常规　尤其是肝功能、肾功能、血脂等，对患者全身情况了解很有帮助。

2. 性激素全套　包括 LH、FSH、PRL、T、E_2、P 等，对确定有无性激素低下，确定是中枢性或周围性性腺功能不全，确定有否高泌乳素血症等非常有用。

3. 肾上腺和甲状腺激素　包括 DHEA、DHEA－S 对确定肾上腺病变（占位）有帮助，甲状腺功能（TSH、FT_3、FT_4）检查可明确有无甲亢或甲减。

4. 性染色体测定　协助确定患者性别。

5. 影像学检查　头颅 MRI，肾上腺区域 CT、B 超检查（肾上腺、睾丸）确定占位部位及大小。

6. 乳房组织及包块　可用乳房造影术和 B 超检查。

7. 活体组织检查　如乳房包块、睾丸包块活检，病理学检查可以协助诊断。

三、诊断

1. 第二性征缺乏而有女性化症状　乳房增大，两侧可不对称，睾丸小或未下降、硬，阴毛呈女性型分布。

男子乳房增大，多数为双侧，乳晕处隆起，以乳头为中心，其下可扪及圆盘状发育肥大的乳腺组织，边界清楚，与周围组织不粘连。肿块直径常在 2cm 以上，大者可达 12cm。可不对称，有胀痛、压痛及溢乳，有的伴性功能减退及原发疾病的症候群，如肝硬化、类无睾症群和男性假两性畸形。

2. 血和尿激素及激素代谢产物测定　性激素；促性腺激素；ACTH；皮质醇；17 - OHP；17 - KS；17 - 生酮类固醇等确定是否有性激素低下。

3. 其他　肝肾功能检查、骨龄测定有助于协助诊断。

四、治疗

（1）生理性乳腺发育症：乳腺直径 <2cm 或直径 2 ~ 4cm，乳腺无压痛，通常能自然消退，不需特殊治疗，仅需观察随访。但对于青春期巨乳症，青春期发病后的肿大乳房对药物治疗效差，仅手术治疗（乳腺切除）有效。

（2）特发性乳腺发育症：许多患者 1 ~ 3 年内肿大的乳房能自行消退，可以不做药物治疗。但对于乳腺组织直径 >4cm 者，首先推荐药物治疗。

1）常用药物及方法：a. 庚酸双氢睾酮：因不受芳香化酶催化，故应用后提高血循环中 DHT 而不会芳香化成 E_2，因而不会促进乳房发育。200mg，每 3 ~ 4 周肌内注射 1 次，治疗 3 个月，乳腺缩小率达 82%。b. 三苯氧胺：一种雌激素受体拮抗剂，起抑制内源性雌激素作用。20mg/d，有报告乳房缩小有效率达 62%，乳腺疼痛缓解率达 90%。通常疗程 1 ~ 3 个月。疗效欠佳时可适当增加剂量。副作用通常不大，应注意观察有无消化道反应、肝功能改变等。c. 睾内酮：芳香化酶抑制剂，抑制 T 转化为 E_2，使 E_2 减少。450mg/d，分次口服。d. 达那唑：为人工合成的 17α - 炔睾酮衍生物，除具有轻微的雄激素作用外，还有孕激素样作用，对 HPG 轴系有抑制作用，服药后体内雌激素下降，性器官和乳腺萎缩。e. 克罗米芬：应用低剂量克罗米芬有促进垂体促性腺激素分泌作用，但大剂量时则对垂体起抑制作用。口服 50 ~ 100mg/d，约使 20% 的患者有不同程度的疗效。

2）手术治疗：病程较长、药物治疗难以逆转者，乳腺发育由开始的腺体增生转为后期的纤维化和透明样变性为主，则手术治疗是唯一有效的方法。一般采用环乳晕入路切除乳晕下乳腺组织。

（3）病理性乳腺发育症：主要是针对不同病因作出合理的处理，对于药物性乳腺发育症，停药是关键；对于雌激素分泌过多所致者，切除睾丸、肾上腺、肺部肿瘤；CAH 者补充泼尼松等；对 Klinefelte 综合征，以补充睾酮为主。对这类疾病的乳腺发育，也可以试用抗雌激素药物，必要时也可考虑外科手术处理。

五、展望

特发性乳腺发育症，原因未明，但随着检测技术发展和对本病认识的深化，一些原先被认为是特发性的，将重新定性为继发性。对乳腺发育的药物治疗，随着实践的深化，将对许多新药的疗效及副作用有新的认识，并推广疗效好、副作用少的治疗药物。

（李金博）

第三节　勃起功能障碍

勃起功能障碍（erectile dysfunction，ED）是指在有性刺激情况下，持续或反复地不能达到或维持充分的勃起以进行满意的性生活。既往称为阳痿（impotence）。

通常将 ED 分为原发性 ED 和继发性 ED。前者通常存在生殖器发育异常、性腺功能低下、性欲低下等。估计继发性 ED 至少 10 倍于原发性 ED。

一、病因病机

根据 ED 发生原因可分为：功能性 ED、器质性 ED 和混合性 ED。

（1）功能性 ED：是指因身体的部分组织、血管功能失调而引起的 ED，是相对器质性 ED 而言，无明显的组织器官的实质性损害。其 ED 是由于性知识不足、性生活恐怖、以往有精神和心理创伤、夫妻关系不协调、环境不适应、有手淫习惯、担心无法完成性交、担心怀孕或影响自身健康、过于劳累、人际关系紧张、情绪低落、性交时突受惊吓等引起。

（2）器质性 ED：是由生殖器官和其他组织器官发生实质性病变，如血管神经损害、内分泌等病变引起的 ED。此类 ED 又可细分为：血管性 ED、神经源性 ED、内分泌性 ED、医源性 ED 和其他因素性 ED。

（3）混合性 ED：器质性 ED 与心理性 ED 同时存在。由于身心之间的关系密切，要想把功能性 ED 和器质性 ED 在发生的病理机制上截然分开显然是不切实际的，器质性 ED 一旦形成，易给患者带来精神负担，而功能性 ED 久延不愈也可影响器官，形成实质性损害。因此，临床上大多数 ED 均为混合性 ED。

二、临床表现

1. 原发性 ED　通常为生殖器发育异常，阴茎短小、隐睾或睾丸发育异常、第二性征异常等，甚至为两性畸形、女性心态。多为先天性遗传性疾病，常为染色体异常，也可以是先天性性腺功能低下所致。

2. 继发性 ED　以往曾有正常的阴茎勃起，后因各种原因而造成了 ED，性欲低下，勃起时间短暂，不能勃起或勃起不坚且呈进行性加重。

三、实验室及其他检查

1. 血常规、尿常规、血糖、血脂及肝肾功能检查　有助于发现贫血、糖尿病、血脂异常和慢性肝肾疾病。

2. 激素检查　对伴有性欲异常和第二性征异常是必需的。

（1）睾酮：睾酮水平与勃起功能的关系尚不确定，因为睾酮水平低下男童在视觉刺激下仍可引起勃起。男性睾酮水平有昼夜节律的变化，应测定两次取平均值。中年男性出现的疲劳、性欲减退、ED 与睾酮水平低下有关。另外，睾酮（T）水平低下的应检查促黄体生成素（LH），LH、T 水平均低者，应作垂体 CT 或 MRI 检查以排除垂体和下丘脑异常。

（2）催乳素：凡出现性欲与勃起功能同时下降者，应怀疑垂体催乳素瘤。可作垂体 CT 或 MRI 检查。

（3）甲状腺激素：甲状腺功能异常也可引起 ED。当怀疑甲状腺功能亢进和减退时均应测定甲状腺激素。

（4）血皮质醇和垂体促肾上腺皮质激素、儿茶酚胺及其代谢产物测定，结合症状、体征和影像学检查有助于诊断肾上腺疾病。

3. ED 的特殊检查　为进一步明确 ED 的发病原因和选择有效的治疗方案，有时需要做一些特殊检查。

（1）夜间阴茎涨大试验（nocturnal penile tumescence，NPT）：夜间阴茎勃起试验方法有以下几种。①阴茎周径测量：使用一种市售的带状软尺，次晨看数据有无变化。如 > 1.5cm，其 ED 可能是心理性的；若 < 1.5cm，则要考虑可能是疾病因素所致。②硬度测试仪：采用 NPT 监测仪进行硬度检测是 ED 诊断的一个重要方法。夜间入睡前将两个测试环分别安置于阴茎前端和根部，于捆绑在患者大腿部的小型记录仪上分别同步记录阴茎粗细和硬度，次日可经电子计算机打印实测结果。③阴茎海绵体注射血管活性药物试验（ICI）：1984 年海绵体内注射罂粟碱首次被用于诊断血管性勃起功能障碍，此后陆续发现酚妥拉明及酚苄明等分别联合海绵体内注射可诱发人阴茎勃起。

（2）双功能超声试验：该检查有助于了解阴茎动脉血供和静脉闭合机制是否正常。

四、诊断

1. 详细了解性生活史　包括房事的频率、婚姻史、性能力，以及除 ED 症状外有无合并其他性功能障碍，如早泄、射精异常、有无性高潮、性欲减退等。

2. ED 的程度　是不能勃起还是勃起不坚或勃起维持时间太短难以达到满意的性生活，依据勃起功能国际问卷可初步评估其 ED 程度。①轻度 ED：指既往 3～6 个月间性生活中有少数几次发生 ED；②中度 ED：指既往 3～6 个月间性生活中有一半时间发生 ED；③重度 ED：指多数性生活时不能勃起或维持勃起。

五、治疗

（1）口服药物治疗

1）激素类药物：如内分泌检查提示原发性性腺功能低下（FSH、LH 增高，睾酮降低），宜给予雄激素治疗。可用十一酸睾酮 40mg，每天 2 次；或十一酸睾酮 250mg，每月 1 次。若检查为继发性性腺功能低下（FSH、LH、睾酮均降低），可用上述雄激素治疗，或应用人绒毛膜促性腺激素，每周 2 000U 注射。如检查提示高催乳素血症，可用溴隐亭口服，2.5～7.5mg/d。

2）非激素类药物：西地那非，为治疗 ED 的新药。该药只能在性兴奋的基础上才能诱发勃起，不具有催欲作用，故只能在性生活前应用。

（2）阴茎海绵体内注射血管活性药物（ICI）：是近20余年发展起来的有效的治疗与诊断手段。ICI同时还是诊断ED的手段之一。

1）前列腺素 E_1（PGE_1）：目前海绵体内注射多用 PGE_1。此药是一种强有力的平滑肌松弛剂。剂量一般为10～20μg。

2）ICI的注射方法：注射部位为阴茎体部两侧面，在证实针头未穿入大血管内时，缓慢注入。拔出针头后压迫局部。一般在5～10min内勃起。

（3）局部外用给药：局部外用给药与口服药物治疗同为目前最主要的ED无创治疗。

1）经尿道途径给药：经尿道给药后，药物经过尿道上皮进入尿道海绵体静脉，由于它们与阴茎海绵体静脉相通，使药物经尿道逆流至海绵体平滑肌，发挥治疗作用。目前临床应用的是前列腺素 E_1 栓剂（前列地尔，MUSE），置入尿道约10min内有80%经尿道黏膜吸收，于用药15min内使阴茎海绵体血管充血，阴茎涨大勃起，可维持30～60min。MUSE可使约66%的患者性交成功。

2）经阴茎皮肤途径给药：临床应用的有硝酸甘油贴片或乳剂、米诺地尔乳剂和前列腺素 E_1 乳剂等。更适合于心理性ED，于性交前15min应用，可使约63%患者获得较满意的勃起。

（李金博）

第四节　伴内分泌表现的睾丸肿瘤

睾丸肿瘤虽然发病率不高，但年轻人好发，在20～35岁年龄段，睾丸肿瘤的发生率仅次于白血病，占第2位。在美国，其发病率为（2～3）/（10万男人·年），肿瘤死亡率为1%。根据其来源，睾丸肿瘤可分为原发性和继发性。原发性肿瘤分为生殖细胞与非生殖细胞肿瘤。前者发生于精曲小管的生殖细胞，约占睾丸肿瘤的95%以上。在生殖细胞肿瘤中，精原细胞瘤最常见，约占40%；其他如胚胎癌、畸胎瘤、绒毛膜上皮细胞癌、卵黄囊瘤等。非生殖细胞肿瘤，发病率较低，为发生于间质细胞、支持细胞和睾丸间质的肿瘤，如间质细胞瘤、支持细胞瘤和睾丸网腺癌等。25%～30%的生殖细胞肿瘤会分泌人绒毛膜促性腺激素（HCG）、甲胎蛋白（AFP）。来自间质的莱迪希细胞或支持细胞的肿瘤，往往分泌类固醇激素（雄激素和雌激素）。因此，生精细胞肿瘤或莱迪希细胞、支持细胞肿瘤多伴有激素分泌异常。睾丸转移性肿瘤主要继发于全身恶性淋巴瘤与白血病。本章主要讨论有关睾丸肿瘤的病因、病理、临床表现与治疗等，并讨论伴内分泌表现的睾丸肿瘤——性索－基质肿瘤（sexcord－stromal neoplasms）。这类肿瘤虽然比生殖细胞肿瘤发病率低，但它们具有内分泌活性细胞，故加以详细讨论。此外，对伴有内分泌表现的莱迪希细胞增生症，以及各类睾丸肿瘤的旁分泌和内分泌作用也作扼要介绍。

一、睾丸肿瘤的病理分类

睾丸一般由结缔组织将其分为200～350个小叶，每个小叶由精曲小管与睾丸间质所构成。精曲小管主要有两种细胞所构成：生精细胞与支持细胞。支持细胞一般位于精曲小管的基底部，包绕各级生精细胞。精曲小管之间依靠结缔组织相连，其间分布着间质细胞，即莱迪希细胞（Leydig cell），分泌雄激素，对维持精子的发生有重要意义。绝大多数的原发睾丸肿瘤来源于生精组织，占肿瘤总数的90%～95%，其余原发肿瘤的5%来源于非生精组织。睾丸肿瘤的病理分类对临床或外科手术提供治疗决策基础。但是分类标准至今也未能取得一致意见。自1940年以来，根据临床治疗决策的需要，至少提出了6种不同的病理分类法。一般睾丸肿瘤分为原发性与继发性两大类。原发性肿瘤又分为生殖细胞瘤与非生殖细胞瘤。

睾丸原位癌（carcinoma in situ，CIS）作为睾丸肿瘤的早期病理类型，逐渐引起人们的重视。CIS若能及时发现，将提高患者的生存率。其表现为精曲小管内细胞异常，在其发展为可触及的睾丸肿瘤之前，可潜伏许多年。患有CIS时，睾丸体积通常无异常，偶有压痛，许多患者无其他症状。血小板生长因子受体被认为是可能的肿瘤标志物，CIS患者血清中一般无其他肿瘤标志物。因此，标准的外科活检术成为发现CIS的惟一方法。最早对CIS引起重视的是Skakkebaek（1972年）。他在检测不育症患者的睾丸病理切片时，发现细胞形态异常。在其系列研究中，第1次活检后连续追踪1～5年，6例睾丸精曲小管CIS患者，4例肿瘤进展，突破精曲小管的基膜（1978年）。1994年Parkinson等报道，70例睾丸标本中发现1例CIS。对CIS如何进行临床处理，仍然存有疑问。因为到底有多大比例的CIS会转变为临床型睾丸肿瘤，至今尚无定论。但是，对睾丸进行病理检查时，CIS应引起我们的重视。睾丸肿瘤的病理类型比较复杂，如颜克钧等报道了4例睾丸内胚窦瘤，均行睾丸肿瘤根治术及腹膜后淋巴结清扫术，术后辅以化疗。随访6个月至7年，无局部复发及远处转移。

二、流行病学与病因学

睾丸肿瘤的发病率各国报道不一，美国每年新报道约5 500例睾丸肿瘤。美国白人一生中患睾丸癌的比例为0.2%，或1/500。生殖细胞肿瘤的发病与遗传、激素或环境因素均密切相关，但确切的发病机制至今还不清楚。例如，芬兰与丹麦均属北欧国家，地理环境、文化背景、社会状况、经济特点均非常相似，但是芬兰的睾丸癌发病率明显低于丹麦。调查表明，睾丸肿瘤的发病与种族密切相关，无论是美洲或非洲的黑种人，其睾丸肿瘤的发病率均较低，只及白种人的数分之一。一侧睾丸肿瘤发病后，并不能排除对侧发病的可能。精原细胞瘤可发生在双侧睾丸，可同时发生或前后发生。例如，一侧精原细胞瘤睾丸切除后多年，对侧又可出现睾丸肿瘤。Holzbeierlein等统计1950—2001年3 984例睾丸肿瘤，其中58例为双侧发病，发病率约为1.5%。

睾丸肿瘤的病因主要有以下几方面。

（一）内分泌紊乱

内分泌因素在睾丸癌的发病中起到重要作用。①在出生后1～2年，生精细胞肿瘤发病率非常低，此时血液中促性腺激素、类固醇水平均较低。随着青春期的到来，卵泡刺激素、黄体生成素和睾酮分泌增加，睾丸肿瘤的发病也逐渐达到高峰期。②生殖细胞肿瘤在低促性腺激素患者中发病率很低，但该类患者又可能因隐睾发病率高而增加生殖细胞肿瘤的发病。③有报道，应用促性腺激素与氯米芬会增加生殖细胞肿瘤的发病。④分泌HCG的肿瘤比不分泌者，病情进展迅速，发展变化快。⑤给予孕期女性外源性E_2可导致其后代产生睾丸肿瘤。但是，激素在睾丸肿瘤中的发病机制至今不清楚。

（二）隐睾症

隐睾症患者比正常人群睾丸肿瘤发病率高5倍。腹腔型隐睾的肿瘤发病率更高。

（三）环境因素

据调查，在西欧和北美的白种人中发病率为（3～9）/10万，但在几十年后发病率增加了2～4倍。其他国家的调查也表明，近年其发病率有所增加，表明环境因素在其中起到了重要作用。如长期在高温或低温环境工作，可增加睾丸肿瘤的发生率；某些化学物质，如锌、镉可导致家禽的睾丸肿瘤发生。

（四）感染后免疫功能低下

Powles等报道，多中心的研究表明，HIV患者中睾丸肿瘤的发病率明显高于非HIV的人群。随访4.6年后，9%的HIV患者死于睾丸肿瘤，致死率与HIV感染、睾丸肿瘤复发转移有关。

（五）性发育异常

如染色体异常45，X/46，XY患者，其睾丸肿瘤发病率高于一般隐睾症患者。Y染色体异常以及雄激素不敏感综合征，也是睾丸肿瘤的高危因素。

三、病理生理学

睾丸肿瘤多起源于生殖细胞，但可以分化为各种各样的胚胎组织。当在致癌因素的作用下，肿瘤细胞向生殖细胞形态分化，则为精原细胞瘤（seminoma）；若向多能细胞分化，则可形成胚胎瘤；若分化向外胚层或滋养层发展，则为绒毛膜上皮细胞癌或卵黄囊肿瘤。传统上生殖细胞肿瘤分为精原细胞瘤和非精原细胞瘤（nonseminoma）。在其分类中，其中之一为精母细胞性精原细胞瘤，但有大量生物学证据表明，其与精原细胞瘤不同，所以精母细胞瘤（spermatocytic seminoma）应予使用。典型的精原细胞瘤与非精原细胞瘤看起来有相同的生物学来源。①经对睾丸的原位癌组织形态学研究发现，可来源于精原细胞瘤又可来源于非精原细胞瘤；②大约1/3的生殖细胞肿瘤含有混合的精原细胞瘤与非精原细胞瘤的成分；③精原细胞瘤有时具有绒毛膜上皮细胞癌的特性，可分泌HCG等产物。推测其存在中间性细胞类型。然而，在考虑到治疗方案时，将其分为精原细胞瘤与非精原细胞瘤有实际意义。

睾丸肿瘤局部生长与转移有其特殊性。生殖细胞肿瘤多起源于精曲小管的生殖细胞，开始表现为原位癌，随着肿瘤的恶性生长，逐渐代替原有的睾丸实质。由于睾丸表面白膜的存在，阻挡肿瘤的局部侵袭，睾丸肿瘤发生附睾与精索转移的可能性小，而发生淋巴与血液转移的可能性较大。通常尚未侵犯附睾与精索时，肿瘤已通过淋巴道转移到腹膜后或腹股沟淋巴结。睾丸肿瘤发生血液转移也较早，通过直接的或间接的通道，肿瘤转移到肺、骨或肝等脏器。

对于睾丸肿瘤而言，完全自然痊愈的概率非常小，成人的睾丸肿瘤应认为是恶性的。由于睾丸肿瘤自然生长史较短，过去一般习惯于用2年生存率评价治疗的有效性。由于多种联合疗法的出现，患者治疗后的生存时间逐渐延长，用5年生存率评价疗效可能更加适合。对患者的长期随访是必需的，因为有人观察到，治疗后10年睾丸肿瘤仍可再次复发。

四、临床表现

睾丸肿瘤患者的生存率与早期发现密切相关。若肿瘤局限在睾丸内或仅有局部淋巴结转移时，采取正确的治疗措施，能取得较好的疗效。临床发现延误治疗或误诊的原因，首先是患者对疾病的忽视、恐惧，故在社区内认真推行医学健康教育，使人们掌握或了解睾丸肿瘤的知识，非常必要；其次是医师对睾丸肿瘤的忽视，故掌握该病的临床发病特点，获得及时诊断，对提高5年生存率非常重要。

睾丸肿瘤的早期表现，一般为单侧睾丸的肿大或无痛性的睾丸肿块。由患者或其性伴侣偶然发现而就诊。睾丸表现为肿大、肿胀或质地坚硬，30% ~40% 的患者伴有会阴部、阴囊、下腹部或肛门周围的钝痛或沉重感，约 10% 的患者表现为睾丸的急性疼痛。偶尔有患者表现为萎缩睾丸的增大。罕见病例是患者因不育症就诊时，发现睾丸肿大。若患者睾丸肿瘤内出血或并发急性附睾炎时，也可因急性突发性疼痛而就诊。约 10% 的患者就诊时，可能表现为肿瘤远处转移的征象，如颈部淋巴结转移表现为颈部包块；肺部转移后表现为咳嗽、咯血或呼吸困难等；双侧腹股沟淋巴结转移等表现为下肢水肿。大约 5% 的睾丸生殖细胞肿瘤的患者表现为男性乳房发育，这与肿瘤的内分泌特性相关。部分患者可表现为 HCG、催乳素、雌激素或雄激素的增高。

对睾丸肿瘤患者触诊时，要双手同时进行，先对正常侧睾丸进行触诊，以获知基本大小与形状，与患侧进行比较。睾丸检查时，把睾丸置于拇指与示指、中指之间，对其大小、形状、质地、与附睾的关系进行仔细扪诊，对任何睾丸肿块都应认真检查。肿块可能局限于睾丸的某一区域，或侵犯整个睾丸。对任何睾丸白膜内的坚硬或质地增硬的组织，均应引起重视，直到排除睾丸肿瘤为止。大多数的睾丸包块局限于睾丸白膜内，但 10% ~15% 的肿瘤可侵犯到附睾或精索。部分患者可能并发鞘膜积液，有时表现为血性积液。常规体检包括对颈部、锁骨上淋巴结的触诊，检查乳房大小，有无发育征象；对胸部进行常规检查，排除胸部转移；进行常规腹部检查，排除腹部肿块，尤其是肝脏转移等。

五、辅助检查

（一）B 超检查

对发现的睾丸病变及时采取 B 超检查意义重大。B 超可明确鞘膜积液或附睾炎的表现，对睾丸内的肿块可发现其异常回声。尤其采取彩色多普勒超声检查意义重大，现认为是睾丸肿瘤的首选影像学检查方法。生殖细胞肿瘤的表现为：睾丸内低回声包块，肿块与睾丸有明显的界限或边界不清晰，睾丸一般增大呈圆或卵圆形，肿块内无钙化和囊性区。胚胎癌多显示肿块侵犯白膜，血流明显增加。畸胎瘤回声不均匀，肿块较大呈球形，很难见到正常睾丸组织，肿块边界清楚，其内有钙化区和囊性区。对小儿睾丸肿瘤超声检查有较高的临床价值，其超声特征为：睾丸增大，呈不均质的中强回声改变。卵黄囊瘤见不规则无回声暗区。畸胎瘤呈囊性多房改变或见液性暗区，有钙化强光斑伴声影。

（二）X 线与 CT 检查

胸、腹部或腹膜后淋巴结转移的表现可通过 X 线或 CT 确诊。沈新平对睾丸肿瘤的 CT 诊断进行评价。14 例均行 CT 平扫加增强扫描，并经手术切除及病理证实。14 例 CT 均显示为睾丸肿大，呈软组织密度影，境界清楚，其中10例精原细胞瘤仅轻度不均匀强化；2例恶性畸胎瘤平扫密度不均匀，内有脂肪密度，且有中度强化；2例胚胎癌中度不均匀强化。CT对睾丸肿瘤的诊断与分型，对判断有无腹膜后淋巴结转移，确定临床分期，有临床意义。

（三）睾丸肿瘤标志物检测

睾丸肿瘤临床常用的肿瘤标志物主要用于生殖细胞肿瘤的检查。应用现代放射免疫技术可稳定地检测到血液内的肿瘤标志物微量改变，主要检查β-绒毛膜促性腺激素（β-HCG）、甲胎蛋白（AFP）、乳酸脱氢酶（LDH）、胎盘碱性磷酸酶（PALP）。尤其β-HCG与AFP较有意义，对诊断、临床分期与治疗效果的检测有临床价值。

AFP为单链糖蛋白，分子质量为70 000，于1954年首先在胎儿血清中发现。胎儿期，AFP为胎儿的卵黄囊、肝脏和胃肠道所分泌，在胚胎第14周其分泌达到最高峰，出生后逐渐下降。在肝脏、睾丸肿瘤患者，其AFP升高。在人类，AFP的半寿期为5~7d，所以检测治疗前、后AFP浓度的变化，可预测睾丸肿瘤的进展与预后。出生后的前6个月，AFP的升高预示一系列的肿瘤，如来自睾丸、肝脏、胰腺、胃等组织的病变。AFP的升高可能预示为单纯的胚胎癌、畸胎瘤、卵黄囊瘤或由其构成的复合性肿瘤，而单纯的绒毛膜上皮细胞癌或精原细胞瘤很少发生AFP的升高。

HCG也是一种糖蛋白，分子质量为38 000，由α、β两个多肽链构成，一般来源于胎盘组织。早在1930年，人们就发现某些睾丸肿瘤可分泌HCG，并可从血清中检测到其变化。但是，HCG的升高也可由于其他恶性肿瘤引起，如肝脏、胰腺、肾脏、膀胱等器官的恶性肿瘤也可能导致血中HCG的升高。在某些检测方法中，HCG可能与LH起交叉反应，对某些检测到HCG升高的患者，要警惕为LH的过度升高所引起。HCG的半寿期为24~36h，某些个体的半寿期可能更短。某些患者HCG的α肽链半寿期为20min，β链为45min。据统计，所有绒毛膜上皮细胞癌患者的血清HCG均升高，40%~60%的胚胎癌患者血清HCG升高，5%~10%精原细胞瘤患者血清HCG升高。

对睾丸肿瘤的新的肿瘤标志物也进行了许多研究，周文定等报道了端粒酶hTRT基因可能成为睾丸肿瘤的新的肿瘤标志物及治疗的新靶点。应用核酸原位杂交技术对51例睾丸肿瘤组织和10例正常睾丸组织中端粒酶HTRT基因的表达进行检测和定位。该基因在睾丸组织中的阳性率为92.16%，而且端粒酶HTRT基因表达强度与肿瘤分化程度显著相关，其强阳性表达水平与肿瘤细胞的分布定位一致。

六、诊断、鉴别诊断及肿瘤分期

对任何睾丸肿块都应提高警惕，睾丸的彩色多普勒超声检查是诊断与鉴别诊断的首选方法，而肿瘤的最后确诊往往依靠病理诊断。睾丸肿瘤初次就诊时易被误诊，有人统计，其误诊率约为25%，常被误诊为睾丸附睾炎。睾丸肿瘤合并鞘膜积液时，尤其应提高警惕。临床还应与腹股沟疝、阴囊血肿等鉴别。庄申榕等强调要提高睾丸良性病变的诊断水平。对20年内术前诊断睾丸肿瘤的77例患者进行总结，有18例为良性肿块（23%），其中13例行睾丸肿块切除术，5例行睾丸切除术。术后随访未见复发与转移。可能睾丸良性病变的发生率远高于一般报道，在认识到良性病变高发率的基础上，对可疑患者进行积极的探查可以减少不必要的睾丸切除。病史、体检、B超对良性病变的术前诊断有较大意义。

睾丸肿瘤一般采取TNM与临床分期两种方法。前者按肿瘤、淋巴结与远处转移特点分类；后者分为三期：Ⅰ期病变局限在睾丸；Ⅱ期肿瘤转移至腹膜后；Ⅲ期有全身远处转移。

七、治疗

睾丸肿瘤的治疗取得了较好的效果，目前一般采用手术、放疗与化疗相结合的方法，有效率可超过90%。手术治疗包括根治性睾丸肿瘤切除术、腹膜后淋巴结清扫术和部分转移病灶切除术等手术方法。放射治疗因睾丸肿瘤的类型不同，其对放射疗法的敏感性有不同。精原细胞瘤对放疗敏感，胚胎癌与畸胎瘤敏感程度低，而绒毛膜上皮细胞癌对放疗不敏感。故临床放疗时，应根据肿瘤的病理类型选择不同的方法。国内外对睾丸化疗的治疗均取得了较好疗效，尤其现在采取联合化疗的方法。目前常用的化疗药为：顺铂、环磷酰胺、光辉霉素、卡铂、表柔比星等。

睾丸肿块尚难确定良恶性时，应先采用腹股沟切口，作睾丸肿块探查术，术中将精索游离，用肠钳在内环部钳夹阻断血流，然后将阴囊内容物从腹股沟切口翻出，暴露睾丸肿块，必要时作睾丸肿块冰冻活检，一旦确定为睾丸肿瘤，即作腹股沟内环以下睾丸根治性切除术。待石蜡切片确定睾丸肿瘤性质后再决定进一步治疗方案。

对睾丸肿瘤强调早期治疗。徐序广等对69例睾丸肿瘤进行随访，8例失访。其中61例睾丸肿瘤患者的中位随访时间10.8年，Ⅰ期和Ⅱ～Ⅲ期患者无瘤生存率分别为91.7%（44/48）和38.5%（5/13）。其中7例死于肿瘤转移，5例晚期肿瘤患者在术后1～3年内死亡。对早期睾丸肿瘤行根治性睾丸切除术后辅助放疗与化疗，预后良好。睾丸肿瘤治疗后复发或失败多发生于术后3年之内，远期复发较为少见。对胚胎癌等非精原细胞肿瘤若已侵犯血管或已发生淋巴转移是睾丸肿瘤复发的高危因素。由于睾丸肿瘤的早期诊断困难，不少患者就诊时已经发生严重的腹膜后淋巴结转移。Mosharafa等对1973—2001年1 366例化疗后的睾丸肿瘤进行腹膜后清扫的结果进行分析，其中97例为精原细胞瘤，1 269例为非精原细胞瘤。97例中的47例腹膜后清扫时需要进一步手术，其中25例行肾切除，9例行下腔静脉切开，5例行动脉移植，5例行肠部分切除等。非精原细胞瘤1 269例中的257例进行了腹膜后手术。结果表明，对于精原细胞瘤患者而言，化疗后的腹膜后手术可提高患者术后的5年生存率。

精原细胞瘤是成年人中最常见的睾丸肿瘤类型，占60%～65%，对局限于睾丸的精原细胞瘤，行经腹股沟的睾丸切除术，并结合放疗、化疗取得了较好的疗效，其总的治愈率目前达到了90%。其病理类型分为典型精原细胞瘤、间变性精原细胞瘤、精母细胞性精原细胞瘤。典型精原细胞瘤发病率最高，为82%～85%。本病恶性程度低，睾丸肿块生长缓慢。查体时发现睾丸偏大、质硬。B超显示均匀的低回声影。AFP多为阴性，HCG有约10%的患者升高。Ⅲ期或术后复发的患者也可以选择放疗、化疗，化疗时主张联合用药。

胚胎癌、恶性畸胎瘤患者一般在根治术后行腹膜后淋巴结清扫术。绒毛膜上皮细胞癌少见，恶性程度极高，预后极差，根治性睾丸切除术后辅以化疗。骆曦图等回顾总结睾丸肿瘤331例，其中20例属于非精原细胞瘤，予根治性睾丸切除加腹膜后淋巴结清扫术。15例存活5年以上，3例存活3年，2例存活12～16个月。术后12例保存性功能，5例不能射精。他们认为，提高非精原细胞肿瘤的生存期，关键在于淋巴结清除是否彻底。在清除淋巴结的过程中，要注意椎旁淋巴结，还应注意血管间的彻底解剖。对Ⅲ期患者，术中尽可能切除肿块，放置银夹，作为术后放疗的标志，并辅以化疗，使患者延长生命。

睾丸继发性肿瘤包括睾丸恶性淋巴瘤与白血病性睾丸肿瘤。临床治疗时可参考其他肿瘤的治疗方法。

八、睾丸性索－基质肿瘤

成年人睾丸性索－基质肿瘤占睾丸肿瘤的比例不到5%，而在儿童，这类肿瘤约占睾丸肿瘤的40%。抑制素A（inhibin A）是区别性索－基质肿瘤和其他睾丸生殖细胞肿瘤的最佳血清肿瘤标志物，因为几乎所有的睾丸性索－基质肿瘤都分泌这种多肽，而生殖细胞肿瘤没有这种功能。

（一）莱迪希细胞增生症与莱迪希细胞肿瘤

许多睾丸疾病可伴有局灶性或弥漫性莱迪希细胞增生，例如先天性生殖细胞不发育，或严重的精子发生异常，惟支持细胞综合征、隐睾症或克氏综合征等都可见到莱迪希细胞增生和莱迪希细胞结节形成。当这种结节的大小超过精曲小管直径的几倍时，则称为莱迪希细胞肿瘤（Leydig cell adenomia）。

莱迪希细胞增生症的发生机制尚不清楚。睾丸垂体丘脑轴的失调，导致黄体生成素和促性腺激素释放激素对睾丸莱迪希细胞的长期刺激可能是发生莱迪希细胞增生的主要因素，也有报道其与LH受体和G蛋白的结构改变等有关。早期LH受体突变可引起莱迪希细胞增生以及青春期早熟。莱迪希细胞增生与莱迪希细胞肿瘤的区别为：后者是实质性肿块，只有少数病例有LH受体和G蛋白的突变。应用雌激素、促性腺激素和各种化学合成制剂均可诱导某些患者出现莱迪希细胞增生症和腺瘤。

莱迪希细胞肿瘤多发于5～10岁和30～35岁。在儿童可出现早熟、阴茎增大、阴毛出现、身材速增、皮肤改变和出现成人的出汗气味。这些症状是由于肿瘤分泌雄激素增多所致。约10%的男孩有乳房发育，这是由于肿瘤组织有较高的芳香化酶的作用，使雌激素产生过多所致。成年人，即使过多的雄激素分泌也不会像儿童患莱迪希细胞肿瘤一样的改变。但是，乳房女性化发育在成年患者中常见，占20%～40%，可伴有性欲丧失、勃起障碍和不育。儿童莱迪希细胞肿瘤通常是良性的，可作手术挖除。而成年人有10%～15%患者可为恶性。许多恶性莱迪希细胞肿瘤可没有激素活性，良性肿瘤作睾丸切除，而恶性肿瘤需进行腹膜后淋巴结清扫。未切除侧睾丸也可因内分泌原因导致生精功能受损，可导致不育与雄激素分泌过低。恶性莱迪希细胞肿瘤对化疗与放疗均不敏感。该肿瘤一经诊断，应立即治疗。其生存期为2月至17年，平均2年。曾发现治疗后9年发生转移的报道。因此对这些病例需终身随访。由于该病发病的特殊性，易被误诊、误治。

（二）支持细胞瘤

支持细胞是精曲小管上皮内的体细胞，它支持着各级不同的生精细胞。正常情况下，在青春期前这些细胞不分裂，呈静止状态。支持细胞瘤（sertoli cell tumors）通常并发多发性新生物综合征（multiple neoplasia syndrome），如康乃复合征群（Carney complex）和佩－吉综合征（Peutz－Jeghers syndrome）。

康乃复合征群的患者表现为皮肤黏液瘤、心脏黏液瘤，有典型的皮肤色素沉着和肾上腺及睾丸肿瘤。病理表现为多灶性和双侧性。该肿瘤多发生在青春期，多数为良性。恶性病例为单侧和实质性肿瘤，常无激素活性。佩吉综合征通常表现为强芳香化酶特性，可引起乳房女性化发育。硬化性支持细胞瘤，发病率低，肿瘤小，很少恶变，不具有内分泌活性。支持细胞瘤可作睾丸切除，只有少数明显恶变病例可作后腹膜淋巴结清扫术。

（三）Juvenile 型颗粒细胞瘤

该肿瘤多发生于婴儿，与支持细胞瘤类似。其病理表现的不同为：Juvenile 型细胞排列呈滤泡样，而支持细胞瘤细胞排列为管状。该肿瘤预后好，可发生于未降入阴囊的睾丸，其染色体核型异常（XO/XY），外生殖器不明显，多无雄激素高分泌活性。

睾丸肿瘤引起的内分泌异常，主要与肿瘤分泌过多的雄激素有关，如莱迪希细胞肿瘤直接分泌大量的雄激素；或肿瘤分泌过多的 HCG，刺激睾丸间质细胞分泌过量雄激素。雄激素经芳香化而转变成雌激素，往往引起乳房女性化，以及睾丸生精功能损害。

生殖细胞肿瘤患者的睾丸功能异常是一项重要的临床问题，特别是这些患者大多处于生育年龄。睾丸肿瘤患者在肿瘤明显发展之前，通常生精功能极差，表现为少精子症、LH 升高。睾丸活检可表现为睾丸萎缩。其病理切片中，某些精曲小管中存在原位癌的表现。许多单侧睾丸肿瘤中，对侧睾丸活检也可发现睾丸原位癌，其发生率达 5%。睾丸肿瘤的放疗与化疗可进一步损害睾丸功能。睾丸生精功能的损害常与治疗剂量有关，这些治疗可继发雄激素缺乏。总之，睾丸肿瘤治疗时，除了考虑肿瘤的病理类型，选择不同方法，还要考虑患者的生育功能，以及随后的治疗对睾丸功能的进一步损害。必要时，在进行睾丸肿瘤治疗之前，需运用精子库技术对精子进行冻存以保护患者的生育功能。

（魏桂梅）

第十七章　女性内分泌疾病

第一节　闭经

闭经（amenorrhea）是妇科疾病中常见的临床症状之一。闭经可由多种原因造成，传统概念上将闭经分成原发性闭经和继发性闭经。年龄已满14岁尚无月经来潮，第二性征不发育或年龄已满16岁尚无月经来潮，不论其第二性征是否发育者均属于原发性闭经；已经有月经来潮，但月经停止3个周期（按自身原有的月经周期计算）或超过6个月不来潮者属于继发性闭经。闭经又有生理性闭经和病理性闭经之分。青春期前、妊娠期、哺乳期、绝经后月经的停止，均属于生理性闭经。本文只讨论病理性闭经问题。

一、病因及发病机制

根据病变的解剖部位和病因，可将闭经归纳为以下几类：①下生殖道闭经；②子宫性闭经；③卵巢性闭经；④垂体性闭经；⑤下丘脑性闭经；⑥中枢神经-下丘脑性闭经。

二、临床表现

1. 下生殖道闭经　由于下生殖道发育异常，生殖管道不畅通，经血聚集在阴道、子宫、腹腔内引起周期性下腹痛。处女膜闭锁的患者在腹痛时体格检查可以发现前庭部膨胀的紫蓝色膜状结构。

2. 子宫性闭经　先天性无子宫或子宫发育不良表现为原发性闭经。而宫腔操作过程中过度刮宫引起子宫内膜基底层损伤和宫颈管内膜的损伤，导致宫腔、宫颈管部分或全部粘连；宫腔全部粘连者则表现为继发性闭经；宫腔部分粘连者除表现为继发性闭经外伴有周期性的下腹痛症状，称之Asherman综合征。子宫内膜结核患者当子宫内膜完全被破坏后可引起原发性闭经或继发性闭经。

3. 卵巢性闭经

（1）特纳综合征：属于性染色体异常疾病。染色体核型为45，XO，或45，XO/46，XX，或45，XO/47，XXX。卵巢不发育，卵巢内无卵子，原发性闭经；第二性征发育不良，身材矮小，常有蹼颈、盾胸、后发际低、肘外翻等临床表现。

（2）单纯性腺发育不全：性染色体46，XX，卵巢呈条索状，卵巢内无卵子，原发性闭经；体格发育无异常，子宫发育不良，外生殖器呈女性型，第二性征发育不良。

（3）卵巢抵抗综合征：卵巢内有始基卵泡，临床上表现为原发性闭经，第二性征发育差，激素测定雌激素低，促性腺激素水平升高。

（4）卵巢早衰：因卵巢内卵子储备不足导致女性在40岁以前绝经，激素测定发现雌激素低、促性腺激素水平升高。卵巢手术、放射治疗后也可以引起损伤性的卵巢功能早衰。

（5）多囊卵巢综合征：参见本章相关内容。

4. 垂体性闭经

（1）Sheehan 综合征：有产后出血病史，根据垂体前叶破坏的程度不同出现相应的临床症状。当促性腺激素分泌不足时出现雌激素减退的症状：产后继发闭经、乳房和生殖器官萎缩、无性欲、记忆力减退。当促肾上腺皮质激素分泌不足时表现为肾上腺皮质功能减退的症状：全身无力、抵抗力低下、食欲差、血压低、面色苍白、浮肿、消瘦、脱发脱毛等。当促甲状腺激素分泌不足时出现甲状腺功能减退的症状：畏寒、皮肤粗糙、毛发脱落、表情淡漠、反应迟钝、心率减慢等。泌乳素分泌不足时出现产后乳汁少或无乳汁分泌。生长激素分泌不足者有低血糖的症状。

（2）垂体肿瘤：根据分泌相应的激素出现相应的临床表现。妇科内分泌中最常见的垂体肿瘤是泌乳素瘤，表现为闭经、泌乳和高泌乳素血症。其他垂体肿瘤有促甲状腺激素腺瘤、促肾上腺皮质激素腺瘤、生长激素腺瘤、促性腺激素腺瘤、无功能垂体腺瘤和混合型垂体肿瘤，均可出现相应的临床症状。

（3）空鞍综合征：脑脊液的蛛网膜下腔因蝶鞍隔受损而突向垂体窝，并压迫脑垂体，最终整个蝶鞍被脑脊液充满形成空蝶鞍。由于脑脊液压迫垂体柄，使垂体的门脉循环受阻，GnRH 和多巴胺不能经垂体的门脉系统到达垂体，临床上出现闭经和泌乳症状。实验室检查示血泌乳素水平升高。

（4）单一促性腺激素缺乏症：为原发性闭经，生殖器和第二性征不发育。除促性腺激素（FSH、LH）水平低下外，余无其他异常发现。

5. 下丘脑性闭经

（1）Kallmann 综合征：症状与垂体单一促性腺激素缺乏症相同，另伴有嗅觉功能障碍的症状。病变部位在下丘脑，缺乏促性腺激素释放激素（GnRH）的分泌。

（2）特发性低促性腺激素性腺功能低下（idiopathic hypogonadotripichypogonadism，IHH）：临床症状与 Kallmann 综合征相同，但没有嗅觉功能异常。发病的原因在于下丘脑分泌的促性腺激素释放激素（GnRH）缺乏。

6. 神经下丘脑性闭经　少数盼子心切的人可以有类似于妊娠的表现而出现闭经症状。神经性厌食、过度节食、遭遇强烈的精神刺激、持续强烈的运动后都可以出现继发性闭经。

7. 其他原因的闭经　肾上腺功能亢进或减退和甲状腺功能亢进或减退的患者，除了相应的临床表现，部分患者还可以出现闭经的症状。服用氯丙嗪、奋乃静、雷公藤等药物的患者可以出现继发性闭经。

三、实验室及其他检查

1. 常规检查

（1）体格检查：尤其是生殖器官的检查，注意有无生殖器发育异常，如处女膜闭锁、生殖管道不通畅、子宫发育不良等。

（2）B 超检查：注意检查子宫的大小、形态、子宫内膜的厚度和类型，检查卵巢的大小、形态、储备卵巢的状况。

（3）激素测定：激素的测定有助于闭经病因的诊断。通常检测血清中 FSH、LH、E_2 的水平，必要时进行血清 T、PRL、DHEA－S 水平测定；当怀疑甲状腺疾病或肾上腺疾病时，还需要测定 TSH、T_3、T_4、ACTH、皮质醇、17 - 羟孕酮等。

2. 其他检查

（1）孕激素试验：黄体酮 20mg，每天 1 次肌内注射，共 3d，观察停药后 1 周内是否发生子宫内膜脱落造成的撤药性出血。

（2）雌激素 - 孕激素试验：雌激素、孕激素序贯用药 1 个周期，停药后观察 1 周内是否有撤药性出血。方法：结合雌激素（倍美力）0. 625mg/d，或补佳乐 2mg/d，口服，共 21d，最后 7 ~ 10d 加服甲羟孕酮 6mg/d，或最后 3 ~ 5d 肌内注射黄体酮 10 ~ 20mg/d。

（3）垂体兴奋试验：LHRH 25 ~ 50μg，静脉推注，于注射前和注射后 30min、60min、90min 和 120min 分别测血清 LH 与 FSH。

（4）宫腔镜检查：怀疑宫腔粘连引起闭经的患者可以做宫腔镜检查，了解宫腔内膜损伤的程度。

（5）腹腔镜检查：腹腔镜下可以观察子宫的发育情况，了解卵巢的大小、形态、有无排卵的痕迹；还可以在腹腔镜下进行卵巢活检。

（6）染色体检查：疑有发育异常的患者应进行染色体检查。

四、诊断与鉴别诊断

1. 诊断　详细的病史采集和全面的体格检查对闭经的诊断尤为重要。病史采集应包括神经精神状况、家族遗传病史、饮食情况、运动量、体重增减情况、既往月经情况，有无宫腔操作病史、服药史等。体格检查应注意第二性征的发育、有无生殖器官发育异常等。

对闭经的诊断按下列经典程序进行。

第一步：在排除下生殖道发育异常的前提下首先进行孕激素试验 + 血清促甲状腺激素测定 + 血清泌乳素测定。

（1）孕激素试验有撤药性出血，说明体内有一定水平的雌激素，但缺少孕激素的分泌，提示卵巢内可能有卵泡分泌雌激素但没有发生排卵。

（2）PRL（泌乳素）水平正常，说明可以基本排除由高泌乳素血症引起的闭经；PRL 水平异常升高伴溢乳则提示可能存在高泌乳素血症或垂体分泌 PRL 的肿瘤。

（3）促甲状腺激素的异常可能反应甲状腺功能亢进或低下对月经的影响。

第二步：对孕激素试验无撤药性出血的患者进行雌激素 - 孕激素试验。

（1）雌激素 - 孕激素试验有撤药性出血，说明体内雌激素分泌低下，可能是卵巢功能低下所致。

（2）雌激素 - 孕激素试验无撤药性出血，说明闭经的原因在子宫，可能存在先天性无子宫、子宫发育不良或子宫内膜病变（子宫内膜结核、宫腔粘连等）。

第三步：对孕激素试验和雌激素 - 孕激素试验有撤退性出血的患者，进行血清 FSH、LH、E_2、T、DHEA - S 水平测定。

（1）FSH、LH 水平升高（FSH > 20U/L）和 E_2 水平降低，提示闭经原因在卵巢，由于卵巢功能衰竭的低雌激素状态导致反馈性高促性腺激素分泌。

（2）LH/FSH 和 T 水平升高提示高雄激素血症及多囊卵巢综合征可能。

（3）DHEA - S 明显升高提示有肾上腺来源的高雄激素血症。

（4）FSH、LH 和 E_2 水平降低（FSH 和 LH 均 < 5U/L），提示下丘脑性或垂体性闭经的

可能。

第四步：对 FSH、LH 和 E_2 水平降低的患者进行垂体兴奋试验，来鉴别病变来源于垂体还是下丘脑。正常情况下 LH 和 FSH 的升高峰值在 LHRH 注射后 30min 左右，数值升高基值的 3 倍以上。如果 LH 和 FSH 水平没有反应、反应低下或反应延迟，均提示闭经的原因可能在垂体而不是下丘脑。如果反应正常，则提示为下丘脑性闭经。因为目前临床所用的刺激剂为 LHRH，LH 的反应比 FSH 更敏感，所以有时仅测 LH 的反应值即可。

2. 鉴别诊断

（1）下生殖道闭经：①原发性闭经病史；②周期性腹痛的病史；③体格检查发现下生殖道不同程度的发育畸形。

（2）子宫性闭经：

1）原发性子宫性闭经：孕激素试验无撤药性出血，B 超检查发现子宫发育不良或缺如。

2）继发性闭经：宫腔操作病史或结核病史，B 超检查子宫内膜极薄和回声异常。子宫造影和（或）宫腔镜提示子宫腔粘连或子宫内膜病变。

（3）卵巢性闭经：

1）特纳综合征：参见临床表现部分。

2）先天性性腺发育不良：原发性闭经；身高正常，第二性征发育大致正常；高促性腺激素，低性腺激素；染色体核型正常，但该类患者的染色体可能存在小的微缺失、平衡异位或基因的缺陷；体检发现内外生殖器发育均幼稚，卵巢常呈条索状；雌激素一、孕激素试验有撤药性出血。

3）卵巢早衰：40 岁前绝经；高促性腺激素和低性腺激素，FSH＞40IU/L，雌激素水平低值；约 20% 有染色体核型异常，常为异位、微缺失、45，XO/46，XX 嵌合型等；约 20% 伴有其他自身免疫性疾病，如甲状腺功能减退、肾上腺皮质功能减退等；病理检查提示卵巢中无卵泡或仅有极少原始卵泡，部分患者的卵巢呈浆细胞浸润性的“卵巢炎”现象；腹腔镜检查见卵巢萎缩，有的呈条索状；有的患者有医源性损坏卵巢的病史，如卵巢肿瘤手术史、卵巢巧克力囊肿剥除术史、盆腔严重粘连史，以及盆腔放疗和化疗史等。

4）卵巢抵抗综合征：原发或继发性闭经；高促性腺激素和低性腺激素；病理检查提示卵巢中有多量始基卵泡和原始卵泡；腹腔镜检查见卵巢大小正常，但无生长卵泡和排卵痕迹；对内源性和外源性促性腺激素刺激无反应。

5）多囊卵巢综合征：参见本章相关内容。

（4）垂体性闭经：

1）垂体肿瘤和高泌乳素血症：闭经或月经不调，泌乳，血清 PRL 升高；如较大的垂体肿瘤可引起头痛和视力障碍；如为空蝶鞍综合征可有搏动性头痛。蝶鞍 X 摄片、CT 或 MRI 检查有助于诊断。

2）Sheehan 综合征：参见临床表现部分。

3）单一促性腺激素低下：原发性闭经；体格发育正常，第二性征不发育；卵巢内有始基卵泡但不发育；FSH、LH、E_2 均低下；促性腺激素治疗有效。

（5）中枢和下丘脑性闭经

1）原发性闭经：卵巢内有始基卵泡，但不发育；体格发育正常，第二性征发育障碍；Kallmann 综合征患者伴嗅觉障碍；FSH、LH、E_2 均低下；对 GnRH 治疗有反应。

2）功能性下丘脑性闭经：闭经或不规则月经；多有节食、精神紧张、剧烈运动、不规律生活史；体型瘦弱。辅助检查：TSH 水平正常，T_3 和 T_4 较低；FSH 和 LH 偏低或接近正常，E_2 水平偏低；超声检查提示卵巢正常大小，多个小卵泡散在分布，髓质回声不增强。

五、治疗

（1）雌激素－孕激素疗法

1）雌激素－孕激素序贯疗法：适用于卵巢性闭经、垂体性闭经或下丘脑性闭经的患者。结合雌激素（倍美力）0.625mg/d，或戊酸雌二醇（补佳乐）2mg/d，或乙蔗酚（乙烯雌酚）1mg/d，或（氯烯雌醚）8mg/d，口服，共 21d；最后 7～10d 加服甲羟孕酮 6～10mg/d，或最后 3～5d 肌内注射黄体酮 10～20mg/d。由于乙蔗酚和氯烯雌醚是人工合成的雌激素，对肝脏的副作用较大，现已很少使用。要求生育的患者不选用人工合成的雌激素。

2）雌激素－孕激素联合疗法：常用制剂为口服复方短效避孕药，适用于多囊卵巢综合征、高雄激素血症引起的闭经。月经第 5d 开始，每天 1 次，口服，共 21d。对暂时不需要生育的患者，可长期服用数年。

（2）促排卵治疗：对要求生育的患者，针对不同的闭经原因，个体化地选择适当的促排卵药物和方案。常用药物有克罗米芬（氯米芬，CC）、促性腺激素（Gn）、促性腺激素释放激素激动剂（GnRHa）。

1）克罗米芬：是临床上最常用的促排卵药物。常规用法是月经周期或黄体酮诱发的撤药性出血的第 5d 开始，50mg/d，共 5d，卵泡成熟后再用 HCG 激发排卵。如果无效，下一周期可逐渐加量，一般最大剂量为 150mg/d。

2）促性腺激素（Gn）：尿促性腺激素（HMG）、经尿纯化或基因重组的促性腺激素制剂（FSH）适用于对克罗米芬不敏感的 PCOS 患者。于月经周期或黄体酮撤药性出血的第 2～3d 起，每天注射 75～150U，卵泡成熟后 HCG 5 000～10 000 IU 激发排卵。

3）克罗米芬＋FSH/HMG：在月经周期或黄体酮撤药性出血后的第 5 天，开始用克罗米芬 100mg/d，连用 5d，第 5、7、9d 加用 HMG 或 FSH75U，也可加用脉冲式 GnRH 治疗。

4）促性腺激素释放激素（GnRH）脉冲式应用：脉冲式的 GnRH 给药，可经静脉或皮下注射，剂量是每次 5～15μg，间隔是 60～90min。适用于下丘脑性闭经的患者。

5）促性腺激素释放激素激动剂（GnRHa）：常用于有生育要求而伴有高 LH 水平的 PCOS患者，配合促性腺激素的使用可以改进卵泡对促排卵药物的反应，受精及着床的效果提高。方法：诺雷德（zoladex）3.6mg，或达必佳（decapeptyl）3.75mg，或达菲林（diphereline）3.75mg，于月经周期第 1 天皮下注射，1 次/月，连续 2～3 个周期。

促排卵治疗的注意事项：应用促排卵药物进行促排卵的过程中，应严密监测卵泡的发育，谨防卵巢过度刺激综合征的发生。

3. 手术治疗　针对患者病因，采用手术探查和手术治疗。先天性下生殖道畸形的闭经，多有周期性腹痛的急诊情况，需要紧急进行矫形手术，以开放生殖道引流月经血。对多囊卵巢综合征的患者，可通过经腹或腹腔镜进行卵巢楔形切除或打孔术，促进卵巢排卵；对垂体肿瘤的患者，可行肿瘤切除手术。

4. 其他治疗　根据患者的具体情况，可针对性地采用适当的治疗方法。

（1）对高泌乳素血症的患者用溴隐亭治疗。

（2）对高雄激素血症患者应用螺内酯、环丙黄体酮等抗雄激素制剂治疗。

（3）对胰岛素抵抗的高胰岛素血症，可用胰岛素增敏剂及减轻体重的综合治疗。

（4）对甲状腺功能减低的患者应补充甲状腺素。

（5）对肾上腺来源的高雄激素血症可用地塞米松口服。

（6）对卵巢早衰、先天性性腺发育不良或特纳综合征可采用激素替代，并运用赠卵的辅助生殖技术帮助妊娠。

六、预后

因为闭经是由多种不同的疾病造成的一种常见的临床症状，所以对闭经的治疗方案也要根据其基础疾病而制定。有的病因不明，治疗的原则就是调整和维护机体的正常内分泌状态，帮助因闭经而不孕的夫妇怀孕，防止因闭经导致的近期和远期并发症。治愈标准：恢复自发的有排卵的规则月经，即月经周期长于21d，经量少于80ml，经期短于7d。对于不可能恢复自发排卵的患者，如卵巢早衰等，建立规律的人工周期的阴道出血即可。

（李金博）

第二节　多囊卵巢综合征

多囊卵巢综合征（polycystic ovary syndrome，PCOS）是一组复杂的症候群。本病原因涉及中枢神经系统下丘脑－垂体－卵巢轴、肾上腺、胰岛及遗传等方面。患者发生一系列的异常症状，如闭经、肥胖、不育、多毛、子宫内膜过度增生及恶性变化等。1935 年 Stein－Leventhae 根据临床表现及卵巢形态首先报道闭经、多毛、肥胖及双侧多囊卵巢同存的综合征。近来随着临床检查方法与科学研究的进展，无论在诊断和治疗上都有所发展。

一、病因及发病机制

今尚未定论。本病患者临床表现、卵巢形态、激素改变有着明显的异质性，可能与以下几方面有关。

（1）下丘脑－垂体功能障碍：PCOS 患者 LH 值高，FSH 值正常或偏低，故 LH/FSH 之比大于2 ：3，LH 对合成的促黄体生成激素释放激素（LHRH）的反应增加，故认为下丘脑－垂体功能失常是本症的起始发病因素，从而导致卵巢合成甾体激素的异常，造成慢性无排卵。

（2）胰岛素抵抗（insulin resistance）与高胰岛素血症：胰岛素抵抗与高胰岛素血症是 PCOS 常见的表现。约 50% PCOS 女性有明显的胰岛素受体后的缺陷。胰岛素水平升高使卵巢雄激素合成增加，并通过抑制性激素结合球蛋白的合成，加重高雄激素血症。雄激素活性增高可明显影响葡萄糖和胰岛素内环境稳定。伴有高雄激素血症的 PCOS 患者无论肥胖与否，即使月经周期正常，均伴有明显的胰岛素抵抗。也有学者认为高浓度的胰岛素可与胰岛素样生长因子Ⅰ（IGF－1）受体结合，PCOS 患者卵巢间质组织上 IGF－1 受体数目比正常者高，胰岛素能与卵巢间质组织 IGF－1 受体结合，从而刺激间质细胞产生更多的雄激素。胰岛素和黄体激素具有协同作用，前者可使颗粒细胞黄体化，诱导颗粒细胞的 LH 受体，同时改变肾上腺皮质对 ACTH 的敏感性。

（3）卵巢局部自分泌旁分泌调控机制异常：目前多数学者推断 PCOS 患者卵泡内存在某

些物质，如表皮生长因子（EGF）、转化生长因子α（TGFα）及抑制素（inhibin）等，抑制了颗粒细胞对FSH的敏感性，提高了自身FSH阈值，从而阻碍了优势卵泡的选择和进一步发育。即卵巢局部自分泌旁分泌调控机制异常，使优势卵泡选择受阻是PCOS的发病原因。

（4）肾上腺皮质功能异常：部分PCOS患者肾上腺分泌雄激素升高，此可能是肾上腺皮质P450C17酶的复合物调节失常。肾上腺功能异常可以影响下丘脑－垂体－卵巢轴的关系异常与分泌异常。

（5）遗传因素：文献报道家族性PCOS是遗传性疾病，有人认为可能是伴性显性遗传方式。大多数患者具有正常的46，XX核型。染色体异常者表现为X染色体长臂缺失和X染色体数目及结构异常的嵌合体。

（6）高泌乳素：占20%～30%的PCOS患者伴高泌乳素血症。研究者认为PRL能刺激肾上腺皮质细胞分泌雄激素，因为肾上腺皮质细胞膜上有PRL受体。

二、临床表现

1. 月经失调　表现为原发性或继发性闭经。原发性闭经者较少见，继发性闭经前常有月经稀少或量多。许多肥胖女性在体重减轻后月经恢复正常。

2. 不孕　月经失调和持续性无排卵常致不孕。偶有排卵或黄体不健者，虽有妊娠可能，但流产率较高。

3. 多毛与肥胖　体内雄激素过多，导致多毛与肥胖，毛发分布有男性化倾向。

4. 卵巢增大　双侧卵巢对称性增大，增大的卵巢在盆腔检查时可以扪及。据报道伴卵巢不增大者约占1/3。

5. 其他　约20%肥胖PCOS患者或有2型糖尿病或有葡萄糖耐量低减。

三、实验室及其他检查

1. 实验室检查　①血中LH/FSH大于正常比值，表明LH值升高，LHRH兴奋试验呈亢进型。②血中睾酮和雄烯二酮水平均高于正常水平。③血雌素（E_1）、雌二醇（E_2）测定，E_1/E_2比例大于月经周期中的比例。④尿17－酮类固醇含量正常，提示雄激素来源于卵巢；若尿17－酮类固醇含量升高，则提示肾上腺皮质功能亢进。

2. 辅助检查　除激素测定与LHRH兴奋试验（PCOS可有LH反应亢进）外，尚有盆腔充气造影、腹腔镜检查、肾上腺腹膜后充气造影、核素扫描、MRI或CT检查、B型超声波检查等，均可协助诊断。近年来采用高分辨阴道超声技术观察多囊卵巢的形态，是简便易行无创伤的诊断方法。

四、诊断与鉴别诊断

根据上述症群与检查，典型病例不难诊断。很多疾病具有雄激素过多或雌激素恒定不变的现象，应加以鉴别：

1. 肾上腺皮质功能亢进（库欣综合征）所具有的高雄激素和月经失调症状与PCOS很相似，前者主要为皮质醇过高，可用地塞米松抑制试验加以鉴别。

2. 卵巢或肾上腺男性化肿瘤如卵巢门细胞瘤、良性囊性畸胎瘤、卵巢转移癌等，均分泌较多的雄激素，肿瘤一般为单侧性，血中睾酮含量常＞10.4pmol/L。肾上腺癌和腺瘤，雄激素分泌不受 ACTH 的影响，因而 17－酮类固醇和 17－羟皮质类固醇都不为地塞米松所抑制。

五、治疗

（1）一般治疗：患者宜高碳水化合物和低脂肪饮食。开展对患者的宣教工作，预防糖尿病及心血管疾病的危险因素如高脂血症、肥胖、高血压等。提倡运动锻炼和戒烟。

（2）不孕的药物治疗（药物促排卵）：

1）单用氯米芬（克罗米芬）：它可以在下丘脑、垂体水平与内源性雌激素竞争受体，抑制雌激素的负反馈，增加 GnRH 脉冲频率，调整 FSH 与 LH 此例关系。药物剂量为 50mg/d，共 5d，于月经周期的第 5d 开始给药，若第 1 周期用药无效，第 2 周期的药物剂量加至 100mg/d，共 5d。诱导排卵可高达 80%。氯米芬加地塞米松：如单用氯米芬无效时，可加用地塞米松 0.5mg/d。

2）GnRH 治疗：大剂量的 GnRH－A（促性腺激素释放激素激动剂）（200～500μg）每日皮下注射 1 次，连用 4 周，然后再用促性腺激素（HMG）使卵泡发育，治疗 3 个周期的妊娠率可提高至 77%。HMG 治疗，用于氯米芬无效者，常用剂量为每日肌内注射 2 针（每针内含 FSH75U/ LH75U）从月经第 2～3d 开始给药，5～7d B 超下显示卵泡发育欠佳者加大剂量至每日应用 3 或 4 针。当卵泡达到 18～20mm 时可用 HMG5 000～10 000u 肌内注射诱发排卵。治疗应在 B 超和血雌二醇等严密监护下进行。

3）近年来国外介绍用纯 FSH 治疗对氯米芬无效的 PCOS 患者，初剂量每日 1 支，最大剂量为 1.5～3 支。此小剂量 FSH 缓慢渐增方案的妊娠率 16%～35%。PCOS 患者伴 PRL 升高时，加用溴隐亭可以改善黄体功能。

（3）不孕的手术治疗：药物治疗无效者可在腹腔镜下将各卵泡穿刺、电凝或激光，血中雌、雄激素水平随之下降。目前已很少应用卵巢楔形切除术，以免引起出血、感染及盆腔粘连。

（4）多毛的治疗：

1）非药物治疗：剃毛安全有效；化学性脱毛剂和漂白剂价廉，但可引起皮肤过敏；电凝虽安全有效，但价格较为昂贵；激光治疗已在尝试；肥胖妇女减肥以减少雄激素的产生，从而减少毛发的生长。

2）药物治疗：口服避孕药，以 Diane35（每片含炔雌醇 0.035mg 和醋酸环丙黄体酮 2mg）较为理想。螺内酯（阻断雄激素的外周作用）50～200mg/d。地塞米松治疗，用于肾上腺分泌雄激素过多的高雄激素血症，每晚服 0.25mg；醋酸可的松与氢化可的松均可用于治疗多毛症，但疗效均不佳。促性腺激素释放激素激动剂（GnRH－A）是一种新的治疗多毛症药物 500～1 000μg/d，经皮下注射或鼻喷，持续 6 个月。

（5）肥胖和胰岛素抵抗的治疗：

1）通过减轻体重，治疗胰岛素抵抗，减少雄激素的分泌和改善垂体－卵巢功能，从而减轻多毛症状，恢复月经周期和提高妊娠率。

2）二甲双胍 0.25～0.5mg，每天 3 次，并合用胰岛素的增敏剂（如罗格列酮等）以增加胰岛素的敏感性，减少雄激素的产生，恢复正常的月经周期。

（李金博）

第三节　女性青春期发育延迟

女性青春期发育延迟（delayed puberty）是指女孩到13岁仍无第二性征发育，至16岁仍无月经来潮，或者是青春期启动时间正常，但进展缓慢，青春期开始后5年仍无月经。

一、病因及发病机制

青春期延迟根据病因分为5大类：①体质性（特发性）青春期延迟；②GnRH依赖性（下丘脑低促性腺激素性性腺功能不足）；③垂体依赖性（垂体低促性腺激素性性腺功能不足）；④下丘脑和垂体依赖性低促性腺激素性性腺功能不足；⑤性腺依赖性（高促性腺激素性性腺功能不足）。

二、临床表现

1. 体质性（特发性）青春期延迟　患儿出生时身长和体重正常，出生后生长速度缓慢，身材矮小，青春发育延迟，但到17～18岁时有正常青春期身高突增变化，成年身高可正常。常有家族青春期延迟病史，无外生殖器畸形。

2. 下丘脑依赖性

（1）嗅觉生殖系统发育不全综合征（Kallmann综合征）：患者下丘脑分泌的GnRH缺乏，伴有嗅觉功能异常。儿童期身体发育不受影响。青春期年龄时，无第二性征出现，性器官发育不全，原发性闭经。少数不完全型者虽青春期发动但性征不全，患者四肢长，上部身高/下部身高<0.9，自幼可有嗅觉完全丧失或明显减弱或仅选择性对某些挥发性油质分辨失灵，部分患者可见大脑嗅叶缺损或发育不全。本症可伴其他神经和身体部分发育缺陷，如小脑功能不全、色盲、唇裂、腭裂、神经性耳聋、肾畸形、鱼鳞癣等。实验室检查：性激素、促性腺激素低下，垂体兴奋试验呈有反应型。

（2）特发性低促性腺激素性性腺功能不足（IHH）：临床症状与Kallmann综合征相同，但没有嗅觉功能异常。发病的原因为下丘脑分泌的GnRH缺乏。

（3）获得性低促性腺激素性性腺功能不足：颅内肿瘤、炎症、手术、放射治疗等均可影响下丘脑的功能，使GnRH分泌不足，导致后天获得性的低促性腺激素性性腺功能不足。如果颅内疾病发生在青春期前，将出现青春期延迟。

（4）其他：神经性厌食、营养不良、慢性疾病（结核、甲状腺功能减退、未控制的1型糖尿病等）、过度体育锻炼等都可能使下丘脑GnRH分泌不足而使青春期延迟或中断。

3. 垂体依赖性

（1）特发性垂体功能减退：不明原因的垂体功能减退，根据垂体前叶功能减退的程度不同，可以表现为一种或几种垂体激素低下甚至垂体激素全部缺乏。可以出现青春期延迟和肾上腺皮质功能、甲状腺功能减退的表现。实验室检查：性激素、促性腺激素低下，可能伴有ACTH、TSH的降低，垂体兴奋试验呈无反应型。

（2）单一促性腺激素缺乏症：仅表现为垂体分泌的促性腺激素不足，患者出现青春期发育延迟，不伴有肾上腺功能和甲状腺功能的异常。实验室检查：性激素、促性腺激素低下，ACTH、TSH正常，垂体兴奋试验呈无反应型。

（3）GnRH 受体缺乏：临床表现同单一促性腺激素缺乏症。

（4）获得性促性腺激素缺乏：垂体肿瘤、炎症、损伤等可以直接或间接影响垂体的功能使促性腺激素的分泌不足，导致青春期发育延迟。颅咽管瘤最常见，表现为头痛、视觉障碍、肾上腺功能失调、甲状腺功能低下、身材矮小、骨龄推迟、性激素缺乏。垂体嫌色细胞瘤和泌乳素瘤常导致青春期延迟和原发性闭经。

4. 下丘脑和垂体依赖性

（1）先天性肾上腺发育不良：患者以原发性肾上腺功能不足和低促性腺激素性性腺功能不足为特征。本病是一种 X 连锁隐性遗传性疾病，女性杂合子可有青春期延迟的表现，但生育功能正常。

（2）高泌乳素血症：高泌乳素血症可因泌乳素直接抑制 GnRH 脉冲分泌的作用引起低促性腺激素症。如在青春期前出现高泌乳素血症，将会导致性腺功能出现延迟或中断并伴有泌乳。

5. 性腺依赖性

（1）先天性卵巢功能不全（Turner）综合征：患儿主要表现为矮小，生长迟缓，无自发青春发育，常因乳房不发育或发育不良，无月经初潮或继发闭经，腋毛和阴毛稀少或缺如而就诊。子宫幼稚型或发育不良，大小阴唇不发育成熟。患者偶然可见正常的卵巢功能并维持进入青春期，一般不能妊娠。常见的染色体核型为 45，XO 或 45，XO/46，XX 或 45，XO/47，XXX。实验室检查：血中雌激素水平低下，FSH、LH 升高。

（2）单纯性腺发育不全：性染色体 46，XX，卵巢内无卵子，体格发育无异常，第二性征发育不良，原发性闭经。实验室检查：FSH、LH 升高，雌激素水平低。

（3）卵巢抵抗综合征：卵巢发育正常，但是对 FSH、LH 不反应，临床上表现为原发性闭经，第二性征发育差。实验室检查：雌激素水平低，促性腺激素水平升高。

（4）获得性性腺功能不良：青春期前因卵巢炎症、机械损伤、放射治疗、药物性损伤或者手术切除等可以导致获得性性腺功能不良，出现青春期不发育。实验室检查：雌激素水平低，促性腺激素水平升高。

三、实验室及其他检查

1. 一般检查　检测血常规、尿常规、血沉、肝肾功能等，以了解全身情况。

2. 内分泌激素测定　测定血性激素（E_2、T）和促性腺激素（FSH、LH），了解卵巢和垂体的功能状况。$E_2 > 33.03$pmol/L（9pg/ml）时，一般认为已有青春期功能活动，但非诊断依据。夜间 LH 分泌增加有诊断价值。GnRH 兴奋试验对鉴别体质性和病理性青春期延迟，鉴别垂体抑或下丘脑病变均有重要价值。

3. B 超检查　了解子宫、卵巢大小，及形态、发育情况。

4. X 线检查　拍手腕平片测定骨龄，其与青春期起始密切相关，体质性青春期延迟者均可见骨龄低于生理年龄，但骨龄比生理年龄的延迟一般小 4 年。骨龄达 13 岁时，一般都会自然进入青春期发育。头颅 X 线检查，可发现某些肿瘤、损伤等颅内病变。

5. CT 和 MRI 检查　对于中枢神经的肿瘤具有重要的诊断价值。

6. 染色体检查　对于性腺发育不全或某些特殊面容体征者常提示需染色体核型分析。

7. 腹腔镜检查　及性腺活检对疑有卵巢病变的患者，可进行性腺的活检和腹腔镜检查。

四、诊断与鉴别诊断

根据病史、临床表现，上述相关检查一般可诊断青春期延迟及其病因。病史、体格检查、影像学检查及骨年龄的估价在青春延迟与性幼稚的诊断中同样很重要。除此以外，垂体促性腺激素的测定和染色体检查对这类疾病的诊断亦是不可少的。测定血 FSH 和 LH 的浓度以诊断性征不发育的原因，鉴别是在卵巢还是在垂体及下丘脑，以便选择适当的治疗原则和正确地估计预后。

五、治疗

（1）体质性青春期延迟：原则上不需特殊处理，因其只是发动延迟，经一段时间后，特别是当骨龄达到相应的年龄后，自然会开始正常的青春发育过程。但应提供必要的咨询，解除患儿和家长的担心。如果患儿出现心理行为的异常，可在 13 岁后行 3 个周期的人工周期治疗，使乳房开始发育。此疗法不会明显增加骨龄或降低最终身高。

（2）病理性青春期延迟：

1）原发病因的去除和纠正：若存在中枢神经系统肿瘤或疾患可根据情况决定是手术还是非手术治疗。许多功能性的促性腺激素低下是可以纠正和调整的，如改善营养状态，对神经性厌食者应鼓励其进食，增加体重；对甲状腺功能减退者应纠正甲状腺功能减退；治疗库欣综合征及高泌乳素血症等内分泌异常；严禁青少年吸毒等。

2）性腺功能减退的治疗：对于低促性腺激素性的性腺功能减退的治疗有以下两种。LHRH，适用于垂体对下丘脑激素 LHRH 反应良好的患者；静脉小剂量脉冲式注射 LHRH，能刺激垂体分泌 LH 和 FSH，进而刺激卵巢分泌性激素，促使性征发育并诱导排卵；因价格昂贵，一般只用于已婚想生育者。HMG，为绝经后促性腺激素，从绝经后女性尿中提取；每支 HMG 含 FSH 和 LH 各 75U，用于垂体本身有功能障碍的低促性腺激素性的性腺功能减退又想生育者。

3）溴隐亭：高泌乳素血症所致的青春延迟可用溴隐亭治疗。这是一种多巴胺的促效剂，可有效地抑制泌乳素水平，改善性腺功能。

4）雌激素：对无条件得到或无条件应用上述药物的患者可采用雌激素替代治疗。应用雌激素可促使第二性征发育，与孕激素配合应用能有类似月经的周期性子宫出血。一般雌激素每月 22 ~ 28d，自服药的第 13 ~ 15d 加服孕激素，连服 12 ~ 14d。然后，停服雌孕激素后等待月经来潮，经后再按上法开始下一个周期。

高促性腺激素性的性腺功能低下因为是卵巢本身的功能障碍，故只能用雌激素替代治疗，方法如前述。有 Y 染色体存在的性腺发育不全，因这种性腺发生肿瘤的概率很高，而且相当高的机会是恶性，故应尽早行性腺切除，术后用雌激素替代治疗。

六、预后

发于下丘脑、垂体的低促性腺激素性性腺功能不足和卵巢性性腺功能不足的患者及时给予女性激素替代治疗可以促使第二性征的发育，但需要长期替代治疗。继发于各种疾病而导致的青春期发育延迟，在去除原发病后可以有正常的体格发育和性征的发育。

（王淑芳）

第四节　女性不孕症

不孕（sterility）是指婚后夫妇同居3年以上，有规律而正常的性生活，未采取任何避孕措施，女方从不怀孕，不育（infertility）则指实际上或临床上未能生育，即有过妊娠，但均以流产、早产、死胎或死亡而告终，从未获得过活产的状况。但临床上不孕与不育是难以区分的，有时笼统地总称为不育症。

20世纪70年代后，国际联合会将不孕症的定义缩短为1年。据调查，婚后1年的受孕率最高，可达95%。美国不孕学会建议，婚后夫妇同居1年，规律性生活未采取避孕措施而未怀孕者可诊断为原发性不孕症；有1次以上分娩或活产，又经1年未再受孕者诊断为继发性不孕症。

不孕症的患病率在各国调查结果不同，一般占育龄夫妇的5%～15%。对不育夫妇的调查中，女性不育约占50%，男性不育约占40%，原因不明者约占10%。

一、病因

不孕症不是一种独立的疾病，而是许多妇科疾病、内分泌疾病乃至全身性疾病所表现出来的一种症状。在女性不孕中内分泌疾病引起的排卵障碍占病因的40%，输卵管性因素约占40%，不明原因约占10%；另外10%为不常见因素，包括宫颈因素、子宫因素、免疫因素等。

（1）内分泌性因素：

1）卵巢性无排卵：卵巢功能异常，不能对促性腺激素发生反应并合成性激素，造成卵巢性激素水平低落，不发生周期性变化而无排卵。常见于以下病症：Turner综合征；多囊卵巢综合征；卵巢早衰；卵巢不敏感综合征；未破裂黄素化综合征；卵巢肿瘤。

2）垂体性无排卵：席汉综合征；垂体瘤；空泡蝶鞍综合征；高泌乳素血症（药物、肿瘤）。

3）下丘脑性无排卵：功能性下丘脑性闭经（FHA）；Kallmann综合征；神经性厌食；Frohlich综合征。

4）内分泌代谢性疾病：甲状腺功能亢进或减退；肾上腺功能亢进或减退；糖尿病；肥胖症；肝脏疾病、肾脏疾病；重度营养不良。

（2）输卵管性因素：

1）输卵管炎症：急、慢性输卵管炎症引起输卵管堵塞是女性输卵管性不孕症的常见原因。包括：化脓性输卵管炎；淋菌性输卵管炎；结核性输卵管炎。

2）子宫内膜异位症：子宫内膜异位症是子宫内膜生长在子宫腔以外的任何部位所引起的妇科疾病，可引起出血、粘连，可使输卵管堵塞及影响输卵管蠕动，同时刺激内膜产生过多前列腺素，干扰输卵管节律性蠕动，影响输卵管获取卵子的能力而造成不孕。子宫内膜异位症患者的不孕症发生率为40%左右，子宫内膜异位与不孕关系密切，是不孕症的主要原因之一。它包括：盆腔子宫内膜异位症；卵巢子宫内膜异位症。

3）输卵管发育异常：主要有输卵管发育不良、输卵管憩室等先天性的输卵管发育异常，均造成输卵管输送卵子、精子和受精卵的功能异常，易发生不孕或输卵管妊娠。

（3）宫颈与子宫因素：

1）解剖学异常：主要有先天性宫颈管发育不全、先天性宫颈管狭窄和闭锁、宫颈角度异常、单宫颈双角子宫、双子宫等。

2）感染：宫颈炎：可造成局部内环境改变，影响精子的成活率，而引起不孕。子宫内膜炎，局部炎性细胞浸润和炎症介质的渗出呈现胚胎毒作用，不利于精子存活和孕卵着床。盆腔炎。

3）宫颈黏液功能异常：精子经宫颈进入宫腔必须穿过宫颈黏液，因此宫颈黏液分泌的数量和质量直接影响精子的活动。宫颈黏液分泌受卵巢激素的调节而呈现周期性变化，当卵巢功能失调如无排卵、黄素化不破裂卵泡综合征、宫颈炎症、宫颈物理治疗、手术损伤宫颈等，均可影响精子的活动、储存、存活和获能而导致不孕。

4）宫腔粘连。

（4）免疫因素：免疫性不孕指正常性生活情况下，机体对生殖过程中任一环节产生自身免疫反应，延迟受孕2年以上者。不孕夫妇除存在抗精子免疫或抗透明带自身免疫外，其他方面均正常。可分为抗精子免疫性不孕及抗透明带免疫性不孕两种类型。

（5）其他影响因素：男女双方最佳生育年龄分别为24～25岁和21～24岁，此后生育力随年龄增长而下降，35岁后生育力急剧下降。过度消瘦、过度肥胖及维生素和微量元素的缺乏均可引起性腺功能减退，生育力下降。药品、酒类尤其是某些环境内分泌干扰物可以显著影响男性与女性的生育能力。环境改变、精神紧张或心理创伤等均可干扰排卵，并导致内分泌功能紊乱，由此导致不孕。性交因素：性交障碍等可以导致不孕。

（6）受孕的先决条件：

1）有功能正常的下丘脑－垂体－卵巢轴，在其调控下有正常的排卵和健全的黄体功能。

2）阴道口－阴道－宫颈输卵管全部畅通，有正常的性生活，正常成熟的精子能穿过女性生殖道到达输卵管壶腹部。

3）卵子可进入输卵管受精，将受精卵输入子宫腔。

4）子宫内膜有充分而同步的分泌期改变，受精卵可在宫腔着床。

上述任何一种生理过程发生异常均可导致不孕。

二、实验室及其他检查

1. 排卵障碍的诊断　排卵的重要标志是月经周期性的来潮，排除了生殖道和子宫内膜的疾病，规则的月经是排卵的重要特征之一。排卵功能的特殊检查方法主要有以下方面：

（1）基础体温（basical body temperature，BBT）：基础体温受卵巢分泌的性激素影响而变动，是一种诊断排卵功能简便的监测方法。测定方法：睡眠4～6h醒来后测量基础体温，排卵后体温上升0.3℃～0.5℃，基础体温曲线呈双相形式，高温相应维持10d以上。若小于以上数值，提示黄体功能不全。

（2）宫颈黏液：排卵前后，因激素的变化，使宫颈黏液性状亦发生很大的变化。从月经的第10d开始，每天1次，连续5～10d，评分在排卵时达峰值，此为性交或人工授精的最佳时机。

（3）激素测定：

1）月经周期中期行黄体生成素（LH）监测，LH峰值的出现意味着即将排卵，是判断排卵的一个最可靠的标志。LH 峰至排卵的间隔时间在不同妇女差异较大，而同一妇女则比较恒定。

2）在月经周期的第 3 天检测尿促卵泡素（FSH）和雌二醇（E_2）等激素的水平，可以评估卵巢的基础功能，预测诱导排卵的效果，指导促排卵方案的设计。其他激素，如睾酮、泌乳素（PRL）、LH/FSH 等生殖激素的测定，可以参考判断排卵障碍的原因。

3）其他检查：胰岛素和糖耐量试验、皮质醇、促肾上腺皮质激素（ACTH）甲状腺功能（TT_3、TT_4、FT_3、FT_4、TSH）、生长激素（GH）、PRL 及垂体兴奋试验等内分泌指标都可以针对患者排卵障碍的类型，对排卵障碍的病因和程度进行诊断。

（4）B 超：卵巢 B 超扫描对明确及追踪卵泡的生长是一种可靠的方法，可用于月经周期的第 8、9d 开始 B 超扫描，隔日 1 次，待优势卵泡直径达 14mm 左右时，宜每天观察 1 次。当直径达 20mm 时，提示卵泡即将在 1～2d 内破裂。

（5）子宫内膜组织学检查：在黄体期行子宫内膜活检能证明内膜层是否受到了足够的成熟黄体影响，是诊断黄体缺陷较为准确的方法。

2. 盆腔因素的诊断

（1）输卵管通畅性检查：可不同程度提示输卵管的通畅性、阻塞部位、管腔内形态变化，及病因、病理，为诊断提供依据。

（2）腹腔镜及宫腔镜检查：可直接观察子宫、输卵管、卵巢有无病变或粘连。

（3）子宫输卵管造影：可明确子宫畸形或宫腔粘连，还可了解输卵管是否通畅。目前是诊断输卵管通畅度和功能的最常用的方法之一。

3. 免疫性因素的诊断　免疫性因素的诊断包括血清和宫颈中的抗精子抗体、性交后试验、精子和宫颈黏液接触试验及其他自身免疫抗体的测定。若发现阳性，可考虑免疫性不孕。

三、诊断

1. 询问病史　详细询问病史是诊治不孕症的关键，最好夫妇都参与。一份详细病史，从起因、经过与症状，可提供一半的诊断依据，故病史在诊断不孕症时十分重要。除一般病史外，特别注意以下情况：

（1）生长发育史：有无生长发育迟缓，青春期发育是否正常，第二性征及生殖器是否发育异常，有无先天性畸形。

（2）月经史：包括月经初潮年龄，月经周期、经量、持续时间、有无痛经及末次月经，对诊断有无排卵、有无子宫内膜异位症等有重要意义。

（3）婚育史：结婚年龄，夫妇是否两地分居，是否再婚，性生活情况，是否避孕及所用方法，既往分娩或流产史，产后有否大出血和感染，流产后是否刮宫，末次妊娠日期等。

（4）既往史：有无重大疾病，如肝病、肾病、结核等；有无内分泌疾病，如肾上腺或甲状腺疾病；有无手术史；有无烟酒嗜好以及有害物质或放射性物质接触史；工作学习是否过度紧张或过度疲劳。

（5）家族史：注意家族中有无性腺功能异常及生殖道畸形、内分泌代谢性疾病及其他遗传性疾病，了解父母及兄弟姐妹的生育情况。

（3）其他：包括配偶的年龄、职业、健康状况、既往史、不孕症诊治情况等。

2. 体格检查

（1）一般体征：体格、体态、体重、全身营养状态，有无异常的脂肪沉着、色素沉着、痤疮、浮肿等，有无先天性畸形、有无甲状腺肿大、肢端肥大等。

（2）第二性征：注意患者的音调、毛发分布、乳房大小、有无溢乳。

（3）妇科检查：妇科三合诊：观察外阴部阴毛分布情况及发育是否异常，如阴蒂是否肥大、两侧大阴唇及腹股沟是否有肿块；阴道是否畸形，如阴道呈盲端或有阴道横隔等；子宫颈部有无赘生物或糜烂；子宫发育情况，有无肿块；两侧附件有无增厚、结节、肿块等。

四、鉴别诊断

1. 内分泌性不孕

（1）卵巢性无排卵：是女性不孕中常见的原因之一，有20%～25%的不孕妇女有排卵缺陷，临床上伴有月经周期紊乱，不排卵，或黄体功能不全、未破裂黄素化综合征等。

1）Turner综合征：又称先天性卵巢发育不全，是一种性染色体异常的疾病，多数是X染色体数目异常，基本核型是45，XO，本病患者除原发性闭经和第二性征不发育外，多有一组躯体异常表现，如身材矮小、蹼状颈、多面痣、桶状胸、肘外翻和其他畸形。可采用他人捐赠的卵子通过体外受精胚胎移植技术获得妊娠。诊断要点：

临床表现：原发性闭经；身材矮小、蹼状颈、桶状胸和后发际低；第二性征不发育，外生殖器呈幼稚型；常伴有先天性主动脉狭窄和泌尿系畸形。

实验室检查：染色体异常，多为45，XO或45，XO/46，XY嵌合体；促性腺激素水平高，雌激素水平降低。

2）多囊卵巢综合征：是妇科内分泌临床中最常见的疾病，也是无排卵性不孕的一个主要原因。临床上常表现为闭经或月经稀发，长期无排卵，雄激素过多，雌激素无周期性波动。诊断要点如下。

临床表现：月经异常，如闭经、月经稀发、无排卵月经等；男性化，如多毛、粉刺、声音低调、阴蒂肥大；肥胖；不孕；妇科检查双侧卵巢增大。

实验室检查：血LH高值，FSH正常，LH/FSH比例大于正常；血睾酮增高。

辅助检查：B超见多个卵泡囊性变、卵巢肿大；腹腔镜见卵巢内膜肥厚及表面隆起；卵巢活检见卵泡内膜细胞层肥厚增殖和间质增生。

3）卵巢早衰（premature ovarian failure，POF）：又称早绝经，发生在40岁以前的由于卵巢功能衰竭所致的高促性腺激素性闭经称为卵巢早衰。占原发性闭经的20%～28%。临床表现为闭经、无排卵。卵巢早衰的真正机制尚不十分清楚，可能与自身免疫系统疾病有关。诊断要点如下。

临床表现：多发生于40岁以下的妇女；无诱因突然出现继发性闭经；阴道干涩、性交困难和更年期综合征。

实验室检查：血雌激素水平常低于20pg/ml，血FSH和LH明显升高，血PRL正常；雌激素测血试验阳性。

4）卵巢不敏感综合征：又称卵巢抵抗综合征。临床表现为高促性腺激素低性腺激素性闭经。病理特点为患者卵巢内有许多始基卵泡，少见窦状卵泡，无成熟卵泡，卵巢内呈局灶性或弥漫性透明变性，对高水平的促性腺激素缺乏反应。诊断要点：闭经；染色体核型正常为46，XX；实验室检查：血 FSH 水平显著升高，血 LH 升高或正常高值，为排除暂时性 FSH、LH 升高，有必要间隔 1 个月后重复测定 1 次；超声检查：可见卵巢大小正常，有小卵泡。

5）未破裂黄素化综合征：多发生于月经紊乱女性，并为不孕因素之一。其特征是卵细胞未能从成熟卵泡中排出，卵泡继续黄体化并能产生黄体酮。患者仍可有规律的月经周期和正常的黄体功能，基础体温曲线双相型，有分泌期子宫内膜，血清孕激素和雌激素水平与正常排卵周期无明显差异。诊断要点：连续 B 超检查发现卵泡增大至直径 18 ~24mm，72h 内仍不缩小，而宫颈黏液显示黄体期的改变，血清孕激素水平 >9.5mmol/L，即可诊断。

（2）垂体性无排卵：各种原因引起原发性腺垂体功能减退，导致促性腺激素的合成及分泌障碍，从而影响卵巢功能而导致闭经、不孕。临床上常见的原发性腺垂体功能减退症主要有：席汉综合征、垂体瘤、空泡蝶鞍综合征、原发性垂体促性腺功能低下。

1）席汉综合征：常见于产后大量失血后，低血容量低血压休克造成垂体缺血坏死，失去合成 LH 及 FSH 等激素的能力，导致无排卵。患者除有性腺功能低下外，还会有甲状腺功能低下和肾上腺皮质功能低下的临床表现。

2）垂体瘤：垂体肿瘤约占颅内肿瘤的 10%，泌乳素瘤是最常见的垂体肿瘤，占垂体肿瘤的 50% ~70%。肿瘤直径 <1cm 者，称为微腺瘤；直径 >1cm 者称为大腺瘤。垂体肿瘤可压迫腺垂体，导致内分泌功能紊乱，引起无排卵。

3）孤立性垂体促性腺功能低下：是一种少见的遗传病，表现为孤立性促性腺激素缺乏，患者常常原发闭经，性征不发育，有些还伴有嗅觉障碍。垂体促性腺激素 FSH 与 LH 以及卵巢性激素均为低水平。

4）空泡蝶鞍综合征：先天性蝶鞍横隔缺损，垂体窝空虚，脑脊液流入鞍内，腺垂体被压扁，鞍底组织被破坏而导致蝶鞍增大。主要表现为闭经、头痛。

5）腺垂体功能减退症：有垂体及其临近部位肿瘤压迫或浸润破坏、分娩时大出血、糖尿病性微血管病变、严重的颅内感染、头部外伤、手术或放射治疗、空泡蝶鞍等病史。

临床表现：出现促性腺激素、促甲状腺激素及促肾上腺皮质激素不足所致的性腺、甲状腺、肾上腺皮质功能减退的各种临床表现。

实验室及辅助检查：靶腺激素及其代谢产物水平减低，如 FT_3、FT_4、皮质醇、睾酮、E_2 降低，尿游离皮质醇减低；垂体激素水平降低，血中 FSH、LH、TSH、ACTH 水平低下；垂体激素兴奋试验呈延迟反应，下丘脑释放激素兴奋试验，静脉注射 TSH 释放激素（TRH）、ACTH 释放激素（CRH）、LH 释放激素（LHRH）后，血中 FSH、LH、TSH、ACTH 水平无升高反应；头颅 CT 或 MRI 显示有肿瘤浸润、囊肿或空泡蝶鞍。

（3）下丘脑性无排卵：

1）功能性下丘脑闭经：是除外下丘脑、垂体器质性病变，由于促性腺激素功能不足而导致性腺功能低落的闭经，以循环中低促性腺激素水平及低雌激素水平为特征，是临床上较常见的一类闭经。好发于年轻女性，以精神性低促性腺激素性闭经最多见。各种异常刺激如突然的精神刺激、剧烈的运动、过度的恐慌、忧郁，通过大脑神经内分泌系统的多种渠道，直接或间接的引起下丘脑的促性腺激素释放激素（GnRH）脉冲式分泌异常导致垂体促性腺激素分泌异常，FSH 与 LH 水平下降，LH 峰消失，造成无排卵。

诊断要点：好发于年轻女性，常有过度的精神刺激，排除下丘脑、垂体器质性病变以及全身性疾病等；继发性闭经；基础体温呈单相型，妇科检查未发现明显异常；血雌激素、孕激素、FSH 和 LH 水平均低下；垂体兴奋试验有反应。

2）Kallmann 综合征：为常染色体显性遗传疾病，是以低促性腺激素、低性激素为主，伴有嗅觉减退或缺失的一种遗传性疾病。主要发生在男性，女性偶发。女性临床表现主要为原发性闭经，到达青春期年龄无第二性征发育，染色体核型正常，卵巢及女性内生殖器分化正常，促性腺激素水平低下，雌孕激素水平低下，卵巢无功能活动。

诊断要点：有明显的家族史。临床表现：性腺功能低下以及嗅觉丧失或减退。血中促性腺激素及性激素水平低下。

3）神经性厌食：是一种精神神经内分泌紊乱性疾病。临床表现为闭经伴不同程度性征消失，子宫和卵巢缩小，消瘦明显。

诊断要点：可因慢性精神刺激及工作学习过度紧张而发病；强烈惧怕体重增加，对体形、体重有不正确的理解；体重低于标准体重的 85% 或 $BMI \leqslant 17.5kg/m^2$，厌食致日进食量 <150g 及体重减少 20% 以上；闭经（指月经初潮后的女孩及青年女性）。

（4）内分泌代谢性疾病：

1）甲状腺疾病：甲状腺激素参与体内各种物质的新陈代谢。因此，甲状腺激素过多或过少都可直接影响生殖激素及生殖功能。

甲状腺功能减退症如起病于幼年，大部分患者表现为青春期延迟，性发育障碍。如起病于成年人，可出现不同程度的性功能障碍、性欲减退、月经紊乱、不易受孕。

诊断要点如下：

有自身免疫性甲状腺炎，甲状腺、下丘脑、垂体的肿瘤，手术、放射治疗、炎症等病史，甲状腺功能减退的家族史。

临床表现乏力、畏寒、低体温、声音变粗、纳差、便秘、胸闷、嗜睡、懒言、性欲减退、月经量增多或紊乱，合并甲状腺肿大、下肢黏液性水肿。

甲状腺功能检查，如 TT_3、TT_4、FT_3、FT_4 明显降低，TSH 通常升高；TSH 水平减低提示继发性或三发性甲状腺功能减退，TSH 延迟升高，往往提示下丘脑性甲状腺功能减退；甲状腺摄碘率降低；血清胆固醇明显升高。

2）先天性肾上腺皮质增生：是一种常染色体隐性遗传性疾病，是女孩中一种较常见的雄激素过多的疾病。由于肾上腺皮质在合成类固醇激素过程中缺乏某种酶而产生了过度的雄激素，使下丘脑 - 垂体 - 性腺轴功能受到干扰而出现月经不调或闭经，除此之外患者常有不同程度的男性化甚至生殖器畸形。临床上根据不同酶的缺乏分为 6 种类型，其中 21 - 羟化酶缺陷最常见，占本症的 90% ~95%。下面以 21 - 羟化酶缺陷症为例：

21 - 羟化酶缺陷症诊断要点：男性化畸形、无女性第二性征、月经失调或无月经；低血钠、高血钾、脱水、低血压以及血浆肾素活性增加等盐皮质激素不足的表现；血浆 17 - 羟孕酮水平升高，肾素活性升高。

3）肥胖症：体重与下丘脑 - 垂体 - 性腺轴关系密切。脂肪组织是雌激素蓄积场所，又是雄激素在性腺外转化为雌激素的主要部位。过多的脂肪组织导致雌激素的增加。这种无周期性生成的雌激素通过反馈机制，对下丘脑 - 垂体产生持续的抑制，导致无排卵或闭经。一般根据体重指数（BMI）、腰围、腰臀比来判断。

诊断要点：BMI 是较常用的一种诊断肥胖的指标，BMI = 体重（kg）/身高的平方 $(m)^2$。

1997 年 WHO 公布的标准为 BMI≥30.0kg/m² 为肥胖；2000 年国际肥胖特别工作组提出亚洲成年人的标准为 BMI≥25.0kg/m² 为肥胖；2003 年卫生部疾病控制司公布了“中国成人超重和肥胖症预防控制指南”，规定 BMI 为≥28.0kg/m² 为肥胖；腰围：WHO 建议，男性 WC >94cm，女性 WC >80cm 为肥胖；我国指南建议，国人成年男性 WC >85cm，女性 WC >80cm 为肥胖；腰臀比：白种人男性 >1.0，女性 >0.85 定义为腹部脂肪堆积。

2. 输卵管性因素

（1）生殖道炎症：生殖道急慢性炎症，尤其长期慢性炎症伴急性反复发作，常使输卵管黏膜上皮损伤或破坏，进而使输卵管粘连与阻塞，影响精子、卵子和受精卵的通过。除分娩流产后或消毒不严的刮宫术后所致的化脓性炎症外，生殖道结核常致不孕，在原发性不孕中占 25%。还有淋球菌、衣原体和支原体的生殖道感染亦是不孕的主要原因，病变位于输卵管壶腹部者多见，其次是子宫内膜。下面以急、慢性输卵管炎为例。

1）急性输卵管炎诊断要点：有流产、分娩或宫腔内手术史。心率 120/min，可有恶寒或寒战，下腹剧痛；下腹紧张、子宫正常或稍大，压痛多显著，两侧附件区有触痛；血白细胞及中性粒细胞增多，血培养除外败血症。

2）慢性输卵管炎诊断要点：下腹隐痛，腰背及骶部酸痛，白带增多、月经过多、痛经及不孕等；子宫常后倾，活动度差，一侧或双侧附件增厚，有压痛，亦可形成肿块。

（2）子宫内膜异位症：本病是指有活动功能的子宫内膜出现于正常子宫腔内壁以外的部位。子宫内膜异位症患者中 30% ~50% 伴有不孕，常伴有痛经及盆腔疼痛。盆腔子宫内膜异位症和卵巢子宫内膜异位症引起出血、粘连，可使输卵管堵塞及影响输卵管蠕动，同时异位内膜产生过多前列腺素，干扰输卵管节律性蠕动，影响输卵管获取卵子的能力而造成不孕。

（3）输卵管发育异常：输卵管发育异常较少见，也不易被发现，常与生殖道发育异常并存。主要有输卵管发育不良、输卵管憩室等先天性的输卵管发育异常，均造成输卵管输送卵子、精子和受精卵的功能异常，易发生不孕和输卵管妊娠。

3. 宫颈与子宫因素　宫颈和子宫性不孕约占女性不孕症 10%。由于宫颈的形态和宫颈黏液功能直接影响精子上游进入宫腔，精子只有进入到子宫腔才能获能而具有受精的能力。

（1）解剖学异常：主要有先天性宫颈管发育不全、先天性宫颈管狭窄和闭锁、宫颈角度异常、单宫颈双角子宫、双子宫及先天性无子宫等。

（2）感染因素：

1）宫颈炎：由于宫颈位于阴道内，很容易受损伤及外源性病原体的感染，造成宫颈糜烂、宫颈肥大和宫颈息肉等宫颈炎症，出现白带增多伴有局部不适、瘙痒或坠痛，严重者可出现接触出血。宫颈炎症造成的局部内环境改变影响精子的成活率，可引起不孕。

2）子宫内膜炎：临床上可分为急性子宫内膜炎和慢性子宫内膜炎两种。急性子宫内膜炎的主要原因是流产、产褥感染、子宫腔内安放避孕器、子宫颈扩张、诊断性刮宫治疗等；性病等病原体上行性感染也可引起。慢性子宫内膜炎的病因基本与上述相同。临床表现主要有盆腔区域疼痛、白带增多、月经过多、痛经等。子宫内膜炎症时，局部炎性细胞浸润和炎症介质的渗出呈现胚胎毒作用，不利于精子成活和孕卵着床，故引起不孕。

3）慢性盆腔炎：慢性盆腔炎常为急性盆腔炎未能恰当彻底治疗，患者体质较差，病程迁延所致；也可无典型急性炎症史，当机体抵抗力较差时，表现急性发作。临床表现主要有下腹痛及腰痛，月经增多和白带增多，卵巢功能损害时可有月经失调，输卵管粘连阻塞时可致不孕。

4. 免疫因素　免疫性不孕指患者排卵及生殖功能正常，无致病因素发现，配偶精液常规检查在正常范围，但有抗生育免疫证据存在。在不孕夫妇中免疫性不孕占5% ~7%。有抗精子和抗透明带2种免疫性不孕，目前对后者的发病机制还不太清楚，因而临床所指的免疫性不孕多半指抗精子免疫性不孕。诊断要点：

（1）除外其他原因的不孕。

（2）应用可靠的检测发法证实血清内或生殖道周部（尤其宫颈黏液）存在抗生育免疫。

（3）不孕期超过3年。

5. 其他影响受孕的因素

（1）年龄：男女双方最佳生育年龄分别为24 ~25岁和21 ~24岁，此后生育力随年龄增长而下降，35岁后生育力急剧下降。目前对生育力下降的原因仍有争议，但卵子质量的改变可能是其主要原因，所以高龄妇女妊娠率较年轻妇女明显降低。

（2）营养：营养与生殖功能的密切关系已被证实。如女性至少应达到占体重17%的脂肪量才能开始月经初潮，达到占体重22%的脂肪量才能怀孕。另外，过度肥胖可引起性腺功能减退，生育力下降，但脂肪含量在人类生殖功能中的确切作用还不清楚。

维生素和微量元素与生育有密切关系，维生素E可促使垂体促性腺激素分泌增多，增强卵巢功能，促进精子的生成和活动。

（3）烟、酒、麻醉药物及环境因素：嗜烟、酗酒可损伤卵子和输卵管，引起不孕。某些麻醉剂可改变下丘脑 - 垂体对促性腺激素及泌乳素的调控，进而影响生育功能、性功能及月经周期。

环境及职业污染，如噪音、纺织染料、汞、镉及干洗化学制剂，亦可影响女性生育能力。毒物接触病史具有重要的诊断意义。

（4）精神因素：不孕夫妇常有深重的失望情绪。精神损伤可引起中枢儿茶酚胺及内啡肽的分泌变化，进而导致不排卵和闭经。诊断主要依靠详细的病史资料。

（5）性交因素：性交不当、女性性功能障碍（阴道痉挛，阴道、外阴器质性疾病）等亦可导致不孕。可以通过病史和体检做出诊断。

（李金博）

第五节　女性性早熟

女性性早熟是指性成熟开始的年龄显著提前，其确切定义为女性任何一个性征出现的年龄较正常人群相应性征初现的平均年龄提前2个标准差。提前出现的性征与性别一致的称为同性性早熟，与性别不一致的称为异性性早熟（女性男性化）。临床上将女孩在8岁前出现第二性征（乳房发育）或10岁前月经来潮诊断为性早熟。由于性早熟的患儿体内雌激素的水平升高，加快了骨骺的愈合，将影响最终的成年身高。患儿的智力和心理发育并不提前，对过早出现的性成熟现象没有心理和能力上的适应，因而会困惑、害羞或自卑，有的甚至发展为心理障碍。临床上应重视性早熟的诊断和治疗。

一、病因病机

无论何种病因，只要体内甾体激素升高达到青春期水平，作用于甾体激素敏感的靶器官将出现第二性征的发育，引起乳房发育、乳晕色素加深、阴道黏膜和小阴唇增厚、色素加深，甚至出现阴道分泌物或雌激素撤退性出血；雄激素增高出现阴毛生长、体毛增多、阴蒂肥大、嗓音低沉、男性体态。按病理和控制机制不同，性早熟可分为促性腺激素释放激素（GnRH）依赖性性早熟和非 GnRH 依赖性性早熟两大类。GnRH 依赖性性早熟又称为真性性早熟、中枢性性早熟（centralprecocious puberty，CPP）、完全性性早熟；非 GnRH 依赖性性早熟又称为假性性早熟、外周性性早熟、不完全性性早熟。非 GnRH 依赖性性早熟又分为同性性早熟和异性性早熟。

二、临床表现

1. 促 GnRH 依赖性性早熟（真性性早熟、CPP、完全性性早熟） 下丘脑 GnRH 提前释放，使下丘脑 - 垂体 - 卵巢轴整体激活。第二性征进行性发育成熟，其发育程序与正常青春期相似，依次出现乳房发育、生长迅速、阴毛出现、阴道分泌物、腋毛出现和月经初潮。血中雌二醇水平和垂体促性腺激素浓度达到青春期或成人水平。中枢性特发性性早熟的另一种类型为提前激活的 GnRH 脉冲发生器呈间断性或暂时性，患儿表现为一种非进行性的性腺功能初现早熟或者缓慢进展。

中枢性性早熟可由中枢器质性病变引起，器质性中枢性病变以下丘脑错构瘤、胶质瘤、炎症、手术或放射治疗、脑积水等病变多见。患儿除有性早熟的表现外，常常伴有相应的神经系统原发病症状和影像学改变。青春期生长与成年身高密切相关，性早熟患儿初潮后生长速度明显减弱，初潮后身高平均增加 4 ~ 6cm。

2. 非 GnRH 依赖性性早熟（假性性早熟、外周性性早熟、不完全性性早熟） 临床多见的是 McCune - Albright 综合征和外源性雌激素摄入引起的性早熟，分泌雌激素的肿瘤相对少见。原发性甲状腺功能减退的女孩可以出现乳房提前发育或有阴道流血的症状。肾上腺功能早熟的女孩月经初潮提前。

（1）McCune - Albright 综合征：是一种先天性全身性多发性骨纤维发育不良疾病。病变在骨皮质，患儿有全身多处骨发育不良或囊性变，可累及长骨或颅骨，容易发生骨折，有时面部不对称。患儿可有自发性的卵巢囊肿，属于非促性腺激素依赖性囊肿。其临床表现如下：性早熟：同性性早熟临床表现同 CPP，异性性早熟则出现不同程度男性化表现，如痤疮多毛、颞部脱发、阴蒂肥大、嗓音低沉、肌肉壮实、出现青春期男性体态；骨囊性纤维变：可出现在任何骨，颅骨发生率高，尤其是气窦；皮肤咖啡斑：身体任何部位出现大小不等的棕褐色色素增深区，不高出皮面；其他内分泌改变：33% 的患者伴有甲亢，25% 的患者出现高生长激素；B 超检查可以发现卵巢肿块，实验室检查示雌激素升高，促性腺激素正常。

（2）外源性雌激素摄入引起的性早熟：最常见的是患儿误服了避孕药，或者是服用含雌激素的保健品，或产后哺乳期的母亲月经来潮，母亲体内有高雌激素，经母乳喂养患儿摄入外源性雌激素。实验室检查促性腺激素（FSH、LH）均正常，B 超检查无异常发现。

（3）分泌雌激素的肿瘤：女性性早熟很少由分泌雌激素的肿瘤引起。肿瘤的类型主要包括：卵巢颗粒细胞瘤、卵巢膜细胞瘤、性腺间质细胞瘤，另有性腺母细胞瘤、脂质瘤、囊腺瘤等。血中雌激素的水平升高，FSH、LH 正常，B 超检查发现卵巢包块。

（4）肾上腺皮质增生症：是女孩异性性早熟常见原因，以 21－羟化酶缺乏和 11β－羟化酶缺乏多见。患儿在青春期前有男性化的体征，至正常青春期年龄以后其女性性征的发育程度取决于体内雌激素的水平。羟化酶缺陷完全，体内雄激素水平高，ACTH 患儿女性性征发育延迟甚至无女性性征发育。实验室检查：皮质醇可以在正常范围，但血 ACTH 升高，血睾酮、17－羟孕酮、黄体酮升高。地塞米松抑制试验：ACTH 下降，血睾酮、17－羟孕酮和黄体酮降至正常。

（5）单纯乳房过早发育和单纯阴毛过早发育：可以归类于青春发育变异，多发生于 6 个月到 2 岁之间，表现为乳房发育，多为双侧同时发育，体积小，乳头乳晕不发育，数月至 2～3 年自行回缩。原发性甲状腺功能减退的女孩、肾上腺功能初现早熟的女孩可以有类似的表现。

三、实验室及其他检查

1. 常规检查

（1）血中雌二醇（E_2）、黄体酮（P）、睾酮（T）的测定：在真性性早熟、分泌雌激素的肿瘤及外源性假性性早熟患儿，雌激素水平均明显升高，而单纯乳房过早发育者，雌激素水平不高。

（2）血 FSH、LH 测定：鉴别真性或假性性早熟。基础 FSH、LH 值升高对真性性早熟诊断有辅助意义，但是青春早期时基础 FSH、LH 值可以在青春前期值范围内，故须进一步做 GnRH 激发试验。

（3）GnRH 刺激试验：对区别真性同性性早熟或假性同性性早熟至关重要，即给 GnRH 之后 30～60min 内测定某一时间点单一血样的 LH 水平，以多克隆抗体的放免法测定时 LH 激发峰值 $>12\sim15$IU/L，或以免疫放射法 LH >15IU/L 时，或以免疫放射发光法 LH >6IU/L 时提示真性性早熟。FSH 激发峰值无意义。

（4）PRL 测定：溢乳者应测定血泌乳素。

（5）TSH、FT_4 或 FT_4 指数诊断与原发性甲状腺功能减退有关的性早熟。

（6）T、DHEA－S、17－羟孕酮和 11－脱氧皮质醇诊断肾上腺功能早现或分泌雄激素的卵巢肿瘤和肾上腺肿瘤。

2. 其他检查

（1）手腕骨 X 线片检查了解骨龄（BA）。

（2）MRI 或 CT 检查颅脑，排除下丘脑和蝶鞍区肿瘤。

（3）B 超、MRI 或 CT 检查腹部、盆腔或肾上腺，排除肿瘤或其他病变。

（4）性染色体检查，确定其染色体性别。

四、诊断与鉴别诊断

性早熟的诊断应分三步：首先明确是否为性早熟，其次判断是属于哪种性早熟，最后是寻找病因。性早熟的诊断主要依靠病史、体格检查、内分泌检查、影像学检查综合判断。

五、治疗

女性性早熟的治疗目的在于：查出并治疗器质性病因；控制和减缓性成熟的程度和速

度；使已发育的第二性征消退；抑制骨骺过早闭合，改善最终成年身高（FAH）；预防与性发育有关的精神社会问题；减少与初潮有关的乳腺癌发病危险。

（1）去除病因：首先应排除对生命有威胁或致残危险的疾病，如卵巢、肾上腺和中枢神经系统的恶性肿瘤。由中枢性器质性病变所致的CPP，颅内占位病变，应行肿瘤手术摘除或化疗；对脑积水进行引流减压；补充甲状腺素治疗原发性甲状腺功能减退；肾上腺皮质增生的患者需要补充肾上腺皮质激素；停止接触含性激素的药品和食物。

（2）药物治疗：

1）GnRH 激动剂（GnRH－A，LHRH－A）：是目前治疗特发性真性性早熟的首选药物，其缓释型制剂主要有达必佳（decapeptyl，又称 triptorelin，曲普瑞林）、达菲林（diphe-relin）和亮丙瑞林（抑那通，enantone）等。用法为每次 50～60p/kg 皮下或深部肌内注射，每4周1次，连用2～12个月。首次剂量可以适当增加，以形成足够抑制，2周后强化1次再进入4周一次的维持剂量。用药后监测 E_2 水平，要求 E_2＜36.7pmol/L。国外近来采用 GnRHaHD 用生长激素（GH）以改善最终身高，GH 剂量一般为每天 0.1μl/kg。

2）孕激素：醋酸甲地黄体酮是治疗性早熟最普遍的药物。5～10mg，每天2次，或100～200mg/m^2 每周1或2次。甲羟孕酮 10～30mg/d，分3次口服。醋酸环丙氯地黄体酮 70～100mg/m^2 分2次口服。孕激素对停止月经及第二性征有较好疗效，但对延缓生长速度、骨骺闭合的效果不肯定，目前基本不单独应用治疗性早熟。

（3）心理治疗：性早熟患儿的智力和心理发育不提前，对过早出现的性成熟现象没有心理和能力上的适应，因而会困惑、害羞或自卑，有的还会发展为心理障碍。因此对性早熟患儿进行诊断治疗的同时，不可忽视对患儿和家长的心理疏导和医学知识教育，解除其思想顾虑。仅有乳房早发育的女孩可以不治疗，但需要密切观察随访，注意是否发展为真性性早熟或是否按月经初潮正常发展。

六、预后

性早熟的治疗效果取决于诊断正确与否。真性性早熟的治疗需要抑制下丘脑－垂体－卵巢轴的功能直到10岁以上正常月经来潮的年龄。假性性早熟去除引起性早熟的病因即可。性早熟的患儿身体早熟，智力和性心理尚不成熟，容易发生社会问题，对此家长需要有足够的认识，需要进行适当的心理治疗。

（王淑芳）

第六节　围绝经期综合征

围绝经期指女性从生殖期向老年期过度的生理转化时期，介于40～60岁。围绝经期分为绝经前、绝经和绝经后3期。围绝经期综合征是指在此时期由于卵巢功能衰退而引起的下丘脑－垂体－卵巢轴功能障碍，出现以自主神经系统功能紊乱为主，伴有神经心理症状的一组症候群。10%～15%的围绝经期女性出现围绝经期综合征。

一、病因及发病机制

绝经期卵巢功能衰退，卵泡分泌抑制素、雌激素和孕激素减少，对下丘脑垂体的负反馈作用减弱而出现下丘脑与垂体功能亢进。血浆中黄体生成激素释放激素（LHRH）和卵泡刺激素释放激素（FSH－RH）水平增高；从而黄体生成激素（LH）和卵泡刺激素（FSH）分泌也增高，后者更为明显，原因是LH易被类固醇所抑制，故常较FSH为低（FSH平均分泌量为生育年龄的13～14倍，而LH约为3倍）。FSH升高的另一种解释是在生长中的卵泡内产生的卵泡介素能抑制FSH释放，至卵巢老化时该物质分泌减少，减弱了对FSH释放的抑制。症状发生的原因，有人认为系LH过多所致，亦有人认为是雌激素过少所致；一般认为后者是主要的原因。症状的发生与否，与本人原来的精神状态以及社会心理因素有密切的关系，若原有精神因素者，发生症状不仅多而且较重。

二、临床表现

围绝经期综合征各种症状的出现与个体卵巢功能衰退的速度、健康基础、生活环境、文化修养、精神状态、个人性格有关。有明显的个体差异，临床症状可以轻重不一，主要表现在以下方面：

1. 月经紊乱和闭经　围绝经期最先出现的临床表现是月经紊乱和闭经。绝经前月经周期紊乱，开始周期延长，月经量和月经持续时间逐渐减少或缩短，至点滴状出血，最终月经停止；或者月经突然停止；少数患者表现为月经频发、出血增多。闭经持续6个月至1年一般可以诊断为永久性闭经。

2. 心血管症状　阵发性潮热、夜汗和心悸等症候是围绝经期特有的症状。患者突然发潮红、出汗、心悸、乏力、头昏、烦躁、口干，接着是冷觉。发作的严重程度、频率、时间、主观感觉和持续时间存在个体间差异，持续数秒至数分钟不等，发作频率多至1～2h1次，少则每1～2周1次。自然绝经女性75%～80%有此症状，月经开始紊乱时即可出现。大部分在绝经后2～5年出现，其中持续1年以上者约85%，5年以上者为25%～50%。

3. 生殖道症状　绝经后，第二性征退化和性器官萎缩。表现为外阴干枯，皮肤变薄、发干、易裂；阴道缩短、变窄、皱褶减少、壁变薄、弹性减弱、分泌减少、PH升高，易合并感染，发生老年性阴道炎，症状有干、痒、痛或异常黄褐色分泌物等；宫颈呈萎缩样改变，体积缩小，宫颈黏液分泌减少致使阴道过分干涩，引起性交痛；子宫内膜和子宫肌层萎缩、内膜变薄；输卵管和卵巢也萎缩；生殖道的支持结构减弱，盆底松弛，易发生子宫脱垂、膀胱脱垂或直肠脱垂，并可伴有下腹坠胀、有异常分泌物、出血及大便和小便困难等。

4. 精神神经系统症状　围绝经期女性中约1/3有各种精神症状。表现为忧虑、抑郁、情绪不稳定、易激动、失眠、多疑、记忆力减退、神经过敏、感觉异常、思想不集中等，严重者类似精神病发作。雌激素的迅速下降可能是发生精神障碍的内分泌因素。雌激素下降引起机体物质代谢改变，致多巴胺，去甲肾上腺素失调及阿片样物质的活性降低，引起交感神经及副交感神经功能失常和情感，认知障碍。

5. 泌尿道症候群　萎缩性膀胱炎，表现为尿频、尿急或尿失禁；尿道黏膜脱垂、尿道肉阜、排尿困难、尿道口痉挛，易尿潴留及感染，偶可出现尿血；肾下垂、肾盂－输尿管积水。

6. 骨及关节症状　骨质疏松症是影响围绝经期妇女重要的病变之一。由于雌激素缺乏，骨质丢失、骨密度降低，导致腰背痛、身材变矮、驼背，易发生骨折和关节痛。

7. 其他　乳腺萎缩、乳房下垂，乳头、乳晕色素减退。皮肤干燥、多皱、色素沉着和老年斑。绝经后，身体和四肢毛发增加或减少，偶尔轻度秃顶，脂溢、痤疮；这些症状与雌激素水平降低而睾酮水平相对增多有关。

三、实验室及其他检查

1. 激素测定　绝经期后测定血浆 FSH、LH 和雌二醇（E_2）水平有助于诊断。FSH > 40U/L，LH > 30U/L，以 FSH 上升早且上升水平较 LH 高，血 E_2 < 20pg/ml。绝经后黄体酮水平显著降低，约 0.17ng/ml。

2. 阴道脱落细胞涂片　阴道细胞涂片可见角化细胞减少，多数为基底层和中层以下的细胞。

3. 诊断性刮宫　有绝经后流血者，应作分段诊断性刮宫和内膜活检以除外宫颈病变和子宫内膜癌。刮宫需分别在宫颈、宫体内取材，分别送检查。

4. 超声检查　盆腔超声检查测定子宫体积、内膜厚度和卵巢的情况，有助于排除器质性病变。

5. 骨密度测定　单/双束光吸收测定、骨密度测定、CT 和 MRI 检查等可发现早期的绝经后骨质疏松。

6. 血生化检查　包括钙、磷、血糖、血脂、肝肾功能。

四、诊断与鉴别诊断

1. 病史　仔细询问月经史、婚育史、绝经年龄、卵巢和子宫切除术，有无绝经后流血既往史，还有家族史（心血管疾病、糖尿病、肿瘤）以及诊疗史（激素和药物）。现病史对患者所出现症状要进行详细、全面地描述，如潮热发作频率、持续时间、伴随症状。每个患者表现的不同周身症状与器质性疾病，如高血压、冠心病、甲亢及神经官能症相鉴别。

2. 查体　全面检查，注意患者营养状态，精神－神经系统功能状况，皮肤毛发的变化，有无心血管、肝、肾疾病，妇科检查以排除器质性疾病，乳房常规检查。

3. 鉴别检查　其他许多疾病均可引起与围绝经期相似的症状和体征，一般来说，根据其临床表现可作出初步诊断；如果无其他疾病的证据，往往提示卵巢功能休止。下列情况需进行鉴别诊断：

（1）闭经鉴别诊断：40～50 岁妇女闭经常为自然绝经，年轻妇女持续闭经可以是卵巢功能早衰，但须与其他非卵巢性闭经相鉴别，如神经性厌食，高泌乳素血症，多囊卵巢综合征，这些疾病均有其固有的症状，虽然也有雌激素降低，但血管舒缩障碍性症状罕见。

（2）血管运动性潮红：某些疾病产生与围绝经期潮红相混淆的潮红症状，如甲状腺功能亢进、嗜铬细胞瘤、类癌综合征、糖尿病神经病变、烟碱酸过量、结核和其他慢性感染等。上述疾病产生的皮肤潮红不具备围绝经期潮热发作的特点（持续时间、身体上的特殊分布等）。另外，如患者有皮肤潮红症状而无其他围绝经期表现，应进一步做激素测定检查等。

（3）异常阴道出血：40～50 岁患者有月经周期延长和月经量减少，可能是绝经期卵巢功能退化所致，不必行内膜活检。但如果出现月经频发，月经增多或月经间期子宫出血，应检查子宫内膜；常采用内膜活检法和扩宫刮宫法。绝经 6 个月后卵巢功能活动再发阴道出血，须认真对待，常与器质性病变有关。此外，许多特殊的外阴和阴道病变

（如滴虫性阴道炎、阴道念珠菌病）的表现酷似雌激素缺乏引起的外阴阴道炎，常需特殊检查明确诊断。

（4）心悸、头昏及高血压等：围绝经期综合征常伴有心悸、头昏等症状，需与神经官能症、冠心病、高血压、甲亢等鉴别，若无围绝经期所特有的症状（发作性潮热），应进行较全面的检查，排除器质性疾病的可能。

五、治疗

（1）一般治疗：

1）心理治疗：充分解释围绝经期症状属生理性变化，以消除其思想顾虑、减轻其焦虑、忧郁和睡眠障碍等症状。

2）对症治疗：阿普唑仑 2.5mg 睡前服用；地西泮 2.5～5mg 睡前服用；谷维素 10～20mg，每天 3 次；盐酸可乐定 0.05～0.15mg，每天 1 或 2 次，可缓解潮热症状。

（2）激素替代治疗：国内用激素替补治疗的妇女的比例远比国外低，仅 0.14%，其原因可能是我国妇女耐受性强，对缺乏雌激素的危害认识不足，又怕服用激素药物会生癌，医护人员也很少推荐。国外有结合型雄激素（conjugated estrogen），用量为 0.625mg/d；国内有维尼安（乙炔雌三醇环戊醚，又称尼尔雌醇），每次 5mg，每月 1 次，症状改善后维持量为每次 1～2mg，每月 2 次，3 个月为 1 个疗程；荷兰的利维爱（Livial），每片 2.5mg，内含雌激素、孕激素、雄激素，模拟正常卵巢功能，每日服 1 片；以及欧洲用皮贴雌激素或涂含雌激素凝胶每日 1 次，于第 13d 开始加服天然孕激素 utrogestan，每片 100mg，连服 12d，休息 1 周再重复使用。上述药物可以提高阴道黏膜上皮的成熟指数，抑制 FSH 与 LH，调整情绪波动，增加桡骨骨矿物质含量，减轻血管硬化程度，使围绝经期妇女生活质量提高。

六、预后

激素替代治疗可以显著地改善由于雌激素缺乏引起的神经和躯体症状，总有效率为 84%～97%；预防及治疗绝经后骨质疏松，使骨折率从 50%～70% 降至 3%；治疗老年泌尿生殖道萎缩；降低冠心病的发生率；预防老年性痴呆；降低结肠癌的发生；然而，晚近研究显示，绝经后妇女应用 HRT≥10 年，乳腺癌发病危险显著增加。因此，在采用激素替代治疗前后应进行评估，估计常时期应用 HRT 的危险性，充分权衡利弊，避免将 HRT 用作长期预防疾病的目的；同时制定个体化治疗方案，并且在治疗过程中进行监测，调整剂量。

七、展望

理想的 HRT 应该在缓解围绝经期症状、预防骨质疏松的同时，无阴道出血，无子宫内膜癌和乳腺癌发生率的增加。选择性雌激素受体调节剂及其类似物，有可能在防治骨质疏松及心血管疾病方面代替雌激素。但是，当前临床研究尚不充分和完善，需要进一步探讨。此外，研发新型选择性雌激素受体调节剂，降低此类药物副作用，发挥最大的治疗效果，也是今后的研究方向。

（杨文健）

第七节 多毛症

多毛症为毛发增多的症状性描述，而非某一疾病的名称。多毛可以是某一疾病的临床表现，也可以是非疾病所致。毛发的疏密、长短与种族和遗传有关，如欧美地区的人种毛发较多，亚洲人毛发较少，某些黑肤人种毛发也较少。家族中世代毛发多者，其后代毛发也较多。女性多毛症是指对雄激素有反应的体毛增多，表现为毛干粗且毛色较深，如面颊、上唇、颏、胸腹部的中线区域、大腿的内侧和屈面、下背部中线（可达骶部）、乳晕、阴毛（可向上与下腹部中线的毛发相连甚至可达两腹股沟或肛周）等处，呈现男性毛发分布的特征。上述多毛症大多系血循环中雄激素增加所致，偶见毛囊中雄激素活性增加。因雄激素增加所致的多毛症英文称 hirsuitism。若全身的毫毛增加，英文称 hypertrichosis。毫毛为细、软，毛干不粗、不长、毛色不深的体毛，其生长不受雄激素影响（非雄激素依赖性），不会导致面部和生殖器部位的毛增多，无特殊的分布区。可见于肾上腺或甲状腺疾病、精神性厌食症或苯妥英钠、米诺地尔和环孢素等药物的影响。

本文讨论的多毛症系雄激素增加，即高雄激素血症所致，呈现男性毛发特征的多毛。高雄激素血症在皮肤的表现为多毛，皮脂分泌增加或痤疮。当血循环中雄激素达一定水平时，则出现男性化的表现，如声调低沉、乳房缩小、肌肉增强、喉结突出、失去女性体态、颞部脱发、阴蒂增大、闭经等表现，因此对多毛者，尚应注意有无高雄激素血症的其他表现，并检测外周血中各种相关雄激素的水平。

一、雄激素与多毛症

（一）毛发的生长

毛发由毛囊长出，毛囊和皮脂腺组成毛囊皮脂腺单元，为皮肤的附属器。毛发分为毫毛和恒毛两种，毫毛的特征为细软、无髓、色淡、较短，不显眼；恒毛粗、有髓、色深，显而易见。毛发分布全身（除手、脚掌外），不同部位的毛发特征不同。按毛发对雄激素的生物效应分为性毛和非性毛（对雄激素无反应）。雄激素可使性毛分布部位的毫毛转变为恒毛，成为恒毛后经久不变直至脱落。男性头发对雄激素的反应是从毫毛转变到恒毛，也可从恒毛转变为毫毛，即形成男性的秃顶，此可为性毛对雄激素反应的仅有情况。不同部位的性毛对雄激素起反应的阈值较低，而腋毛的阈值较高。

毛的生长过程可分为生长期（初期）、退化期（中期）和静止期（终期）。静止期以毛脱落而终止，然后再进入生长期，如此循环。生长素、胰岛素和胰岛素样生长因子对毛生长与雄激素有协调作用。

（二）雄激素与多毛

雄激素作用于毛囊促使毛生长，使从毫毛转变为恒毛。即毛生长、毛干增粗、毛色加深，雄激素且可使毛的生长期延长，恒毛不易脱落。因雄激素尚可使皮脂腺增生，故多毛时可伴有油性皮肤或痤疮。

雄激素中以睾酮（T）和双氢睾酮（DHT）最具生物活性，DHT 的生物活性比 T 高 2 ~ 3 倍。雄烯二酮和硫酸脱氢表雄酮（DHEAS）为活性较弱的雄激素，雄烯二酮的生物活性为 T 的 10%，DHAS、DHEAS 为 T 的 5%。雄烯二酮和 DHEA 在毛囊内转变成 T 起作用。睾酮进入毛囊细胞后，经 5α－还原酶转变为双氢睾酮，双氢睾酮进入细胞核启动蛋白质合成，毛生长、皮脂腺增生。5α－还原酶有两个同工酶，5α－还原酶 1 型和 2 型。1 型位于成年人皮肤中和女性生殖器皮肤中，对非甾胺药物敏感；2 型位于肝、前列腺和男性生殖器皮肤中，对非甾胺药物的敏感性比 1 型酶更敏感。可见外周血睾酮水平正常，但出现多毛症时，认为与 5α－还原酶活性增加、毛囊内双氢睾酮增加有关，又认为与毛囊对雄激素敏感性增加有关，即所谓“特发性”多毛症。

（三）多毛症的评估

多毛症的程度尚无统一的诊断标准，大多采用 Ferriman 和 Gallway 提出的评分法，简称 F－G 评分法。此评分法将人体划分为 11 个部位，按其内的毛发量进行评分，在 430 名无内分泌疾病的白人妇女中发现 >10 分者为 1.2%，7～9.9 分者为 4.3%，5～6.9 分者为 9.9%，认为前臂和小腿部位的毛发无临床意义，其他 9 个部位的毛发与雄激素相关。故评分时不应包括 9 和 11 两个部位。评分的结果显示正常人在 8 分以内。

二、女性的雄激素

（一）雄激素的来源

正常女性体内雄激素有两个来源，其一由内分泌腺（卵巢和肾上腺）的分泌；另一为外周组织中的转化（内分泌腺以外的组织中的转化），称腺外转化。

1. 卵巢　卵巢中的卵泡、黄体和间质组织均有合成雄激素的功能，由卵泡的卵泡膜细胞、黄体的卵泡膜黄体细胞和间质细胞合成。主要由卵泡膜细胞合成，合成的雄烯二酮和睾酮，经基底膜进入颗粒细胞、卵泡液和进入外周血循环。卵巢间质细胞尚合成少量脱氢表雄酮。雄激素合成受 LH、胰岛素和 IGF－1 等生长因子调节。

2. 肾上腺　主要在肾上腺网状带合成雄激素，束状带亦有少量合成能力。体内的硫酸脱氢表雄酮和脱氢表雄酮主要由肾上腺合成，尚合成相当量的雄烯二酮和少量睾酮。肾上腺中雄激素的合成主要受 ACTH 调节，胰岛素和 IGFs 上调肾上腺中 17－羟化酶和 17，20－裂解酶以及 3β－羟类固醇脱氢酶的活性。

3. 腺外转化　在卵巢和肾上腺以外的组织中，来自卵巢和肾上腺分泌的性激素，经酶的作用能转化为另类性激素。主要是雄激素之间的转化和雌酮向雄激素转化。腺外转化的部位有肝、肺、肌肉、脂肪和毛囊皮脂腺单元。雄烯二酮和脱氢表雄酮转化为睾酮；雄烯二酮和睾酮转化为双氢睾酮；雌酮和脱氢表雄酮转化为雄烯二酮。

（二）雄激素的分泌和代谢

女性卵巢分泌的睾酮与月经周期的关系最为密切，睾酮和雄烯二酮的分泌在月经周期中稍有波动，以排卵期分泌量最高。女性体内睾酮的 1/3 由卵巢分泌，约 2/3 来自雄烯二酮的腺外转化。雄烯二酮由卵巢和肾上腺的分泌量各占 1/2，可见女性体内睾酮的 2/3 来自卵巢。因此睾酮可作为卵巢雄激素的标志物。雄烯二酮的分泌来自卵巢和肾上腺，故有昼夜的变化，与皮质醇的分泌变化相一致，睾酮的分泌无昼夜间的变化。硫酸脱氢表雄酮 90% 由肾上腺分泌，故可作为肾上腺雄激素的标志物。此外，肾上腺分泌的 11β－雄烯二酮的水平能反映肾上腺合成雄烯二酮和 11β－羟化酶的活性，也认为是肾上腺雄激素的标志物。虽然，外周血中不同标志物的水平能反映相应腺体的功能状态，但处于疾病状态时，标志物的水平可来自另一腺体，故标志物并无绝对的特异性。肾上腺分泌的雄激素主要受ACTH调节，可见与皮质醇分泌相一致的昼夜波动。双氢睾酮为最具生物活性的雄激素，睾酮发挥生物效应，主要有赖于在靶细胞内经与5α－还原酶转化为双氢睾酮，而其代谢物为3α－雄烷二醇葡糖苷酸（3α－androstanediol glucuronide，3α－diol G），因此，血浆或尿中3α－雄烷二醇葡糖苷酸的水平可反映双氢睾酮的水平，可作为毛囊滤泡对雄激素敏感性的标志物。

雄激素的分解代谢在肝脏中进行，最终代谢成水溶性代谢物，经尿排出，睾酮和雄烯二酮的分解代谢，分解成雄烷二醇葡糖苷酸、雄烷二醇硫酸盐和雄酮葡糖苷酸，脱氢表雄酮以脱氢表雄酮磷酸盐和脱氢表雄酮糖苷酸经尿排出。

（三）雄激素的生物活性

雄激素对毛发的影响主要与睾酮的生物活性和双氢睾酮的水平有关。因睾酮在循环中大部分与血浆中蛋白质结合，85%与性激素结合球蛋白结合，10%～15%与白蛋白结合，仅1%～2%呈游离状态。结合的睾酮无生物活性，仅游离的睾酮（free testosterone，FT）具有生物活性。性激素结合球蛋白在肝脏合成、雄激素、肾上腺皮质素、生长素，胰岛素可抑制其合成、雌激素和甲状腺素促进其合成，性激素结合球蛋白水平下降时，游离睾酮增加，游离睾酮经5α－还原酶的作用转化为双氢睾酮方发挥最大生物效应，可见毛囊中5α－还原酶的活性具有重要作用。毛囊根鞘内有17β－羟类固醇脱氢酶1型、2型和3β－羟类固醇脱氢酶，这些酶可将脱氢表雄酮这一作用较弱的雄激素转变为睾酮。可见上述酶的活性与多毛相关。

三、伴多毛症的常见疾病

（一）多囊卵巢综合征

多囊卵巢综合征为多毛者中最常见的疾病，其病因未明，病理生理变化较复杂，临床表现呈多态性。其典型的临床特征为：①无排卵性月经失调、月经稀发、功能失调性出血病，闭经，可导致不孕。②高雄激素血症，约2/3患者出现多毛症。③LH水平升高，LH/FSH > 2.5，但部分患者无LH升高。④患者中的1/2以上呈现肥胖。⑤多囊卵巢，双侧卵巢增大，白膜和皮质增厚，白膜下皮质中排列着8mm左右滤泡，约10余个。患病时雄激素主要为睾酮、雄烯二酮和部分脱氢表雄酮升高，从而导致多毛症。

（二）卵巢间质卵泡膜细胞增生症

卵巢间质卵泡膜细胞增生症（stromal hyperthecosis）少见，为卵巢中分泌的雄激素过多所致。主要表现为闭经和多毛。患病时睾酮明显升高，往往达200ng/dl或更高，故除多毛外，尚可出现男性化。本症易与多囊卵巢综合征相混淆，鉴别点为除睾酮明显升高外，雌激素水平也升高；LH在卵泡期水平，无明显升高；胰岛素水平也高于多囊卵巢综合征。本症时虽有双侧卵巢增大，但无多囊卵巢的表现，主要表现为卵巢间质中有多个散在的黄素化卵泡膜细胞巢。卵巢的组织学特征为卵巢间质卵泡膜细胞增生症的诊断依据。

（三）分泌雄激素的卵巢肿瘤

具分泌雄激素功能的卵巢肿瘤以支持－间质细胞瘤最常见，其次为脂质细胞瘤和门细胞瘤。可见特征为多毛伴有睾酮明显升高，往往超过200ng/dl，雄烯二酮的水平也升高。肿瘤有一定大小时，往往妇科检查可扪及一侧附件处有肿块，但绝经后患者的肿瘤体积较小，妇科检查不一定能发现肿块，经阴道超声探测和彩色超声有助诊断。尤其 MRI 可发现较小的实质性肿瘤。因雄烯二酮也升高，检测尿中 17 – 酮类固醇有助诊断。卵巢颗粒细胞瘤也具分泌雄激素功能，但同时分泌抑制素，若抑制素升高具鉴别诊断意义。因支持—间质细胞瘤具合成 α – FP 功能，故测定 α – FP 也具诊断价值。

（四）迟发性 21 – 羟化酶缺陷

由于遗传性基因突变导致 21 – 羟化酶缺陷，该酶缺陷时肾上腺皮质激素合成障碍，从而负反馈使 ACTH 增加，从而促进肾上腺皮质功能旺盛，雄激素（主要为睾酮）和 17 – 羟孕酮分泌过多。典型者出现女孩男性化，重症者出现电解质紊乱。迟发型者因有轻度酶缺陷，于青春期 17，20 – 裂解酶活性增加时发病，故称为迟发型，又称非典型 21 – 羟化酶缺陷。据欧美报道约占成年人群中多毛症者的 5%，青春期多毛症者的 10%。主要表现为无排卵性月经失调和多毛，卵巢可呈多囊性变化，故常与多囊卵巢综合征相混淆。但本症 LH 水平不高，睾酮明显升高，17 – 羟孕酮升高，若清晨血 17 – 羟孕酮升高，>10ng/ml 时具诊断价值。因迟发型者 21 – 羟化酶缺陷程度较轻，故 17 羟孕酮水平可与生理值重叠，此时应作 ACTH 试验作鉴别诊断。

（五）分泌雄激素的肾上腺肿瘤

肾上腺分泌雄激素的肿瘤为腺瘤或腺癌，肿瘤可产生某些或全部肾上腺皮质类固醇。雄激素升高时可见硫酸脱氢表雄酮、脱氢表雄酮、雄烯二酮、睾酮升高。硫酸脱氢表雄酮常超过 8μg/ml，这一水平可因肿瘤和酶缺陷引起，应作鉴别诊断。偶见仅分泌睾酮的肿瘤，此时无硫酸脱氢表雄酮分泌增加。

（六）皮质醇增多症

因肾上腺皮质醇分泌过多所致，又称库欣（Cushing）综合征。主要表现为向心性肥胖、满月脸、痤疮、水牛背、皮肤薄、皮下紫纹和多毛、血压升高、乏力、月经紊乱。多毛以全身毫毛增加为主。因血浆皮质醇增高，且昼夜分泌节律失常，故尿中皮质醇、17 – 羟类固醇和 17 – 酮类固醇均增加。

（七）特发性多毛症

多毛为本症的惟一表现，常呈家族性，白人中多见于地中海裔的后代。特发性多毛症者月经正常，血液中睾酮、游离睾酮和性激素结合蛋白均正常，硫酸脱氢表雄酮也正常。因此，曾称为体质性多毛症和家族性多毛症。近年发现特发性多毛症者生殖器皮肤中睾酮转化为双氢睾酮的比例增加，提示毛囊局部 5α – 还原酶的活性增加。还发现多毛症者血液中 3α 雄烷二醇葡糖苷酸明显增加，也反映双氢睾酮水平增加，为特发性多毛症的发病机制。但确实有些多毛症者血液中雄激素或雄激素代谢物无异常变化，这些多毛症者发病机制未明。

四、治疗

多毛的治疗有两方面的考虑，其一为针对引起多毛的相关疾病进行治疗；另一为针对引起多毛的高雄激素进行治疗，必要时对多毛进行局部处理。往往需同时进行，仅侧重有所不同。本文仅讨论对高雄激素的治疗。

（一）口服避孕药

复方口服避孕片能持续有效地抑制下丘脑－垂体－卵巢轴，使卵巢功能处于相对静止状态，从而卵巢分泌的雌、雄激素均明显低下，故主要用于卵巢来源的高雄激素血症。其中的炔雌醇尚可促进性激素结合球蛋白的合成，从而减少游离睾酮水平。复方避孕片尚可使肾上腺分泌的雄激素减少20%～30%，故也适用于轻度肾上腺皮质功能亢进（DHEAS＜5μg/dl）时；尚有轻度抑制5α－还原酶和雄激素受体的作用。

复方避孕片的组合中炔雌醇以35μg/片最理想，因足以使性激素结合球蛋白合成增加，而不良反应很轻；孕激素应避免具雄激素作用的合成孕激素类。国内可得的产品以避孕片Ⅱ号、妈富隆和敏定偶较理想。服用方法与避孕药相同，作周期法。

（二）环丙孕酮

环丙孕酮为17－羟孕酮的衍化物，其作用为抗雄激素，通过竞争性占据雄激素受体，阻止睾酮和双氢睾酮发挥作用，且诱导肝脏中酶加强雄激素的代谢清除率。还有研究认为该药能降低5α－还原酶活性，降低睾酮的生物活性。

国内常用的制剂为小剂量环丙孕酮与炔雌醇组合成的复合片（商品名达英－35），即环丙孕酮2 mg和炔雌醇35μg组合成一复合片，每日1片，21d为1周期。因其具有抑制下丘脑－垂体－卵巢轴的作用，具有口服避孕片的降雄激素作用。一般需用6周期或更久。国外常用大剂量治疗较重的多毛者患者，即环丙孕酮50～100mg/d，月经周期的第5～14日和炔雌醇50μg/d，月经周期的第5至第25日为1周期，因孕激素在前半周期，称为“逆向序贯法”或“逆向序贯避孕药”，亦有用环丙孕酮50mg/d和炔雌醇20μg/d组合的“逆向序贯法”，大剂量环丙孕酮可使葡萄糖耐量轻度下降，胰岛素和C肽中度增加，高密度脂蛋白下降。环丙孕酮常导致月经周期中不规则出血，故与炔雌醇组合可防止不规则出血，用药期常抑制排卵功能。

（三）螺内酯

螺内酯对抗醛固酮作为利尿剂，现亦用作抗雄激素制剂，因螺内酯可竞争性占据雄激素受体，且通过抑制细胞色素P450酶减少睾酮和雄烯二酮的合成，此外尚增加睾酮的血清清除率。应用剂量为50～200mg/d，美洲常用100～200mg/d，欧洲最大用量达400mng/d，作者临床病例大多应用80～120mg/d，一般连续应用3～6个月或更久。开始用药时会出现排尿增加，数日后正常。应慎防高血钾症，健康者极少发生血钾升高，对血压无影响，老年者应慎防低血压。用药期可导致不规则出血，若可能与复方避孕片联合应用，既可防止不规则出血，且有协同抗雄激素作用。

（四）促性腺激素释放激素激动剂

促性腺激素释放激素激动剂（Gonadotropin－ReleasingHormone agonists，GnRH－a）通过长期占据垂体FSH和LH的受体，对下丘脑、垂体间的功能起降调节作用，使FSH和LH的分泌功能降低到青春期前水平，从而卵巢分泌雌激素、睾酮和雄烯二酮的水平降到卵巢无功能活动的状态。主要用于卵巢功能异常引起的高雄激素血症。因雌激素明显降低，会导致潮热、出汗、夜寐不安、情绪改变和阴道干燥等不适，往往在用药2个周期后出现，长期应用会导致骨质丢失。一般应用6个周期为一疗程。若同时用“加回”法（add back）可防止出现上述不良作用，即补充一定量的雌激素以免发生因雌激素过低引起的上述不适。为了模拟正常月经周期，常用序贯法周期治疗。国内常用的制剂为戈舍瑞林（goserelin）、亮丙瑞林（leuprorelin）和达菲林（treptonelin）。每4周注射1次，6次为一疗程。“加回”疗法详见子宫内膜异位症 GnRH－α 的治疗。

（五）肾上腺皮质激素类制剂

治疗肾上腺分泌过多雄激素导致的多毛症最理想的药物为肾上腺皮质激素类制剂，最常用的是泼尼松5～10mg/d和地塞米松0.375～0.5mg/d，睡前服用。用小剂量足以抑制肾上腺合成雄激素，而不影响肾上腺皮质激素的合成和分泌，且无其他不良反应，但应用地塞米松时应注意有无库欣综合征的临床表现。最常用于21－羟化酶缺陷症，对卵巢源性高雄激素血症未见其疗效。观察硫酸脱氢表雄酮水平的变化可作为肾上腺雄激素的指标。

（六）氟他胺

氟他胺（Flutamide）为非类固醇制剂，作为阻断雄激素与细胞核的结合。以往应用剂量为250～750mg/d，后发现剂量500mg/d时易导致肝脏损害，转氨酶升高。近年应用250～375mg/d。应用本制剂时血清雄激素无变化，但F－G评分下降。

（七）非那雄胺

非那雄胺（Finasteride）为合成的4－氮类固醇，5α－还原酶抑制剂，主要作用在2型5α－还原酶，对1型5α－还原酶作用弱。常用剂量为5mg/d，可降低双氢睾酮和3α－雄烷二醇葡糖苷酸的水平。

（八）酮康唑

为合成的咪唑类抗真菌制剂，抑制睾酮生物合成中的多个步骤，主要为抑制17－羟化酶和17，20－裂解酶以及11β－羟化酶的活性。常用剂量为400mg/d，可见一定效果。不良反应较常见，如呕吐、皮肤干燥、瘙痒和转氨酶升高。

针对多毛治疗的药物，主要是抑制恒毛的形成，使毫毛不再形成新的恒毛，对已形成的恒毛使其不再增粗或可能使其变细些，但已形成的毛干不会脱落，毛囊也完整无损。可见即使药物有效，但已形成的多毛外观也不会在短期改变。因此，减少多毛生长药物的应用至少3个月，往往需要更长时间的应用。尤其对病因不明的多毛症，停药后往往再发，甚至成为终身问题。多毛症对某些女性会导致沉重的精神负担，为此治疗前的解释工作至关重要，使其认识到病因不明多毛症的危害性并不严重以及治疗的长期性，对体毛增加，四肢多毛不必在意。急于见效者可服用药物和针对多毛的物理疗法同时进行，需注意的是针对多毛的局部治疗应慎防损害皮肤。

（杨文健）

第八节　子宫内膜增生症

子宫内膜增生症亦称子宫内膜增生过长（endometrial hyperplasia），是妇科常见病之一，多发生于卵巢功能趋于成熟的青春期或卵巢功能开始衰退的围绝经期妇女。临床表现为月经周期紊乱，经量过多，经期延长或子宫不规则出血。

一、发病因素

由于雌激素对子宫内膜长期持续刺激所致。

（一）内源性雌激素

1. 无排卵　青春期卵巢功能尚未成熟或围绝经期卵巢功能衰退，以及下丘脑－垂体－卵巢轴失调、多囊卵巢综合征等情况下，卵巢均可出现无排卵现象，使子宫内膜长期持续受雌激素作用，而缺乏孕激素的对抗，导致子宫内膜增生症。

2. 肥胖　肾上腺分泌的雄烯二酮，经脂肪组织内芳香化酶的作用而转化为雌酮。肥胖妇女脂肪组织越多，此种转化能力也越强，血浆中雌酮水平也越高，导致持续性雌激素影响。

3. 功能性肿瘤　内分泌功能性肿瘤并不罕见，如垂体微腺瘤、卵巢性索－间质细胞肿瘤以及不少卵巢表面上皮－间质性肿瘤均有内分泌功能，可以分泌数量不等的雌激素，从而导致子宫内膜增生症。

（二）外源性雌激素及相关药物

1. 雌激素替代疗法　雌激素替代疗法（estrogen replacement therapy，ERT）早期常用于围绝经期或绝经后雌激素缺乏的更年期综合征，ERT 同时尚可改善骨质疏松、血脂代谢、心血管变化和脑细胞的活动。文献报道在无症状妇女中，子宫内膜活检异常的检出率低。绝经后无症状者子宫内膜活检中，发现隐匿性子宫内膜癌者低于 7/1 000；相反，内源性或无对抗性外源性雌激素水平高者，子宫内膜癌及癌前病变的危险性增高，故对拟接受 ERT 的妇女应常规作子宫内膜活检。任何异常阴道出血者，在接受 ERT 前更应作组织病理学检查。但有学者对此亦有不同意见，Gol 等（2001）报道 556 例绝经后无症状妇女在接受 ERT 前内膜组织学、内分泌学的特征。其中 486 例（87.4%）内膜萎缩，37 例（6.65%）内膜增生，27 例（4.86%）增生过长但无不典型细胞，3 例（0.54%）增生过长伴不典型细胞，3 例（0.54%）内膜腺癌。其中子宫内膜癌及不典型增生过长的患者均有内膜病理的潜在危险因素，如慢性无排卵、糖尿病或高血压等，故认为绝经后无症状妇女在接受 ERT 前一般无需常规内膜活检，但有危险因素者应作内膜活检筛查。行 ERT 后组织病理学变化可有子宫内膜息肉、简单型增生过长、罕见不典型增生过长及子宫内膜癌。

目前常用的激素替代疗法（hormone replacement therapy，HRT）均加用孕激素。HRT 系雌、孕激素序贯或联合给药，其子宫内膜的变化视雌、孕激素的剂量，用药时间的长短，活检时间，以及用药前子宫内膜的病变而异。雌激素使子宫内膜增生，这些变化与正常增生期子宫内膜相似。加用孕激素后，视孕激素的剂量，组织学将显示分泌的变化，可能尚有蜕膜变化。使用大剂量孕激素（如醋酸甲羟孕酮 10mg）常发生蜕膜变化。

雌、孕激素每日联合给药已较普遍。雌激素剂量为 0.625～1.25mg 结合孕马雌激素或其他相同作用的雌激素制剂；孕激素剂量为 2.5～10mg 醋酸甲羟孕酮。每日 0.625mg 结合孕马雌激素和 2.5mg 醋酸甲羟孕酮，早期有点滴出血后闭经。若出血发生于闭经后，则需进一步检查。目前尚缺乏大量雌、孕激素联合用药妇女的子宫内膜组织病理学资料。已有的报道未显示此方案对子宫内膜有不良作用。

2. 米非司酮（mifepristone）　米非司酮即 RU486，有抗孕激素作用。近代应用米非司酮治疗子宫肌瘤、子宫内膜异位症者甚多（25～100mg/d），并有用于不宜手术的脑膜瘤及库欣综合征（200mg/d）。RU486 虽有抗孕激素作用，但长期、大剂量应用可导致无对抗雌激素环境，以致发生简单型增生过长，子宫增大，不过这种变化在停药后可消退。

3. 他莫昔芬　他莫昔芬对乳腺癌的疗效是由于其抗雌激素作用，不过，近期报道长期接受他莫昔芬治疗的患者，子宫内膜息肉、增生过长及癌的发生增多。证实有激动剂的性质，可能作用于雌激素受体域（domains）之一。认为他莫昔芬在妇科方面的不良反应是不同的，在雌激素低的情况下，他莫昔芬又有微弱类雌激素作用，长期服用可致子宫内膜增生，反映了其作用机制的复杂性。许多绝经后妇女接受他莫昔芬治疗后，B 超发现子宫内膜增厚。宫腔镜显示：他莫昔芬治疗组 51 例中萎缩子宫内膜 28%，内膜厚度 >5mm 者中 40% 有子宫内膜息肉，而宫颈内膜息肉则为对照组的 2 倍；无他莫昔芬治疗组 52 例中萎缩子宫内膜 87%．有子宫内膜息肉者 10%。用他莫昔芬组子宫内膜癌的发生率增高。他莫昔芬的剂量为 40mg/d 者较 20mg/d 者相对危险性增高。调查表明有子宫的乳腺癌患者，他莫昔芬的剂量为 20mg/d，每年内膜癌的发生率为 1. 2/1 000。发生于他莫昔芬治疗后的子宫内膜癌多数是临床 I 期，1 级或 2 级，但也有晚期及 3 级者。根据雌二醇浓度和绝经后患者的状态，他莫昔芬对不同组织有相似的和相反的作用。最常见报道的不良反应是面部潮红，而最令人担忧的不良反应是绝经后妇女内膜癌危险性增高 2～3 倍。文献报道他莫昔芬治疗后发生的子宫内膜病理变化与用药时间长无明显相关性。主张对他莫昔芬治疗的患者每年随访 2 次。不过，除不良反应外，他莫昔芬在控制乳腺癌，或预防其复发方面的作用仍是不争的事实。

4. 选择性雌激素受体调节剂　选择性雌激素受体调节剂（selective estrogen receptor modulators，SERMs）是结构上不同的非甾体化合物，在某些组织与 ER 结合产生雌激素样效应，而在另一些组织则产生抗雌激素效应。SERMs 用于雌激素相关疾病，包括绝经后骨质疏松、激素依赖性癌和心血管疾病。用于临床的几种化合物中包括促排卵的氯米芬（clomifene），治疗乳腺癌的他莫昔芬对骨矿物质密度和血浆脂质有益，Toremif ene 对血浆脂质的作用与他莫昔芬治疗相似。雷洛昔酚（Raloxifene）治疗和预防绝经后骨质疏松，对骨矿物质密度和血浆脂质有效，而不增加子宫内膜增生过长和子宫内膜癌的危险。近来，雷洛昔酚显示可减少健康妇女脊椎骨折的发生，也可减少乳腺癌的发生。与雌激素相似，SERMs 可增加静脉血栓的发生。

（三）子宫内膜增生过长的分子生物学研究

子宫内膜是生长最快的人体组织，分子生物学的研究已证实女性性激素，与几种生长因子和酶相互作用，控制子宫内膜的生长与分化。

1. 胰岛素样生长因子　胰岛素样生长因子 1（IGF－1）作用于细胞表面受体和特异性可溶性结合蛋白。IGF 结合蛋白（IGFBP）有调控 IGF－1 的作用，已知有 6 种同种异构体，IGFBP 是晚分泌期内膜间质细胞和蜕膜的标记物。在增生期和分泌期内膜中可测得 IGF－1 BP 的浓度和亲和力。生育年龄、月经周期规则、未接受类固醇激素者，其分泌期内膜中 IGF－1 BP 显著高于增生期者。IGFBP 能调控整个月经周期中的 IGF－1。

2. 血管内皮生长因子和内皮抑素　Shaarawy 等测定绝经后妇女血清血管内皮生长因子（vascular endothelial growth factor，VEGF）和内皮抑素（endostatin）水平，其中内膜癌 72 例，增生过长 27 例和健康对照组 30 例。VEGF 水平在子宫内膜增生过长、子宫内膜癌 I

期、Ⅱ期和Ⅲ～Ⅳ期中，分别为142±18、291±22、623±68和1 527±119ng/ml，显著高于对照组12±1.6ng/ml。血清内皮抑素水平在子宫内膜增生过长、子宫内膜癌Ⅰ期、Ⅱ期和Ⅲ～Ⅳ期中，分别为149±19、320±41、644±86和1253±114ng/ml，也显著高于对照组13±2.4ng/ml。提示这两种标记物在循环中的水平和肿瘤的期别相关。患者经治疗后血清中此两种标记物的水平显著下降，临床复发者则明显升高。VEGF与内皮抑素的比值在早期子宫内膜癌中<1.0，在晚期病例中则>1.0，提示血管生成刺激因子和抑制因子的平衡可调控肿瘤的转移与进展。另有学者对吸出的子宫内膜用CD34单克隆抗体免疫组化染色，观察新生血管，比较其血管生成素。发现增生期、增生过长及分化好的内膜腺癌中均有新生血管，这些新生血管虽无形态学差异，但腺癌中新生血管较正常组织或增生过长者显著增多（$P<0.05$），从而也佐证了血管生成因子对子宫内膜的影响。

3. 17β－羟类固醇脱氢酶　Utsunomiya等（2001）报道17β－羟类固醇脱氢酶（17beta－hydroxysteroid dehydrogenase，17β－HSD）同工酶可促使雌二醇（E_2）和雌酮的相互转换，17β－HSD1型将雌酮转变为活性强的E_2，17β－HSD2型的作用相反，如此调控组织中E_2的生物活性水平。有学者观察了20例正常子宫内膜，其中分泌期14例，增生期6例，前者均有17β－HSD2型免疫反应，而后者均无；增生过长36例及子宫内膜癌46例中，分别在27例（75%）与17例（37%）中检测出17β－HSD 2型，两者中17β－HSD 2型和孕激素受体（PR）标记指数（LI）呈显著正相关；且子宫内膜癌中17β－HSD 2型与年龄呈显著负相关。17β－HSD 2型免疫活性与17β－HSD 2型酶活性有关；17β－HSD 2型mRNA的半定量分析显示其与雌激素受体（ER）LI、Ki67 LI和芳香化酶mRNA水平或组织学分级无关。提示17β－HSD 2型在增生过长及（或）内膜赘生性病变中的表达，代表增生过长及赘生性的细胞转化特征。17β－HSD 2型可能也对无孕激素对抗性雌激素有影响，特别是绝经前患者，经降低E_2活性，起到一些保护和（或）抑制作用。近来视黄醛类受体（retinoid receptor，RR）被认为在各种性类固醇依赖性赘生物中有调节雌激素的作用，Ito等首先观察了20例正常周期子宫内膜，34例增生过长，46例内膜样腺癌视黄醛酸受体α、β、γ和视黄醛类X受体（retinoid X receptor，RXR）α、β、γ，并结合其他临床病理参数，特别是RR亚型和类固醇受体状态，17β－HSD和芳香化酶间的相关性。发现RXRγ在分泌期而不是增生期的上皮细胞中检出，与17β－HSD 2型免疫部位很相关。但在增生过长中RXR与17β－HSD 2型无相关性。在内膜样腺癌中，RXRγ标记指数（LI）与17β－HSD 2型显著相关（$P<0.001$），RXRγ/11与PR LI亦显著相关（$P=0.003$），RXRy LI与患者年龄呈显著负相关（$P=0.015$）。受体的LI和其他临床病理参数包括肿瘤内芳香化酶免疫组化检测状态均无显著相关性。在子宫内膜癌细胞系RL95－2，视黄醛酸明显增加17β－HSD 2型mRNA表达，呈时间和剂量依赖效应。这些结果均提示视黄醛酸可能涉及正常和赘生性人子宫内膜雌激素代谢的调控。

4. 上皮膜抗原　Coronado等近期研究、分析178例石蜡包埋样本上皮膜抗原（EMA）免疫组化在良、恶性内膜中的过度表达及其预后的意义。其中内膜癌105例，子宫内膜增生过长40例，良性内膜33例。结果显示EMA在60%腺癌、15%增生过长、9.1%良性内膜中过度表达。EMA在增生过长中过度表达的2例以后发展为癌。在腺癌中，EMA的过度表达与非内膜样亚型呈正相关（$P=0.012$）。多变量分析，FIGO临床期别（$P=0.025$）与EMA过度表达（$P=0.017$）对无瘤存活是独立的预后因素。故认为EMA过度表达是子宫内膜恶性转变的标记，也是内膜癌复发的独立预测标记。

5. 基质金属蛋白酶　在正常、增生过长和赘生性内膜中膜型基质金属蛋白酶1（membrane－type matrix metalloproteinase－1，MT－MMP1）、金属蛋白酶1组织抑制因子（TIMP－1）、TIMP－2和TIMP－3 mRNA原位杂交，显示4个因子mRNA在增生的内膜中均有弱表达，而晚分泌期内膜中除MT－MMP1外均高表达。子宫内膜增生过长未显示MT－MMP1或TIMP表达增加，增生过长非鳞化区域间质细胞局部高表达MT－MMP1 mRNA，而在内膜癌中4个因子mRNA表达均增加，特别是低分化癌。

综上所述，内源性或外源性无对抗性雌激素过量或低剂量、长期刺激是导致子宫内膜增生过长的原因，而已知的几种生长因子在调控其发生与发展中也起重要作用，不过其在增生过长中的相互作用机制尚有待进一步研究。

二、临床表现

（一）症状

发病年龄：多发生于卵巢功能趋于成熟的青春期或卵巢功能开始衰退的围绝经期妇女。月经情况：主要为月经异常，可表现为周期紊乱，经量增多，经期长短不一，阴道不规则出血或闭经一段时期后又有大量阴道出血。其次尚可有因不育而就诊者。

（二）体征

患者由于长期出血而呈贫血貌；子宫可为正常大小或稍增大；卵巢正常大小或稍增大，甚至有肿瘤形成。若伴有垂体微腺瘤，则可能出现溢乳及视野的变化。若继发于多囊卵巢综合征，则尚可出现多毛。

（三）辅助检查

1. 基础体温　基础体温测定是简单易行的方法，根据基础体温是否呈双相以了解卵巢有无排卵。不过即使基础体温呈双相，还需了解黄体功能是否正常，可根据体温上升的幅度及上升后维持时间的长短来判断其功能健全与否。

2. 宫颈黏液　在流血前，甚至流血期，宫颈黏液仍呈羊齿状结晶时，提示有雌激素功能，而无排卵后的孕激素功能。

3. 阴道脱落细胞的内分泌检测　周期性的连续涂片检查，有助于判断卵巢功能。

4. 激素测定　E_2可反映雌激素水平；孕酮反映黄体功能；睾酮升高应与多囊卵巢综合征鉴别；FSH、LH的测定可反映下丘脑－垂体－卵巢轴调节机制是否正常。

5. B超　子宫内膜可增厚。Dueholm等报道355例绝经前异常阴道出血者的阴道超声，所测子宫内膜厚度，与宫腔镜或子宫切除对照。内膜厚度增生过长者11.5±5.0mm，息肉11.8±5.1mm，黏膜下肌瘤7.1±3.4mm，无异常者8.37±3.9mm（$P<0.001$）。所有病例中增生过长及（或）息肉占20%，在143例内膜厚度≤7mm中增生过长及（或）息肉占8%。故阴道超声内膜厚度低者息肉和增生过长的可能性少，但不能完全除外这些病变。此外，超声尚可发现卵巢皮质有多个小囊泡，并除外卵巢肿瘤。

6. 诊断性刮宫　诊断性刮宫也是比较简单易行的方法，诊刮对多数病例能起到迅速止血的作用，并可了解卵巢是否有排卵功能及子宫内膜病变的性质和程度。对未婚者，可征得家属同意后进行。刮宫时应遍及整个宫腔，勿遗漏宫角处。Clark等报道异常子宫出血妇女门诊子宫内膜活检对诊断子宫内膜增生过长的评估。有学者收集了 MEDLINE（1980—1999年）及 EMBASE（1980—1999 年）所有有关报道和综述。并将门诊内膜活检与麻醉下所取组织样木比较。诊断的正确性取决于对子宫内膜增生过长阳性及阴性结果的合并似然比（pooledlikelihood ratios）。结果显示阳性者，子宫内膜增生过长的阳性或然率 57.7%（95% CI 41.1% ~72.7%），而阴性者则为 2.2%（95% CI 0.9% ~4.1%）。认为门诊病例内膜活检诊断子宫内膜增生过长正确性可信。

7. 宫腔镜　宫腔镜是一种较好的诊断方法，部分病例尚可在宫腔镜下去除病灶达到治疗的目的。Loizzi 等（2000）报道 155 例绝经后 1 年以上、无症状或有症状妇女经超声显示子宫内膜厚度≥4mm 者，进行阴道超声及宫腔镜检查，并在肉眼直视下取活检。宫腔镜显示 129 例（83%）无症状患者中 28% 有内膜病变（息肉 23 例，增生过长 5 例，黏膜下肌瘤 8 例），有症状患者中 76% 有内膜病变（息肉 13 例，增生过长 6 例，黏膜下肌瘤 1 例）。宫腔镜与组织学诊断比较显示在无症状者与有症状者中阳性预测值分别为 97.1% 和 95%。阴性预测值两组均为 100%。故认为绝经后患者根据超声内膜厚度，做宫腔镜及内膜活检有诊断和治疗的作用。Clark 等（2001）报道了 88 例绝经后出血的门诊病例经阴道超声及宫腔镜检查，在宫腔镜下活检。阴道超声及宫腔镜发现与组织学最后诊断比较。结果：除无法进行宫腔镜者外，组织很少者 17.4%，余为萎缩子宫内膜、囊性萎缩、正常子宫内膜、息肉、增生过长及不典型增生过长（4 例）、子宫内膜癌（9 例），此外尚有结核性子宫内膜炎及子宫肌瘤各 1 例。对子宫内膜癌的判断，超声的敏感性 77.8%，特异性 93.3%，阳性预测值 63.6%，阴性预测值 96.6%；宫腔镜的敏感性 88.9%，特异性 98.3%，阳性预测值 88.9%，阴性预测值 98.3%。两种方法合用则敏感性 100%. 特异性 91.7%，阳性预测值 64.3%，阴性预测值 100%。故认为两种影像学合用有利于筛查子宫内膜癌及癌前病变。

8. CT 与 MRI　子宫内膜增生过长的诊断，一般无须作 CT 与 MRI 检查。CT 与 MRI 多用于鉴别宫腔的良、恶性病变及恶性病变浸润子宫肌层的程度。恶性病变多为内膜癌和恶性中胚叶混合瘤。

三、子宫内膜增生过长的组织病理学

（一）命名

子宫内膜增生过长是一个组织病理学名称，长期以来不同的作者对同一组织结构采用了不同的名称，或对同一名称的解释不完全相同，造成诊断和临床治疗的混乱。为此，1987 年国际妇科病理学会（International Society of GynecologicPathologists，ISGP/WHO）根据组织病理结构和细胞的特征，对子宫内膜增生过长采用了新的分类。此种分类是根据长期随访经病理诊断后，未予治疗的子宫内膜增生过长病例而得出。新分类包括简单型增生过长（simple hyperplasia，SH）、复杂型增生过长（complex hyperplasia，CH）及不典型增生过长（atypical hyperplasia，AH）。

（二）组织学分类

1. 简单型增生过长　指腺体增生有轻度至中度的结构异常；即整层子宫内膜呈增生变化，腺上皮增生，可呈假复层，腺体数量增多，腺体稍拥挤，腺腔可扩大，腺体弯曲度增加，大小不一；或腺体轮廓不规则，腺体较拥挤，腺体与间质比增加；但无腺体背靠背现象和细胞的异形性。

2. 复杂型增生过长　指腺体拥挤，有背靠背现象及腺体结构复杂；腺体过度而异常生长，有明显的复杂结构，如出芽或折叠，芽苞的延伸、融合形成腺腔内搭桥现象；腺体轮廓不规则，可呈锯齿状或乳头状，腺体拥挤密集，形成背靠背现象，腺体间仅少量结缔组织。腺上皮细胞生长活跃，呈高柱状、复层或假复层。

3. 不典型增生过长　指子宫内膜在上述简单型和复杂型两种增生过长的基础上，出现细胞的异形性，小区域腺体可出现筛状结构，腺细胞呈复层或假复层，排列紊乱，细胞大小、形态不一，核增大，深染，极性丧失，核质比增加，核仁明显，染色质不规则聚集，染色质旁透亮，并可有巨核细胞，细胞内及腺腔内有炎性渗出。无论是简单型或复杂型增生过长均可出现腺上皮细胞的不典型，一旦腺上皮细胞出现不典型增生，则都归入不典型增生过长，称简单型增生过长伴细胞不典型（SHA），或复杂型增生过长伴细胞不典型（CHA），亦可直接称不典型增生过长。

（三）鉴别诊断

1. 子宫内膜癌　需与分化好的子宫内膜癌鉴别。复杂型与不典型增生过长的鉴别主要是细胞核的改变。而不典型增生过长与分化好的内膜癌的鉴别，则是以有无间质浸润为准。但是否有间质浸润有时极难辨认，以下几点可有助于癌的诊断：①腺体不规则浸润伴结缔组织增生反应；②在一个融合的腺体结构中，个别腺体无间质成分，形成共壁或筛状；③广泛的乳头结构；④内膜间质消失、间质纤维化，被增生的结缔组织团块占据，或间质坏死。其中②~④项必须是无间质的复杂腺结构占一个低倍视野内（直径为 4.2mm）的半数（2.1mm）以上，方可诊断为腺癌。

免疫组化：近期有关正常子宫内膜、增生过长和内膜癌的免疫组化的研究报道甚多，现择其主要者简介如下。

Lin 等（2001）报道增生期的正常内膜、子宫内膜异位症及肌腺症其内膜表面上皮和腺上皮细胞 CD44s 和 CD44v6 均阴性，分泌期则呈阳性，而内膜间质无论在增生期和分泌期 CD44s 均阳性。4 例 SH 和 9 例 CH 与正常增生期表达相同。仅 1 例 CHA 腺上皮 CD44s 和 CD44v6 局灶阳性。13 例内膜腺癌中除 1 例 CD44s 阴性外，余 CD44s 和 CD44v6 均阳性。认为子宫内膜增生过长与正常增生期内膜相似，而子宫内膜腺癌显示 CD44s 和 CD44v6 的异常表达。也有报道 CD34、EMA、VEGF 与内皮抑素在内膜癌中均过度表达。

Mora 等报道内膜腺癌中细胞增生显著高于不典型增生过长及无不典型增生过长者（$P<0.01$）；凋亡细胞在内膜腺癌中则低于不典型增生过长及无不典型增生过长者；Bcl－2 在内膜腺癌中的表达显著低于不典型增生过长及无不典型增生过长者（$P<0.002$）。由于良性内膜增生期的细胞增生和 Bcl－2 表达显著增高，而分泌期凋亡率显著增高，故在不典型增生过长与内膜癌难以鉴别时，细胞增生、凋亡及 Bcl－2 的表达有助于鉴别诊断。

Elhafey 等认为子宫内膜组织有极大的再生和增生能力，在良性、癌前及癌的形态间可有些重叠，从而导致对同一活检组织内、不同部位活检组织间及不同病理医师间的差异。曾对 100 例内膜：增生期 10 例、分泌期 10 例、增生过长 40 例（30 例无不典型，10 例有不典型）、癌 40 例（内膜样 20 例、浆液性 10 例、透亮细胞 10 例）做 p53 和增殖细胞核抗原（PCNA）免疫组化及计算机图像分析。结果显示 p53 仅见于 65% 癌和 30% 增生过长；p53

在预后差的浆液性癌和透亮细胞癌中的表达较内膜样癌为高；在内膜样癌中 p53 的表达与级别相关。PCNA 在不同的亚型和级别中的表达与 p53 相似。增生过长中 PCNA 的表达是所有各组中最低者。癌与增生期内膜显示腺体和间质有较高的 PCNA 值，与不典型增生过长有显著性差异。增生期内膜间质 PCNA 的表达是所有组别中最高者。提示计算机图像分析有助于鉴别，特别有助于评估间质的变化。

2. 子宫不典型息肉状腺肌瘤（atypical polypoid adenomyoma，APA） 肿瘤由内膜腺体及平滑肌组织两种成分混合组成，腺体常具有各种结构及细胞不典型，有些肿瘤中细胞可出现严重不典型，而被误诊为子宫内膜腺癌。APA 多发生于绝经前，平均年龄 39 岁，症状多为异常阴道出血，经期延长或经量过多，少数病例可见息肉样块物自颈口突出。Clement 与 Scully 报道 35 例刮宫或全子宫切除治疗的患者，无恶性行为证据，不过多数病例随访时间尚不长，个别病例在首次刮宫后 4 年，病灶仍存在。治疗方案取决于患者年龄、对保留生育能力的愿望及症状的严重程度。保守性治疗者应严密随访。

3. 子宫血管、淋巴管结构不良 子宫血管、淋巴管结构不良为一罕见的疾患，多在儿童期或青春期即有不规则阴道出血，或经期大量出血，往往被临床诊断为青春期无排卵性功血。但此种反复大量阴道出血，经药物、刮宫，甚至髂内动脉结扎均无显效。诊断性刮宫可见子宫内膜除不规则增生、简单型增生过长外，内膜腺体往往无癌前病变的形态，但内膜间质内血管、淋巴管明显增生，且其形态学有病理性改变。

四、各类子宫内膜增生过长的临床意义

子宫内膜增生过长系受无对抗性的雌激素持续刺激所致，即无内源性或外源性孕激素的作用。从正常增生的内膜，经增生过长、不典型增生过长，最后发展为分化好的腺癌的过程，可发生于内源性雌激素的刺激，如无排卵、多囊卵巢或产生雌激素的肿瘤，也可发生于不合用孕激素的外源性雌激素摄入。

近年来，国内外学者对各类增生过长及高分化腺癌进行了 DNA 含量、细胞生物学、免疫细胞化学、形态计量及超微结构等的研究，认为形态学上增生过长是一连续过程，但生物学上是否也为一相应的连续过程，则有不同意见。Kurman 等（1985）对未予治疗的内膜增生过长 170 例进行了长期随访，随访时间 1～26.7 年，平均 13.4 年，癌变发生在确诊后 1～11 年，平均 4.1 年；34% 增生过长患者及 31% 不典型增生过长患者在刮宫诊断后，病灶消退，不需进一步治疗；需激素或手术治疗者中，79% 增生过长及 39% 的不典型增生过长显示病灶已消退；仅 32% 增生过长及 27% 不典型增生过长持续存在增生过程。

郭丽娜等（1993）报道 21 例复杂型与不典型增生过长的生育年龄妇女的诊断与预后，其中复杂型增生过长 4 例，不典型增生过长 17 例，除 1 例不典型增生过长在首次刮宫后短期内即切除子宫外，余 20 例经孕激素治疗，随访 2～38 年，平均 11 年，仅 2 例重度不典型增生过长患者分别于初诊后第六年和第八年发展为浸润癌。

Ferenczy 等（1989）报道 85 例绝经后经孕激素治疗的增生过长病例，平均随访 7 年，65 例无细胞不典型者，无一例发展为癌；相反，20 例有细胞不典型者，25% 发展为癌。周先荣等（1992）对子宫内膜增生过长与内膜腺癌进行的形态测量结果，显示复杂型增生过长具有正常的 DNA 倍体分布，不典型增生过长与分化好的内膜癌，其腺上皮细胞的 DNA 倍体、腺体结构及细胞核的形态特征是一致的。

Sivridis 等（2001）认为从预后和治疗的观点，子宫内膜增生过长可分为伴有细胞不典型和无细胞不典型两种，前者经非浸润期过渡、发展至浸润癌，此系连续过程。AH 和上皮内腺癌（intraepithelial adenocarcinoma，IEC）或腺癌伴有间质浸润间的区别并非组织学的增殖。子宫内膜样赘生物的概念包括所有上述增生的内膜病灶。腺癌发生于 AH 者总是子宫内膜样细胞型，而发生于萎缩内膜者，或为内膜样细胞型或为非内膜样细胞型。内膜样腺癌发生于增生过长一赘生性过程系雌激素诱发者，趋向于分化好、肌层浸润少、无淋巴细胞浸润和转移灶，预后好。雌激素诱导的腺癌也可以是内膜样的，发生于萎缩的或轻度增生的子宫内膜，这种肿瘤往往组织学级别高、预后较差。总之，非内膜样细胞型的内膜癌，主要为浆液性乳头状癌和透亮细胞癌，是非激素诱导的，不伴发增生过长，并显示组织学浸润和极差的预后。从抗原的特性和伴发的分子特征，至少内膜癌有两种病理发生学的类型。

Otani T 等（2001）观察了 45 例腹部全子宫切除标本，研究正常子宫内膜、子宫内膜增生过长和腺癌中激活素 A 的部位与产生。组织切片用抑制素/激活素 α 和 βA－亚单位和激活素 A 经 ABC 法染色。从内膜组织提取的组织中激活素 A 和抑制素 A 浓度用 ELISA 法检测，内膜组织中抑制素 α－亚单位和激活素 βA－亚单位 mRNA 经 RT－PCR 分析。结果显示正常子宫内膜、子宫内膜增生过长和腺癌中无抑制素 α－亚单位，而正常子宫内膜、子宫内膜增生过长和内膜腺癌的肿瘤细胞的腺细胞胞质中有激活素 βA－亚单位和激活素 A。内膜腺癌阳性染色细胞的百分比高于正常内膜。分化差的肿瘤细胞阳性染色百分比高于分化好和中等分化者。正常子宫内膜、子宫内膜增生过长和腺癌中的间质细胞激活素 βA－亚单位和激活素 A 染色弱。正常内膜和内膜腺癌中提取的组织，其激活素 A 的免疫反应可经双位点 ELISA 检测，内膜腺癌中激活素 A 显著高于正常内膜，而抑制素 A 则未检出。子宫内膜组织中激活素 α－亚单位 mRNA 经 RT－PCR 证实在 905bp，βA－亚单位条带在 366bp。研究提示子宫内膜组织产生激活素 A，而不产生抑制素。内膜癌组织中激活素 A 的量较正常内膜高。激活素 A 可能涉及内膜的肿瘤发生。

综上所述，不典型增生过长是真正的癌前病变。不过，不典型增生过长并不是所有子宫内膜癌的前身。子宫内膜癌有两种类型，一种是分化好的，在增生过长的基础上发展起来的，与无对抗雌激素刺激有关，常发生于年轻妇女或围绝经期妇女，此型癌生长缓慢，能自行消退，极少有转移潜能；另一种内膜癌较恶性，与增生过长或雌激素刺激无关，多发生于老年妇女。总之，增生过长越复杂，特别是有细胞不典型者，易发展为腺癌。鉴于不典型增生过长与分化好的腺癌两者的预后和治疗不同，在难以鉴别时，病理医师与临床医师要相互沟通，根据患者的年龄、对生育的期盼程度及其他情况，具体分析，慎重处理。

五、各类子宫内膜增生过长的治疗

发生于青春期的增生过长，在排除器质性病变的基础上，以止血、促进排卵、调整月经周期、保存生育功能为主。患者就诊时，根据其流血过程、流血量、贫血程度选择激素的种类和剂量。大量流血时，选用止血的药物剂量要求达到 24h 内流血量明显减少，48～72h 能止血。

（一）止血

1. 孕激素止血　孕酮类药物具有抗雌激素作用，通过促进 17β－HSD 和磺基转移酶的

活性使 E_2 转化为硫酸雌酮，硫酸雌酮很快由细胞内排出。孕酮类药物还可通过抑制雌激素受体减少雌激素对靶细胞的生物效应。可抑制雌激素促使子宫内膜有丝分裂的作用，抑制子宫内膜生长。此外，足够量的孕酮类药物可使子宫内膜腺体呈分泌期变化，间质呈蜕膜样变化。停药后有类似月经期的内膜脱落。常用的孕酮类药物有以下几种。

（1）炔诺酮（妇康片）：属 19 - 去甲基睾酮类，止血效果较好。口服 5mg/次，每 8h1 次，一般应在 3d 内止血。止血后药量递减，每 3d 减 1/3 药量，直至维持量 2.5 ~ 5mg/d，在止血后 20d 左右停药。如就诊时流血量极多，则开始给予 5 ~ 10mg/次，每 3h1 次，共 2 ~ 3 次后改为每 8h1 次。

（2）复方已酸羟孕酮注射剂：内含已酸羟孕酮 250mg 与戊酸雌二醇 5mg，即工号避孕针。每次 1 支，同时加黄体酮 1 支，肌内注射，10d 后再注射工号避孕针 1 支。

（3）甲羟孕酮（安宫黄体酮）：属孕酮衍生物，有轻度雄激素作用，对内膜的作用略逊于炔诺酮。口服 6mg/次，每 8h。递减法同炔诺酮，维持量 4 ~ 6mg/d。若出现突破性出血，每日可加服炔雌醇 0.005mg 或己烯雌酚 0.125mg。

2. 雌激素止血 短期内可用较大剂量雌激素促进内膜生长，覆盖子宫内膜剥脱后的创面，达到止血目的。此外尚有升高纤维蛋白原水平、增加凝血因子、促进血小板凝聚和使毛细血管通透性降低等作用。由于雌激素口服反应大，往往使患者难以耐受而很少被采用。

（1）己烯雌酚：2mg，每 8h 口服 1 次，3d 内止血后，按每 3d 减 1/3 药量递减，直至维持在 1mg/d，血止后 20d 停药。若恶心、剧吐，可改用苯甲酸雌二醇肌注。

（2）苯甲酸雌二醇：2mg，每 6 ~ 8h 肌注 1 次，递减法同上，减至 2mg/d 时可改口服己烯雌酚。如就诊时流血量极多，开始可肌注 2mg，每 3h1 次，2 ~ 3 次后改用 2mg，每 8h1 次。

（3）结合孕马雌激素（即结合雌激素）：静脉注射效果较显者，常用剂量 25mg/4h，一般 3 ~ 4 次后出血明显减少或止血，一般不超过 6 次。止血后给予周期治疗。

上述两种激素止血，在停药后均可出现撤退性出血，出血皆在停药后 1 ~ 3d，故止血后药物剂量需递减，一般以 1/3 量递减，然后维持正常生理量或略超过生理量，达 1 个月经周期。中、少量流血时所需剂量接近生理量，则不必减量，可持续服用 1 个月经周期。此外，两种激素各有不良反应，孕激素可影响肝功能，雌激素大剂量口服常会引起恶心、剧吐，使患者不能坚持服药。

目前在用激素止血的同时还加用止血剂，如非类固醇抗炎药物（non steroid anti - inflammatory drug，NSAID），月经过多者的子宫内膜中 6 - 酮 - PGF1α 较正常子宫内膜中的浓度高 3 倍，且 $PGF2\alpha/PGE_2$ 比与月经量呈负相关，NSAID 能抑制还氧化酶，使 PG 下降，减少月经期出血量，常用药有甲灭酸、氯灭酸、氟芬那酸；抗纤溶制剂，月经过多者内膜中纤溶活性增加，致使子宫内膜破碎后，破裂的血管壁缺乏纤维蛋白凝块，使出血量增多，抗纤溶制剂可减少出血量，常用者有氨甲苯酸、氨基已酸、氨甲环酸及精氨酸血管加压素的类似物 desmopressin。对顽固性反复大量出血而药物止血无效时可考虑刮宫，刮宫不仅能快速止血，并可进一步明确诊断，若与宫腔镜并用，或在宫腔镜引导下行刮宫术。

发生于围绝经期的增生过长在排卵期后给予孕激素以对抗雌激素的持续作用。部分 SH 病例经诊断性刮宫后可恢复正常。

KuKu 等（2001）报道年轻妇女 AH 及子宫内膜癌的保守治疗，原诊断的 29 例内膜癌、无肌层浸润和10例AH，经病理诊断中心复片确诊29例内膜癌中10例为AH，3例CH，3例子宫不典型息肉状腺肌瘤（APA）；10例AH中1例为内膜癌，1例为SH。12例内膜癌中9例（75%）和18例AH中15例（83%）对醋酸甲羟孕酮（medroxyprogesterone acetate，MPA）治疗开始有反应，9例内膜癌有反应者2例后来复发，其中1例左闭孔淋巴结转移；2例妊娠，其中1例分娩足月婴儿。AH有反应者中1例复发，5例妊娠，其中4例分娩正常婴儿。故对年轻妇女内膜癌局限于内膜者及AH且希望保留生育功能者可予MPA治疗。

（二）手术治疗

1. 刮宫吸宫术　是重要的诊断方法，对某些患者也可达到治疗的目的。Tabata等（2001）报道77例子宫内膜增生过长的前瞻性研究。其中SH 48例，CH 17例，SHA 1例，CHA 11例。每12个月刮宫1次，共3年。77例中仅1例发展为癌，病理显示组织学为G1。总的消退率为79%，SHA消退率100%，CH消退率94%，CHA消退率55%。CHA患者转为正常内膜者多发生在第一年内。

2. 子宫切除术　具有下列情况者可行子宫切除术：①40岁以上、无生育要求者的AH者；②围绝经期，特别是绝经后老年妇女的子宫内CH，伴有或不伴有细胞非典型性者；③年轻妇女药物治疗无效，内膜持续增生或加重，或阴道反复大量出血经刮宫及药物治疗均不能控制者。

（李战强）

第十八章　内分泌肿瘤

内分泌肿瘤是指来源于内分泌腺体和组织，或者某些产生激素的非内分泌组织的新生物。内分泌腺体来源的肿瘤较为常见，表现为典型的内分泌疾病。神经内分泌肿瘤，多内分泌腺瘤病和异位内分泌肿瘤，属于特殊类型的内分泌肿瘤，其临床表现往往多种多样。内分泌肿瘤除了具有细胞异常增殖的特性外，大都有激素的异常分泌，临床常常能被早期发现。本章将介绍内分泌肿瘤的发生学和一些特殊类型内分泌肿瘤的发生机制。

一、肿瘤发生学

内分泌肿瘤是一类基因缺陷性疾病，发生在生殖细胞和（或）体细胞水平的癌基因与抑癌基因突变是内分泌肿瘤形成的根本原因。生殖细胞某些关键基因的突变导致遗传性内分泌肿瘤的发生；而非遗传性或体细胞性内分泌肿瘤的形成则是由于环境因素的改变，导致体细胞癌基因或抑癌基因突变所致。内分泌肿瘤多同时具有细胞增殖和激素大量分泌两方面异常，提示抑癌基因和癌基因的突变不仅影响细胞增殖，还涉及激素的异常分泌。

内分泌肿瘤多为单克隆来源，即所有的肿瘤细胞都从一个祖细胞扩增而来。肿瘤细胞在扩增过程中，不断产生新的基因突变，以保持增殖优势。

（一）癌基因

原癌基因通过转位、突变等激活转变成癌基因。癌基因常常在调节区或编码区发生“功能获得性”突变，癌基因的一个等位基因突变（杂合性突变）便能激活参与细胞生长的信号分子，使细胞无限增殖。内分泌肿瘤相关的癌基因包括 RET、PRKARIA、GNAS 基因等。

1. RET 基因　体内绝大多数的信号转导途径需要蛋白激酶的介导，人类基因组约有 500 余种基因编码各类蛋白激酶（约占基因组的 1.7%）。其中，RET 原癌基因为一种酪氨酸激酶基因，位于 10 号染色体长臂，全长 60kb，含 21 个外显子，编码 1 100 个氨基酸的酪氨酸激酶受体超家族 RET 蛋白。酪氨酸激酶受体是一组跨膜受体，包含胞外区、跨膜区和胞内区。胞外部分包含 4 个类黏附素的重复片段，1 个钙结合区和 1 个富含半胱氨酸的结构区。胞内部分是一个含有酪氨酸激酶的结构区，其中酪氨酸残基在受体与配体结合后能自身磷酸化，激活下游信号途径。酪氨酸激酶受体缺陷与很多疾病的发生相关。

研究表明几乎所有的 MEN－2 患者都与 RET 原癌基因的突变有关。迄今报道的 200 余种突变中，错义突变是最为常见的突变类型，常累及受体蛋白质胞外富含半胱氨酸的二聚体结构域（8－13 号外显子）和胞内酪氨酸激酶催化位点（15，16 号外显子）。MEN－2A 和家族性甲状腺髓样癌（FMTC）一般发生 8－14 号外显子的突变，而 MEN－2B 一般发生 15－16 号外显子的突变。其中，8－11 号外显子突变导致受体自发形成二聚体，13－14 号外显子突变导致酶催化位点与底物异常结合，而 15－16 号外显子突变则使 RET 蛋自从一个膜受体变为细胞内受体，从而激活细胞内异常的信号传导途径。上海瑞金医院迄今收集到 20 个

MEN－2家系，共47例患者。其中15个为MEN－2A家系，5个为MEN－2B家系，1个FMTC家系。通过对RET原癌基因检测，证实全部MEN－2A家系均为634位点突变，共有4种不同的氨基酸替代类型，分别是C634R/Y/G/W；全部MEN－2B均为M918T突变；FMTC为C634R突变。分析表明RET基因突变和MEN－2的临床表型有非常好的相关性。

2. PRKARIA基因　PRKARIA基因位于染色体17q23～q24，基因全长20kb，含11个外显子，Boshart于1991年克隆成功。PRKAR1A基因编码蛋白激酶A（PKA）调节亚单位RIa（RIa）。PKA有两种同工酶，其中PKA－I对cAMP的敏感性更高，所以大多数哺乳动物由PKA－I介导cAMP信号转导。PKA的调节亚单位共有4种同工酶，RIa、RIβ、RⅡα、RⅡβ，其中RIα敲除的小鼠会发生胚胎期死亡，提示RIα的功能尤为重要。RIa的高度表达能够导致肿瘤细胞增生和恶性转化，在视网膜母细胞瘤、肾癌、乳腺癌、恶性成骨细胞瘤等肿瘤细胞中均可见RIa的高度表达。应用反义寡核苷酸下调RIα的表达，可以使EGFR、c－erbB－2以及c－erb的表达下降，细胞生长停滞。cAMP/PKA信号转导通路非常复杂，PRKAR1A基因的任何一个等位基因缺陷都会造成多种肿瘤综合征。

Carney综合征（Carney complex，CNC）于1985年由Carney首次发现，CNC可以累及多个内分泌腺体，所以也可将之视为多内分泌腺瘤病的另一种类型。原发性色素沉着性结节样肾上腺病（PPNAD）占所有CNC的25%，是唯一可以遗传的Cushing综合征，也是CNC最常累及的内分泌腺瘤病变。CNC分为Ⅰ型和Ⅱ型，分别与染色体17q和2p相连锁。约半数的CNC以及原发性色素沉着性肾上腺结节样增生（PPNAD）的患者存在17q的PRKARIA基因突变。PRKARIA基因目前共有32种突变报道，大多数都导致PRKARIA基因的终止密码提前出现。CNC最常见的突变位点是PRKARIA外显子4B的c578delTG移码突变；其他常见突变位点集中在2号和6号外显子。PPKARIA基因突变导致CNC肿瘤组织中的PKA基础活性降低，cAMP刺激后的活性升高。某些CNC患者存在17q22－4的杂合缺失，提示PRKAR1A癌基因在某、些组织可能表现为抑癌基因作用。上海瑞金医院共诊治7例原发性色素沉着性结节样肾上腺增生患者，其中1例为PPKARIA基因S147N位点替换突变。

3. GNAS基因　GNAS基因位于染色体20q13.3，全长71kb，含有13～14个外显子，于1986年首先由Bray克隆。GNAS基因有多个转录本，主要产物是Gsα。Gsα在体内广泛表达，主要功能是作为7穿膜受体信号转导通路中的信号分子，激活腺苷酸环化酶，使cAMP水平升高。除此之外，Gsα还可以直接作用于Src激酶和钙通道。Gsα立于细胞内膜，具有组织特异的印记特性，在肾近曲小管、甲状腺、垂体和卵巢主要是母源等位基因表达。敲除GNAS基因2号外显子母源等位基因的杂合子小鼠，表现为肥胖、代谢低下以及活动减少。而GNAS基因2号外显子父源等位基因敲除的杂合子小鼠，则表现为消瘦、代谢亢进和活动增多的表型。两者的胰岛素敏感性都升高。1号外显子父源等位基因敲除的杂合子小鼠，与2号外显子敲除的代谢表现恰好相反。

GNAS基因已有近100种突变报道，产生激活型和失活型两种突变类型。GNAS基因的Arg201和Gln227两个位点对GTPase的催化活性非常重要，这两个位点发生错义突变（又称gsp突变），会影响内源性的GTPase活性，造成Gsα在信号通路没有激活的情况下，自发性地持续激活。40%的生长激素肿瘤和部分甲状腺肿瘤都存在这种Gsp突变。胚胎发育早期的体细胞Arg201突变可以造成McCune Albright综合征（MAS），虽然MAS患者没有性别倾向，但很多单纯性的肢端肥大症以及MAS伴发肢端肥大症的患者都存在GNAS母源等位基因的活性突变。

Gsa 基因除外显子 3 外，其余 12 个外显子都存在影响表达的无义突变或者错义突变。这种杂合突变会导致某些组织中 50% 的 Gsα 功能丧失，从而发生遗传性骨营养不良（Allorighthereditary osteodystrophy，AHO），临床表现严重程度不一，有些突变的临床表型非常轻微。由于 Gsα 在肾脏近曲小管、甲状腺和卵巢只表达母源的等位基因，所以母源等位基因突变可以导致 PTH、TSH 和促性腺激素抵抗（PHPIA），Gsα 的父源等位基因突变只导致单纯的 AHO，又称假性甲旁减。Gsα 在其他激素的靶器官存在印记丢失现象，所以 PHP1A 患者没有 ACTH 和血管加压素的抵抗表现。除肾脏近曲小管、甲状腺和卵巢等组织外，Gsα 的两条等位基因都有表达，所以如果 GNAS 基因仅存在外显子 1A 的 DMR 区母源等位基因特异的甲基化状态改变，只会导致印记改变，这类患者没有 PHP1A 的 AHO 表型，只在肾脏产生 PTH 抵抗，这就是 PHP1B，半数 PHPIB 患者存在轻度的 TSH 抵抗。瑞金医院 2002 年报道一例 McCune Albright 综合征患者，基因检测在外周血 DNA 以及多发性骨纤维性发育不良的骨组织标本中发现 Gsα 基因 201Arg > His 突变，在多发性骨纤维性发育不良的骨组织标本中还存在 209Glu > Gly、210Thr > Ile 突变，为国际首次报道。

（二）抑癌基因

抑癌基因通过调控细胞周期和维持基因组稳定从而控制细胞生长。抑癌基因的突变为“功能丧失”性突变，通常为点突变和缺失突变，当一个等位基因发生突变时，一般不足以导致肿瘤形成。这种发生在生殖细胞的抑癌基因突变称为“第一次打击”，肿瘤形成往往需要体细胞发生第二个等位基因突变，称之为“第二次打击”。最常见的第二次打击为“杂合缺失（loss ofheterozygosity，LOH）”，即抑癌基因对应的正常等位基因及其所在的染色体发生不同程度的缺失。内分泌肿瘤相关的抑癌基因有 MEN－1、SDHx、VHL 和 NF－1 基因。

1. MEN－1 基因　MEN－1 基因是多内分泌腺瘤病 1 型（MEN－1）的致病基因，位于染色体 11q13，全长 9kb，包含 10 个外显子，编码 610 个氨基酸蛋白质，称为 memn。MEN－1 基因的克隆受益于 Knudson 的“两次打击（two hits）”学说，研究者首先在一例 MEN－1 患者的胰岛细胞瘤组织中，发现 11 号染色体上肌糖原磷酸化酶基因（PYGM）附近染色体大片段缺失，从而推测 MEN－1 的致病基因位于 11 号染色体缺失部分。结合家系连锁分析，最终将 MEN－1 基因定位在染色体 11q13 的 PYGM 基因附近。自 MEN－1 基因被发现以来，在 MEN－1 患者中已发现了 400 余种 MEN－1 基因突变，其中 21% 为无义突变，44% 为移码突变，9% 为插入或者缺失，7% 为剪切位点突变，19% 为错义突变。另外，还发现 MEN－1 基因有 13 种多态性，其中 2 种改变氨基酸序列，且位于功能域。由于 MEN－1 基因突变分布广泛，尚未发现突变集中的热点，也未观察到基因突变类型与 MEN－1 临床表现类型之间的关系规律。

2. SDHx 基因　琥珀酸脱氢酶（SDH）基因包括 SDHA、SDHB、SDHC 和 SDHD 四个基因，共同编码线粒体复合物Ⅱ，参与氧化呼吸链的电子传递以及三羧酸循环中琥珀酸脱氢酶的催化过程。其中，SDHB 基因位于染色体 1p35－36，长约 40kb，有 8 个外显子，编码 280 个氨基酸的铁硫蛋白亚单位；SDHC 基因位于 1q21，长约 50kb，有 6 个外显子，编码 169 个氨基酸的细胞色素 b 大亚单位（cybL）；SDHD 基因位于 11q23，有 4 个外显子，长约 19kb，编码 159 个氨基酸的细胞色素 b 小亚单位（cybS）。SDHD 基因首先是在一个家族性副神经节瘤家系中定位，并找到了基因突变位点，从而将线粒体复合物基因与肿瘤联系起来。随后在遗传性嗜铬细胞瘤中也发现了 SDHD 基因和 SDHB 基因的突变。另外还有 16.5% 的散发性嗜铬细胞瘤患者存在SDHD基因和SDHB基因突变。SDHD基因突变多见于头颈部副神经节瘤或多发性嗜铬细胞瘤。SDHD基因或SDHB基因突变的嗜铬细胞瘤组织，都存在等位基因的“杂合缺失”，导致线粒体复合物Ⅱ催化活性完全丧失，从而引起细胞慢性缺氧，导致细胞发生增殖性改变。

3. VHL基因　1993年Latif等通过连锁分析将VonHippel－Lindau（VHL）综合征的致病基因定位于染色体3p25－26，并成功地克隆了VHL基因。VHL基因共有3个外显子，编码pVHL19和pVHL30两种蛋白质，是泛素连接酶的组分之一，在胎儿和成人组织中广泛表达。VHL的编码蛋白（pVHL）在有氧情况下可以降解转录因子HIF（hypoxiainducible factor），参与细胞外基质的形成和细胞周期的调控。还参与RNA多聚酶Ⅱ的聚合作用和mRNA的稳定。VHL基因是大鼠神经细胞分化和肾发生所必需的。

已报道的VHL基因突变共有154种，30%～38%为错义突变，23%～27%为无义或者移码突变，20%～37%为大片段或者部分缺失，10%～20%存在甲基化异常。VHL综合征分为1型和2型，1型没有嗜铬细胞瘤，2型又根据肾细胞癌的发生频率高低以及是否为单纯嗜铬细胞瘤分为2A、2B和2C型，各种表现型和基因型之间存在明显的相关性。1型的突变方式以VHL基因的全部和部分缺失为主，pVHL功能损失明显；2型以错义突变为主，只是单个氨基酸发生改变，对pVHL的功能影响较小。

pVHL有两个亚型，VHL30和VHL19，氨基端的前50个氨基酸不同，两者都有抑癌基因活性，在细胞核和细胞质中转位。VHL30主要在细胞质中，而VHL19主要在细胞核内。pVHL在有氧存在的情况下可以泛素化HIF的α－亚单位，使其降解。所以，VEGF和促红素等低氧相关基因表达上调是pVHL功能缺陷细胞的标志之一。除HIF外，VHL还和非典型的蛋白激酶C、VDU1和2（VHL相互作用的去泛素化酶）、Rpb1（一种RNA聚合酶Ⅱ）的高度磷酸化形式以及Jade－1（植物的同源盒蛋白质）和RHLaK（包含KRAB－A结构域的蛋白质）等相互作用，发挥多种目前未知的功能。另外，VHL可以直接和纤连蛋白（fibronectin）相互作用，敲除VHL基因后细胞外基质功能失常，细胞的侵袭性增强，几种基质金属蛋白酶的水平升高，金属蛋白酶组织抑制剂（TIMP）水平降低。pVHL还直接和微管结合，抑制微管解聚。另外，pVHL还可以抑制细胞周期素D1和TGFα，从而影响细胞周期。小鼠因为胎盘功能缺陷在胚胎发育早期死亡，小鼠发生肝脏的多发血管瘤，同时HIF的靶基因也上调。

4. NF－1基因　1990年NF－1基因定位克隆成功，NF－1基因位于17q11.2，基因全长290kb，包括57个外显子，编码2818个氨基酸的神经纤维瘤蛋白，主要在神经元、施万细胞和肾上腺髓质表达，具有Ras GTPase激活蛋白（GTPase activatingproteins，GAPs）结构域，可以水解GTP，使Ras失活，从而抑制Ras介导的有丝分裂和细胞增殖。NF－1基因突变后水解GTP的作用消失，使Ras持续激活，导致细胞恶性增殖。

神经纤维瘤病1型（neurofibromatosis type－1，NF－1）是常染色体显性遗传性疾病，病变特征为皮肤色素斑和多发性神经纤维瘤。Schwann细胞瘤是神经纤维瘤的主要细胞类型，当Schwann细胞的NF－1基因遭受二次打击，丢失另一条染色体上正常的NF－1等位基因时，RAS被激活，使PI3K、ERK以及JNK信号转导通路活化，导致细胞恶性增殖和转化。体外研究进一步表明，仅仅是NF－1基因功能丧失不足以导致神经纤维瘤病的发生。

(三) 杂合性缺失

一个突变的等位基因，如果它的正常等位基因发生缺失（hemizygous）或者突变称之为杂合性缺失（loss ofheterozygosity，LOH）。根据 Knudson 的多次打击假说认为，肿瘤的形成是细胞内基因突变的累积过程。正是基于这种假说的基础，之后发现了许许多多的抑癌基因。当某一特定抑癌基因的一条等位基因发生突变尚不足以产生肿瘤细胞的恶性增殖，只有在另一条正常等位基因出于种种原因而发生了缺失，或者突变细胞就会恶性增殖，形成肿瘤。DNA 缺失的区域可以从几千个核甘酸至整条染色体不等。LOH 发生的机制有①缺失：正常等位基因缺失，正常等位基因所在的染色体臂缺失，正常等位基因所在的整条染色体丢失；②正常等位基因所在染色体缺失伴有突变等位基因所在染色体的复制；③重组：在有丝分裂过程中，突变等位基因偶尔发生交换，重组，使携带有两个突变等位基因的染色体被分配到一个子细胞中。通过比较癌旁组织（或其他部位的正常组织）和癌组织的特定的染色体区域，一旦有发现染色体片段的差异，即可确定 LOH 的发生，同时可以推测该部位有未知的抑癌基因存在。微卫星多态性标志物（STRs）常用来检测 LOH 的存在。首先用 PCR 方法扩增出选定染色体位点的 STRs，通过电泳鉴别 STRs 长度。如果癌组织的 STRs 的杂合性发生丢失，即可确定该位点发生了 LOH。通过选择 STRs 的数量和距离，从而确定 LOH 发生的范围。STRs 方法可以很好地分析出癌旁细胞和癌细胞染色体的缺失差异，但这个方法不能发现点突变导致的异常情况，如点突变后的基因不表达，表达异常或翻译后的蛋白质失去功能等。所幸的是，根据研究发现，绝大多数的癌症都是在“第二次打击”时发生了染色体的缺失，在这种情况下用 LOH 的分析方法就可以用来寻找重要的抑癌基因。目前已知肿瘤中 LOH 涉及范围很广，几乎覆盖所有染色体。

同样，许多内分泌肿瘤都存在 LOH 现象，MEN－1、SDHD、p53、RB、p16 等内分泌肿瘤相关的抑癌基因所在的染色体区域 11q13、11q23、17p13.1、13q14.1～q14.2、9p21 均可存在 LOH。本课题组用微卫星多态性标志物（STR）分析方法对 3 例 MEN－1 所涉及的肿瘤进行分析，发现 MEN－1 相关肿瘤组织中都存在 MEN－1 等位基因位点的 LOH。我们还对 26 例散发性嗜铬细胞瘤的组织标本进行 LOH 分析，发现 30.8% 的肿瘤组织存在 11q23 的 LOH，26.9% 的肿瘤组织存在 11q13 的 LOH。

(四) DNA 甲基化

现代肿瘤理论认为，肿瘤的形成包含两大机制：遗传学机制，即通过 DNA 核苷酸序列的改变，即基因突变；表观遗传学（epigenetic）机制，即 DNA 通过自身化学修饰方式从转录水平影响基因表达，调控 DNA 功能，但不涉及有关基因 DNA 序列的改变。表观遗传学包含 DNA 甲基化和组蛋白去乙酰化等。近年来，DNA 甲基化与肿瘤的相关性研究取得了巨大进展，研究结果表明 DNA 甲基化的异常与肿瘤的形成密切相关。甲基化后的胞嘧啶（C）很容易发生脱氨反应生成胸腺嘧啶（T），造成肿瘤相关基因的突变；而肿瘤在形成早期或者肿瘤结构形成之前，整个基因组的甲基化水平就降低，造成某些肿瘤相关基因的高水平表达以及整个染色体组的不稳定；另外，基因启动子区的高度甲基化是抑癌基因失活的原因之一，而印记中心甲基化的异常所导致的基因印记丢失现象，也参与了某些特殊类型肿瘤的发生。

DNA 甲基化参与抑制基因转录的可能机制如下：①甲基化 DNA 阻碍特定转录因子对各

自识别位点的结合，如 AP－2、C－Mye/Myn、CREB、E2F 等转录因子的结合位点都含有 CpG 位点。②甲基化 DNA 直接结合转录抑制蛋白质，包括甲基化 CpG 位点结合蛋白 MeCP1、MeCP2 和 MBD1～4，从而阻断基因的转录。③甲基化后的 DNA 染色质结构发生改变，成为失活状态的染色质，其转录活性丢失。另外，甲基转移酶活性增加是几乎所有转化细胞的特征之一，甲基转移酶活性的增加能诱导细胞转化，这可能是 CpG 岛甲基化程度的提高使肿瘤抑制基因表达受抑制或影响了细胞周期，而与抑癌基因的表达无关。研究表明，多种内分泌肿瘤的发生都和相应基因 DNA 的异常甲基化相关，例如，导致非胰岛细胞肿瘤性低血糖的肿瘤组织中存在 IGF－2 的印记丢失现象，而由于 Gsa 在各种不同组织的不同印记状态，导致不同类型的假性甲旁减的临床表现。除此之外，VHL 基因在散发性的肾透明细胞癌是高度甲基化的；与胰腺的神经内分泌肿瘤相比，p14、p16、MGMT、THBS 和 RARβ 等 5 个基因的甲基化程度在肠道来源的神经内分泌肿瘤是升高的。除肿瘤的产生外，DNA 甲基化还参与某些激素的合成调节机制。

二、神经内分泌肿瘤

神经内分泌肿瘤（neuroendocrine tumor，NETs）起源于神经内分泌细胞，Langley 为神经内分泌细胞做了定义：能产生神经递质（neurotransmitter）、神经调质（neuromodulator）或者神经肽类激素，这些物质在外源性刺激下能够通过胞吐作用释放出来。神经内分泌细胞的胚胎起源包括胚胎神经脊、神经外胚层和内胚层中的内分泌细胞，所以 NETs 涉及多种器官和组织，但多数发生于胃肠和胰腺轴（gastroentero－pancreatic），即所谓的 GEPs。目前神经内分泌肿瘤的诊断主要依靠免疫组化所评价的细胞分化程度。通常采用的神经内分泌细胞的标记物包括嗜铬粒蛋白 A（chromogranin A）、SPC 和 NSE 等。

根据有无家族发病倾向，NETs 可分为遗传性和散发性两种。NETs 以单发肿瘤为主，除此之外，还可以多发性内分泌肿瘤的形式存在，其中 MEN－1，MEN－2，VHL 病，Carney 综合征和多发性神经纤维瘤，以及结节性硬化是最为常见的几种遗传性内分泌肿瘤综合征。研究表明，各类 NETs 的发病机制各异，涉及基因的点突变、缺失，DNA 甲基化，染色体缺失（loss）或者增益（gain），以及细胞凋亡和生长因子的异常改变等等。

根据胚胎起源，NETs 又分为前、中、后肠来源。前肠来源的 NETs 包括支气管、肺、胸腺、胃、第一段十二指肠和胰腺的 NETs。肺的 NETs 又根据恶性程度的高低分为典型类癌、非典型类癌、高分化癌以及小细胞肺癌。LOH 分析发现前肠来源的 NETs 常常在以下染色体出现杂合缺失：3p，5q21，9p，11q13（MEN－1 基因），13q13（RB 基因）和 17p13 等。比较基因组杂合研究（comparative genomic hybridization，CGH）还发现染色体 5、7、8、9q、14q、15q、16q、17、19 和 20q 的增益。其中染色体 3p 的杂合缺失最为常见，约 40% 的典型类癌，73% 的非典型类癌，83% 的高分化癌以及 85% 的小细胞肺癌均存在 3p 的杂合缺失。胰腺的 NETs（pancreas endocrine tumor，PET）常常有 11 号染色体的杂合缺失，此外，30% 家族性 PETs 还发生 3、6、8、10、18 和 21 号染色体的杂合缺失；50% 和 60% 的散发 PETs 存在 3 号和 6 号染色体的杂合缺失。来源于中肠的 NETs 银染阳性，可以分泌血清素，又被称为类癌。CGH 检测发现 21%～33% 中肠 NETs 有 9p、18p 和 18q 的缺失；57% 有 17q 和 19p 的增益；88% 有 18 号染色体的杂合缺失。另外，22% 的回肠和十二指肠类癌有 11q 缺失。后肠 NETs 研究不多，迄今只在一个升结肠 NET 发现了 18 号染色体的杂合缺失。

VHL 综合征是一种常染色体显性遗传病，临床表现非常复杂多样，同一家族内不同成员常患有部位及组织学各不相同的肿瘤，三种最为主要的肿瘤包括视网膜血管母细胞瘤，中枢神经系统病变以及肾囊肿和肾细胞癌，发生率都在 70% 以上。根据临床表型，VHL 综合征分为 1 型（无嗜铬细胞瘤），2A 型（伴发嗜铬细胞瘤），2B 型（伴发嗜铬细胞瘤和肾细胞瘤）和 2C 型（单纯嗜铬细胞瘤）。1 型多见于 VHL 基因的大片段缺失或终止密码提前出现；2 型则以 VHL 基因的错义突变为主。在 VHL 的三种组成肿瘤中，成血管细胞瘤和肾肿瘤的发生都是在 VHL 基因突变后，pVHL 功能缺陷使 HIF 的靶基因包括 VEGF、PDGF 以及 TGF 与其受体表达上调相关，针对这些分子的药物有些已经在进行临床试验，目前已经有文献报道可以改善肿瘤的恶性生长和转移。但对于嗜铬细胞瘤，由于 VHL 的突变并不影响 pVHL 对 HIF 的作用，具体的发病机制目前仍然不清。

结节性硬化（Tuberous sclerosis complex，TSC）也是一种常染色体显性遗传病，病变特征为全身多处器官的错构瘤病。偶发嗜铬细胞瘤，原发性甲旁亢以及胰腺的生长抑素瘤和胰岛细胞瘤。TSC 的致病基因是 TSC1 和 TSC2，分别位于 9q34 和 16p13。TSC2 编码一个 GT-Pase 激活蛋白，称为 hamartin，TSCI 编码一个含有两个螺旋结构的新型蛋白质，称为薯球蛋白（tuberin），两个蛋白质形成复合体发挥作用，因而任何一个基因发生突变，导致的临床表型都是相同的。研究表明 TSC1 和 TSC2 复合物可以水解失活大脑中的 Ras 类似物—Rheb，抑制丝/苏氨酸激酶 TOR 的活性，从而对细胞的生长发挥负向调控作用。

三、多内分泌腺瘤病

多内分泌腺瘤病分为 1 型（MEN－1）和 2 型（MEN－2），其中 MEN－2 又可分为 MEN－2A、MEN－2B 和 FMTC。MEN－1 主要表现为甲状旁腺腺瘤、NETs（以胃泌素瘤和胰岛素瘤常见）和垂体前叶瘤（以催乳素瘤常见）；MEN－2A 主要表现为甲状腺髓样癌、嗜铬细胞瘤和甲状旁腺增生；MEN－2B 主要表现为甲状腺髓样癌、黏膜神经纤维瘤和嗜铬细胞瘤；FMTC 是家族性甲状腺髓样癌。1997 年，美国国立卫生研究院（NIH）和欧洲 MEN－1 研究联合体（ECMEN－1）成功地克隆到 MEN－1 的致病基因 MEN－1，之后，在绝大部分 MEN－1 家系患者中都发现了该基因的突变，从而确定 MEN－1 基因与 MEN－1 之间的因果关系。MEN－2 主要由原癌基因 RET 突变所致，基因型和表现型之间也有很好的相关性。

MEN－1 是一种常染色体显性遗传性肿瘤综合征，患病率为 1/50 000～1/30 000，外显率较高，除了常见的甲状旁腺瘤、NETs 和垂体瘤外，还有脂肪瘤、胸腺类癌、嗜铬细胞瘤、肾上腺瘤和卵巢肿瘤等。MEN－1 基因突变及杂合缺失是 MEN－1 内分泌肿瘤形成的重要机制。抑癌基因突变常常为杂合突变，也即两个等位基因中，一个发生突变，一个保持正常，这时细胞行为常常表现正常。一旦正常的等位基因发生丢失，细胞就向肿瘤细胞发展。这种正常等位基因的丢失即为杂合性缺失，可以是孤立的等位基因缺失，更多的则是基因所在的染色体大片段丢失，甚至整条染色体丢失。MEN－1 患者的许多内分泌腺瘤组织，包括胰岛素瘤、甲状旁腺瘤、垂体瘤组织等，都存在 MEN－1 基因所在的染色体区域 11q13 的杂合缺失。Menin 是 MEN－1 的基因编码产物，在进化过程中高度保守，人与小鼠的同源性 98%，与大鼠的同源性 97%，与斑马鱼的同源性 75%，与果蝇的同源性 47%。Menin 在胚胎早期就有表达，除内分泌组织外，成人的各种组织均有表达，但以一些增生活跃的组织如子宫内膜、消化道上皮等表达最多，提示 memn 的表达可能受细胞周期调控，但未在体外试验证实。Menin 在细胞内所处的位置也会影响它的表达。Menin 的 C 末端有两个核定位信号（NLS），所以 menin 主要位于核内。当细胞分裂时，在 HEK293、Hela 和 NIH_3T_3 细胞的胞质内也可观察到 memn，memn 在胞核和胞质之间转运的生物学意义目前并不十分清楚。但是，一旦缺失和插入突变使 MEN－1 基因的开放阅读框移码，出现提前终止密码，C 末端的 NLS 丢失，这时缺少 NLS 的 memn 蛋白不能转移到胞核，滞留在胞质内的 memn 很容易被降解而丧失功能。推测 MEN－1 的基因突变加上正常等位基因的杂合缺失，使 memn 蛋白表达缺失，从而丧失了 meenin 对细胞生长的抑制作用，导致肿瘤的发生。上海瑞金医院在收治的3 例 MEN－1 家系患者的胃泌素瘤、甲状旁腺瘤和胰岛素瘤组织中，进行 LOH 分析，发现 11 号染色体的长臂全部发生杂合性丢失。进一步免疫组化证实肿瘤组织中 memn 染色阴性，表明肿瘤组织中 memn 缺失。

Menin 抑制细胞生长的分子机制尚不十分清楚，可能通过与其他转录因子的相互作用来完成。Menin 蛋白上存在三个 Jun D 结合位点（编码氨基酸分别为 1～40，139～242 和 323～428），MEN－1 基因 58% 的错义突变发生在 Jun D 结合位点，酵母双杂交试验提示 memn 与 Jun D 存在相互作用，可能会影响 AP－1 对细胞增生的促进作用。另外，Menin 还可以通过与 Smad1、3 和 5 相互作用，影响 TGF－β 的信号转导。其他与 menin 相互作用的蛋白质包括 NF－KB 家族的 p50、p52 和 p65 亚单位，Pem、nm23HI 等。除此之外，memn 还参与了端粒酶、催乳素和胰岛素的调节。虽然通过发现 memn 的相互作用分子对 memn 的生物学功能有了进一步的了解，但是，这些相互作用分子在 MEN－1 发生中所起的作用以及与各种病理类型之间的关系并不清楚。

MEN－2 也是一种常染色体显性遗传性肿瘤综合征，患病率在 1/30 000 左右。几乎所有的 MEN－2A 患者都有甲状腺髓样癌，50% 有嗜铬细胞瘤，15%～30% 有甲状旁腺增生。MEN－2B 除了有甲状腺髓样癌外，50% 表现为嗜铬细胞瘤。RET 原癌基因在调节区或编码区发生杂合性的“功能获得性”突变，导致 RET 酪氨酸受体激酶活化是 MEN－2 发生的主要原因。RET 酪氨酸激酶受体是由 RET 原癌基因编码的一个单跨膜片段的酪氨酸激酶受体，胶质细胞源性神经营养因子（GDNF）受体（GFRa－1～4）是 RET 酪氨酸激酶受体的共受体，两者结合后，可增加 GDNF、neuroturin（NRTN），artemm（ARTN）和 persephin（PSPN）等天然配体的结合激活能力。RET 共受体（GFRα）是一组通过糖磷脂酰肌醇（GPI）连接定位于细胞膜表面的蛋白，包括 GFRα－1、GFRα－2、GFRα－3 及 GFRα－4 四个亚型。配体先与共受体结合形成 GFL/GFRα 复合物，然后受体二聚化使两个 RET 蛋白质分子相互靠近，使胞质内的酪氨酸残基磷酸化，磷酸化的酪氨酸通过结合胞内带有 SH2 结构域的连接蛋白质，触发细胞内的信号级联反应，最终起到调控基因表达和生物效应的作用。RET 蛋白质胞内区至少存在 12 个自动磷酸化的位点，含有 SH2 区域的连接蛋白质可以识别并结合不同的磷酸化残基：Grb7/10 与 905 位酪氨酸残基（Y905），磷脂酶 C－γ（PLC－γ）与 Y1015，c－Src 与 Y981，Grb2 与 Y1096，Shc、ShcC、IRS1/2、FRS2 和 DOK1/4/5 与 Y1062 结合。其中，1062 位酪氨酸残基对 RET 蛋白的活化非常重要，因为磷酸化的 Y1062 可与 Shc 等信号分子结合，促使 Grb2/Grb1 和 Grb2－Sos 复合物的形成，激活 PI3K/AKT 和 RAS－ERK 通路。

RET 基因突变在多个方面增强了 RET 酪氨酸激酶的信号转导功能，也就是说，突变造成了激酶的活化和原癌基因的转化。RET 胞外区半胱氨酸的突变可以阻止分子间二硫键的形成，游离的半胱氨酸残基通过分子间键形成 RET 共价二聚体，从而自发启动胞内酪氨酸残基磷酸化，激活下游信号通路。MEN－2B 中的 918 位点突变使胞内酪氨酸激酶的底物区发生改变，促使 RET 蛋白在不与配体结合的条件下即可被激活，并具有更强的转化能力，从而激活下游信号的一系列级联反应，使细胞过度增殖，异常分化，最终形成肿瘤。其中，PI3K/AKT 通路能介导多种细胞应答，另外 AKT 和 JNK 的磷酸化能显著提高 MEN－2B 的转化力，而 JNK 通路对 MEN－2B 的转移也有作用，提示 AKT 和 JNK 的高度活化可能是导致 MEN－2B 肿瘤高侵袭力的原因。信号转化激活因子 3（STAT3）也是一个关键因子，它可以和 RET 蛋白的 Tyr752 和 Tyr928 结合，增加 RET－MEN－2A 介导的细胞增殖和转化；还可以增加黏液素基因（MUCI，MUC4 和 MUC5B）表达，促进细胞的转移。MEN－2B 患者转移的 MTC 组织中，可以检测到富集 STAT3 的胞核和 CXCR4 的表达升高。

四、伴瘤内分泌综合征

肿瘤除局部占位和远处转移引起的症状外，还可以分泌激素、生长因子、细胞因子以及自身抗体等其他物质，导致各种综合征，包括激素过多综合征，以及神经肌肉、血液、血管、肾脏等系统的疾病，称为伴瘤综合征（paraneoplastic syndrome）。1928 年，Brown 首次报道了一例伴糖尿病和多毛症的支气管肿瘤。1941 年 Fuller Albright 报道了一例高钙血症的骨肿瘤，并提出了非内分泌肿瘤分泌激素的概念。

“异位激素”或者“激素不正常分泌”曾经用于描述非内分泌细胞来源的肿瘤组织中过多的激素分泌，但随着检测手段的进步，发现很多非神经内分泌细胞在正常生理情况下都可以分泌激素，这些概念其实是不确切的。比如淋巴细胞可以分泌 ACTH、TSH、催乳素和促黑素；胸腺上皮细胞可以分泌血清素、促黑素和前列环素；内皮细胞可以分泌内皮素、NO 和 VNP（vascular natriuretic peptide），而视网膜细胞则可以分泌促黑素和生长抑素等等。这些非内分泌细胞产生的激素通过内分泌、神经分泌和旁分泌途径，参与内分泌－免疫－神经系统功能，协调整个机体的稳态平衡。

伴瘤内分泌综合征大都由肿瘤组织分泌的肽类激素所致，肿瘤组织缺乏完善的肽类激素生物合成和分泌途径，分泌的激素虽然具有免疫活性，但常缺乏生物活性，所以只有肿瘤组织分泌足够多的有生物学活性的激素，才会有相应的临床表现。

高钙血症是最为常见的伴瘤综合征，根据肿瘤分泌的激素以及患者的临床表型分为恶性肿瘤激素性高钙血症（humoralhypercalcemia of malignancy，HHM）和局部溶骨性高钙血症（localized osteolytic hypercalcemia，LOH）。HHM 是由肿瘤组织分泌的甲状旁腺激素相关肽（PTHrP）或者在很少情况下由甲状旁腺激素本身分泌过多，分泌入血造成的。因为 PTHrP 与 PTH 有很高的同源性，所以 PTHrP 可以与肾脏和骨骼组织中的 PTH 受体结合。PTHrP 基因位于 12 号染色体，编码的 PTHrP 蛋白经过内质网加工处理后形成 3 段：氨基末端 PTHrPl－36，中间肽和羧基末端。PTHrPl－36 可以与 PTH 受体以及其他受体结合发挥效应，而中间肽和羧基末端（osteostatin，107－139）则与其他特殊受体结合。PTHrP 还可以转移至核内，调控包括凋亡在内的许多生物过程。PTHrP 在许多正常组织均有表达，发挥广泛的生物学作用，包括促进软骨细胞的增殖，抑制软骨细胞转化和细胞凋亡，刺激或者抑制骨质吸收，诱导乳腺的分支形态形成等等。局部细胞因子、前列环素 E 以及活性维生素 D 则通过旁分泌刺激溶骨产生 LOH。IL－1、IL－6、TNF 等细胞因子共同作用于局部骨组织，促进破骨细胞的形成和分化，还促进 PTHrP 的作用。前列环素 E 也可以促进破骨细胞的骨吸收作用，但在肿瘤相关的高钙血症中的确切作用机制尚未清楚。某些血液系统肿瘤相关的高钙血症，与过多的 25 - （OH） - D_3 在肾外组织转化成 1，25 - （OH） - D_3 相关。

精氨酸加压素（AVP）的异常分泌是第二常见的伴瘤综合征，典型的临床表现包括低钠血症（ <130mmol/L）和尿渗透压升高（ >50 ~ 60mmol/L）。最为常见的原因是小细胞肺癌（15%），其次为头颈部肿瘤（3%）和非小细胞肺癌（0.7%）。另外，中枢神经系统、子宫、卵巢、乳腺、皮肤、胸腔和软组织肿瘤等都可以分泌 AVP。非肿瘤疾病引起的 AVP 增多包括中枢神经系统疾病、胸部感染、正压通气以及左心房压力降低等等。AVP 主要在下丘脑合成，肺部正常的神经内分泌细胞可以合成和储存 AVP。小细胞肺癌具有进行正常加工处理并分泌 AVP 的功能。因为 AVP 和催产素基因毗邻，所以这些小细胞肺癌通常会同时分泌 AVP 和催产素，两者都可以通过自分泌和旁分泌途径促进小细胞肺癌的生长。50% 的小细胞肺癌患者存在血清 AVP 水平升高，但只有 15% 有临床表现。20% 的小细胞肺癌患者有催产素水平的升高。虽然小细胞肺癌和下丘脑分泌 AVP 的神经元有相似之处，但调控 AVP 表达的因素并不完全相同。研究证实，在小细胞肺癌中，NRSF（neuronrestrictive silencer factor）与 AVP 启动子区的 NRSE（neuronrestrictive silencer element）结合，推测这种结合可以改变染色体的构型而启动 AVP 基因的转录；另外，USF（upstream stimulatory factors）则与 AVP 启动子区的 E - box 基序相互作用激活 AVP 的表达。cAMP 和渗透压间接激活 AVP 转录，而糖皮质激素和 AP - 1 则间接抑制 AVP 转录。某些肿瘤分泌的心房利尿肽（ANP）也会造成低钠血症。AVP 和 ANP 可以由同一种细胞分泌。

异源 ACTH 综合征也是一类非常重要的伴瘤综合征，是由于垂体以外的肿瘤组织分泌过多的 ACTH，导致肾上腺产生大量的皮质醇所致。异位 ACTH 综合征占 Cushing 综合征的 10% ~ 20%。ACTH 是由阿片促黑素细胞皮质素原（POMC）水解生成的，POMC 基因位于 2p23，具有生物活性的 mRNA，长约 1 200bp，其垂体特异性的启动子位于 1 号外显子的上游。POMC 基因的表达具有组织特异性，生理情况下只有垂体和下丘脑的 POMC 基因能够在垂体特异性的启动子作用下，编码具有生物活性的 POMC 蛋白质；而垂体外组织虽然存在 POMC 基因的转录，但通常由 POMC 基因第 3 号外显子下游的启动子激活，其 mRNA 为 800bp 的转录本，缺少信号肽序列，所以没有生物活性。垂体特异性的 POMC 启动子在垂体和下丘脑以外的组织被激活时，这些组织细胞便会产生具有生物活性的 POMC 蛋白质，从而发生异源 ACTH 综合征。POMC 在垂体外组织的异常表达除了与基因本身的修饰以及调控序列有关外，与组织细胞内异常表达的反式作用元件也有关。另外，神经内分泌转化因子可能也参与了 POMC 的异源表达。POMC 启动子 CpG 岛的去甲基化，Tpit 和 NeuroD1 两种特异性的细胞转录因子，Ptx1、Nurr77、E2F 等非特异性的细胞转录因子，以及 AVP 受体、hASH1 神经组织分化因子在垂体外组织的异常表达均与活性 POMC 蛋白的异源表达，进而与异源 ACTH 综合征的发病有关。上海瑞金医院对 5 例异位 ACTH 综合征的胸腺类癌组织的 ACTH 前体物质 POMC 基因启动子区进行了分析，发现 POMC 启动子区 -417 到 -260bp 范围内有多个 CpG 岛序列，进一步检测这些 CpG 岛的甲基化程度，发现胸腺类癌组织的 POMC 启动子区 CpG 岛高度去甲基化，而在正常胸腺则高度甲基化，提示 POMC 基因启动子区的甲基化程度与 POMC 基因的表达密切相关。另外，还有很少一部分 Cushing 综合征患者由下丘脑外的肿瘤分泌过量的 CRH 导致。这些肿瘤包括小细胞肺癌、类癌、甲状腺髓样瘤、胰岛细胞瘤以及下丘脑神经节细胞瘤。某些肿瘤细胞可以同时分秘 CRH 和 ACTH。

低血糖症也常常由伴瘤综合征引起。1930 年 Doege 首次报道了一例由胸膜纤维肉瘤引起的低血糖症，并提出了非胰岛细胞肿瘤性低血糖（non - islet - cell tumor - induced hypoglycemia，NICTH）的概念，此后陆续有不少报道。引起低血糖的胰外肿瘤，就肿瘤细胞起源和临床特点而言，大致分为间质组织肿瘤和上皮组织肿瘤。其中，起源于间质细胞的胸腹部巨大肿瘤引起的低血糖占半数（42%），包括间皮细胞瘤、纤维肉瘤、平滑肌肉瘤等，这类肿瘤体积大，恶性程度低，生长慢，多见于老年人。上皮组织肿瘤引起的低血糖多见于癌肿晚期，包括肝细胞癌（约占 22%）、肾上腺皮质癌（9%）、胰及胆管肿瘤（10%）等，以及肺支气管癌、卵巢癌、消化道类癌、血管外皮细胞瘤（17%）等。肿瘤发生的低血糖，血浆胰岛素水平一般降低，早期症状通常不是肿瘤本身造成的，而是由于低血糖引起的大脑功能紊乱。过去认为，NICTH 发生的主要原因是肿瘤消耗，在临床诊断中容易被忽视。近年来随分子生物学技术的不断发展，大量研究致力于探讨 NICTH 的发病机制，现已证实：患者血清以及肿瘤组织中存在高活性的 IGF - 2 及其 mRNA。因此目前认为肿瘤源性的胰岛素样生长因子 2（IGF - 2）与 NICTH 的发病机制密切相关。正常人血清中 70% ~80% 的 IGF - 2 与 IGF - 结合蛋白以三元复合物存在，由 IGF - 2、IGFBP - 3 或 IGFBP - 5、酸不稳定性蛋白亚单位（acid labile subunit，ALS）组成，这种 IGF2 - IGFBP - ALS 三元复合物的形成可以阻止 IGFs 穿过血管壁，阻断 IGFs 的内源性胰岛素样作用。而 NICTH 患者血清前 IGF - 2 - （E1 - 21）水平增高，同时 IGFBP - 3、IGFBP - 5 和 ALS 生成减少而亲和力降低，造成二元复合物向三元复合物的转化能力下降，游离状态的 IGF - 2 或二元复合物容易穿过血管内皮，进入组织间隙，作用于胰岛素靶细胞，激活胰岛素受体或（和）IGF - 1 受体，发挥非特异性代谢作用，引起严重低血糖。IGF - 2 基因是一个母系印记基因，NICTH 患者肿瘤组织中 IGF - 2 基因发生印记丢失（loss of imprinting，LOI），导致父系及母系两条等位基因同时表达，而在肿瘤周围组织无类似发现。上海瑞金医院对 2 例 NICTH 患者血清中 IGF - 2 水平增高，IGF - 1、IGF 结合蛋白（BP）23，GH 水平受到抑制，IGF - 2/IGF - 1 异常增高，其中 1 例间质来源的肿瘤患者术后循环 GH - IGF 轴恢复至正常范围，表明循环 GH - IGF 轴改变在 NICTH 的定性诊断中具有重要价值，IGF - 2/IGF - 1 是敏感性较高的参数。

其他激素分泌异常的伴瘤综合征包括生长激素释放激素（GHRH）和生长激素（GH）的非下丘脑非垂体肿瘤；分泌 HCG 的非滋养细胞非生殖细胞肿瘤；分泌 LH、hPL、FGF23、肾素、催乳素、降钙素、GRP、VIP、促红细胞生成素、内皮素以及胰升糖素、肠升糖素等等，均比较罕见，临床表现取决于激素异常分泌的程度。

（杨文健）

第十九章　风湿热

风湿热（rheumatic fever）是A组β溶血性链球菌（GAS）感染后发生的一种自身免疫病，可引起全身结缔组织病变，尤其好侵犯关节、心脏、皮肤，偶可累及神经系统、血管、浆膜、肺、肾等内脏。临床上多表现为关节炎、心脏炎、皮下结节、环形红斑、舞蹈病。本病有反复发作倾向。瓣膜炎症的反复发作可导致慢性风湿性心脏病（rheumatic heart disease，RHD）。

第一节　病因和发病机制

一、病因

（一）GAS咽部感染是诱发风湿热的病因

一般认为风湿热发病与GAS的高度抗原性有关。

1. GAS的结构　由外而内依次为荚膜、细胞壁、细胞膜和细胞质。

（1）荚膜（外囊）：由透明质酸组成，可抵抗白细胞吞噬而起保护作用，与人体滑膜和关节液的透明质酸蛋白之间存在共同抗原性。

（2）细胞壁：共分3层：①外层：由蛋白质组成，含M、T、R蛋白。M蛋白与T蛋白同为GAS的免疫学亚型标记，是决定细菌毒力的主要物质，有保护细胞和抗吞噬的能力。它位于细胞的表面，呈纤毛样突出，通过其上的脂磷壁酸与人体咽部黏膜上皮的纤维结合素起黏附作用而侵入人体。在已确认的130多个M蛋白血清型中，M1、M3、M5、M6、M14、M18、M19、M24、M27、M29型被认为与风湿热有关。②中层：由碳水化合物（C多糖）组成。含组特异性抗原，其抗原性取决于所含的N乙酰葡萄糖胺。人类和哺乳动物结缔组织的糖蛋白和黏多糖亦含有N乙酰葡萄糖胺。已证明心瓣膜、软骨、角膜的糖蛋白与GAS的多糖之间存在共同抗原性。③内层：由黏肽组成。

（3）细胞膜：其抗原性结构是脂蛋白。A组溶血性链球菌的细胞膜最少含有一种与别组（除C－G组外）溶血性链球菌细胞膜不同的特异性抗原。此抗原与哺乳动物的组织如肾基底膜、肌质膜（包括心肌肌膜）、胸腺细胞、脑视丘下部和尾核的神经元有共同的抗原决定簇。

（4）细胞质：为细胞原生质，含DNA和RNA。

2. GAS的细胞外产物　已知有20种以上，包括毒素和酶。链球菌溶血素“O”（ASO）和溶血素“S”有毒性作用，能溶解红细胞和使心肌细胞溶酶体破裂，造成心肌和关节组织损害。蛋白酶可溶解M蛋白，静注动物后可引起心肌病变。ASO、链球菌激酶、透明质酸酶、DNase B和核苷酶等具有抗原性，均可产生抗体。通过对上述抗体的测定有助于确定链球菌感染是否存在。但上述细胞外产物不引起自身免疫反应。

（二）病毒感染与风湿热的关系

Butsh 等提出病毒可能是风湿性心瓣膜病和风湿热的病因，也可能是细菌与病毒协同作用诱发风湿热。但近年未有进一步的研究证明此种观点。

据 WHO 统计，全世界目前至少有 15 600 000 人患 RHD，每年新发病例约 50 万人，其中约有 30 万人发展成为 RHD 患者，每年约有 233 000 人死于急性风湿热或 RHD。虽然 20 世纪后半叶发达国家的风湿热发病率已大幅下降，但大多数发展中国家风湿热和 RHD 的发病一直相当严重，发病率 >50/10 万。而澳大利亚中部和北部土著人发病率最高，文献报道为（245～351）/10 万儿童。1998 年黄震东等报道我国初发风湿热年发病率为 20.05/10 万。

二、发病机制

即使在流行期，在众多 GAS 感染中，只有少数（1%～3%）发生风湿热。关于链球菌如何诱发风湿性关节炎和心脏炎，其机制至今尚未彻底明了。

（一）免疫发病机制

GAS 入侵咽部后经 1～6 周潜伏期而发病，被认为是机体对 GAS 的一种迟发型变态反应。早在 20 世纪 60 年代，Zabriskie 及 Freimer 等就发现风湿热和 RHD 患者血清中存在有抗心肌抗体，并证明此抗体能在体外与心肌结合。不少研究发现 GAS 结构成分与哺乳动物机体组织存在有多种交叉抗原，可诱发机体产生相应的抗体。目前认为 GAS 菌体的多种结构成分（如细胞壁、细胞膜或胞质）的分子结构和人体某些组织的分子结构相同或极相似，因而出现交叉免疫反应，此即分子模拟（molecular mimicry）现象。它在风湿热的发病中有重要意义。

GAS 感染人体后，人体产生了大量的自身抗体及活化的自身反应性 T 细胞。内皮细胞也被激活，表达血管细胞黏附分子－1（VCAM－1）。随后 T 细胞（包括 CD_4^+ 和 CD_8^+ T 细胞）通过内皮细胞渗透进入无血管结构的心瓣膜，形成 Aschoff 小体或内皮下形成包含巨噬细胞和 T 细胞的肉芽肿病灶。最终由于新生血管的形成及病情的进展，心瓣膜变成瘢痕样的慢性病变，导致 RHD。目前内皮细胞被认为是风湿性心脏炎发病机制的焦点。

不少事实也证明在风湿热的发病中有细胞免疫参与：①风湿热时可测出多种细胞免疫激活的标记物，如 TNF－α、IFN－γ、IL－1。②应用 GAS 膜作为刺激物，可使风湿热患者外周血淋巴细胞和心肌细胞促凝血活性增高。

在动物实验方面，Murphy 等应用 GAS 皮内感染家兔、Merse 等通过咽喉部注射 GAS、余步云应用 GAS 眼结膜下重复注射家兔等方法，均成功制成风湿热动物模型。上述研究结果也提示风湿热的免疫发病机制。

（二）超抗原的作用

超抗原（super antigen）是一组由细菌和病毒合成的独特的糖蛋白，超抗原可激活比普通抗原高达 1 000～100 000 倍的 T 细胞。大量的 T 细胞被激活后产生多种细胞因子，并使巨噬细胞和其他免疫细胞被激活。超抗原这种强大的刺激效应可能激活体内本来存在的少量的自身反应性 T 细胞，从而诱发某些自身免疫病。链球菌 M 蛋白已经公认为一种超抗原。此外，GAS 致热性毒素或称红斑毒素是 GAS 另一种致病性超抗原。

（三）遗传易感性

在上呼吸道感染的人群中仅有少数人发生风湿热，且风湿热患者有容易复发的倾向。同一风湿热患者家族成员发病率较无风湿热的家族为高，单卵双胎同时患风湿热者较双卵双胎者为高。

古洁若等报道广东籍人群中 HLA - DQA1 * 0101 和 HLA - DRBl * 0301 等位基因对风湿热有遗传易感作用，而 DQA1 * 0102 有遗传抵抗作用，广东籍 RHD 患者 HLA - A10、A28 和 A33 等抗原出现频率明显高于健康人。

Zabriskie 及其同事发现了非 HLA 抗原 B 细胞标志，称为 883 或 D8/17。D8/17 在急性风湿热或有急性风湿热病史的患者 B 细胞中高度表达，在一级亲缘关系的家庭成员的 B 细胞中有中度表达，提示 D8/17 是遗传易感性的标志。D8/17 在出现舞蹈症或抽搐的患者中表达更高。美国、俄罗斯、墨西哥、智利的研究表明，D8/17 阳性率在 90% ~100%，而正常人 D8/17 阳性率在 5% ~16%。

（乐 静）

第二节 病理改变

风湿热以侵犯心脏、关节为主，少数情况也可同时侵犯皮肤、脑及其他脏器。根据其病变发展过程可分为三期。

一、变性渗出期

本期病变是从结缔组织的基质改变开始。由于酸性黏多糖增加，胶原纤维首先出现黏液样变性，继之出现胶原纤维肿胀、断裂及纤维素样变性，病灶内可同时有浆液渗出，周围有淋巴细胞和单核细胞浸润。此期持续 1 ~2 个月，然后恢复或进入第二、第三期。

二、增殖期

此期的特点为 Aschoff 小体的形成。此小体多位于心肌间质的血管周围，是在一期病变的基础上发展的。病灶中央有纤维素样坏死，边缘有淋巴细胞、浆细胞和风湿细胞浸润。风湿细胞体积巨大，可呈圆形或椭圆形，含有丰富的嗜碱性胞质。胞核有明显的核仁，可出现双核或多核。Aschoff 小体为风湿热的病理特征性改变和风湿活动的标志。此期持续 3 ~4 个月。

三、硬化期

Aschoff 小体中央的变性和坏死物质被吸收，炎症细胞减少，风湿细胞变为成纤维细胞，纤维组织增生，局部形成瘢痕灶。此期持续 2 ~3 个月。

风湿热常反复发作，每次发作持续 4 ~6 个月。上述各期病理变化常交错存在，其病理变化对临床症状起决定性作用。如关节和心包的病理变化是以渗出性为主，故临床上不发生关节畸形和缩窄性心包炎：而心肌、心内膜（瓣膜）的病理变化一般均经历上述三期，故常有瘢痕形成，造成永久性损害。

（乐 静）

第三节 临床表现和辅助检查

一、临床表现

（一）前驱症状

在风湿热症状出现前2～6周常有咽或扁桃体炎等上呼吸道GAS感染的表现，有发热、咽喉痛、颌下淋巴结肿大、咳嗽等症状。也有患者由于症状轻微而遗忘此前驱症状，故临床上仅有1/3～1/2患者能主诉近期上呼吸道感染的病史。

（二）常见表现

最常见为发热、关节炎和心脏炎，环形红斑、皮下结节和舞蹈症也偶尔可见。

1. 发热 约半数患者有发热，热型多不规则，高热多见于少年和儿童，成人每呈低、中度发热，甚至无发热。发热持续时间1～2周，亦可持续数周。

2. 关节炎 典型的关节炎具有下述特点：①游走性。②多发性。③常侵犯大关节（如膝、踝、肘、腕、肩等）。④炎症过后无关节变形遗留。⑤对非甾体消炎药反应甚佳。⑥对天气变化十分敏感。典型风湿性关节炎的游走性特点系指在较短时间内，如24～48h内，有时甚至是数小时内，关节疼痛可以从一个关节部位转移到另一部位。关节炎对非甾体消炎药和水杨酸制剂的治疗非常敏感，常在用药后24～48h内病情得到控制，这是其他关节炎所少有的。不典型的关节炎可表现：①单关节炎或寡关节炎。②小关节炎。③关节炎症状较轻。④对非甾体消炎药反应差，但常保留游走性和关节炎症不遗留变形的特点。

关节炎和关节痛常为风湿热的首发表现，近年统计的发生率分别为50%～60%和70%～80%。

3. 心脏炎 风湿性心脏炎在临床上常有心悸、气短、心前区不适、疲倦、乏力的主诉，间或伴有轻度贫血。心肌炎、瓣膜炎和心包炎三者中以心肌炎最常见，次为瓣膜炎或心肌炎伴瓣膜炎，心包炎通常相对少见，仅见于较急性和病情较重的少数患者。

（1）心肌炎：最早期和常见的表现是窦性心动过速，入睡后心率仍>100次/min，也可同时伴有早搏、心尖第一心音减弱及心脏杂音，最常为心尖区柔和的收缩期及舒张期杂音（由于心脏增大所致的相对关闭不全和狭窄）。病情严重的心肌炎可有充血性心力衰竭的症状，甚至出现肺水肿，这是由于左心室容量超负荷所致。X线或超声心动图可提示心脏增大。

（2）瓣膜炎：最主要表现为心瓣膜区出现新的杂音，可在心尖区听到高调收缩期吹风样杂音，或心尖区短促低调舒张中期杂音，后者发生机制尚不十分明了，可能是左心室增大或二尖瓣炎或乳头肌受累引起。此舒张期杂音被称为CareyCoombs杂音。该杂音与二尖瓣狭窄杂音的区别为前者不存在左心房与左心室之间的明显压力阶差。如心底部主动脉瓣区新出现舒张早期柔和的吹风样杂音，尤其在急性风湿性心脏炎无二尖瓣杂音时，应考虑为主动脉瓣炎所致。在风湿性心瓣膜病的基础上新出现上述杂音，或原有上述杂音出现肯定的性质上的变化，均提示急性心瓣膜炎的存在。

（3）心包炎：可主诉胸痛。听诊出现心音遥远、心包摩擦音，以胸骨左缘第3、4肋间最响亮。超声心动图检查可测出少量心包积液，大量心包积液较罕见。心电图可有低电压，胸前各导联 ST 段抬高。X 线可见心影增大，坐立位时心影下部增大呈烧瓶样，平卧时心底部明显增宽、心腰消失。

近年报道心脏炎的发生率约为 65%，充血性心力衰竭约为 20%。总的来说，20 世纪 90 年代后新发的风湿性心脏炎以轻症及不典型病例逐渐增多，故对于近期有过上呼吸道 GAS 感染的少年儿童及青年患者，或有风湿热或现患 RHD 者，近期突然出现无明显原因的进行性心悸、气短逐渐加重时，或进行性心功能减退，应保持警惕性。必要时可行心肌放射性核素灌注显像检查。

4. 环形红斑　临床上少见，国内统计在风湿热的出现率仅 2.3% ~5.2%，国外报道最高为 15%。典型的环形红斑为粉红至紫红色环状红斑，中央苍白，边缘略微突起。此种皮疹多分布在躯干和近端肢体，不痒、不痛，压之可变白色，时退时现，其大小变化不一，形状多样，有时几个红斑相互融合成不规则环形。环形红斑通常在风湿热发作的早期出现，但是也可数日、数月或数年地反复出现。

5. 皮下结节　皮下结节的发生率，不同国家的报道有很大差异。近年统计其发生率 < 20%。皮下结节为一圆形、坚硬、活动、无痛的小结，大小为 0.5 ~2.0cm。由于其表面的皮肤无发炎，若不细心触诊，很容易被忽略。皮下结节每发生于骨的隆突部位和伸肌肌腱，以肘、腕、膝、踝和跟腱处最常见。可发生在头皮，尤其是在枕部和脊椎棘突等部位。皮下结节可有 1 个或多个，但通常是 3 ~4 个。持续存在时间为数日至 1 ~2 周，罕有 >1 个月。

6. 舞蹈症　常发生在儿童期，4 ~7 岁儿童较多见，有报道可发生在 14 岁儿童，以女性多见。国外近年报道舞蹈症的发生率较前增高，为 5% ~36%。国内约为 2.3%。一般出现在初次 GAS 感染后 2 个月或以上，由于风湿热炎症侵犯脑基底神经节所致。其临床表现是一种无目的、不自主的躯干或肢体动作。如面部表现为挤眉、眨眼、摇头转颈、努嘴伸舌；肢体表现为伸直和屈曲、内收和外展、旋前和旋后等无节律的交替动作，激动和兴奋时加重，睡眠时消失，情绪常不稳定是其特征之一。由于其多在风湿热后期出现，常不伴有其他明显的风湿热临床表现。近年我们发现有初诊为单纯舞蹈症者，经 2 年追踪后出现风湿性心瓣膜病，故对单纯舞蹈症仍应严格进行二级预防。

7. 其他表现　有时风湿热的临床表现无特征性，仅有不明原因的进行性疲倦、乏力、轻度贫血、肌痛、盗汗。皮肤的不典型表现为反复发作的结节性红斑、多形红斑和皮下瘀斑。有时可有严重腹痛，甚至酷似急性阑尾炎和急腹症，以至剖腹探查者并非罕见，此可能由于风湿性血管炎所致。若风湿热时发生肾炎，尿镜检可见红细胞和白细胞甚至管型，尿培养结果常阴性，抗生素治疗无效，但激素治疗有效。

（三）临床分型

根据风湿热的疾病过程，可分为 5 个临床类型。

1. 暴发型　本型多见于儿童，急性起病，病情凶险，常因严重心脏炎、急性心力衰弱于短期内死亡。此型在国内已少见。

2. 一过性发作型　急性风湿热呈一过性发作。绝大多数此型患者均接受过至少 3 ~5 年长效青霉素的继发预防。

3. 反复发作型　本型最常见，据统计占 44% ~70%。第一次风湿热后 3 ~5 年内再发的概率最高，有些患者在 5 年内发作 2 ~3 次。在复发时其病情常有重复以往临床表现的特点。

4. 慢性迁延发作型 此型病程持续半年以上，间有持续 2～3 年。常以心脏炎为主要表现，在疾病过程症状趋向减轻和加剧反复交替出现。此型患者如能坚持继发性预防和充分抗风湿治疗，其预后较好。放弃预防和治疗者预后较差。

5. 亚临床型（隐性风湿热） 本型可无临床表现，或仅有疲倦、乏力、面色苍白、低热等一般症状。间有咽痛或咽部不适史。检验常有血沉加速，C 反应蛋白增高，ASO 或抗 DNA 酶 B 增高，血清循环免疫复合物持续增高，抗心肌抗体阳性，ASP、PCA 试验结果阳性。心电图正常或 P－R 间期延长。持续一段时间后可因风湿热活动性加剧而出现典型的临床表现，或病情自限地完全缓解，间有心脏损害隐匿进行，若干年后出现慢性风湿性心瓣膜病。

二、辅助检查

（一）GAS 感染的检测方法

1. 咽拭子培养 本试验的优点是方法简单可行，但对就诊较晚，就诊前用过抗生素者，其结果常为阴性，近年发现阳性率仅为 20%～25%。

2. 抗 ASO 试验 一般以 >500U 为异常。如持续在 800U 以上，其意义较大，预示有可能发生风湿热。本项目优点是方法简便、重复性好、易于标准化、费用较低，但由于近年国内轻症和不典型病例占相当比例，且 ASO 效价受抗生素治疗影响，故 ASO 阳性率仅在 40% 左右，远较以往的报道为低。

3. 抗 DNase B 试验 一般认为儿童 >240U 或成人 >120U 为异常。本试验的优点是其高峰维持时间较长，发病后 2～4 周达高峰，可持续增高数月之久，对就诊较晚或迁延型风湿活动的患者或舞蹈症患者意义更大，其阳性率达 80% 以上。若同时测定 ASO 和抗 DNaseB，阳性率可在 90% 以上。

（二）急性期反应物的检测

1. 血沉的敏感性 近年来由于轻症和不典型病例增多，风湿热活动期血沉加速者从过去占 80% 左右下降至 55% 左右，但本试验优点是简便、价廉、结果稳定。

2. 测定 C 反应蛋白最适合的时间 在风湿热过程中 C 反应蛋白常呈一过性增高，起病 1 周内阳性率最高，可达 81.2%，但随着时间推移，4 周后阳性率下降至 10%～30%。最佳的检测时间应在发病 1 周内，愈早愈好。

3. 外周血白细胞数检查 近年流行的急性风湿热中约有 44% 患者可被测出有外周血白细胞数增高。由于各种干扰因素太多，较难仅凭此项检查结果作出活动性的判断。

4. 血清糖蛋白或黏蛋白的意义 急性风湿热的病理变化是胶原纤维变性和炎症细胞的渗出、增生。由于糖蛋白是结缔组织胶原基质的化学成分，也是细胞膜的重要成分，故在急性风湿热时有血清糖蛋白和黏蛋白水平的增高。糖蛋白水平不受激素治疗和心功能不全影响，其结果较之血沉、C 反应蛋白、外周血白细胞数三项检查更能反映炎症过程，阳性率约 77%。

值得注意的是，上述各项检查方法都属于急性期反应物的检测，对风湿热的判断无特异性意义，只有在无并发症的情况下，对风湿热活动性的判断才有价值。因为在其他多种情况如感染、肿瘤、血液、免疫性疾病时，均可能出现阳性结果。

（三）免疫学的检查

1. 非特异性免疫试验　风湿热时免疫球蛋白、补体C3c和循环免疫复合物（CIC）均可升高，IgM、IgG和IgA阳性率分别为53%、59%和46.3%，补体C3c升高的阳性率为63.4%，CIC阳性率达66%，其增高程度与病情严重程度相平衡。应用单克隆抗体分析急性风湿热患者外周血T细胞及其亚群，可测出CD_4^-细胞增多，CD_8^-细胞减少，CD_4^+/CD_8^+比例增高。近年国内外均有文章报道急性风湿热时有sIL-2R增高，其增高水平随病情的活动程度及心脏受累的严重程度而异，阳性率达83.3%～88.6%。

总的来说，上述各项非特异性免疫试验在反映风湿热活动性、病情严重程度、指导治疗、判断疗效等方面有不同程度的参考意义，但在临床应用时需排除其他原因所致。

2. 特异性免疫试验

（1）抗心肌抗体（HRA）的测定：自20世纪80年代以来，血清HRA检测陆续在国内外作为临床上检查项目开展（ELISA法）。在急性风湿性心肌炎时阳性率为70.8%。

通过系列研究证明：①HRA不但能反映风湿性心脏炎病情的活动性，还具有心肌受累的定位诊断意义。②HRA可用于监测病情，判断疗效。③在疾病鉴别诊断上有一定参考意义。但在与病毒性心肌炎、心肌病及有心脏受累的其他疾病鉴别时，应作出排除性诊断。

（2）HRA吸附试验：本方法亦根据GAS膜抗原与心肌组织具有交叉抗原性的原理，GAS诱生的HRA具有与心肌抗原、GAS菌膜抗原结合的双重特性而设计，故可通过HRA阳性血清经GAS菌膜抗原吸附前后的变化来判断被检者HRA是否由GAS感染所诱发。

吸附试验研究结果显示，风湿性心脏炎阳性率为73.9%，原发性心肌病为18.2%，病毒性心肌炎为11.1%，冠心病、其他心脏病和结缔组织病的阳性率均为0。可见，风湿性心脏炎以外的其他疾病极少被链球菌菌膜抗原结合，故本试验比单纯HRA测定更具有特异性。

（3）抗GAS胞壁多糖抗体（ASP）的测定：本试验系根据链球菌胞壁多糖与人心脏瓣膜糖蛋白有共同抗原性原理设计。20世纪80年代以来，我们在过去研究的基础上采用GAS最具生物活性部分多糖为抗原，用ELISA法测定风湿性心脏炎患者血清中的多糖抗体（ASP-IgG及IgM），由于抗原是经过多种方法纯化，提高了试验的精确度和准确性，经过近10年在千例以上患者的临床应用，证明本试验对诊断风湿热具有较好的敏感性和特异性，敏感性为73.7%，特异性为76.7%。

（4）抗GAS胞壁M蛋白抗体测定：近年国外有研究用重组M蛋白C区作包被抗原，用ELISA法测定患者血清中抗M蛋白C区抗体，结果显示风湿热患者的抗体高达43μg/ml，而健康对照组仅1.5μg/ml，说明在风湿热患者体内存在较高的抗M蛋白C区抗体。由于抗原制备较复杂，国外极少单位用于临床研究。

（5）外周血淋巴细胞促凝血活性试验（PCA）：本试验系根据已致敏的淋巴细胞再次接触相同抗原时其表面可出现凝血酶样物质，可促进凝血的原理设计。有学者应用GAS胞膜作为抗原，刺激患者外周血淋巴细胞，发现其凝血活性增高。其增高程度较其他疾病为显著，经过系列的临床研究结果显示，PCA在诊断风湿性心脏炎时灵敏度为82.98%，特异度为88.3%。PCA在反映风湿活动性方面较血沉、C反应蛋白敏感，在反映免疫状态时较CIC、HRA阳性率高，在反映链球菌感染及链球菌免疫反应方面较ASO优异。应该注意的是，由于本试验所用的刺激物是链球菌抗原，这一抗原仅与人心肌之间存在共同抗原性，故对急性风湿性关节炎来说，其PCA值与健康人、其他疾病组无差异。

其次是在多次链球菌感染时有可能出现一过性 PCA 升高。要鉴别这一情况，可于 1～2 周后复查其 PCA 变化，如 PCA 阴转，即可能为假阳性。

上述 5 项特异性试验虽然均具有较好的敏感性和特异性，但各有优势和缺点。现代免疫学、细胞生物学和分子生物学的迅猛发展，完全有可能突破 100 多年来的传统观念，解决长期以来认为风湿热无特异性试验诊断的大难题。

（四）其他辅助检查

1. 心电图检查　风湿热伴心脏炎患者约有半数有心电图异常，典型变化为房室传导阻滞（P－R 间期延长）、房性及室性早搏，亦可有 ST－T 改变，心房颤动也偶可发生。心包炎患者也可有相应心电图的变化。过去认为 P－R 间期延长较常见，甚至可高达 70%～80%，但近年仅见于 1/3 左右病例。

2. 超声心动图检查　20 世纪 90 年代以来，应用二维超声心动图和多普勒超声心动图检查风湿热和风湿性心脏炎的研究有较大进展。目前认为最具有诊断意义的超声改变为：①瓣膜增厚：可呈弥漫性瓣叶增厚或局灶性结节增厚。有报道前者出现率可高达 40%，后者可高达 22%～27%，均以二尖瓣多见。②二尖瓣脱垂：二尖瓣前叶多见（51%～82%）。③瓣膜反流：为最常见的瓣膜改变，二尖瓣反流远较主动脉瓣、三尖瓣反流常见。④心包积液：多属小量积液，发生于初发风湿热占 7%，复发性风湿热占 29%。

3. 胸部 X 线检查　大多数风湿性心脏炎的心脏增大是轻度的，如不做胸部 X 线检查难以发现，有时还需通过治疗后心影的缩小来证实原有心脏炎的存在。

（乐　静）

第四节　诊断和鉴别诊断

一、诊断

风湿热的诊断在过去 10 多年沿用 Jones（1992 年修订）标准，2003 年 WHO 又进行了一次修改。

（一）Jones 标准（1992 年修订）

主要表现：①心脏炎。②多关节炎。③舞蹈症。④环形红斑。⑤皮下结节。次要表现：①关节痛。②发热。③急性期反应物（血沉、CRP）增高。④心电图 P－R 间期延长。有前驱的链球菌感染证据：①咽拭子培养或快速链球菌抗原试验阳性。②链球菌抗体效价升高。

如有前驱的链球菌感染证据，并有 2 项主要表现或 1 项主要表现加 2 项次要表现者高度提示可能为急性风湿热。

由于此修订标准主要是针对急性风湿热，故又对下列情况作了特殊说明：①舞蹈症者。②隐匿发病或缓慢出现的心脏炎。③有风湿性疾病史或现患 RHD，当再感染 GAS 时，有风湿热复发的高度危险性者，不必严格执行该修订标准。

过去 10 年的临床实践证明，应用上述的修订标准对诊断典型的初发急性风湿热有较高的敏感性和特异性，诊断符合率达到 74.1%～77.3%；但对不典型病例，尤其是不典型的复发风湿热，其符合率仅为 25.8%～47.8%。可见，有半数以上病例漏诊，说明该标准存在较大的局限性。

（二）2003 年 WHO 修订标准

本标准最大的特点是对风湿热分类提出诊断标准，有关主要和次要临床表现沿用过去标准的内容，但对链球菌感染的前驱期作了 45d 的明确规定，并增加了猩红热作为链球菌感染证据之一（表 19－1）。

表 19－1　WHO 诊断标准（2003 年）

诊断分类	标准
初发风湿热*	2 项主要表现*或 1 项主要和 2 项次要表现加上前驱的 A 组链球菌感染证据
复发性风湿热不患有 RHD**	2 项主要表现或 1 项主要和 2 项次要表现加上前驱的 A 组链球菌感染证据
复发性风湿热患有 RHD	2 项次要表现加上前驱的 A 组链球菌感染证据
风湿性舞蹈症、隐匿发病的风湿性心脏炎***	其他主要表现或 A 组链球菌感染证据，可不需要
慢性风湿性心瓣膜病［患者第一时间表现为单纯二尖瓣狭窄或复合性二尖瓣病和（或）主动脉瓣病］****	不需要其他任何标准即可诊断 RHD

注：*患者可能有多关节炎（或仅有多关节痛或单关节炎）以及有数项（3 个或 3 个以上）次要表现，联合有近期 A 组链球菌感染证据。其中有些病例后来发展为风湿热，一旦其他诊断被排除，应慎重地把这些病例视作“可能风湿热”，建议进行继发预防。这些患者需予以密切追踪和定期检查其心脏情况。这尤其适用于高发地区和易患年龄患者。

**感染性心内膜炎必须被排除。

***有些复发性病例可能不满足这些标准。

****先天性心脏病应予排除。

与 1992 年修订的 Jones 标准比较，2003 年 WHO 标准由于对风湿热作了分类诊断，有如下改变：①对伴有 RHD 的复发性风湿热的诊断明显放宽，只需具有 2 项次要表现及前驱链球菌感染证据即可确立诊断。②对隐匿发病的风湿性心脏炎和舞蹈症的诊断也放宽，不需要有其他主要表现，即使前驱链球菌感染证据缺如也可诊断。③对多关节炎、多关节痛或单关节炎可能发展为风湿热给予重视，以避免误诊及漏诊。

（三）对不典型风湿热诊断的建议

近年风湿热临床表现趋向轻症和不典型，漏诊率可达 41.7%～76.9%。采用下述步骤有助于做出正确的诊断。

（1）最少有 1 项主要表现或 2 项次要表现作为初筛依据。

（2）积极寻找近期链球菌感染的证据：联合测定 ASO 和抗 DNase B，阳性率可高达 90%以上。

（3）特异性和非特异性炎症指标的检测：可测定促凝活性、抗多糖抗体、抗心肌抗体等特异性指标，以确定有无风湿热免疫性炎症存在；如条件不具备，也可测定血沉、C 反应蛋白、血清糖蛋白等。

（4）寻找影像学证据：应用心电图、X 线、心脏超声及心肌核素灌注显像，以确定有无新出现的心脏炎。

（5）排除其他疑似疾病：特别是其他结缔组织病、结核病、感染性心内膜炎、其他心肌炎、心肌病、其他关节炎和关节病。

二、鉴别诊断

1. SLE　鉴别要点：①有无 SLE 常见症状如蝶形红斑和盘状红斑、口腔溃疡、光过敏。②有无其他内脏损害如出现蛋白尿、管型尿、红细胞尿；有无全血细胞减少、白细胞或血小板减少、溶血性贫血；有无神经、精神系统症状或外周神经炎表现。③实验室检查有无 ANA、抗 Sm 抗体、抗 dsDNA 抗体阳性和补体 C3 或 C4 下降。

2. RA　本病特点是有晨僵，多呈对称性腕关节、掌指或近端指间关节炎，有类风湿因子效价升高和抗 RA33、抗角蛋白抗体、抗核周因子、抗 Sa、抗 CCP 抗体等阳性，病情发展至一定程度还可有 X 线改变。

3. Still 病　本病以发热、关节炎或关节痛、皮疹为主要临床表现。皮疹常与高热伴随出现，热退疹退；高热常持续 1 周以上。白细胞增高明显，$>10\times10^9/L$，中性粒细胞 >0.8，常伴淋巴结和（或）肝脾肿大。

4. 结核感染变态反应性关节炎（Poncet 病）　本病系由结核感染后引起机体产生的一种变态反应。主要表现为发热，伴有多发性关节炎或关节痛，常由小关节开始，逐渐波及大关节。体内可有活动性结核病灶，胸片可发现肺结核，结核菌素试验阳性，非甾体消炎药治疗无效，而抗结核治疗有效。

5. 链球菌感染后状态　本病是否是一个独立疾病尚有争论。临床表现是在上呼吸道炎或扁桃体炎后出现血沉加速、低热、关节痛，有时还可有心悸、心电图出现 ST－T 改变。但青霉素和小剂量激素治疗后症状很快消失，也不再复发。

6. 感染性心内膜炎　有进行性贫血，黏膜或皮肤瘀斑，脾肿大，皮肤或内脏栓塞表现；血培养细菌阳性是最可靠的诊断依据，白细胞总数可明显增多，中性多形核白细胞比例也增高；心脏彩色多普勒超声可发现心瓣膜上赘生物。

7. 病毒性心肌炎　本病以鼻塞、喷嚏、流涕伴眼结膜充血、流泪等卡他性炎症为前驱症状，实验室检查有病毒血清学改变，如中和试验的抗体效价在 3～4 周内升高 4 倍以上。病毒性心肌炎常有较明显的胸痛、心悸和顽固性心律失常。其心律失常呈较复杂的变化，如早搏呈多源性、多发性，较为持续存在。常需用抗心律失常药才能控制。

8. 血液病　儿童期和青年期急性淋巴细胞白血病早期较容易与风湿热混淆，前者还具有以下特点：出血症状较明显，除皮肤、黏膜外可有其他器官如肾脏（血尿）、消化道和中枢神经系统出血；全身淋巴结、肝、脾肿大；骨髓检查可发现异常幼稚细胞增多，这是该病的重要诊断依据。

（乐　静）

第五节　治疗

一、治疗原则

治疗原则是：①去除病因，消灭链球菌和清除感染病灶。②积极抗风湿治疗，迅速控制临床症状。③治疗并发症，改善疾病的预后。④根据不同情况，实施个别化处理原则。

二、基本治疗措施

1. 一般治疗　应注意保暖、防寒、防潮。发作风湿热有心脏受累时应卧床休息，待体温、血沉正常，心动过速控制或明显的心电图变化改善后，继续卧床2～3周（总卧床时间≥4周），然后逐步恢复活动。急性关节炎患者早期亦应卧床休息。舞蹈症患者应注意安置在较安静的环境，避免神经系统受到刺激。

2. 抗生素的应用　目的是消除咽部链球菌感染，避免风湿热反复发作。迄今为止，青霉素仍被公认为杀灭链球菌最有效的药物。如青霉素过敏，可改用红霉素族，最常用为罗红霉素，亦有主张用阿奇霉素和头孢呋辛。在上述药物治疗的基础上，应坚持继发预防。

3. 抗风湿治疗　目的是控制发热、关节炎/关节痛、心脏炎的症状，对能否减少以后心脏瓣膜病变的发生尚缺乏肯定性结论。关于选择水杨酸制剂或激素作为首选药物的问题，近年的观点是：风湿性关节炎的首选药物为阿司匹林（乙酰水杨酸），开始剂量成人为3～4g/d，小儿为80～100mg/（kg·d），分3～4次口服。近年Uzid Y等报道应用萘普生10～20mg/(kg·d)治疗，也有较好疗效。在应用阿司匹林和非甾体消炎药时要注意其不良反应，最常见为恶心、呕吐、厌食、上腹不适或疼痛，严重者可有胃肠道溃疡、出血和肝肾损害，少数可发生耳鸣等神经系统症状，有特异质者可发生皮疹、哮喘等。加服胃黏膜保护剂如质子泵抑制剂可减轻或缓解上述消化道不良反应。对原患有较明显胃炎或溃疡病患者，可采用中药治疗，如正清风痛宁或帕夫林，对关节炎的治疗可收到较好疗效。

风湿热伴明显心脏炎时一般首选糖皮质激素治疗，常用泼尼松，开始剂量为成人30～40mg/d，小儿1.0～1.5mg/（kg·d），分3～4次口服。病情控制后逐渐减量至10～15mg/d维持量治疗。为防止停用激素时出现反跳现象，可于激素停用前2周或更长一些时间加用阿司匹林，待激素停用2～3周后停用阿司匹林。病情严重，如出现心包炎、心肌炎并急性心力衰竭，可静滴甲泼尼龙1.5～2mg/（kg·d）或氢化可的松200mg/d，亦可用地塞米松5～10mg/d静注，至病情改善后改口服泼尼松治疗。对一时未能确定有无心脏炎的病例，可根据杂音、心率、心律情况作出判断。一般来说心尖区或主动脉瓣区有Ⅱ级以上收缩期杂音或新近出现舒张期杂音，或有持续性窦性心动过速，或心律失常而无其他原因解释者，应按心脏炎处理，采用激素治疗。有部分患者对药物的耐受性较差，为减少激素和阿司匹林的不良反应，可采用两者联合治疗方案，各取其单独治疗用量的1/3～1/2联合应用，可减少各自的不良反应。激素最常见的不良反应为水肿、血压增高、消化道出血、感染等。

在抗风湿疗程方面，单纯关节炎的疗程为6～8周，心脏炎疗程最少不短于12周。如病情迁延，应根据临床表现和实验室结果，延长其治疗时间至半年到1年或更长一些时间。

以上是传统的抗风湿治疗方法。近年国外有尝试用甲泼尼龙冲击治疗风湿性心脏炎的报道，但文献报道对其疗效很不一致。

4. 丙种球蛋白的应用　近年陆续有应用丙种球蛋白治疗风湿热的报道，一般多选择性地用于严重急性风湿性心脏炎，尤其是伴心力衰竭者。多数报道认为对急性期有效，至于远期疗效，则与安慰剂无显著性差异。

5. 舞蹈症的治疗　绝大多数舞蹈症是属于轻症和良性经过，能自限而无需治疗，罕有病程持续2～3年。只有在病情中至重度患者，才需用特殊药物治疗。目前认为可选用丙戊酸、卡马西平或氟哌醇等药物，但上述药物不可同时并用。激素治疗是否采用，取决于有无风湿热活动的存在。过去曾认为舞蹈症常发生在风湿热的恢复期或静止期，无需抗风湿治疗，近年有些报道提出了舞蹈症亦可能在风湿热急性期出现，文献上曾报道1例舞蹈症1年后死于心脏炎。可见，对于舞蹈症患者的继发预防问题，应予充分重视。

三、并发症的治疗

最常见的并发症为治疗过程出现的消化道反应、电解质紊乱和代谢紊乱、呼吸道感染，其次是心脏炎时出现的心律失常、心功能不全、感染性心内膜炎等，有针对性地进行处理，可改善疾病预后。

1. 心功能不全或充血性心力衰竭　这是严重心脏炎最常见的并发症，也是急性风湿热死亡的最主要原因。应针对心功能不全采用利尿、强心处理，加用小剂量洋地黄制剂，以静注毛花苷C或口服地高辛为宜。有肺水肿时应兼用吸氧、氨茶碱、吗啡等药物，激素如地塞米松静注也是重要的应急措施。

2. 心律失常　最常发生的心律失常为窦性心动过速、室性或室上性早博、传导阻滞，多数患者在抗风湿治疗后心律失常能改善，甚至进一步缓解，但部分心动过速患者需加用抗心律失常药如美托洛尔（倍他乐克）或胺碘酮等治疗。

3. 呼吸道感染　应针对具体情况做痰液检查，及时、足量地选用有效抗生素控制呼吸道感染。

4. 亚急性感染性心内膜炎　这是RHD常见的并发症，而临床上往往容易注意到风湿热发作而忽视心内膜炎并存的可能性。对RHD风湿活动的患者，经抗风湿及实施有效的继发预防后，心脏情况无明显改善时，必须排除亚急性感染性心内膜炎同时并存的可能性，应做血培养并密切观察，早期作出诊断，选用有效、足量、足疗程的杀菌剂治疗。

5. 消化道并发症　由于激素和阿司匹林的应用，消化道不良反应包括胃痛、胃胀，溃疡病、胃肠道出血的症状常有发生。对原患有慢性消化道疾病者，应在抗风湿治疗的同时加用胃黏膜保护剂，可选用复方氢氧化铝、雷尼替丁、法莫替丁、美索前列醇或质子泵抑制剂。

6. 电解质及代谢紊乱　应定期做电解质、血糖、血脂、血尿酸和血压的检查，以尽早诊断及进行相应处理。

四、其他疗法

如经上述治疗，风湿热仍反复发作，链球菌感染无法控制，应细致分析患者的具体情况，是否存在特殊的环境因素或个体免疫力的差异，可试用下列措施。

1. 易地治疗　目的是去除链球菌反复感染和其他诱发风湿热发作的各种外界因素，这对长期处于潮湿、寒冷、空气高度污染、通风环境恶劣的患者，不失为有效的治疗措施。

2. 提高机体免疫力　可进行一些有效的健身锻炼，进行适度的有氧运动，包括太极拳、气功、户外散步，亦可使用提高机体免疫力的药物和食物，如灵芝、冬虫夏草、蜂皇浆，对提高机体免疫力、对抗链球菌感染可起到一定疗效。

（乐　静）

第六节　预防和预后

一、预防

关键是要预防和控制上呼吸道链球菌感染，提高患者的机体免疫力。

（一）一般性预防

注意环境卫生，居室宜通风通气良好，防潮、保暖，避免受寒及淋雨。加强体育锻炼，提高抗病能力。对未患过风湿热，或曾患风湿热但无心脏损害遗留者，其运动量不必严格限制。如已患过风湿热，有心脏瓣膜损害遗留者，其运动强度和运动量应适当控制。对流行期咽部感染应积极控制。

（二）风湿热的预防

1. 初发的预防（一级预防）　所谓初发预防，是指儿童、青年、成人有发热、咽喉痛症状，拟诊上呼吸道链球菌感染者，为避免其诱发风湿热，即给予青霉素或其他有效抗生素治疗。目前公认初发预防以单一剂量苄星青霉素肌注为首选药物。应用剂量：体重<27kg，可用60万U；体重≥27kg，可用120万U。其次，可选用口服青霉素V或阿莫西林。青霉素V，儿童剂量为250mg，每日2～3次；青年及成年人250mg，每日3～4次，或500mg，每日2次口服，疗程为10d。阿莫西林，儿童剂量为25～50mg/（kg·d），分3次口服；成人为750～1 500mg/d，分3次口服。近年美国有推荐用高剂量（成人2g/d）阿莫西林一次疗法，认为较青霉素V更有效。对青霉素过敏者，可选用第一代头孢菌素（如头孢氨苄）或罗红霉素。但应注意近年有报道链球菌对红霉素族有耐药情况。此外，还可用阿奇霉素5日疗程，儿童10mg/（kg·d），每日1次；成人第1日250mg/次，用2次，第2～5日250mg/d。亦可用头孢呋辛酯（头孢呋辛或西力欣），儿童20～30mg/（kg·d），分2～3次口服；成人250mg，每日2次，疗程亦为5d。

2. 再发（继发）的预防（二级预防）　再发预防是指对已发生过风湿热或已患RHD者持续应用特效的抗生素，以避免GAS侵入，发生上呼吸道感染，并诱发风湿热再发作，防止心脏损害的加重。

目前仍公认青霉素为继发预防的首选药物，不少研究证明苄星青霉素每3周肌注1次能最有效地维持足够的血浆浓度，防止风湿热的复发。每次所用剂量仍主张成人为120万U，儿童（<27kg）时用60万U。由于每4周定期注射，有时会出现预防失败，对高危地区、高危人群主张每3周1次，对非流行区及低危患者（包括上述经3周定期注射一段时期后，上呼吸道链球菌感染较少发生者）可考虑每4周间隔注射。对青霉素过敏者可考虑用磺胺类药物如磺胺嘧啶或磺胺二甲基异嘧啶预防，成人或儿童体重≥30 kg剂量为1g/d，体重<30kg儿童为500mg/d。应予注意的是：妊娠期，青霉素可继续预防注射，但磺胺药是禁忌的。如青霉素和磺胺药均过敏，可选择用红霉素预防，剂量为口服250mg，每日2次；如无青霉素过敏，也可选用青霉素V250mg，每日2次口服。

关于继发预防的时间，应根据：①患者的年龄。年龄越轻，预防时间要越长。②是否患RHD。③发作的次数多少。④居住环境及工作场所拥挤程度。⑤有无风湿热或RHD家族史。

建议按以下分类处理（表 19－2）。

表 19－2 继发预防的时间

患者分类	预防时限
无心脏炎	末次发作后 5 年或至 18 岁（可选择较长的时限）
患有心脏炎（仅为轻微二尖瓣关闭不全或已治愈的心脏炎）	末次发作后 10 年或至 25 岁（可选择较长的时限）
较严重的心瓣膜病	终身
瓣膜手术后	终身

在参照上述建议时应根据患者的具体情况，适当进行个体化的处理。

二、预后

1. 早期诊断和早期预防，预后良好　有人追踪 20 例初发风湿热，并即开始苄星青霉素预防的患者，经 10～40 年观察，无 1 例发生 RHD。所有上述患者心功能良好，一直能坚持正常工作。

2. 二级预防的实施可大大降低病死率　近年初发风湿热死亡已经很少发生，只是在诊断延误时才会出现。关于累计病死率，各家报道不同。Carapetis JR 报道 10 年病死率为 6. 3%；KamarR 报道 15 年病死率为 12%～20%；本院 15 年病死率为 8%。病死率显著降低是归究于有效的二级预防的结果。

3. 并发症是影响预后的重要因素之一　在一组包括有 74 例死亡的分析，发现所有患者均患有 RHD 并心力衰竭，可见 RHD 并心力衰竭是最重要的死亡原因。此外，有血栓性栓塞、感染性心内膜炎、冠心病、糖尿病、高血压、青霉素过敏性休克等。由此可见，并发症的预防和及时的处理有可能进一步改善疾病的预后。

4. 预防初次风湿热　①防止上呼吸道感染，经常参加体育锻炼，提高健康水平；②对猩红热、急性扁桃体炎、咽炎、中耳炎和淋巴结炎等急性链球菌感染，应早期予以积极彻底的抗生素治疗，以青霉素为首选，对青霉素过敏者可选用红霉素；③慢性扁桃体炎反复急性发作者（每年发作 2 次上），应手术摘除扁桃体，手术前 1 天至手术后 3 天用青霉素预防感染。扁桃体摘除后，仍可发生溶血性性链球菌咽炎，应及时治疗；④在封闭的集体人群中（军营、学校、幼儿园等）预防和早期发现，早期诊断链球菌感染，建立必要的保健制度，可能彻底消除链球菌感染流行，大大减少风湿热的发病率。

5. 预防风湿热复发　已患过风湿热的病人，应积极预防链球菌感染。一般推荐使用苄是青霉素（长效西林）120 万单位，每月肌肉注射一次。对青霉素过敏者，可用磺胺嘧啶或磺胺异恶唑，儿童每天 0. 25～0. 5g；成人每天 0. 5～1. 0g，分次口服。一般认为，预防用药期限，18 岁以下的风湿热患者必须持续预防用药；超过 18 岁且无心脏受累的风湿热患者，从风湿热末次发作起至少维持预防用药 5 年；已有心脏受累的风湿热患者，再次感染链球菌后极易引起风湿活动，并且容易发作心脏炎，所以须严格预防治疗。研究表明，预防用药水平与链球菌感染患者的比例成反比，无预防或不规则预防用药组链球菌感染比例较完全预防用药组高 3 倍；尤为值得注意的是，无预防或不规则预防用药组风湿活动发作患者的比例较完全预防用药组高 10 倍，即使不规则预防用药亦有一定的效果。

急性风湿热初次发作75%患者在6周恢复，至12周90%的患者恢复，仅5%的患者风湿活动持续超过6个月。风湿活动时间较长的患者往往有严重而顽固的心脏炎或舞蹈症。复发常在再次链球菌感染后出现，初次发病后5年内约有20%病人可复发。第二个五年的复发率为10%，第三个五年的复发率为5%。急性风湿热的预后取决于心脏病变的严重程度，复发次数及治疗措施。严重心脏炎、复发次数频繁、治疗不当或不及时者，可死于重度或顽固性心力衰竭、亚急性感染性心内膜炎或形成慢性风湿性心瓣膜病。

（乐　静）

第二十章　系统性红斑狼疮

系统性红斑狼疮（systemic lupus erythematosus，SLE）是一种病因未明的自身免疫病，临床表现多种多样。其临床特征是多系统、多脏器累及，以及临床上疾病缓解和加重交替出现。特征性免疫学异常是血清中出现以 ANA 为代表的多种自身抗体。过去认为 SLE 是一难治的致死性疾病，经过近几十年的研究，目前已有显著改观，认为本病是一种可治性的慢性炎症性自身免疫病，10 年生存率达 90% 以上。

SLE 好发于育龄期女性，多见于 16～55 岁年龄段。女性与男性的比例为（7～9）：1。西方 SLE 的患病率为（14.6～122）/10 万人。我国黄铭新、陈顺乐等于 1985 年对上海纺织系统 33 668 人进行流行病学调查，其中男性为 12 374 名、女性为 20 294 名，男女之比为 1：1.6，结果显示 SLE 的患病率为 70/10 万人、女性患病率为 113/10 万人。最近 Hochberg 等报道美国 SLE 的患病率为 124/10 万，2000 年美国 ACR 诊疗指南显示美国 SLE 的患病率为 111 000，与 1985 年上海 SLE 的患病率相当。SLE 发病率在不同人群也有所不同，有报道美国黑种人患病率比同地区白种人高 3～4 倍。

第一节　病因和病理

一、病因

SLE 的病因和发病机制尚未明确。目前研究认为 SLE 的发病与遗传、性激素、免疫、环境等因素有关。

（一）遗传因素

SLE 同卵双生共患率约为 50%；5%～13% SLE 患者可在其一、二级亲属中找到另一 SLE 患者；SLE 患者的子女中 SLE 患病率约 5%，此提示 SLE 存在遗传的易感性。近年对人类 SLE 和狼疮鼠动物模型的全基因组扫描和易感基因定位的工作提示，SLE 的发病是多基因相互作用的结果。这些基因可影响免疫调节、蛋白质降解、蛋白多肽向细胞膜的转移、免疫反应、补体、单核巨噬细胞系统、免疫球蛋白、细胞凋亡、性激素等各个方面：①对核抗原免疫耐受的丧失，参与基因（位点）如 slel（鼠）、Sap、Clq。②免疫调节紊乱，包括调控淋巴细胞免疫应答的多种基因（位点），如 sle2、sle3（鼠）、Fas、Lyn、SHP－1 等。③免疫效应阶段的终末器官损伤，主要涉及免疫复合物的形成和在特定组织的沉积，相关基因（位点）如 sle6（鼠）、Fc γRⅢ等。患者的易感性与 HLA 有关。如 SLE 患者的 HLA－B8 频率较高，而亚急性皮肤型红斑狼疮的 HLA－DR3 频率较高。

（二）性激素

生育年龄女性的 SLE 发病率明显高于同年龄段的男性，也高于青春期以前的儿童和老年女性。SLE 患者体内雌激素水平增高，雄激素降低。催乳素水平增高亦可能对 SLE 的病情有影响，妊娠后期和产后哺乳期常出现病情加重，可能与体内的雌激素和催乳素水平有关。雌激素可使 NZB/NZW 小鼠狼疮加剧而雄激素有保护作用。红斑狼疮患者普遍有 α 羟雌酮升高，活动性 SLE 患者血清雌二醇升高。睾酮降低、血清雌二醇/睾酮比值明显增高可能与发病有关。

（三）免疫反应异常

SLE 存在多种免疫调节异常。在 SLE 发病过程中，多种因素使其正常免疫应答调节机制发生障碍。SLE 存在自身抑制性 T 细胞功能异常，导致 B 细胞多克隆活化。在狼疮鼠动物模型及 SLE 患者存在着基因调控下的程序性细胞死亡（PCD）异常，而 PCD 所介导的自身反应性 T、B 细胞清除是免疫耐受形成和维持的重要基础。免疫调节异常的结果可导致凋亡过度产生多种自身抗原。这些自身抗原被抗原呈递细胞（包括巨噬细胞、B 细胞、树突状细胞等）摄取、处理为抗原肽，并与 MHCⅡ类分子结合，呈递给自身反应性 T 细胞，促进其活化并释放多种细胞因子（如 IL－6、IL－4、IL－10 等）。在 CD_4^+ 辅助性 T 细胞协助下，自身反应性 B 细胞被激活、分化，产生大量针对自身抗原的自身抗体。这些自身抗体与相应自身抗原结合，形成免疫复合物，沉积于肾小球基底膜、小血管壁等多种器官及组织，活化补体，导致局部炎症及小血管炎。如自身抗体如抗 dsDNA 抗体与相应 DNA 抗原形成免疫复合物，通过Ⅲ型变态反应，损伤组织，产生病变。有些自身抗体（如抗红细胞抗体）则通过Ⅱ型变态反应使红细胞受损。T 细胞也可被自身抗原致敏，发生Ⅳ型变态反应，释放多种淋巴因子使组织损伤。此外，抗体依赖性细胞介导的细胞毒作用对皮损等发生也起着一定作用。

（四）环境因素

SLE 可能与某些感染因素有关，尤其是病毒感染，并可能通过分子模拟或超抗原作用破坏自身免疫耐受。任何过敏均可能使 SLE 病情复发或加重。紫外线可使上皮细胞核 DNA 解聚为胸腺嘧啶二聚体，后者具有很强的抗原性，可刺激机体的免疫系统产生大量自身抗体。日光照射可以使 SLE 皮疹加重，引起疾病活动。某些药物特别是含有芳香族胺基团或联胺基团的药物（如肼屈嗪、普鲁卡因胺等）可以诱发药物性狼疮。此外，社会与心理压力对 SLE 也常产生不良影响。

二、病理

光镜下的病理变化为：①结缔组织的纤维蛋白样变性：由于免疫复合物和纤维蛋白构成的嗜酸性物质沉积于结缔组织所致。②结缔组织的基质发生黏液性水肿。③坏死性血管炎。疣状心内膜炎是心瓣膜结缔组织反复发生纤维蛋白样变性而形成的疣状赘生物，是 SLE 特征性的病理表现之一，但目前临床已经相当少见。SLE 其他特征性病理改变包括：①苏木紫小体：由 ANA 与细胞核结合，使之变性形成嗜酸性团块。②“洋葱皮样”病变：小动脉周围出现向心性纤维组织增生。免疫荧光病理表现可见免疫球蛋白（IgG、IgM、IgA 等）和补体（C3c、C1q 等）沉积，对 SLE 具有一定特异性。狼疮肾炎的肾脏免疫荧光亦多呈现多种免疫球蛋白和补体成分沉积，被称为“满堂亮”。

（乐　静）

第二节 临床表现和辅助检查

一、临床表现

SLE 临床表现复杂多样。发病时大多数呈隐匿起病，症状可以表现为发热、肌肉酸痛、恶心、呕吐、头痛、易疲劳等非特异症状。开始仅累及 1～2 个系统，表现轻度的关节炎、皮疹、隐匿性肾炎、血小板减少性紫癜等，也有一些患者起病时就累及多个脏器，表现凶险。SLE 的自然病程多表现为病情的加重与缓解交替。

1. 一般症状 疲乏几乎可见于所有的 SLE 患者，容易被忽视，常是狼疮活动的先兆。80% 患者可出现发热，但应除外感染因素，尤其是在免疫抑制治疗中出现的发热，更应警惕感染。

2. 皮肤与黏膜 >50% 患者可有光敏感，即日光照射后出现皮疹。蝶形红斑指在鼻梁和双颧颊部呈蝶形分布的红斑，是 SLE 特征性表现。25% SLE 患者可仅表现为盘状红斑，而临床上没有狼疮的其他表现，大约 10% 盘状红斑狼疮（DLE）可最终发展为 SLE。SLE 还可出现的皮肤损害，包括脱发、手足掌面和甲周红斑、结节性红斑、脂膜炎、网状青斑等。17% ～30% SLE 患者发生 Raynaud 现象，并随着病情的控制，数年后症状可消失。

3. 关节和肌肉 53% ～95% SLE 患者可出现关节、肌肉症状，大约 50% 患者首发症状为关节痛或关节炎。表现为对称性多关节疼痛、肿胀，常累及关节有腕、掌指、近端指间、膝、踝、肘等关节。SLE 患者可发生关节畸形，大多是因关节周围肌腱炎症及支持性软组织的结构丧失，并非骨质破坏所致。SLE 患者可出现缺血性股骨头坏死，大剂量激素冲击治疗及长期大剂量激素治疗的患者是发生缺血性股骨头坏死的危险因素。对长期服用激素，特别是剂量较大的患者，当出现髋关节区域或腹股沟以下、髌骨以上区域不明原因隐痛不适时，需注意缺血性股骨头坏死的可能性，必要时做 CT 或 MRI 予以排除。SLE 患者出现骨质疏松也较常见，特别是长期激素治疗可能使骨质疏松加重。SLE 可出现肌痛和肌无力，少数可有肌酶谱增高等肌炎表现，应予及时治疗。

4. 肾脏损害 又称狼疮肾炎（lupus nephritis，LN）。临床表现为蛋白尿、血尿、管型尿，甚至可出现肾衰竭。40% ～85% SLE 患者临床上有明显的肾脏累及，肾活检显示几乎所有 SLE 均有病理学改变。LN 的病理分型对于估计预后和指导治疗有积极意义（表 20－1、2），通常Ⅰ型和Ⅱ型预后较好，Ⅳ型和Ⅵ型预后较差。但 LN 病理类型是可以转换的，Ⅰ型和Ⅱ型有可能转变为较差的类型，Ⅳ型经过免疫抑制剂的治疗也可以有良好的预后。肾脏病理还可提供 LN 活动性指标，如肾小球细胞增殖性改变、纤维素样坏死、核碎裂、细胞性新月体、透明栓子、金属环、炎症细胞浸润、肾小管间质炎症等，均提示 LN 活动；而肾小球硬化、纤维性新月体、肾小管萎缩和间质纤维化则是 LN 的慢性指标。

表 20－1 国际肾脏病学会，肾脏病理学会（ISN tRPS）狼疮肾炎分型（2003 年）

Ⅰ型：	轻度系膜病变光镜下肾小球正常，但免疫荧光和电镜检查系膜区有免疫复合物沉积
Ⅱ型：	系膜增生性病变光镜下见单纯系膜细胞增生或系膜区增宽，免疫荧光或电镜下可见系膜区免疫复合物沉积，可伴有少量上皮下或内皮下免疫复合物沉积物
Ⅲ型：	局灶型病变活动性或非活动性局灶节段（或球性）毛细血管内或毛细血管外肾小球肾炎，累及 <50% 肾小球。一般可见有局灶内皮下免疫复合物沉积，伴或不伴系膜区改变根据活动性（A）与慢性（C）不同可进一步分为： Ⅲ型（A）：活动性病变，局灶增生型 LN Ⅲ型（A/C）：活动性和慢性病变，局灶增生和硬化型 LN Ⅲ型（C）：慢性非活动性病变伴肾小球硬化，局灶硬化型 LN
Ⅳ型：	弥漫型病变活动性或非活动性弥漫节段（或球性）毛细血管内或毛细血管外肾小球肾炎，累及 >50% 肾小球。一般可见弥漫性内皮下免疫复合物沉积伴或不伴系膜改变。此型被分为：弥漫节段性（Ⅳ－S）狼疮肾炎，即 50% 以上受累肾小球为节段性病变；弥漫球性（Ⅳ－G）狼疮肾炎，即 50% 以上受累肾小球为球性病变；节段性定义为 <50% 血管襻受累的一种肾小球病变。此型包括弥漫性“铁丝圈”沉积，但很少或无肾小球增生的病例 Ⅳ－S（A）：活动性病变，弥漫节段增生性 LN Ⅳ－G（A）：活动性病变，弥漫球性增生性 LN Ⅳ－S（A/C）：活动性和慢性病变，弥漫节段增生性和硬化性 LN Ⅳ－G（A/C）：活动性和慢性病变，弥漫球性增生性和硬化性 LN Ⅳ－S（C）：慢性非活动性病变伴肾小球硬化，弥漫节段硬化性 LN Ⅳ－G（C）：慢性非活动性病变伴肾小球硬化，弥漫球性硬化性 LN
Ⅴ型：	膜型病变光镜、免疫荧光或电镜下球性或节段性上皮下免疫复合物沉积伴或不伴系膜区改变。Ⅴ型 LN 可以与Ⅲ型或Ⅳ型同时出现，在这种情况下 2 种类型都需诊断
Ⅵ型：	晚期硬化型病变≥90% 肾小球有球性硬化，且残余肾小球无活动病变

表 20－2 ISN /RPS 2003 年 LN 分型（续）

肾小球活动性病变：	毛细血管内细胞增生伴或不伴白细胞浸润，血管腔狭窄；核破裂；纤维样坏死；肾小球基底膜断裂；细胞或细胞纤维性新月体；光镜下可见内皮下复合物沉积（“铁丝圈”）；毛细血管腔内免疫复合物沉积（透明血栓）
肾小球慢性病变：	肾小球硬化（节段性、球性）；纤维性粘连；纤维新月体

5. 消化系统表现　25% ~40% 可有消化系统累及。SLE 可出现恶心、呕吐、上腹痛、吞咽困难、腹泻或便秘等。其中表现为腹泻的患者可伴有蛋白丢失性肠病，并引起低蛋白血症。肠系膜血管炎是 SLE 严重的消化系统并发症，常威胁生命。患者可表现为间歇性下腹部疼痛，甚至类似急腹症表现，可被误诊为胃穿孔、肠梗阻而手术探查。SLE 肠系膜血管炎尚缺乏有力的辅助检查手段，血管影像学检查有助于诊断。SLE 常见肝酶增高，尤其是多见于疾病活动、服用非甾体消炎药及免疫抑制剂等患者。肝功能异常患者应注意排除病毒性肝炎及药物毒副反应。对于长期或严重肝损害和黄疸的患者，应考虑肝活检病理学检查。SLE 还可并发急性胰腺炎、腹膜炎、腹水。

6. 神经系统损害　又称神经精神狼疮。美国风湿性疾病学院（ACR）19 种常见的神经精神狼疮表现：①中枢神经系统表现：无菌性脑膜炎、癫痫发作、脑血管病、脱髓鞘综合征、脊髓病变、运动障碍、头痛、急性精神错乱、焦虑、认知障碍、情绪失调、精神障碍。

②周围神经系统表现：Guillain－Barre 综合征、重症肌无力、脑神经病变、单神经病变、多发性神经病变、神经丛病变、自主神经系统功能紊乱。存在上述神经精神表现，并除外感染、药物、代谢性等继发因素，结合影像学、脑脊液、脑电图等检查可诊断神经精神狼疮。脑脊液检查示蛋白量常增加，葡萄糖量很少降低，氯化物可正常，白细胞轻度增多，颅内压增高。神经精神狼疮应与颅内感染，特别是结核或真菌感染相鉴别。

7. 血液系统表现　SLE 常出现贫血、白细胞减少、血小板减少。贫血根据发病机制可分为免疫性贫血和非免疫性贫血。短期内出现重度贫血常是自身免疫性溶血所致，多有网织红细胞升高，Coomb 试验阳性。SLE 本身可出现白细胞减少，治疗 SLE 的细胞毒药物也常引起白细胞减少，需要鉴别。SLE 的白细胞减少一般发生在治疗前或疾病复发时，多数对激素治疗敏感；细胞毒药物所致的白细胞减少，其发生与用药相关。血小板减少与血小板抗体、抗磷脂抗体及骨髓巨核细胞成熟障碍等有关。部分患者在起病初期或疾病活动期伴有淋巴结肿大和（或）脾肿大。SLE 合并再生障碍性贫血较少见，常由药物如氮芥、硫唑嘌呤、氯喹等所致。但也有少数报道认为系 SLE 本身疾病所致。

8. 肺部表现　SLE 常累及肺和胸膜，包括胸膜、肺间质、肺血管、气道、肺实质等。其中胸膜炎是 SLE 患者最常见的肺部表现。应注意排除其他原因如结核、心肾功能不全引起的胸腔积液。SLE 所引起的肺脏间质性病变主要是急性和亚急性期肺间质浸润并呈磨玻璃样改变和慢性肺间质纤维化呈蜂窝状肺，表现为活动后气促、干咳、低氧血症，肺功能检查可显示弥散功能下降和限制性通气障碍。少数患者可出现咯血。SLE 合并弥漫性出血性肺泡炎在临床上比较少见，但病死率很高。SLE 还可出现肺动脉高压、肺梗死、肺萎缩综合征等。肺部感染是 SLE 患者常见的并发症之一。结核感染在 SLE 表现常呈不典型性。在持续性发热的患者，如排除 SLE 疾病活动及一般感染，经常规抗生素治疗无效，应警惕结核感染可能。

9. 心脏表现　SLE 患者常出现心包炎，表现为心包积液，但心包填塞少见。SLE 心包炎可单独出现，亦可同时伴有胸膜炎，可表现为心前区疼痛、呼吸困难等。SLE 可有心肌炎、心瓣膜病变、心律失常等。多数情况下 SLE 的心肌损害不太严重，但是在重症 SLE 患者可伴有心功能不全，为预后不良指征。SLE 可出现疣状心内膜炎（Libman－Sack 心内膜炎），表现为瓣膜赘生物。疣状心内膜炎通常不引起临床症状，但可以脱落引起栓塞，或并发感染性心内膜炎。SLE 可以有冠状动脉受累，表现为心绞痛和心电图 ST－T 改变，甚至出现急性心肌梗死。除冠状动脉炎可能参与发病外，长期使用糖皮质激素加速了动脉粥样硬化。部分 SLE 患者存在抗磷脂抗体，并导致动脉血栓形成。

10. 其他　SLE 常伴有继发性干燥综合征，表现为口干、眼干症状，常有血清抗 SSA、抗 SSB 抗体阳性。SLE 的眼部受累包括结膜炎、葡萄膜炎、眼底改变、视神经病变等。眼底改变包括出血、视乳头水肿、视网膜渗出等。

二、辅助检查

（一）实验室检查

1. 一般检查　血常规检查，活动性 SLE 约 60% 有慢性贫血，其中约 10% 属溶血性贫血。约 40% 患者有白细胞或淋巴细胞减少。大约 20% 患者有血小板减少。在血小板减少的

SLE 患者中，5% 血小板可 $<50\times10^9/L$。尿常规检查如出现蛋白尿、血尿、各种管型尿等提示肾损害。血沉在活动期常增高。

2. 自身抗体

（1）ANA：是诊断 SLE 的筛选试验。几乎所有 SLE 患者在病程过程中可出现 ANA 阳性。除 SLE 外，其他风湿性疾病的血清中也常存在 ANA，一些慢性感染、肿瘤和正常人中也可出现 ANA 阳性。

（2）抗 dsDNA 抗体：特异性为 95%，敏感性为 70%，对确诊 SLE 有很重要的意义。

（3）抗 Sm 抗体：特异性高达 99%，但敏感性仅 25%，该抗体的存在与疾病活动性无关。此外，抗核小体抗体、抗核糖体抗体对 SLE 也具有较高的特异性。

（4）抗组蛋白、抗 RNP、抗 SSA 和抗 SSB 等抗体：可出现于 SLE 和其他自身免疫病，特异性较低。抗 SSA 和抗 SSB 抗体与继发干燥综合征、新生儿狼疮有关。

（5）其他 SLE 的自身抗体：包括与抗磷脂抗体综合征有关的抗磷脂抗体（包括抗心磷脂抗体和狼疮抗凝物）；与溶血性贫血有关的抗红细胞抗体；与血小板减少有关的抗血小板抗体；与神经精神性狼疮有关的抗神经元抗体等。SLE 患者还常出现血清类风湿因子阳性。

3. 补体　血清总补体、C3、C4 水平降低，有助于 SLE 的诊断，并往往提示疾病活动。

（二）肾活检

对狼疮肾炎的诊断、治疗及评估预后等有重要价值。肾组织示慢性病变为主，而活动性病变较少者，对免疫抑制剂治疗反应差；反之，治疗反应好。

（三）其他

X 线检查对肺部浸润、胸膜炎，CT 对狼疮梗死性、出血性脑病，超声心动图对心包积液、心肌及心瓣膜病变等，有重要价值。

（乐　静）

第三节　诊断和鉴别诊断

一、诊断

目前普遍采用美国风湿性疾病学院 1997 年推荐的 SLE 分类标准（表 20－3）。SLE 分类标准的 11 项中符合 4 项或 4 项以上者可诊断为 SLE。其敏感性和特异性均 >90%。

表 20－3　美国风湿性疾病学院推荐的 SLE 分类标准（1997 年）

颊部红斑	固定红斑，扁平或隆起，在两颧突出部位
盘状红斑	片状隆起于皮肤的红斑，黏附有角质脱屑和毛囊栓；陈旧病变可发生萎缩性瘢痕
光过敏	对日光有明显的反应，引起皮疹，从病史中得知或医生观察到
口腔溃疡	经医生观察到的口腔或鼻咽部溃疡，一般为无痛性
关节炎	非侵蚀性关节炎，累及 2 个或更多的外周关节，有压痛、肿胀或积液
浆膜炎	胸膜炎或心包炎
肾脏病变	尿蛋白 >0.5g/24h 或 + + +，或管型（红细胞、血红蛋白、颗粒或混合管型）

续　表

神经病变	癫痫发作或精神病，除外药物或已知的代谢紊乱
血液学疾病	溶血性贫血，或白细胞减少，或淋巴细胞减少，或血小板减少
免疫学异常	抗 dsDNA 抗体阳性，或抗 Sm 抗体阳性，或抗磷脂抗体阳性（包括抗心磷脂抗体或狼疮抗凝物或至少持续 6 个月的梅毒血清试验假阳性三者中具备一项阳性）
抗核抗体	在任何时候和未用药物诱发“药物性狼疮”的情况下，抗核抗体滴度异常

二、鉴别诊断

SLE 应注意与原发性肾小球肾炎、类风湿关节炎、混合性结缔组织病、干燥综合征、各种皮炎、癫痫病、精神病、特发性血小板减少性紫癜等疾病鉴别。对怀疑 SLE 者应做 ANA、抗 ENA 抗体、抗 dsDNA 抗体等相关检查，以资鉴别。

（乐　静）

第四节　治疗、治疗进展和预后

一、治疗

SLE 目前尚不能根治，但合理治疗可以使病情长期缓解，尤其是早期患者，故早期诊断、早期治疗尤为重要。对每一个 SLE 患者一定要准确判断疾病活动性及严重性，并根据疾病的轻重与活动性决定治疗方案。

（一）一般治疗

1. 饮食　饮食应包括碳水化合物、蛋白质、脂肪等在内的均衡饮食。对 LN 患者要及时补充足够的蛋白质，但要注意适量，以免加重肾脏负担。一般以优质蛋白（如牛奶、鸡蛋、瘦肉等）为主。糖皮质激素能分解蛋白质，并引起高脂血症、糖尿病和骨质疏松，应注意纠正蛋白质的负氮平衡，避免高脂、高糖饮食，并适当补充维生素及钙剂。

2. 锻炼　应注意劳逸结合，根据病情及体力状况适当锻炼。病情活动时要注意休息；病情控制缓解后应适当锻炼，以避免肌肉萎缩。

3. 婚育　妊娠分娩可诱发或加重 SLE，故病情未得到控制的女性患者应注意避免。

4. 其他　正确认识疾病，强调长期随访的必要性。避免过多的紫外线暴露。

（二）药物治疗

1. 非甾体消炎药（NSAIDs）　它们的共同作用是抑制环氧化酶（COX），使花生四烯酸不能转化为前列腺素，从而发挥作用。NSAIDs 对控制 SLE 患者的轻度炎症表现如乏力、发热、胸膜炎及关节炎等有效，必要时可短期应用。这类药物的主要副作用有胃肠道反应、肾损害、肝功能异常、高血压、水肿等。服用 NSAIDs 应注意监测肾脏、胃肠道及肝脏等的不良反应。

2. 抗疟药　临床常用的抗疟药有氯喹和羟氯喹。其最重要的作用机制可能是对细胞内 pH 的影响。两药皆为碱性药物，在细胞中高度聚集，能使细胞内空泡、溶酶体及胞质内 pH

增高，影响这些细胞器的功能，并可能与抑制淋巴细胞转化和浆细胞活性等有关。此外，细胞内 pH 增高使 MHCⅡ类分子复合体形成减少，后者是刺激 CD_4^+ T 细胞所必需的，其结果使免疫复合物下调。抗疟药尚有阻断血小板聚集，降低胆固醇，抗寄生虫、抗病毒和抗细菌作用。常用剂量为羟氯喹 200～400mg/d 或氯喹 250mg/d，在治疗 3～6 个月后起效。主要的副作用是本药可沉积于视网膜色素上皮细胞，可引起视力减退、失明，但发展甚慢，及时停药可逆转。其他副作用还包括胃肠道反应、肌肉病变、皮疹、头痛、心脏毒性等。

3. 糖皮质激素　具有强大的抗炎作用和免疫抑制作用，是治疗 SLE 的基础药。它能抑制几乎所有的细胞因子合成，从而发挥免疫抑制作用。由于不同的激素剂量的药理作用有所侧重，病情不同、患者之间对激素的敏感性有差异，因此临床用药要个体化，正确应用激素是狼疮治疗的关键。激素用量：①小剂量泼尼松：一般指≤7.5mg/d，适用于有关节炎、皮疹等轻症 SLE 患者。②中等剂量泼尼松：20～40mg/d，适用于有高热、胸膜炎、心包炎，以及轻中度活动性间质性肺炎、系膜增生性肾炎等 SLE 患者。重型 SLE 的标准剂量是泼尼松 1mg/kg，每日分 2～3 次口服，病情稳定后缓慢减量；如果病情允许，维持治疗的激素剂量尽量小于泼尼松 10mg。③大剂量泼尼松：1mg/（kg·d），适用于有重要脏器累及的如弥漫性血管炎、弥漫增殖型肾炎、重症血小板减少性紫癜等患者。必要时可用甲泼尼龙冲击治疗，可用至 500～1 000mg，一般每日 1 次，连续 3d。

激素的副作用除感染外，还包括高血压、高血糖、高血脂、低钾血症、骨质疏松、缺血性骨坏死、体重增加、水钠潴留等，应注意防治。为减少激素的副作用，有人曾把甲氨蝶呤（M，10mg/周）、氯喹（C，0.25g/d）与小剂量泼尼松（P，7.5～10mg/d）联合应用（PMC 方案），以治疗轻、中度而无明显内脏累及的 SLE 患者，取得了肯定的疗效，且副作用明显减少。

4. 免疫抑制剂

（1）环磷酰胺（CTX）：为主要作用于 S 期的细胞周期特异性烷化剂，通过影响 DNA 合成发挥细胞毒作用。其对体液免疫的抑制作用较强，能抑制 B 细胞增殖和抗体生成，且抑制作用较持久，是治疗重症 SLE 的有效药物。CTX 主要应用于 LN、神经精神狼疮、各种血管炎和肺动脉高压等。其中尤其以 LN 应用最广泛，CTX 与激素联合治疗能有效地诱导疾病缓解，阻止和逆转病变的发展，改善远期预后。目前普遍采用的标准 CTX 冲击疗法：0.5～1.0g/m^2，每月 1 次。多数患者 6～12 个月后可以缓解病情而进入维持治疗阶段。由于各人对 CTX 的敏感性存在个体差异，年龄、病情、病程和体质等影响使患者对药物的耐受性有所区别，所以治疗时应根据患者具体情况，掌握好剂量、冲击间隔期和疗程。

CTX 主要副作用除白细胞减少和诱发感染外，还包括性腺抑制、胃肠道反应、脱发、肝功能损害、致癌作用、出血性膀胱炎等。此外，CTX 能杀伤卵巢中的原始卵泡，对年龄在 30 岁以上的女性易导致卵巢功能衰竭而绝经，尽量避免应用。

（2）硫唑嘌呤：具有嘌呤拮抗作用，可通过抑制 DNA 合成发挥淋巴细胞的细胞毒作用。口服硫唑嘌呤加泼尼松被用来治疗 LN，剂量为 1～3mg/（kg·d）。硫唑嘌呤对浆膜炎、皮疹等也具有较好治疗作用。硫唑嘌呤主要副作用包括骨髓抑制、胃肠道反应、肝功能损害等。少数对硫唑嘌呤敏感者用药短期就可引起严重粒细胞和血小板缺乏症，应予以重视。

（3）甲氨蝶呤：为二氢叶酸还原酶拮抗剂，通过抑制核酸的合成发挥细胞毒作用。主要用于关节炎、肌炎、浆膜炎和皮肤损害为主的 SLE 患者。剂量为 7.5～15mg，每周 1 次。

主要副作用有胃肠道反应、口腔黏膜糜烂、肝功能损害及骨髓抑制等。

（4）环孢素：可特异性抑制 T 细胞及活化因子 IL－2 的产生，发挥选择性细胞免疫抑制作用。环孢素常与泼尼松联合应用治疗 LN，特别是 V 型 LN。环孢素每日剂量 3～5mg/kg，分 2 次口服。用药期间注意肝、肾功能及高血压、高尿酸血症、高血钾等，有条件者应监测血药浓度，以调整剂量。

（5）霉酚酸酯（MMF，骁悉）：为次黄嘌呤单核苷酸脱氢酶的抑制剂，可抑制嘌呤从头合成途径，从而抑制淋巴细胞活化。MMF 治疗Ⅳ型 LN 有效，剂量 2g/d 以上能够有效诱导缓解Ⅳ型 LN。MMF 副作用较小，也常作 ILN 维持治疗。

（三）特殊脏器受累的治疗

SLE 目前还没有根治的办法，但恰当的治疗可以使大多数患者达到病情的完全缓解。强调早期诊断和早期治疗，以避免或延缓不可逆的组织脏器的病理损害。SLE 是一种高度异质性的疾病，临床医生应根据病情的轻重程度，掌握治疗的风险与效益之比，制定具体的治疗方案。

1. 轻型 SLE 的药物治疗　轻型 SLE 虽有狼疮活动，但症状轻微，仅表现光过敏、皮疹、关节炎或轻度浆膜炎，而无明显内脏损害。药物治疗包括 NSAIDs 可用于控制关节炎；抗疟药可控制皮疹和减轻光敏感，并对稳定病情和减少激素的副作用具有重要作用；可应用小剂量激素，必要时考虑使用硫唑嘌呤、甲氨蝶呤等免疫抑制剂。

2. LN　LN 应结合病理分型和临床表现的严重程度给予不同的治疗。治疗的目的在于控制活动性肾炎，以缓解和防止肾衰竭。对于Ⅰ型或Ⅱ型即单纯系膜病变者，一般预后较好，常于 SLE 控制后，肾炎临床表现亦可被控制，很少需要特殊治疗。对于Ⅲ型和Ⅳ型 LN，因可导致进行性肾衰竭，应积极治疗。一般给予泼尼松 1mg/（kg·d），加用 CTX 冲击治疗，CTX 剂量 0.5～1.0g/m^2，每月 1 次，持续 6～12 个月。当肾炎临床缓解后可改为每 3 个月 1 次，持续 18～24 个月。另一种选择是静注 CTX6 个月后给予硫唑嘌呤 1～2mg/（kg·d）或 MMF2g/d 维持。对膜型 LN，常用大剂量泼尼松治疗；如对激素无效，可加用免疫抑制剂。慢性硬化性肾炎则以保护残余肾功能为主。晚期患者必要时辅以透析治疗或肾移植。此外，合并高血压时应给予及时有效的治疗。利尿剂对改善水肿和高血压有效。血管紧张素转换酶抑制剂除可有效控制血压外，还有助于减少蛋白尿。

3. 神经精神狼疮　治疗方案因临床表现而异。一般可分为两大类：①血管闭塞：如果脑卒中是狼疮唯一表现，尤其疑有抗磷脂抗体综合征时，则应考虑抗凝治疗。②弥漫性中枢损伤：应首选泼尼松 1～2mg/（kg·d），或合并应用 CTX 静注。如有癫痫发作，则应给予抗癫痫药物。SLE 活动引起精神病者，除给予激素及 CTX 治疗外，同时应予以抗精神病药物，及时控制精神症状。

4. SLE 合并妊娠　过去妊娠生育曾经被列为 SLE 的禁忌证，而今大多数 SLE 患者在疾病控制后可以安全地妊娠生育。在无重要脏器损害，细胞毒免疫抑制剂（环磷酰胺、甲氨蝶呤等）停药半年，泼尼松剂量在 10mg/d 以下，疾病缓解 1 年以上时可考虑妊娠。非缓解期的 SLE 患者妊娠生育存在流产、早产、死胎和诱发母体 SLE 病情恶化的危险，因此此期不建议怀孕。SLE 患者妊娠后需要产科和风湿科双方共同随访。对于有习惯性流产病史和抗磷脂抗体阳性的孕妇，主张口服低剂量阿司匹林（50～75mg/d）和（或）低分子量肝素抗凝防止流产或死胎的发生。

二、治疗新进展

1. 靶向治疗　近年来随着对 SLE 免疫发病机制及炎症级联通路的认识，使生物制剂特异性、靶向性地应用于 SLE 成为可能，并期望其效果比传统治疗更好，副作用更小，这代表了自身免疫病治疗的新方向（图 20－1）。

（1）针对 B 细胞靶向治疗：

1）利妥昔单抗（rituximab，抗 CD20 单抗）：能阻断 $CD20^+$ B 细胞信号通路。CD20 是 33～37kDa 非糖基化的四次跨膜磷酸化蛋白，是 B 细胞表面的特异性受体，在 B 细胞激活、增殖和分化中起主要作用。CD20 的表达限制在 B 细胞，转化成为浆细胞后消失。利妥昔单抗是一种人鼠嵌合抗体，可以通过以下几种机制清除 B 细胞：①ADCC。②补体介导的细胞毒作用。③抑制 B 细胞增殖和诱导 B 细胞凋亡。利妥昔单抗 1997 年上市用于治疗 B 细胞淋巴瘤。临床研究表明，它对难治性 SLE 如中枢神经系统、肾脏、血液系统受累及血管炎有效。

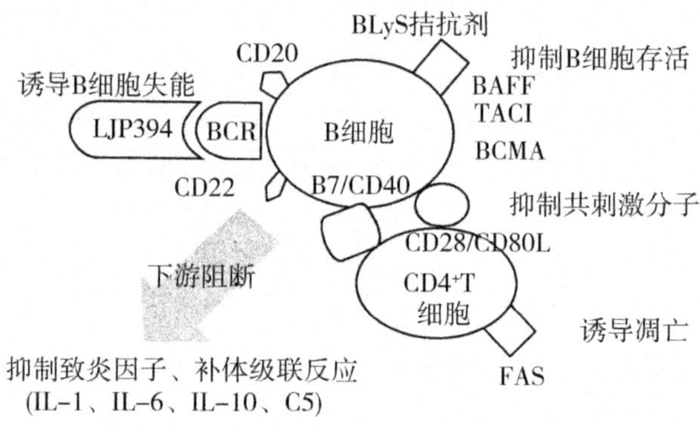

图 20－1　SLE 治疗靶点示意图

2）抗 CD22 单抗（epratuzumab）：诱导 B 细胞凋亡。CD22 是 B 细胞胞质的抑制性受体。抗 CD22 单抗不但可以抑制 B 细胞的功能，而且可以诱导 B 细胞凋亡，与抗 CD20 单抗比较，对 B 细胞仅有部分清除作用，耐受性好。

3）抗 B 细胞刺激物（B lymphocyte stimulator，BlyS）抗体：能抑制 B 细胞存活。BlyS 是一 285 个氨基酸的 TNF 家族的成员，表达在 B 细胞上。人源化单克隆抗 BLyS 抗体可以抑制 B 细胞存活，Ⅰ期临床试验和Ⅱ期临床随机对照试验已完成。

4）LJP－394：B 细胞耐受原使 B 细胞失能。B 细胞耐受原为人工合成分子，是由 4 个双链寡核苷酸及 1 个三次乙基甘醇基架组成，该分子与 B 细胞表面的抗 dsDNA 抗体具有高度亲和力，与其交联后可诱导免疫耐受，延迟肾炎发作，降低抗 dsDNA 抗体的滴度，且无明显副作用。

（2）CTLA4－Ig（cytotoxic T－lymphocyte antigen－4）抑制 T 细胞的共刺激信号：CTLA4是表达在 T 细胞表面的信号分子。CTLA4－Ig（abatacept）是人 IgG1 的 Fc 段与 T 细胞上 CTLA4 分子的融合蛋白，能抑制共刺激分子 CD28 和 B7－1/B7－2 活化 T 细胞的第二刺激信号，从而抑制 T 细胞活化。CTLA4－Ig 联合使用 CTX 等药物可以使狼疮鼠病情缓解，减少尿蛋白，延长生存期。已用于类风湿关节炎患者，长期随访显示其疗效明显高于安慰剂，治疗 SLE 患者的临床试验正在进行中。

（3）细胞因子抗体：

1）抗 IL－1 治疗：抗 dsDNA 抗体和 TNF－α 都能在体内增加 IL－1 的表达，在 LN 组织中可以明显检测到 IL－1，小剂量的 IL－1 可以加速肾脏病变。在体外试验中使用重组的 IL－1 受体拮抗剂（anakinra）可以明显降低狼疮鼠 MRL/lpr 的 B 细胞分泌自身抗体，在体内却不能改善 LN，但使用可溶性 IL－1 受体则显示了疗效。

2）抗 IL－6 抗体：阻断 IL－6 可以改善狼疮鼠的症状。抗 IL－6 受体抗体 MRA（monoclonal interleukin－6 receptorantibody）是人源化的单抗，在治疗类风湿关节炎的临床试验中发现 MRA 相对安全有效，有轻度而短暂的白细胞减少和腹泻。MRA 在瑚临床研究中发现治疗中度活动的狼疮患者是安全有效的。

3）抗 IL－10 抗体：IL－10 在 SLE 患者中显著升高，且与疾病活动相关。动物模型显示连续给予 IL－10 可以引起 LN 的发生，而使用抗 IL－10 抗体则能阻断肾炎的发生。

4）抗 IL－18 治疗：狼疮鼠（MRL/lpr）的肾组织过表达 IL－18。我们在 LN 肾组织中也发现类似现象，但目前 IL－18 的拮抗剂治疗狼疮还没有报道。

5）干扰素拮抗剂：最近研究发现，IFN－α 在狼疮鼠和 SLE 患者发病中均起重要作用，因此 IFN－α 也可能成为潜在的治疗靶点。

6）TNF－α 抑制剂：TNF－α 抑制剂在治疗狼疮鼠时显示了治疗效果。最近在一个开放的试验中使用英夫利昔单抗治疗 6 例难治性 LN 伴关节炎的患者，发现 60% 患者蛋白尿减少。

（4）补体抗体：在 LN 患者和使用抗 dsDNA 抗体诱导的 LN 小鼠模型中，人源化的抗 C5b 抗体（eculizumab）能阻断补体的活化，并可显著降低蛋白尿，已有的临床结果同时显示了良好的安全性和耐受性。

随着生物靶向性治疗的兴起，使 SLE 的治疗策略进入一个新时代，但有关长期治疗的安全性、有效性以及代价的问题，尚待进一步的观察和研究。不同靶向的生物制剂如何联合传统药物治疗 SLE，以取得更好的疗效并减低费用，是值得研究的课题。

2. 造血干细胞移植（HSCT） 初步研究表明，HSCT 治疗 SLE 效果肯定。HSCT 治疗 SLE 仍以自体骨髓或外周血去 T 细胞造血干细胞移植为主。由于存在一定风险及复发的可能，HSCT 不应作为 SLE 的治疗常规，但对部分难治性 SLE 患者不失为可能的一种治疗选择，值得探讨。

3. 免疫吸附 对治疗难治性 SLE 患者的疗效肯定。大量临床研究证明，在 SLE 免疫吸附治疗中，适应证的选择十分重要。该治疗应仅用于经药物治疗无效、高球蛋白血症、高滴度抗体等难治性 SLE 患者。免疫吸附联合免疫抑制剂治疗能取得较好的疗效。

三、预后

与过去相比，SLE 的预后已显著提高。19 世纪 50 年代 SLE 患者 5 年存活率为 50%，目前 10 年存活率可达到 90%，合并有神经精神狼疮、严重高血压、氮质血症以及发病年龄较轻的 SLE 患者预后较差。血肌酐增高、持续性大量尿蛋白 ≥3.5g/24h、肾脏病理慢性指数高等是 LN 预后不良的指征。SLE 患者主要死亡原因是感染。

（乐 静）

第三篇

中医治疗内分泌疾病

第二十一章　内分泌与代谢疾病

第一节　甲状腺功能亢进症

甲状腺功能亢进症，简称甲亢，指甲状腺呈现高功能状态，产生和释放过多的甲状腺激素所致的一组疾病，其共同特征为甲状腺激素分泌增加而导致的高代谢和交感神经系统的兴奋性增加，病因不同者各有其不同的临床表现。毒性弥漫性甲状腺肿（toxic diffuse goiter）又称 Graves 病（Graves disease），或称为 Basedow 病或 Parry 病，是甲状腺功能亢进的主要原因，也是一种自身免疫病，临床表现为累及包括甲状腺在内的多系统的综合征，包括：高代谢综合征、弥漫性甲状腺肿、突眼征、特征性皮损和甲状腺肢端病，由于多数患者同时有高代谢症和甲状腺肿大，故称为“毒性弥漫性甲状腺肿”。毒性甲状腺腺瘤（toxic adenoma）和毒性多结节性甲状腺肿（toxic multinodular goiter）是甲状腺激素水平增高的较少见的原因。以下主要论述 Graves 病。

甲亢归属“瘿病”范畴，“瘿”在《诸病源候论》中已明确指出是指颈前方出现状如樱核的肿物，是指甲状腺肿大，根据历代中医对瘿病的分类，其中忧瘿、气瘿更酷似伴甲亢病症的甲状腺肿大。

一、病因病理

甲亢属“瘿病”的范畴。瘿病是由于情志内伤、饮食及水土失宜等因素引起的，气滞、痰凝、血瘀壅结颈前为基本病机，以颈前喉结两旁结块肿大为主要临床特征的一类疾病。

瘿病的发生与情志内伤、体质因素、饮食及水土失宜有关。

（一）情志失调

长期忧思郁怒，可使气机郁滞，肝失疏泄，则津液循行失常，凝结而生痰，气郁痰结，壅于颈前，则形成瘿气，且其消长与情志变化有关。

（二）体质因素

先天禀赋不足，天癸虚弱，于妇女则对经、带、胎、产、乳等生理产生影响，而致肝血暗耗，冲任亏虚，阴精不足，津液失养。遇情志不遂，则气郁痰结而病。久则更伤肝阴，郁而化火。故较男性而言，女性更易患瘿病。

（三）饮食及水土失宜

饮食失调，或居住在高山地区，水土失宜，一则影响脾胃的功能，使脾失健运，不能运化水湿；二则影响气血的运行，痰气郁结颈前则发为瘿病。在古代瘿病的分类名称中有泥瘿、土瘿之名。

因情志抑郁或突遭剧烈的精神创伤，均可导致肝之疏泄功能异常，木失条达之性，则肝气内迫，郁结不化，气机郁滞，津液不行，凝聚成痰。痰气交阻于颈，遂成瘿肿，而成气郁痰阻之证。痰气郁结日久，凝结于眼部而致目突，恚怒又久而不解，遂化火冲逆，而呈肝火旺盛之象。其肝火炎于上则见急躁易怒，面部烘热，口苦目赤，眼瞳如怒视状；上扰心肺，心阴被扰，心神不宁，而见心悸失眠；肺卫失固，火蒸津液，汗多外泄；横犯中州，胃阴被耗，水津内乏，口渴引饮，阴伤则热，消谷善饥，多食而瘦。肝火既旺，又易伤阴，肝阴不足，久必及肾，肝肾阴虚，水不涵木而致筋脉失养，肢软无力，麻木颤抖，阴虚肝旺之证遂成。素体阴虚者，尤多恚怒郁闷之情，遇有气郁，更易化火。病久，一则壮火食气，二则阴损及阳，而至气阴两伤，脾阳受损，健运失司，因而纳谷不化，大便溏薄。阳虚既成，一则水失健运，滋生痰湿，二则气虚，无力推动血行，致使血液阻滞，而成瘀血、痰湿。瘀血上逆于颈，甲状腺肿大益甚，可有结块、硬肿；上凝于眼，突眼更著。由此在甲亢症状业已控制、甲状腺功能恢复正常时，有时仍可见有突眼症，而成难治之症。

总之，本病初起多实，以肝郁、痰凝为主，继之郁而化火，肝火旺盛，内炽伤阴，阴虚又复阳亢，阴虚、阳亢互为因果，成为甲亢主见之证候。久则气阴两耗，已由实转虚。主病在肝，而又涉及心、脾、胃、肾诸脏腑。目为肝窍，故目睛之症尤为突出，其理自明。

二、诊断

多起病缓慢，在表现典型时，可根据高代谢综合征、甲状腺肿和眼征三方面的表现诊断，轻症患者或年老和儿童病例的临床表现常不典型，须借实验室检查以明确诊断。

（一）临床表现

典型病例常有下列表现。

1. 神经系统　患者易激动、精神过敏，伸舌和伸手时可见细震颤，多言，多动，失眠紧张，思想不集中，焦虑烦躁，多疑等。有时出现幻觉，甚至呈狂躁症，但也有寡言、抑郁不欢者。腱反射活跃，反射时间缩短。

2. 高代谢综合征　患者怕热、多汗，皮肤、手掌、面、颈、腋下皮肤红润多汗。常有低热，发生危象时可出现高热，患者常有心动过速、心悸，胃纳明显亢进，但体重下降，疲乏无力。

3. 甲状腺肿　多数患者以甲状腺肿大为主诉，呈弥漫性对称性肿大、质软，吞咽时上下移动。少数患者的甲状腺肿大不对称或肿大不明显。甲状腺弥漫对称性肿大伴杂音和震颤为本病一种特殊体征，在诊断上有重要意义，但应注意与静脉音和颈动脉杂音相鉴别。

4. 眼征　本病有非浸润性突眼和浸润性突眼两种特殊的眼征。

（1）非浸润性突眼：又称良性突眼，占大多数。一般为对称性，有时一侧突眼先于另一侧。眼征有以下几种：①眼裂增宽（Darymple 征），少瞬和凝视（Stellwag 征）；②眼球内侧聚合不能或欠佳（Mobius 征）；③眼向下看时，上眼睑挛缩，在眼下视时不能跟随眼球下落（vonGraefe 征）；④眼上视时，额部皮肤不能皱起（Joffroy 征）。

（2）浸润性突眼：又称“内分泌性突眼”、“眼肌麻痹性突眼症”或“恶性突眼”，较少见，病情较严重。

5. 心血管系统　可有心悸、气促，稍事活动即可明显加剧。重症者常有心律不齐、心脏扩大、心力衰竭等严重表现。

6. 消化系统　食欲亢进，体重却明显下降，两者伴随常提示本病或同时有糖尿病的可能。

另外还可出现紫癜、贫血、肌肉软弱无力、月经减少甚至闭经、男性多有阳痿等。

高代谢综合征、交感神经系统兴奋性增高、特征性眼征与特征性甲状腺肿大具有诊断价值。

（二）甲状腺功能试验

表现不典型的疑似患者，可按下列次序选作各种检测：①血清总甲状腺素（TT_4）；②血总三碘甲状腺原氨酸（TT_3）；③血清反 T_3（rT_3）；④游离 T4（FT_4）和游离 T_3（FT_3）；⑤血清超敏促甲状腺激素（S－TSH），甲亢患者的 TT_4、TT_3、rT_3、FT_4、FT_3 均可升高，S－TSH 降低；⑥甲状腺摄 ^{131}I 率升高；⑦T_3 抑制试验（甲亢患者不受抑制）；⑧促甲状腺激素释放激素（TRH）兴奋试验（甲亢患者无反应）；⑨甲状腺刺激球蛋白（TSI）阳性；⑩抗甲状腺球蛋白抗体（TgAb）和抗甲状腺过氧化物酶抗体（TPOAb）阳性；⑪超声检查：采用彩色多普勒超声检查，可见患者甲状腺腺体呈弥漫性或局灶性回声减低，在回声减低处，血流信号明显增加，CDFI 呈“火海征”。甲状腺上动脉和腺体内动脉流速明显加快，阻力减低。

三、鉴别诊断

单纯性甲状腺肿除甲状腺肿大外，并无上述症状和体征。虽然有时 ^{131}I 摄取率增高，T_3 抑制试验大多显示可抑制性，血清 T_3、rT_3 正常；与神经症相鉴别；自主性高功能性甲状腺结节：扫描时放射性集中于结节处，而结节外放射性降低。经 TSH 刺激后重复扫描，可见结节外放射性较前增高。

其他：结核病和风湿病常有低热、多汗、心动过速等。以腹泻为主要表现者常被误诊为慢性结肠炎。老年甲亢的表现多不典型，常有淡漠、厌食、明显消瘦，容易被误诊为癌症。单侧浸润性突眼症需与眶内和颅底肿瘤鉴别。甲亢伴有肌病者，需与家族性周期性瘫痪和重症肌无力鉴别。

四、并发症

甲状腺危象又称甲亢危象，为甲亢患者可危及生命的严重表现，通常见于严重的甲状腺功能亢进者在合并其他疾病时，如感染、败血症、精神应激和重大手术时，严重的甲亢同时合并其他疾病与甲状腺危象之间很难截然区分，因此严重甲亢同时合并感染、败血症等其他疾病的患者如不能区分是否是甲状腺危象，应按甲状腺危象处理。

五、临证要点

素体阴虚，疏泄失常，气郁化火，津铄痰结，伤阴耗气为瘿病的基本病理。本病常由于忧郁恼怒引起，在中医辨证中，主病在肝。在病机演变过程中呈肝郁→肝火→肝阴不足之势，其中尤以肝火（包括阴虚火旺）为其代谢亢盛的主要表现。养阴清热，解郁化痰是治疗本病的基本原则。

本病的中医治疗可分3个阶段。瘿气初起，年轻、体质尚好者，常以气郁痰凝为主，病位以肝为主，治以解郁化痰。病情进展，气郁化火，常累及心、肝、胃3个脏腑，心火旺则心悸不宁，神情欠安；肝火旺则急躁易怒，手舌震颤；胃火旺则多食善饥，形体消瘦。治疗时宜阴虚者滋阴降火，实火者清热泻火。病愈久则阴虚愈明显，或可伤阴耗气，出现气阴两虚的证候，累及心、脾、肝、肾。心气阴两虚者，可见心神不宁、怔忡、失眠、虚烦潮热等；脾气阴两虚者，可见饥不欲食、渴不欲饮、腹胀脘闷、大便溏薄等；肝肾气阴两虚者，可见头晕耳鸣、腰酸齿摇、肢颤手抖等症。故治疗时应酌情加入养阴生津益气之品，以扶正气。病久入络，需配伍活血化瘀通络之药。晚期阴损及阳而致阴阳两虚，精血亏损，并发症加剧，甚至致死致残，此时治疗应以调补阴阳，补肾活血为主。

本病病程漫长，病情复杂，在整个病变过程中除上述基本病机外，常兼夹气滞、痰热、湿热、热毒、水湿潴留、瘀血阻滞等证候，治以理气、化痰、清热、利湿、活血等治法，以提高疗效。

六、辨证施治

（一）气郁痰凝

主症：颈前正中肿大，质软不痛，颈部觉胀，胸闷，喜太息，或兼胸胁窜痛，病情的波动与情志因素有关。苔薄白，脉弦。

治法：理气解郁，化痰消瘿。

处方：四海舒郁丸加减。

青木香15g，陈皮15g，昆布30g，海藻30g，海蛤壳15g，柴胡15g，郁金15g，香附15g，夏枯草20g。

方中青木香、陈皮疏肝理气；昆布、海藻、海蛤壳化痰软坚，消瘿散结；柴胡、郁金、香附疏肝理气；夏枯草散郁结，化痰凝。咽颈不适者可加桔梗、牛蒡子、木蝴蝶、射干利咽消肿。王立琴采用疏肝行气、祛痰散结的治法，方药用柴胡、黄芩、赤芍、连翘、浙贝母、半枝莲、夏枯草、生牡蛎等治疗甲亢，效果显著。

（二）肝火亢盛

主症：颈前轻度或中度肿大，一般柔软、光滑，烦热，容易出汗，性情急躁易怒，眼球突出，手指颤抖，面部烘热，口苦。舌质红，苔薄黄，脉弦数。

治法：清泻肝火，散结消瘿。

处方：龙胆泻肝汤合消瘰丸加减。

龙胆草10g，栀子15g，黄芩12g，柴胡15g，丹皮12g，生地15g，当归15g，夏枯草12g，牡蛎30g。

方中龙胆草泻肝火；黄芩、栀子清火泄热以助龙胆草之力；柴胡疏肝清热；丹皮清热凉血；生地、当归滋养阴血，使驱邪而不伤正；夏枯草、牡蛎清肝火，软坚散结。心火旺盛，心悸频作，夜眠不安者，可加黄连、莲心清心火；胃热内盛，多食易饥者，加生石膏、知母清泄胃热。许芝银认为甲亢进展期虽肝胃火旺，实由心火亢盛所致，若只清肝胃之火，心火难于速去，症难控制且易复发；故应重用黄连配以黄芩、夏枯草、生石膏使心、肝、胃火皆平，则疗效巩固。

（三）阴虚火旺

主症：形体消瘦，目干睛突，面部烘热，咽干口苦，烦躁易怒，心悸气短，恶热多汗，多食善饥，舌颤手抖，寐少梦多，小便短赤，大便干结。舌质红绛，舌苔薄黄，或苔少舌裂，脉弦细数。

治法：滋阴降火。

处方：当归六黄汤合天王补心丹化裁。

生地15g，玄参15g，麦冬15g，天冬15g，黄芩8g，黄连4g，夏枯草30g，鳖甲20g，当归15g，白芍20g，枸杞15g，香附12g。

甲亢阴虚主要累及心、肝、肾。方中生地、玄参、麦冬、天冬养阴清热；火旺甚者用夏枯草、黄芩、黄连清之，则心、肝、肾、胃之虚火并除；鳖甲滋阴潜阳，软坚散结；以当归、白芍、枸杞滋肝阴，香附疏肝理气，既补肝体又助肝用，恢复肝的“体阴而用阳”的功能。甲亢的阴虚火旺证或偏于肝旺，或偏于阴虚；或兼有气滞，或兼有痰凝。需随证加减，方可获良效。于世家对阴虚火旺型的甲亢治以滋阴降火为主，兼以镇静安神，常选知母、黄柏、女贞子、菟丝子、枸杞、山茱萸、黄精及丹参。

（四）气阴两虚

主症：心悸不宁，心烦少寐，易出汗，手指颤动，咽干，目眩，倦怠乏力，大便溏薄。舌质红，舌体颤动，脉弦细数。

治法：益气养阴。

处方：生脉散合牡蛎散化裁。

人参10g，麦冬15g，五味子15g，牡蛎20g，白术12g，黄芪30g，白芍12g，生地15g，何首乌20g，香附12g，陈皮5g。

方中人参甘温，益气生津，又可宁心益智；麦冬人心胃经，可清热养阴；五味子生津敛汗滋肾，宁心安神；牡蛎敛阴潜阳，固涩止汗；白术健脾益气；黄芪益气实卫，固表止汗；白芍、生地、何首乌同用滋养肝肾阴精；陈皮理气健脾；香附疏肝理气，使诸药补而不滞。虚风内动，手指及舌体颤动者，加钩藤、白蒺藜、白芍平肝息风；脾虚便溏者，加白术、薏苡仁、怀山药、麦芽健运脾胃。

七、西医治疗

（一）药物治疗

1. 抗甲状腺药物（ATD）治疗

（1）适应证：ATD治疗是甲亢的基础治疗，适用于轻中度甲状腺肿大，或孕妇、20岁以下的青少年以及儿童患者、甲状腺次全切除后复发又不适合放射性治疗的患者，或由于其他严重疾病不适宜手术者，也用于放射性^{131}I治疗前后的辅助治疗和手术前准备。

（2）剂量和疗程：常用的ATD分为硫脲类和咪唑类两类，普遍使用丙硫氧嘧啶（PTU）和甲巯咪唑（MMI）。药物的选择在权衡2种药物的特点之后做出，一般T_3增高明显的重症患者和妊娠妇女选择丙硫氧嘧啶；轻中度症状的甲亢患者选用甲巯咪唑。

初始期：丙硫氧嘧啶的初始剂量为 300～400mg，常分 3 次服用；甲巯咪唑为 30～40mg，可以单次或分 2～3 次服用。一般在服药 2～3 周后，患者的心悸、烦躁、乏力等症状可以有所缓解，4～6 周后代谢状态可恢复正常，此为用药的“初始阶段”。

减量期：当患者症状显著减轻，高代谢症状消失，体重增加，T_4 和 T_3 接近正常时可根据病情逐渐减少药物用量。在减量过程中，每 2～4 周随访 1 次，每次减少甲巯咪唑 5mg 或丙硫氧嘧啶 50mg，不宜减量过快。剂量的递减应根据症状、体征以及实验室检查的结果及时做出相应的调整，需 2～3 个月。如果减量后症状和 T_3、T_4 有所反跳，则需重新增加剂量并维持一段时间。

维持期：很多患者只需要治疗剂量的 1/3 或更少就能维持正常的甲状腺功能。也可以在使用 ATD 的同时使用左甲状腺激素来维持正常的甲状腺功能（维持阶段），为期 1～2 年，个别患者需要延长维持治疗疗程。

（3）药物不良反应：常见于用药后的 3～6 个月内，主要有粒细胞减少、药疹、药物性肝炎等。

2. β 受体阻滞剂　β 受体阻滞剂作为辅助治疗的药物或应用于术前准备，尤其是应用在较严重的甲亢或心悸等症状较重的患者中。

3. 糖皮质激素和碘化物　糖皮质激素和碘化物常用于甲亢危象的治疗。

（二）手术治疗

甲状腺次全切手术是切除了患者的部分甲状腺，适用于中、重度甲亢，长期服药无效者或多结节性甲状腺肿伴甲亢。主要并发症为术后出血、喉返神经受损、甲状旁腺的损伤或切除、甲状腺功能减退。

禁忌证：伴严重 Graves 眼病，合并严重心、肝、肾疾病，不能耐受手术，妊娠妇女尤其是妊娠中晚期妇女和曾进行过甲状腺手术者。

（三）放射碘治疗

放射性 ^{131}I 治疗在不少国家已作为 Craves 病的首选治疗，治疗机制是甲状腺摄取 ^{131}I 后释放出 β 射线，破坏甲状腺组织细胞。

适应证主要有：50 岁以上易发生房颤的患者为首选治疗；反复复发的甲亢或长期治疗无效者，除非有手术治疗的强烈适应证，应该选用放射性 ^{131}I 治疗；手术治疗后复发者；不适合药物治疗和手术治疗者。治疗甲亢后的远期并发症中最常见的是甲状腺功能减退，是否选择 ^{131}I 治疗主要是权衡甲亢和甲减后果的利弊关系。妊娠和哺乳期妇女、严重突眼的患者、青少年、甲亢病情严重者禁忌使用。

八、饮食调护

在高代谢状态未控制前，宜进食如黄豆、蛋黄等高热量、高蛋白、高维生素的饮食，忌食含碘多的食品。保证足够饮水，每天饮水 3 000ml 以上，忌浓茶、咖啡等。

（刘昊雯）

第二节 甲状腺功能减退症

甲状腺功能减退症，简称甲减，是指组织的甲状腺激素作用不足或阙如的一种病理状态，即是指甲状腺激素的合成、分泌或生物效应不足所致的一组内分泌疾病。甲减为常见的内分泌疾病，其发病率有地区及种族的差异。碘缺乏地区的发病率明显较碘供给充分地区高。女性甲减较男性多见，且随年龄增加患病率上升。新生儿甲减发病率约为1/4 000，青春期甲减发病率降低，随着年龄增加，其患病率上升，在年龄大于65岁的人群中，显性甲减的患病率为2%～5%。99%以上甲减为原发性甲减，仅不足1%的病例为TSH缺乏引起。原发性甲减绝大多数系由自身免疫性甲状腺炎、甲状腺放射碘治疗或甲状腺手术导致。

甲减在中医无专有病名，基于甲减的临床表现多为气血亏虚、脏腑虚损、肾阳不足等的证候表现，故一般将其归属于“虚劳”范畴；但某些甲减系甲状腺切除或放射碘治疗后导致，则应属于“虚损”之列；《黄帝内经》中即将甲状腺肿大或结节称为“瘿”，故伴甲状腺肿大或结节的甲减，如地方性碘缺乏、桥本甲状腺炎等所致伴甲状腺肿大或结节者，可称为“瘿病·虚劳证”。

一、病因病理

甲减属于“虚劳”或“虚损”之疾，《素问·通评虚实论》曰：“精气夺则虚”，本病大多由于禀赋不足或后天失调、病久失调、积劳内伤所致。病机是元气虚怯，肾阳虚衰，乃脏腑功能减退，气血生化不足。病变脏腑以肾为主，病位涉及心、脾、肝等脏。由于阳气虚衰，无力运化，临床也可见痰湿、瘀血等病理产物夹杂。

甲状腺激素有促进生长发育、产热、调节代谢等作用，故甲减患者表现出一派虚损证候，而以肾阳虚衰最为明显。20世纪60年代建立的“阳虚”动物模型即表现甲减的临床症状。近年来研究进一步表明阳虚证患者血清甲状腺素含量偏低，证实了阳虚与甲减的内在关系。

肾为先天之本，内藏元阳真火，温养五脏六腑。肾为先天之本，元阳所居，甲减有始于胎儿期或新生儿者，患儿智力水平低下、生长发育迟缓、身材矮小，称为呆小病，足可证明甲减与肾虚关系密切。甲减始于幼年期或成年期者也多为禀赋不足或久劳内伤、久病失治所致，其临床主症为元气亏乏、气血不足之神疲乏力、畏寒怯冷等，乃是一派虚寒之象。除此以外，尚可见记忆力减退、毛发脱落、性欲低下等症，也是肾阳虚的表现。肾阳不足，命门火衰，火不生土，则脾阳受损，脾为后天之本，气血生化之源，脾主肌肉且统血，故甲减患者常见肌无力、疼痛，贫血之症，妇女则可有月经紊乱，甚至崩漏等表现。又因肾阳虚衰，命火不能蒸运，心阳亦鼓动无能，而有心阳虚衰之候，常见心动过缓，脉沉迟缓的心肾阳虚之象。阳虚则水运不化，水湿凝聚成痰，故甲减患者可合并黏液性水肿；阳虚无以运血，故瘀血之象可兼夹而见。肝气内郁，气机郁滞，津凝成痰，痰气交阻于颈，痰阻血瘀，遂成瘿肿。由于妇女多见性情抑郁，多思多虑，加之经、产期肾气亏虚，外邪乘虚而入，造成妇女易患甲状腺疾病，因此甲状腺疾病女性患者多于男性。另外，部分患者尚见皮肤粗糙、少汗、大便秘结、苔少、舌红，此乃阳损及阴，阴阳两虚而见阴津不足之象。

总之，阳虚为甲减之病本，肾阳虚衰，命火不足是其关键，病位又常涉及脾、心、肝三脏，而见脾肾阳虚、心肾阳虚，并常伴肝气郁滞或肝阳上亢之证，阳损及阴，阴阳两虚也是常见证型。痰浊瘀血则为其病之标，黏液性水肿即为痰浊之象，源于脾肾阳虚不能运化水湿，聚而成痰；瘿肿即为痰气交阻于颈，痰阻血瘀而成。

二、诊断

甲减的诊断包括明确甲减、病变定位及查明病因3个步骤。

呆小病的早期诊断极为重要，应创造条件将血清甲状腺激素及TSH列为新生儿常规检测项目。争取早日确诊和治疗以避免或尽可能减轻永久性智力发育缺陷。成人甲减典型病例诊断不难，但轻症及不典型者，早期诊断并不容易，重要的是医生考虑到本病可能，进行甲状腺功能检查，以确定诊断。一般来说，TSH增高伴FT_4低于正常即可诊断原发性甲减，T_3价值不大。在下丘脑和垂体性甲减，TSH正常或降低，靠FT_4降低诊断。TRH兴奋试验有助于定位病变在下丘脑还是垂体。

（一）临床表现

一般表现有易疲劳、怕冷、记忆力减退、反应迟钝、精神抑郁、嗜睡、体重增加、便秘、月经不调、肌肉痉挛等。体检可见表情淡漠、面色苍白、皮肤干燥粗糙、黏液性水肿面容、毛发稀疏、眉毛外1/3脱落等。

（二）辅助检查

1. 直接依据

（1）血清TSH和T_3、T_4是最有用的检测项目原发性甲减，TSH可升高；而垂体性或下丘脑性甲减，则偏低乃至测不出，可伴有其他腺垂体激素分泌低下。除消耗性甲减及甲状腺激素抵抗外，不管何种类型甲减，血清总T_4和FT_4均低下，血清T_3测定轻症患者可在正常范围。由于总T_3、T_4受TBG的影响，故可测定游离T_3、T_4协助诊断。亚临床甲减仅有TSH增高，血清T_4正常。

（2）甲状腺摄^{131}I率明显低于正常，常为低平曲线。

（3）促甲状腺激素释放激素试验（TRH兴奋试验）：如TSH原来正常或偏低者，在TRH刺激后引起升高，并呈延迟反应，表明病变在下丘脑。如TSH为正常低值、正常或略高而TRH刺激后血中TSH不升高或呈低（弱）反应，表明病变在垂体或为垂体TSH储备功能降低。如TSH原属偏高，TRH刺激后更明显，表明病变在甲状腺。

（4）抗体测定：怀疑甲减由自身免疫性甲状腺炎所引起时，应测定甲状腺球蛋白抗体（TgAb）、甲状腺微粒体抗体（MCA）和甲状腺过氧化物酶抗体（TPOAb），其中以MCA和TPOAb的敏感性和特异性较高。

2. 间接依据

（1）血红蛋白及红细胞减少：常呈轻、中度贫血，小细胞性、正常细胞性、大细胞性贫血三者均可见。

（2）血脂：血清甘油三酯、LDL-C常增高，HDL-C降低。

（3）X线检查：可见心脏向两侧增大，可伴心包积液和胸腔积液；部分患者蝶鞍增大。

（4）基础代谢率降低：常在-45%～-35%，有时可达-70%。

三、鉴别诊断

早期或轻症甲减患者症状不典型，需行甲状腺功能检查明确诊断，注意与以下疾病相鉴别。

（一）贫血

甲减患者可合并贫血，需与其他原因的贫血鉴别。甲减患者常有基础代谢率降低、反应迟钝等表现，血清甲状腺激素和甲状腺摄^{131}I率均有助于鉴别。

（二）蝶鞍增大

应与垂体瘤鉴别。伴溢乳者需与垂体催乳素瘤鉴别。

（三）慢性肾炎

甲减病人的黏液性水肿与肾炎水肿的临床症状有些相似，二者均有脑力及体力活动缓慢、皮肤苍白水肿、食欲减退、贫血、血胆固醇增高等症状。二者的鉴别主要依靠肾炎的急性发病或病史、肾功能改变、蛋白尿及水肿的凹陷性与黏液性水肿的区别。

四、并发症

黏液性水肿昏迷，为黏液性水肿最严重的表现，多见于年老长期未获治疗者。大多在冬季寒冷时发病，受寒及感染是最常见的诱因，其他如创伤、手术、麻醉、使用镇静剂等均可促发。昏迷前常有嗜睡病史，昏迷时四肢松弛，反射消失，体温很低（可在33℃以下），呼吸浅慢，心动过缓，心音微弱，血压降低，休克，并可伴发心、肾衰竭，常威胁生命。

五、临证要点

（一）甲减的病机重点在阳虚

甲减的辨证首先要辨明病情、病位和病性。阳虚是甲减病人的临床主要表现，甲减患者往往带有典型的肾阳虚衰表现，如神疲乏力，畏寒怯冷，记忆力减退，毛发脱落，性欲低下等，但随患者个体差异及病情的不同，又或兼脾阳不足，或兼心阳不足，同时阳虚也可损阴，出现皮肤粗糙、干燥少汗、大便秘结等阴津不足的症状，辨证时应辨明病变脏腑，在肾在脾在心在肝，或数脏兼而有之。治疗时根据具体情况，可灵活化裁，不必拘泥。

（二）甲减的治疗关键是要处理好本虚与标实的关系

甲减的治疗关键是要处理好本虚与标实的关系。甲减之本虚证型，主要为肾阳虚衰，或兼脾阳不足，或兼心阳不足，阴阳两虚证。随病程迁延不愈，兼有水湿、痰浊、瘀血等留滞全身，甲减之标实可为肝气郁结、痰湿中阻、痰阻血瘀等。邪实为标，正虚为本。此时应注意处理好本虚与标实之间的关系，病程的不同阶段何者为主，根据患者病情，均衡二者关系方能取得良好效果。

（三）治疗甲减时需重视肝郁之证

临床中甲减患者多伴情志不畅、口苦心烦、失眠多梦等肝郁之证，尤其是甲亢甲状腺术后或放射碘治疗导致甲减的患者，肝郁之证更加明显，此时宜养血柔肝，疏肝药物选用药性平和之品，注意不可戕伐太过，以免损伤正气。

（四）肿胀病机重在气虚

甲减患者可有黏液性水肿，此肿胀按之随手即起，不留凹陷，与凹陷性水肿有别，与《黄帝内经》中之“肤胀”相似。古人有“肿为水溢，胀为气凝”的说法，因此，甲减之黏液性水肿当责之以气虚，治疗不宜用淡渗利湿之法，而宜用补肾健脾利湿，即补虚化浊之法。

六、辨证施治

（一）肾阳虚衰

主症：形寒怯冷，精神萎靡，表情淡漠，头昏嗜睡，思维迟钝，面色苍白，毛发稀疏，性欲减退，月经不调。舌淡胖，脉沉迟。

治法：温肾助阳，益气祛寒。

处方：桂附八味丸化裁。

黄芪 15g，党参 20g，熟附子 9g，肉桂 9g，肉苁蓉 9g，熟地黄 15g，山茱萸 15g，山药 15g，茯苓 15g，泽泻 15g。

本型是甲减的基本证型，其他证型均是在此基础上，又增脾阳、心阳虚衰或肾阴不足的表现，故温肾助阳益气是甲减的基本治法。本方宗《黄帝内经》“善补阳者，必于阴中求阳”之旨，故以桂附八味丸为主方化裁，桂附八味丸乃是以地黄、山茱萸、山药等滋阴剂为主，纳少量桂附于滋阴剂中，取其微微生火之义；茯苓、泽泻利水渗湿，意在补中寓泻，以使补而不腻；加入菟丝子、肉苁蓉之类，阴阳兼顾；黄芪、党参可助其温阳益气之力。若肾阳虚衰甚者，可伍以仙茅、仙灵脾、鹿茸加强温肾之功；若兼脾虚，则可配黄芪、党参、白术脾肾双补；若有血瘀征象，可加丹参、桃仁活血通脉。

（二）脾肾阳虚

主症：面浮无华，神疲肢软，手足麻木，四肢不温，少气懒言，头晕目眩，纳减腹胀，口淡乏味，畏寒便溏，男子阳痿，妇女月经不调或见崩漏。舌质淡胖，苔白滑或薄腻，脉弱濡软或沉迟无力。

治法：温中健脾，扶阳补肾。

处方：补中益气汤或香砂六君丸合四神丸加减。

黄芪 15g，党参 10g，白术 12g，茯苓 15g，熟附子 9g，补骨脂 15g，吴茱萸 6g，升麻 6g，当归 10g，砂仁 3g（后下），陈皮 6g，干姜 4 片，红枣 4 枚。

甲减虽主病在肾，但肾阳虚衰，火不暖土，则可累及后天脾土之运化，而见脾肾阳虚证，临床症状常见神疲乏力肢软的气虚症状，及纳呆口淡的脾虚症状，脾为运化之源，脾主统血，故可见贫血和妇女月经不调的症状。温补脾肾为本证治则，临床较为常用，常诸如参、芪、术、附并用，也可补肾、健脾交替应用。本方取补中益气汤之义，黄芪、党参、白术补益中气，升麻升提之；而且脾肾两虚，火不暖土，方用四神加减，附子、补骨脂、吴茱萸脾肾同补；姜、枣、陈皮、当归调和气血；本证除正虚外，常可有食滞及湿聚的情况，故酌加消导之品。临床应用如腹胀食滞者，可加大腹皮、焦三仙等；纳食减少，可加木香、砂仁；黏液性水肿患者脾肾阳虚证多见，此时可用茯苓、泽泻、车前子等利水消肿之品，但需在补肾健脾的基础上应用，不可孟浪攻逐水饮，不仅无益，反伤正气；脾虚下陷，可加白芪、柴胡以升提；妇女月经过多，可加阿胶、参三七以固冲涩经。

（三）心肾阳虚

主症：形寒肢冷，心悸怔忡，胸闷息短，面虚浮，头晕目眩，耳鸣重听，肢软无力。舌淡色黯，舌苔薄白，脉沉迟细弱，或见结代。

治法：温补心肾，强心复脉。

处方：真武汤合炙甘草汤加减。

黄芪15g，党参12g，熟附子9g，桂枝9g，茯苓15g，白芍药15g，猪苓15g，杜仲12g，生地10g，丹参15g，生姜30g，甘草15g。

心肾阳虚型是以肾阳不足及心阳衰微之证并见的证型，临床除形寒肢冷等阳虚表现外，以心动过缓、脉沉迟微弱等为主要表现，由于心阳虚衰，血运不足，心神失养，故可见头晕目眩、耳鸣重听，阳虚水泛故可见面虚浮、胸闷息短。故以真武汤合炙甘草汤化裁，温补心肾，强心复脉。心者以血为养，然必得阳气振奋以脉道通利，故方中生地、芍药、丹参以养血活血；而以大剂姜、桂、黄芪、党参以温阳通脉；附子温补肾阳；猪茯苓行有余之水。对心动过缓者，为鼓舞心阳，可酌加麻黄6g、细辛3g，以增加心率；若脉迟不复，或用参附汤、生脉散，并酌加细辛用量以鼓舞心阳。

（四）阴阳两虚

主症：畏寒肢冷，眩晕耳鸣，视物模糊，皮肤粗糙，小便清长或遗尿，大便秘结，口干咽燥，但喜热饮，男子阳痿，女子不孕。舌淡苔少，脉沉细。

治法：温润滋阴，调补阴阳。

处方：以六味地黄丸、左归丸等化裁。

熟地黄15g，山药15g，山萸肉12g，黄精20g，菟丝子9g，仙灵脾9g，肉苁蓉9g，何首乌15g，枸杞子12g，女贞子12g，茯苓15g，泽泻15g。

阳虚虽是甲减的基本证型，但是阴阳互根互用，临床上单纯的阳虚证候是很少见的，因此本型亦是甲减的常见证型。方中重用熟地等滋肾以填真阴；枸杞益精明目；山茱萸、何首乌滋肾益肝；同时黄精、菟丝子、仙灵脾等于养阴之中，勿忘阳虚为本，阴阳互补。对甲减临床症情应注意观察肾精不足及肾阴不足的表现，诸如本证之皮肤粗糙、大便秘结、口干咽燥、苔少脉细等表现，及时加入滋肾填精之品，是有助于本病的恢复的。若大量滋阴药物使用后，大便仍干结难下者，可酌加麻仁、枳实以通导；若阳虚明显者，可加附子、肉桂；阴虚明显者，加生地黄、生脉散等；本方阴柔滋腻之品较多，久服每宜滞碍脾胃，故宜加入陈皮、砂仁理气醒脾。

七、西医治疗

（一）甲状腺激素减退症的治疗

用甲状腺激素替代治疗效果显著，一般需长期服用。使用的药物制剂用合成甲状腺激素及从动物甲状腺中获得的含甲状腺激素的粗制剂。甲状腺激素替代尽可能应用LT_4，LT_4在外周脱碘持续产生T_3，更接近生理状态。T_3药效撤退较快，不宜作为甲减的长期治疗，其宜发生医源性甲亢，老年患者对T_3的有害作用较为敏感，甲状腺片由于含量不甚稳定，故一般亦不作推荐。

1. 左甲状腺素（LT_4） LT_4 替代治疗的起始剂量及随访间期可因患者的年龄、体重、心脏情况以及甲减的病程及程度而不同。一般应从小剂量开始，常用的起始剂量为 LT_4 每天1～2次，每次口服25 μg，之后逐步增加，每次剂量调整后一般应在6～8周后复查甲状腺功能以评价剂量是否适当，原发性甲减患者在TSH降至正常范围后6个月复查1次，之后随访间期可延长至每年1次。一般每天维持量为100～150μg LT_4，成人甲减完全替代 LT_4 剂量为1.6～1.8μg/（kg·d）。

2. 甲状腺片 应用普遍，从每天20～40mg开始，根据症状缓解情况和甲状腺功能检查结果逐步增加。因其起效较 LT_4 快，调整剂量的间隔时间可为数天。已用至240mg而不见效者，应考虑诊断是否正确或为周围性甲减。治疗过程中如有心悸、心律不齐、心动过速、失眠、烦躁、多汗等症状，应减少用量或暂停服用。

3. 三碘甲状腺原氨酸（T_3） T_{320}～25μg相当于甲状腺片60mg。T_3 每天剂量为60～100μg。T_3 的作用比 LT_4 和甲状腺片制剂快而强，但作用时间较短。

（二）黏液性水肿昏迷的治疗

1. 甲状腺制剂 常首选快速作用的三碘甲状腺原氨酸（T_3），开始阶段，最好用静脉注射制剂，首次40～120μg，以 T_3 每6小时静注5～15μg，直至患者清醒改为口服。如无此剂型，可将三碘甲状腺原氨酸片剂研细加水鼻饲，每4～6小时1次，每次20～30μg。

2. 给氧 保持呼吸道通畅，必要时可气管切开或插管。

3. 保暖 用增加被褥及提高室温等办法保暖，室内气温调节要逐渐递增，以免耗氧骤增对患者不利。

4. 肾上腺皮质激素 每4～6小时给氢化可的松50～100mg，清醒后递减或撤去。

5. 其他 积极控制感染；补给葡萄糖溶液及复合维生素B，但补液量不能过多，以免诱发心衰；经上述处理血压不升者，可用少量升压药，但升压药和甲状腺激素合用易发生心律失常。

八、饮食调护

（1）甲减病人机体代谢降低，产热减少，故饮食应适当增加富含热量的食物，如乳类、鱼类、蛋类及豆制品、瘦肉等。平时可多食些甜食，以补充热量。

（2）甲减病人胃肠蠕动功能下降，常有脾虚表现，口淡无味，消化不良，因此饮食应以易于消化吸收的食物为主，生硬、煎炸及过分油腻食品不宜食用。

（3）食疗：阳虚明显时可用桂圆、红枣、莲子肉等煮汤，妇女可在冬令配合进食阿胶、核桃、黑芝麻等气血双补。

（刘昊雯）

第三节 糖尿病

糖尿病是一组由于胰岛素分泌缺陷及（或）胰岛素作用缺陷引起的以血浆葡萄糖升高为特征的代谢性疾病群。早期轻症可无症状，血糖明显升高时可出现多尿、多饮、体重减轻，严重者可发生酮症酸中毒、高渗性高血糖状态等急性并发症危及生命。糖尿病患者长期代谢紊乱，血糖升高可导致眼、肾、神经、血管及心脏等组织器官损害，引起脏器功能障碍以致功能衰竭：在这些慢性并发症中，视网膜病变可导致视力丧失；肾病可导致肾衰竭；周围神经病变可导致下肢溃疡、坏疽、截肢和关节病变的危险；自主神经病变可引起胃肠道、泌尿生殖系统及心血管等症状与性功能障碍；周围血管及心脑血管并发症明显增加，并常合并有高血压、脂代谢异常 = 如不进行积极防治，将使糖尿病患者的生活质量降低，寿命缩短，病死率增高。糖尿病是一种世界性的流行性疾病，其患病率日益增高，2009 年 10 月 21 日国际糖尿病联合会（IDF）公布了最新数据，全球糖尿病患者已经达到了 2.85 亿。中国糖尿病患病率亦在急剧增高，从 20 世纪 80 ~90 年代中期增加了 4 ~5 倍，截至 2010 年中国的糖尿病患者人数已达 9 200 万，糖尿病前期患者 1.48 亿，成为全球糖尿病患者人数最多的国家。

糖尿病在中医文献中一般被称为“消渴”、“消渴病”。在中医古典医籍《黄帝内经》中有“消渴”、“消”、“消瘅”、“鬲消”、“肺消”、“消中”等不同病名的记载。《外台秘要》引《古今录验方》云：“渴而饮水多，小便数，无脂似麸片甜者，皆是消渴病也。”因此有学者根据《外台秘要》对消渴病的描述，认为将糖尿病称为“消渴病”更为确切。

一、病因病理

中医认为消渴病是一个复合病因的综合病证。素体阴虚，五脏虚弱是消渴病发病的内在因素；过食肥甘、形体肥胖、情志失调、外感六淫、房劳过度为消渴病发病的重要环境因素。过食肥甘厚味，损伤脾胃，积热内蕴；精神刺激，气郁化火；外感六淫，毒邪侵害；劳欲过度，损耗阴精。以上诸因皆可导致阴津亏耗，燥热偏盛，发生消渴病。

消渴病早期，基本病机为阴津亏耗，燥热偏盛，阴虚为本，燥热为标。病变部位主要在肺、脾（胃）、肾三脏，尤以肾为主。肺主气，为水之上源，敷布津液，肺热津伤则口渴多饮；胃为水谷之海，主腐熟水谷，胃热炽盛则多食善饥；肾主水，藏精，司开合，肾阴亏损，阴损阳盛，肾之开合失司，固摄无权，水谷精微直势下泄，则尿多而甜，或尿浊如脂膏。由于大量水谷精微随尿排出，不能濡养肌肉，故形体日渐消瘦。部分患者由于阴津极度耗损，虚阳浮越，浊邪上逆，可见头痛烦躁、恶心呕吐、目眶内陷、唇舌干红、息深而长等症，甚则阴竭阳脱而见四肢厥冷、脉微欲绝、昏迷等危象。

消渴病中期，基本病机为阴损耗气，气阴两虚，痰瘀阻络，而导致多种慢性并发症的发生。消渴病阴虚主要由于素体阴虚．燥热伤阴所致；气虚主要由于阴损耗气，燥热伤气，先天不足，后天失养，过度安逸，体力活动减少所致；痰浊主要由于过食肥甘厚味，损伤脾胃，健运失职，聚湿成痰所致；瘀血主要由于热灼津亏，气滞血瘀、气虚血瘀、阳虚寒凝、痰湿阻络而致。气阴两虚，心之脉络瘀阻则出现胸痹、心痛、心悸、怔忡等心系并发症，称为消渴病心病；气阴两虚，脑之脉络瘀阻则出现眩晕、中风偏瘫、口僻、健忘、痴呆等脑系并发症，称为消渴病脑病；气阴两虚，肾络瘀阻则出现尿浊、水肿、腰疼、癃闭、关格等肾系并发症，称为消渴病肾病；肝肾亏虚，目络瘀滞，则出现视物模糊、双目干涩、内障、眼底出血，甚则目盲失明等眼部并发症，称为消渴病眼病；肝肾阴虚，络气虚滞，经脉失养，则肢体麻木、疼痛、感觉障碍，晚期出现肌肉萎缩等肢体并发症，称为消渴病痹痿；气阴两虚，肢体脉络瘀阻，则出现肢端发凉，患肢疼痛，间歇跛行，甚则肢端坏疽等足部并发症，称为消渴病脱疽；脉络瘀阻，燥热内结，蕴毒成脓则发疮疖、痈疽；疮毒内陷，邪热攻心，扰乱神明，则神昏谵语；若肺肾气阴两虚，感受外邪则出现感冒、肺热咳嗽，或并发肺痨；肾开窍于耳，肾主骨，齿为骨之余，肝肾精血亏虚则耳鸣耳聋、齿摇齿落；肝胆气郁，湿浊瘀血阻滞则出现肋疼、黄疸、肝病；肝肾阴虚，湿热下注膀胱则出现尿频急疼、小腹坠胀；若脾气虚弱，胃失和降则出现泄泻、呕吐、痞满、呃逆等症；若胃热炽盛，心脾积热则牙龈脓肿，口舌生疮；皮肤脉络瘀阻，皮肤失去气血濡养，或兼感受风湿毒邪，则出现皮肤瘙痒、皮肤疖肿、皮癣、水疱、紫癜、溃疡等多种皮肤病变。

消渴病晚期，基本病机为阴损及阳，阴阳俱虚，脏腑功能衰败，痰瘀浊毒内生。脾阳亏虚，肾阳衰败，水湿潴留，浊毒内停，壅塞三焦则出现全身浮肿，四肢厥冷，纳呆呕恶，面色苍白，尿少尿闭等症；心肾阳衰，阳不化阴，水湿浊邪上凌心肺则出现胸闷心悸，水肿喘促，不能平卧，甚则突然出现心阳欲脱，大汗淋漓，四肢厥逆，脉微欲绝等危候；肝肾阴竭，五脏之气衰微，虚阳外脱，则出现猝然昏仆，神志昏迷，目合口张，鼻鼾息微，手撒肢冷，二便自遗等阴阳离决之象。临床资料表明消渴病晚期大多因并发消渴病心病、消渴病脑病、消渴病肾病而死亡。

二、诊断

（一）糖尿病的临床表现

糖尿病的临床表现可概括为糖、脂肪及蛋白质代谢紊乱综合征和急慢性并发症及伴发病的临床表现两部分。高血糖是糖尿病的基本特征。血糖异常升高时可出现典型的多尿、多饮、体重减轻、乏力等代谢紊乱的表现。轻症无症状的糖尿病患者则完全依靠化验诊断。不少患者是由于并发症如视物模糊、白内障、化脓性皮肤感染、胆囊炎、肺结核、冠心病、脑血管病、高脂血症、妇女外阴瘙痒等发现糖尿病，甚至酮症酸中毒或高渗昏迷入院就诊。育龄妇女可有多次小产、死胎、胎儿畸形、巨婴、羊水过多、先兆子痫等病史而发现本病。不少病人无糖尿病症状及并发症表现，只是在体检时发现。因此不论有无症状及并发症，关键在于首先考虑到糖尿病的可能性而进行血糖检查，方可确诊。必要时应作口服葡萄糖耐量试验（OGTT）。

（二）糖尿病的诊断与分型

1. 糖尿病的诊断标准　1999 年世界卫生组织（WHO）制订的糖尿病诊断标准如下（静脉血浆真糖法，服葡萄糖 75g，采用葡萄糖氧化酶法）。

（1）有糖尿病症状：①一日中任意时候血糖水平≥11.1mmol/L（200mg/dl）者；②空腹血糖≥7.0mmol/L（126mg/dl）者；③空腹血糖≤7.0mmol/L（126mg/dl）但已口服 75g 葡萄糖耐量试验 2 小时血糖≥11.1mmol/L（200mg/dl）者。具备以上任何 1 项即诊断糖尿病。

（2）无糖尿病症状：①空腹血糖≥7.0mmol/L（126mg/dl）（2 次）者；②第一次 $OGTT_2$ 小时血糖≥11.1mmol/L（200mg/dl）者，重复一次 $OGTT_2$ 小时血糖≥11.1mmol/L（200mg/dl）者或重复一次空腹血糖≥7.0mmol/L（126mg/dl）者。具备以上其中 1 项即诊断糖尿病。

另外诊断标准中还提出了糖调节受损——糖尿病前期的诊断，血糖水平已高于正常，但尚未达到目前划定的糖尿病诊断标准，称为糖调节受损期（IGR），此期包括空腹血糖受损

（IFG）及糖耐量受损（IGT，以往称为糖耐量减退或低减）。糖尿病及 IGT/IFG 的血糖诊断标准。

2. 糖尿病的分型　糖尿病分型包括临床阶段及病因分型两方面。

临床阶段包括正常血糖和高血糖 2 个阶段。高血糖阶段中又分为：①糖调节受损；②糖尿病。糖尿病进展中可经过不需用胰岛素、为控制糖代谢而需用胰岛素及为了生存而需用胰岛素 3 个过程。患者可在阶段间逆转（如经生活方式或药物干预后）、可进展或停滞于某一阶段。患者可毕生停滞于某一阶段，不一定最终均进入需胰岛素维持生存的状态。

病因分型是指根据对糖尿病病因的认识，将糖尿病分为四大类，即 1 型糖尿病、2 型糖尿病、其他特殊类型糖尿病及妊娠糖尿病。其中 1 型糖尿病又分为 2 个亚型，其他特殊类型糖尿病有 8 个亚型。

（1）1 型糖尿病（胰岛 B 细胞破坏导致胰岛素绝对缺乏）：①免疫介导性。②特发性。

（2）2 型糖尿病（从主要以胰岛素抵抗为主伴相对胰岛素不足到主要以胰岛素分泌缺陷伴胰岛素抵抗）。

（3）其他特殊类型糖尿病：①β 细胞功能的遗传缺陷：染色体 12 $MODY_3$/肝细胞核因子 1α（HNF－1α）基因；染色体 7 $MODY_2$/葡萄糖激酶（GCK）基因；染色体 20 $MODY_1$/肝细胞核因子 4α（HNF－4α）基因；染色体 13 $MODY_4$/胰岛素启动因子 1（IPF_1）基因；染色体 17 MODY5/肝细胞核因子 1β（HNF－1β）基因；染色体 2 $MODY_6$/神经源性分化因子/β 细胞 E－核转录激活物 2（Neuro D_1/BETA）线粒体 DNA 常见为 tRNAleu（UUR）基因 nt3243 A G 突变。②胰岛素作用的遗传缺陷：A 型胰岛素抵抗，小精灵样综合征及 Rabson－Mendenhall 综合征（胰岛素受体基因的不同类型突变），脂肪萎缩型糖尿病（全身性及局部性脂肪萎缩，遗传性及获得性脂肪萎缩）。③胰腺外分泌病变：胰腺炎、创伤/胰腺切除术后、胰腺肿瘤、胰腺囊性纤维化、血色病、纤维钙化性胰腺病及其他。④内分泌病：肢端肥大症、Cushing 综合征、胰升糖素瘤、嗜铬细胞瘤、甲状腺功能亢进症、生长抑素瘤及其他。⑤药物或化学品诱导：vacor（杀鼠剂）、喷他脒、烟酸、糖皮质激素、甲状腺激素、二氮嗪、β 肾上腺素受体激动剂、噻嗪类利尿剂、苯妥英钠、干扰素 α 及其他。⑥感染：先天性风疹、巨细胞病毒感染及其他。⑦免疫介导的罕见类型：僵人综合征、抗胰岛素受体抗体及其他。⑧伴糖尿病的其他遗传综合征：Down 综合征、Tumer 综合征、Klinefelter 综合征、Wolfram 综合征、Friedreich 共济失调、Huntington 舞蹈症、Laurence－Moon－Biedel 综合征、强直性肌营养不良、Prader－Willi 综合征及其他。

（4）妊娠糖尿病（GDM）。

三、鉴别诊断

多种因素及疾病可引起葡萄糖耐量减低或空腹高血糖，须与原发性糖尿病相鉴别。

（一）肝脏疾病

肝病患者常有糖代谢异常，空腹血糖往往降低或正常，但葡萄糖耐量减低。肝炎病毒可累及胰岛 β 细胞而发生糖尿病。

（二）肢端肥大症

由于生长激素分泌过多拮抗胰岛素的作用引起糖代谢紊乱，可出现垂体性糖尿病，应与原因不明性糖尿病鉴别，典型的肢端肥大症表现有助于诊断。

（三）Cushing 综合征（皮质醇增多症）

肾上腺皮质激素可促使糖原异生，抑制己糖磷酸激酶和对抗胰岛素，可致糖耐量异常，甚至糖尿病，典型的 Cushing 综合征有助于诊断。

（四）其他

嗜铬细胞瘤、胰岛 α 细胞瘤、甲状腺功能亢进症均可出现高血糖，应结合临床表现及实验室检查与糖尿病相鉴别。

慢性肾脏疾病可因肾小管对葡萄糖重吸收功能障碍而出现肾性糖尿；应激状态如急性感染、创伤、烧伤、心肌梗死、脑血管意外等可出现应激性高血糖，均应与糖尿病相鉴别。

四、并发症

（1）糖尿病酮症酸中毒及昏迷。

（2）糖尿病高渗性高血糖状态：多发生于那些已有数周多尿，体重减轻和饮食减少病史的老年 2 型糖尿病患者，指上述患者最终出现的精神错乱或昏睡、昏迷的状态。

（3）糖尿病乳酸性酸中毒：凡是口服双胍类降糖药的糖尿病患者有严重酸中毒而酮体无明显增高者，应考虑本病。

（4）各种感染：

1）皮肤感染疖、痈、蜂窝织炎、毛囊炎，甚引起败血症。另外还有体癣、甲癣及足癣等。

2）呼吸系统感染肺炎、肺结核等。

3）泌尿系统感染尿路感染、肾盂肾炎、坏死性肾乳头炎，女性患者可伴有真菌性阴道炎。

4）胆囊、胆道感染，胆石症，牙周病。

（5）心血管病变：自应用胰岛素与抗生素治疗后，糖尿病性昏迷和感染的死亡率急剧下降，然因血管损害而死亡者逐渐增加，据 Joslin Clinic 统计，糖尿病死于心脏病者占 54.6%，死于脑血管病者占 10.0%，肾脏病死亡 8%。包括其他血管损害死亡共占 74.2%。

1）糖尿病心脏病：糖尿病心脏病是指糖尿病病人所并发或伴发的心脏病，包括冠状动脉粥样硬化性心脏病、糖尿病性心肌病、微血管病变和自主神经功能紊乱所致的心律及心功能失常，其临床特点是：休息时心动过速、无痛性心肌梗死、体位性低血压、猝死。

2）糖尿病性高血压：患病率可高达 40% ~80%，比非糖尿病病人高 4 ~5 倍。

3）糖尿病性闭塞性动脉硬化症及糖尿病性肢端坏疽：糖尿病病人动脉硬化发生率比非糖尿病病人高 10 多倍，因闭塞性动脉硬化症做手术的约 24.6% 的病人伴有糖尿病。糖尿病性下肢坏疽发病率国内为 0.7% ~1.7%，国外为 5.8% ~6.3%。糖尿病病人足坏疽的发生率比非糖尿病高 17 倍，在美国 5/6 的截肢病人是糖尿病性坏疽所致。通常可分为湿性坏疽、干性坏疽及混合型坏疽 3 个类型。

（6）脑血管病：糖尿病脑血管病发生率较非糖尿病患者高出 1 倍以上，据国外 2 254 例脑血管病例分析，糖尿病患者占 20% ~30%，以缺血性脑梗死为多。

（7）糖尿病肾病。

（8）糖尿病眼部并发症：

1）糖尿病性视网膜病变：其发病率很高，糖尿病的致盲率为普通人群的25倍，目前糖尿病性视网膜病变已成为四大主要致盲疾病之一。糖尿病性视网膜病变可分为非增生性糖尿病性视网膜病变（NPDR）和增生性糖尿病性视网膜病变两大类。2003年国际糖尿病性视网膜病变的分期标准如下（见表21－1）。

表21－1 糖尿病性视网膜病变的分期标准

病变严重程度	眼底表现
无明显糖尿病性视网膜病变	眼底正常
轻度NPDR	仅有微血管瘤
中度NPDR	介于轻度与重度之间
重度NPDR	具有以下任一表现
	4个象限中任一象限有20个以上的视网膜出血
	2个象限的静脉串珠，1个象限的视网膜内微血管异常，但无增生性改变
增殖性糖尿病性视网膜病变	具有以下任一表现
	新生血管形成
	玻璃体或视网膜前出血

2）白内障：糖尿病病人的白内障可分为两类：①真正的糖尿病性白内障，主要发生于年轻的严重糖尿病患者，较少见。②老年性白内障，在糖尿病病人中较非糖尿病病人发生率高，发生年龄早，成熟较快。

（9）糖尿病性神经病变：糖尿病性神经病变可累及全身神经系统任何部分，但以糖尿病周围神经病变及自主神经病变最为多见。周围神经病变早期症状以感觉障碍为主，呈对称性下肢疼痛、灼痛或钻凿痛，或痛如截肢，夜间更甚，或诉有麻木、蚁走、虫爬、发热、触电样感觉异常。分布如袜子、手套，感觉常减退，当累及运动神经时，肌力常有不同程度的减退，晚期有营养不良性萎缩。体征：跟腱反射、膝腱反射减弱或消失；震动觉、位置觉减低或消失。

自主神经病变可出现：休息时心率增加，常大于90次/分钟、直立性低血压、无痛性心肌梗死，甚则猝死，阳痿、不育、神经源性膀胱、尿潴留或尿失禁；食道、胃、胆囊张力低下。腹泻、便秘、泌汗异常、瞳孔调节失常，等等。颅神经病变：以第3、6对颅神经受累较多，除眼肌麻痹外有复视、睑下垂、眼球后痛，同侧头痛等。

（10）其他并发症：如糖尿病皮肤损害、糖尿病骨关节病变，等等。

五、临证要点

（一）中医治疗可分3个阶段

早期基本病机为阴津亏耗，燥热偏盛，阴虚为本，燥热为标。临床表现可出现典型的多尿、多饮、体重减轻、乏力等代谢紊乱症状，治宜滋阴清热，生津止渴；部分表现为气阴两虚，可益气养阴。

中期基本病机为气阴两虚，脉络瘀阻，临床表现三多不明显，多出现多种慢性并发症，治则以益气养阴、活血化瘀为主。

晚期阴损及阳而致阴阳俱虚，脏腑功能衰败，津液代谢障碍，气血运行障碍，痰瘀互结，精血亏损，并发症加剧，甚至致死致残，此时治疗以调补阴阳、化痰活血、利湿降浊为主。

（二）治疗上佐以理气、化痰、清热、利湿、通络等

本病病程漫长，病情复杂，在整个病变过程中除上述基本病机外，常兼夹气滞、痰热、湿热、热毒、水湿潴留、瘀血阻滞等证候，治疗应在基本大法上佐以理气、化痰、清热、利湿、通络等治法，以提高疗效。

（三）糖尿病的辨证需重视八钢、气血津液、脏腑辨证相结合

本病的辨证分类，古代医家多按照本病的三多症状分为三消论治，但三消分类有一定局限性：①三消的症状有着密切的内在联系，不能截然分开；②三消分类不能全部概括本病（包括并发症）的病机及临床表现。故本文辨证施治部分采用了八纲、气血津液、脏腑辨证相结合的方法。同时为了便于临床治疗，把糖尿病分为本证及并发症两部分加以叙述。

六、辨证施治

（一）糖尿病本证

1. 阴虚燥热　主症：口燥咽干，烦渴多饮，尿频量多，或多食易饥，体重减轻，或大便减少，或大便干结。舌红少津，苔白或苔黄而干，脉洪数或滑实有力。

治法：滋阴清热，生津止渴。

处方：增液汤、消渴方、白虎汤加减。

生地30g，玄参30g，麦冬10g，生石膏30g，知母12g，花粉30g，枳实10g，丹参30g。

本证多见于糖尿病早期阶段。临床特征是三多症状及高血糖，临床观察当血糖 > 13.9mmol/L（250mg%）时，三多症状更为明显。本证病机为阴虚燥热，包括肺热津伤及胃热炽盛或肠燥津伤等病机，故治疗上以滋阴清热为主。方中增液汤增液滋阴，消渴方、白虎汤清热生津。方中大队滋阴清热药对改善口渴多饮、便干有较好疗效，但个别病人服后有腹胀感，后来笔者加枳实一味，腹胀的不良反应解除，于是每当治疗这类病人均加枳实，以防气滞腹胀。鉴于糖尿病大多存在高凝状态，故加丹参以加强活血化瘀。

据观察，此组病人70% ~80%有便秘这一症，主要是由于多尿使肠燥津伤所致。一般的便秘服上方可以解除，服药后仍便结不通可加厚朴6 ~10g、生大黄8 ~10g（后下）或改用增液承气汤；由于患者初次发现糖尿病，多有精神紧张或肝郁不舒的表现，可加服四逆散以疏肝解郁，调畅气机；若烦渴甚，可加重石膏用量，加乌梅10g；若三多症状明显，且伴有疲乏者，可改用白虎加人参汤。药理研究证明，白虎汤、白虎加人参汤都有明显的降低血糖作用。本证的方药多偏寒凉，不宜长期大量服用，以免败伤胃气。一般随着血糖的下降，症状也会相应改善。当三多症状不明显或自觉乏力时应改为益气养阴或佐活血治疗。素体脾胃虚弱或既往有胃病史者宜合用益胃之品，酌去寒凉滋阴之类中药，

2. 气阴两虚　主症：无明显的多饮、多尿、多食症状，仅有口干咽干，或有便于，倦怠乏力，易疲劳，或心悸气短，或自汗盗汗，或头晕耳鸣。舌体胖或有齿痕，苔白，脉弦细或沉细。

治法：益气养阴。

处方：生脉散合增液汤加减。

太子参15g，黄精20～30g，麦冬10g，五味子10g，生地30g，玄参20g，葛根12g，花粉30g。

本证多由阴虚燥热证经治疗后转化而来的；或虽未服中药治疗但已口服西药降糖药治疗；部分病人并无明显症状。在辨证时应以三多不甚明显、口干、乏力、舌胖为主要依据。若气虚明显者，可将太子参改为黄芪或人参，而黄芪、人参虽补气力强，但多温燥对阴虚明显且大便干结者不宜多用；若以脾胃气虚为主，症见倦怠乏力、脘痞便溏、苔白腻者可改用七味白术散健脾益气；若以阴虚为主且三多症状较明显者可改用白虎加人参汤。

3. 气阴两虚兼瘀　主症：在气阴两虚基础上，兼有多种并发症表现，如视物模糊，胸闷憋气或心前区痛，下肢麻木疼痛，半身不遂等。血黏度增高，血小板聚集率增强，甲皱微循环异常，脑CT检查可见血栓及梗死。舌胖或有齿印，舌质紫黯或有瘀斑，舌腹静脉紫黯怒张，脉沉细或细数。

治法：益气养阴，活血化瘀。

处方：益气养阴活血方。

太子参15g，黄精30g，生地30g，玄参20g，丹参30g，川芎15～30g，桃仁6～10g，虎杖15～30g，生大黄8～10g，葛根10～15g，当归10g，枳实10g。

20世纪70年代祝谌予教授提出应用活血化瘀法治疗糖尿病，后设降糖活血方治疗血瘀型糖尿病。近年有关糖尿病瘀血的研究不断深入。笔者曾在总结558例糖尿病临床资料时发现，糖尿病单纯血瘀型较少，多与气阴两虚并存，其临床特点是：病程相对较长；典型的三多症状不明显；多伴有多种慢性并发症。辨证以口干、乏力、舌胖质黯或有瘀斑瘀点为主要依据。因此提出气阴两虚，脉络瘀阻是糖尿病慢性并发症的病理基础，并将气阴两虚兼瘀作为糖尿病的一个独立证型提出研究。据全国中医糖尿病协作组1 504例资料统计，气阴两虚兼瘀型占34.6%。

益气养阴活血方经多年的临床验证，其具有一定的降低血糖、血脂，改善微循环的作用，适应证广，长期服用未发现明显的不良反应。方中太子参、黄精益气，生地、玄参滋阴，当归、丹参、川芎、桃仁、虎杖、生大黄活血化瘀，枳实理气以加强活血作用。实验研究表明：黄精、生地，玄参、葛根均有降糖作用，且黄精、虎杖具有降脂作用，当归、丹参、川芎、桃仁具有抑制血小板黏附聚集，改善微循环的作用。

若以胸闷憋气为主，可加佛手10g、瓜蒌15g、香附10g；若以腰膝酸痛为主，可加狗脊15g、牛膝15g、木瓜30g；若口渴甚加生石膏30g、知母12g；若舌苔厚腻，痰湿为主者可加半夏10g、瓜蒌15g、藿香10g、佩兰10g；兼有皮肤疖肿者合用五味消毒饮；兼尿频、尿急、尿热者合用八正散加减；眼底出血者加槐花炭10g、三七粉3g（分冲），或加用云南白药。

4. 肝肾阴虚　主症：尿频量多，尿浊如脂膏，腰膝酸软，口干无明显多饮，头晕耳鸣，或视物模糊，双目干涩或多梦遗精。舌红少苔，脉沉细。

治法：滋补肝肾，兼以活血。

处方：六味地黄汤加味。

生地20g，熟地10g，茯苓10g，山萸肉10g，山药15～30g，丹皮10g，丹参30g，泽泻10g，当归10g，葛根10g。

本证有相当一部分病人属老年糖尿病患者，临床无明显的三多症状，以腰酸乏力、口干为主，治疗上长期服用六味地黄丸及玉泉丸，并配合气功（内养功、松静功等）、食疗及适当的运动（如打太极拳、步行等）治疗，疗效较为满意，部分不用西药就能满意地控制血糖，若合并视网膜病变及白内障早期可服用石斛夜光丸或杞菊地黄丸。若阴虚火旺，多梦失眠者可改服知柏地黄丸。

5. 阴阳两虚　主症：小便频数，尿浊如膏脂，口干咽干，腰膝酸软乏力，畏寒肢冷，耳轮干枯，面色黧黑，或面足浮肿，或阳痿。舌淡胖，苔白，脉沉细无力。

治法：温阳滋阴，补肾活血。

处方：金匮肾气丸加味。

熟地 10g，山药 15～30g，山萸肉 10g，泽泻 10g，丹皮 10g，茯苓 12g，丹参 30g，仙茅 15g，仙灵脾 15g，黄芪 30g，益母草 30g，制附片 6g，桂枝 10g。

本证多见于糖尿病后期，并发症较重，病情复杂，治疗颇为棘手。方中六味地黄汤滋补肾阴，桂附、二仙温肾补阳，黄芪、丹参、益母草益气活血。水肿明显者合用五苓散；水邪上犯，凌心射肺症见胸闷喘憋、不能平卧者，加葶苈子 30g、桑白皮 15g、泽兰 15g、猪茯苓各 30g；若精血亏损，阴阳俱虚者，可服用鹿茸丸。

（二）并发症

1. 糖尿病心脏病

（1）气阴两虚，心脉瘀阻：主症：胸闷心悸，或心前区刺痛，兼有气阴两虚诸症，舌唇发黯。舌体胖，舌质黯或紫黯或舌有瘀斑瘀点，苔白，脉沉弦细。

治法：益气养阴，活血通脉。

处方：生脉散合冠心Ⅱ号方。

太子参 15g，麦冬 10g，五味子 10g，生地 20g，玄参 20g，丹参 30g，赤芍 15g，川芎 10g，佛手 10g，葛根 10g。

本方由生脉散和冠心Ⅱ号方化裁而来，方中生脉散益气养阴，丹参、赤芍、川芎、佛手活血理气通脉。生地、玄参、葛根滋阴生津。适用于糖尿病合并冠心病、心绞痛患者，对改善胸闷、心悸、心前区痛有一定疗效。若兼气滞加香附 12g、香橼 10g、枳壳 10g；若心悸明显加生龙牡各 30g，酸枣仁、龙眼肉各 10g，或加服天王补心丹；心烦失眠加黄连 6g、丹皮 10g、龙齿 20g、远志 10g，或加服枣仁安神液。大便干燥加厚朴 8g、熟大黄 6～10g、瓜蒌 15g。对于此种病人可长期服用复方丹参片。若患者以胸闷为主，且伴体胖多痰、舌苔厚腻者，多为痰湿痹阻，可选用瓜蒌薤白白酒汤合二陈汤或合用冠心苏合丸。

（2）心气虚衰，水饮射肺：主症：胸闷喘憋，不能平卧，心悸气短，双下肢水肿，或咳吐白痰。舌胖或有齿印，舌质黯淡，苔白，脉沉细数。

治法：益气养心，肃肺利水。

处方：生脉散合葶苈大枣泻肺汤加减。

太子参 15～30g，麦冬 10g，五味子 10g，桑白皮 12g，丹参 30g，黄芪 30g，泽泻、泽兰各 15g，葶苈子 30g，猪苓、茯苓各 30g，车前子 10g（包煎）。

本方主要用于糖尿病心脏病或糖尿病肾病合并心功能不全的患者。方中生脉散益气通脉；丹参、黄芪益气活血利水；桑白皮、葶苈子肃肺利水，止咳平喘；泽泻、车前子、猪茯苓加强利水作用。临床观察本方有强心利尿的作用。强心作用不如洋地黄类药物明显，但无洋地黄的毒副作用；利尿作用比呋塞米弱，但不易引起电解质紊乱。若血压偏高可减黄芪加牛膝15g、木瓜30g。

2. 糖尿病脑血管病

（1）辨证施治：

1）阴虚风动，瘀血阻络：主症：突发半身不遂，或是偏身麻木，口角歪斜，舌强语謇，烦躁不安，失眠，眩晕耳鸣，手足心热，口渴多饮，尿赤便干。舌黯红少津，少苔或无苔，脉细数或弦细数。

治法：育阴息风，化瘀通络。

处方：育阴通络汤化裁。

生地20g，玄参15g，花粉20g，川石斛15g，钩藤30g，菊花10g，女贞子15g，桑寄生30g，枸杞子9g，赤白芍各15g，丹参15g，广地龙15g。

消渴病脑病患者以阴虚风动，脉络瘀阻多见。本方治在标本兼顾。方中以生地、玄参、花粉、川石斛滋阴清虚热，生津止渴；女贞子、桑寄生、枸杞子滋肝肾之阴，以滋水涵木；钩藤、甘菊花以平肝息风治其标证；以赤白芍、丹参、广地龙活血通经。若虚热征象不明显者，可酌减滋阴清热之品的用量及药味。风象突出，表现较急，病情发展迅速，眩晕耳鸣者，可重用息风药，加天麻10g、潼白蒺藜各15g、生石决明15g；肝肾阴虚明显，表现为失眠多梦，目干涩，腰膝酸软无力者，可加龟甲胶10g、鹿角胶10g；或改用六味地黄丸合血府逐瘀汤加减应用。

2）气阴两虚，脉络瘀阻：主症：半身不遂，偏身麻木，或见口角歪斜，或见舌强语謇，倦怠乏力，气短懒言，心烦热，心悸失眠，口干渴，自汗盗汗，小便或黄或赤，大便干。舌体胖大，边有齿痕，舌苔薄或见剥脱，脉弦细或兼见无力。

治法：益气养阴，活血通络。

处方：补阳还五汤合生脉散化裁。

黄芪25g，党参15g，山药20g，玄参20g，麦冬15g，葛根9g，五味子15g，当归15g，川芎15g，桃仁、红花各10g，赤白芍各10g，鸡血藤30g，牛膝10g，桑寄生20g。

此型在消渴病脑病中亦较多见，系消渴病日久气阴耗伤，脉络瘀阻所致，病情进展较为缓慢，其肢体偏瘫程度有轻有重。治疗时既要注重其肢体瘫痪、口角歪斜等中风症状，又要兼顾其原发病症状。方中以补阳还五汤益气活血，通经活络治疗新发病，以生脉散兼顾其阴虚之本。方中黄芪、党参、山药益气扶阳；玄参、麦冬养阴生津；葛根益胃升津；当归、川芎、桃仁、红花、赤白芍活血化瘀；鸡血藤、当归养血活血通经；牛膝、寄生滋补肝肾之阴以治本。若气虚明显甚及阳虚者，也酌加鹿茸末1.5g冲服，以温阳化气；伴言语謇涩者，加九节菖蒲12g、郁金12g；手足肿胀加茯苓30g、桂枝10g通阳利水。

3）风痰瘀血，痹阻脉络：主症：半身不遂，偏身麻木，口角歪斜，或舌强语言謇涩，头晕目眩。舌质黯淡，舌苔薄白或白腻，脉弦滑。

治法：化痰息风，活血通络，

处方：化痰通络汤化裁。

法半夏10g，生白术10g，天麻10g，胆星6g，丹参30g，香附15g，酒大黄5g。

证型在急性期多见，症状表现也较突出，治疗之时当抓住风、痰、瘀、阻4个关键。方中以半夏、生白术、胆星、天麻以化痰息风；丹参一味活血通经；香附行气以助血行。若风象突出，病情数变，肢体拘急不安，脉象弦者，可加钩藤30g、白蒺藜10g、白僵蚕15g以平肝息风；若痰象明显，神志迷蒙，头昏沉，言语涩滞，舌苔白厚腻者，加陈皮10g、茯苓20g、竹茹15g，或口服鲜竹沥水以增强化痰之力；若瘀血征象明显，肢体瘫痪较重，唇紫黯，舌有紫气，舌下脉络迂曲紫黯，脉行不畅，可加用当归10g、川芎15g、赤白芍各15g，或用水蛭10～15g、蛴螬6～10g等力猛之虫药以破血行瘀。此二味虫药，人们常畏其力峻而应用较少，笔者医院脑病内科常以此二药合用治疗瘀血重证，往往收效甚捷。但应注意，部分病人用量过大可出现胃肠道反应。

4）痰热腑实，风痰上扰：主症：突发半身不遂，偏身麻木，口角歪斜，语言謇涩，或见神昏谵语，烦扰不宁，头晕或痰多，气粗口臭，声高气促，大便3日以上未行。舌苔黄厚或黄褐而燥，脉弦滑，偏瘫侧脉弦滑而大。

治法：通腑化痰。

处方：通腑化痰汤加减。

生大黄10g，芒硝10g，全瓜蒌30g，胆星10g，丹参30g。

本证型在急性期多见。方中以生大黄、芒硝通腑导滞；胆南星、全瓜蒌清化痰热，丹参活血化瘀。如药后大便通畅，则腑气通，痰热减，神志障碍及偏瘫均可有一定程度好转。本方用硝、黄应视病情及体质而定，消渴病人素体多阴虚气虚，用量过猛过大，对病不利，一般用量控制在8～10g，以大便通泻，涤除痰热积滞为度，不可过量，待腑气通后应予清化痰热，活血通络，上方去硝、黄加赤芍15g，鸡血藤30g；若头晕重者可加钩藤15g、珍珠母30g。若病人腑气已通，而见烦躁不安，彻夜不眠，舌红，脉弦细数为痰热内蕴而阴虚已见，可酌选用鲜生地15g、沙参10g、麦冬15g、夜交藤30g等育阴安神之品，但亦不宜过多。

5）痰湿内蕴，蒙塞心神：主症：素体肥胖多湿多痰，湿痰内蕴，病发神昏，半身不遂而肢体松懈瘫软不温，面白唇黯，痰涎壅盛。舌黯淡，苔白厚腻，脉沉滑或沉缓。

治法：涤痰化湿，开窍醒神。

处方：涤痰汤加减送服苏合香丸。

法半夏10g，胆南星10g，枳实10g，橘红5g，党参10g，茯苓15g，菖蒲12g，竹茹12g，全瓜蒌30g，苏合香丸1丸（冲服）。

本类型患者多形体肥胖，痰湿内蕴。多在清晨空腹操劳而发病，方中以半夏、胆星、橘红燥湿化痰浊；全瓜蒌化痰清热；党参、茯苓、甘草健脾益气；竹茹、枳实和胃降浊；菖蒲祛痰开窍；苏合香丸芳香开窍。若痰湿久蕴化为痰热内闭，神昏谵语，可用安宫牛黄丸1丸，冲服，以清化痰热，开窍醒神。痰黄稠者，加竹沥、黄芩、贝母等。若属风痰闭阻，其症兼见舌强语謇，脉弦滑数者，可加天麻、生石决明、钩藤、全蝎各10g，以祛痰息风。急性期可用清开灵60～80ml加入500～1 000ml液体中静滴，每日1次，10～14天为一疗程。待痰浊或痰热祛除，神志转清，可据临床证候的转变，以活血通络为法处方。

6）气虚血瘀：主症：半身不遂，肢体偏瘫，偏身麻木，口角歪斜，口流清涎，言语謇涩，寡言少语，面色晄白，气短乏力，自汗出，心悸，大便溏，小便清长而多，手足肿胀。舌质黯淡，边有齿痕，舌下脉络黯紫，苔薄白或白腻，脉沉细或细弦。

治法：益气活血，通经活络。

处方：补阳还五汤加减。

生黄芪45g，当归尾15g，赤芍10g，川芎10g，桃仁10g，藏红花6g，川地龙15g，丹参

15g，鸡血藤30g，川牛膝12g。

本方是益气活血的有效方药。多用于消渴病脑病后遗症期以半身不遂为主者。方中以大量黄芪甘温升阳益气，原方用量达120g，用意颇深，现一般多用45～60g，配当归养血，合赤芍、川芎、红花、地龙以活血化瘀，鸡血藤以通经活血。原方中活血药较多，均具有活血通络之功，用时知其义即可，不必泥于其方其药，橘络、桑枝、炮山甲等均可酌选。方中当归、川芎名佛手散，唐宗海认为本散治经络脏腑诸瘀。笔者医院脑病内科应用佛手散，并重用岷当归治疗气虚血瘀之半身不遂，获良好效果。若偏瘫肢体属低张力型，松弛无力，可在方中加用党参30g，以增强益气之力，病情更重者，可加用鹿茸粉0.3g（冲服），蒸首乌15g，山萸肉、肉苁蓉各10g，以补益肝肾，助阳化气，推动气血运行。若兼语言不利者，可加菖蒲、远志、郁金、茯苓各10g，以祛痰开窍。若瘀血征象明显，舌有瘀斑或瘀点，舌下脉络紫黯怒张者，可加服活血散（三七、水蛭、蜈蚣粉以2∶2∶1比例研末），每服3g，每日3次，以增强化瘀通络之功。

另外，在糖尿病脑血管病急性期可配合中药丹参注射液、清开灵注射液、血塞通、脉络宁静脉滴注以提高疗效。糖尿病脑血管病后遗症期，可选用化瘀通络的中成药消栓再造丸、消栓口服液、大活络丹、再造丸、华佗再造丸等服用，均有一定疗效。

（2）针灸疗法：

1）体针：根据病情的轻重，肢体功能障碍程度的不同，辨证取穴。

a. 中风先兆（短暂脑缺血发作）：中风先兆的取穴与针灸方法如下。

取穴：上星、百会、印堂、肩髃、曲池、足三里、阳陵泉。眩晕加头维、风池；夜眠不安加四神聪、神门；烦躁者加太冲、合谷。方法：上星平刺，百会直刺，印堂斜刺，施捻转补泻法，其余穴位直刺平补平泻法，每日1次，每次30分钟。2周1个疗程。

b. 中经络：取穴：内关、人中、三阴交、极泉、尺泽、委中。上肢不能伸者加曲池；手指握固者加合谷、太冲。方法：先刺双侧内关，捻转提插相组合泻法，继刺人中，用雀啄手法。其他穴位用直刺平补平泻法，每日1次，每次30分钟。2周1个疗程。

c. 中脏腑：分闭证与脱证两种。闭证：取内关、人中用泻法，取十宣以三棱针点刺放血，每穴出血量1～2ml。脱证：取内关、人中用泻法，取气海、关元、神阙施隔附子饼灸法，持续4～8小时，取太冲、内庭施补法。

d. 后遗症期：口眼歪斜：取风池、太阳、下关、地仓透颊车，健侧合谷。失语：取上星透百会、风池，取金津、玉液三棱针点刺放血，加廉泉、通里、天柱。上肢不遂：曲池、风池、极泉、尺泽、合谷、八邪、肩髃、外关。下肢不遂：委中、三阴交、环跳、阳陵泉、昆仑。构音障碍：吞咽障碍（假延髓性麻痹）：内关、人中、风池、廉泉。以上诸穴，除特殊刺法外，均用平补平泻手法，隔日1次，每次30分钟至1小时，1～1.5个月为一疗程。

2）头针：头与脑皆为脏腑、经络之气血聚集的部位，它们在生理上密切相关，头部是调整全身气血的重要部位，故针刺头皮部可作用于脑，可治疗中风病。选对侧运动区、足运感区、感觉区。进针后捻转3分钟，可在施术后出现症状缓解。

偏侧运动障碍：取对侧运动区；下肢瘫取对侧运动区上1/5，对侧足运区；上肢瘫取运动区中2/5；面部瘫，流涎、舌歪斜、运动性失语，取对侧运动区下2/5。

偏身感觉障碍：取对侧感觉区；下肢感觉障碍，取对侧感觉区上1/5，对侧足感区；上肢感觉障碍，取对侧感觉区中2/5；头部感觉障碍，取对侧感觉区下2/5。

3. 糖尿病性视网膜病变

（1）阴虚燥热：主症：烦渴多饮，尿频量多，大便干结，视网膜出血、水肿、渗出。舌红，苔黄，脉弦数。

治法：滋阴清热，凉血止血。

处方：白虎汤合增液汤加减。

生石膏30g，知母10g，细生地30g，玄参20g，麦冬10g，丹皮10g，大小蓟各15g，制军炭10g，槐花10g，甘草6g。

此类患者视网膜出血，多由燥热灼伤眼络所致，故选用增液白虎汤，生津止渴，清泻肺胃燥热，配丹皮、大小蓟、制军炭、槐花凉血止血，可加服云南白药。对于视网膜病变早期患者，服用明目地黄丸、石斛夜光丸有一定疗效。

（2）血热瘀阻：主症：烦渴多饮，视物模糊，周身燥热，尿频量多，视网膜出血，血色黯红，久不吸收，甚则玻璃体积血。舌黯或有瘀斑，脉细涩。

治法：凉血活血。

处方：犀角地黄汤加减。

水牛角60g，细生地30g，赤白芍各12g，丹皮10g，丹参30g，三七粉3g（分冲），玄参20g，茜草10g，藕节炭12g。

此类病人多表现为视网膜反复出血，甚则玻璃体积血，究其原因多为血热迫血妄行，灼伤血络所致，故用犀角地黄汤加味凉血活血止血。若燥热证已退，表现为乏力、口干、舌胖者，应采用益气养阴，活血化瘀法治疗。有用糖眼明（黄芪、生地、玄参、苍术、丹参、葛根、当归、菊花、谷精草、昆布等）治疗糖尿病性视网膜病变，其中出血吸收率为80.8%，渗出吸收率为42.9%。对于出血久不吸收者，有学者医院采用静脉滴注丹参注射液，部分患者出血、渗出吸收，视力提高，大多数病情稳定，个别病人经静滴丹参后出血加重，视力下降。

（3）肾阴亏虚：主症：腰膝酸软，耳鸣耳聋，头晕失眠，视物模糊，视网膜出血，渗出渐或机化。舌红少苔，脉沉细。

治法：滋肾壮水。

处方：六味地黄丸合二至丸加减。

生熟地各15g，丹皮10g，泽泻10g，茯苓10g，山药15g，山萸肉10g，女贞子15g，旱莲草15g，赤白芍各10g。

此类视网膜病变患者多由肝肾阴虚，精血亏损，眼络瘀阻所致，治疗上以滋补肝肾为主，佐以活血化瘀。若出血久不吸收可加用茜草、当归、蒲黄各10g，三七粉3g，丹参30g以加强活血化瘀作用。如伴有机化可加昆布、海藻软坚散结。治疗糖尿病性视网膜病变运用活血化瘀的药物确有一定疗效，但对逐瘀破血的药物如三棱、莪术等应慎用，以免用量过大反而出血加重。

4. 糖尿病周围神经病变

（1）气血两虚，营卫失和：主症：两足如踩棉花，足趾麻木，肌肤不仁，触之木然，腓肠肌触痛，肌肉瘦瘪，倦怠乏力。舌胖嫩红，边有齿痕，苔薄净，脉濡细。

治法：益气养血，调和营卫。

处方：黄芪桂枝五物汤加减。

生黄芪 15g，当归 10g，白芍 12g，桂枝 10g，川牛膝 12g，木瓜 30g。

此证多见于远端对称性多发性神经病变大纤维型，方中黄芪、当归益气养血，桂枝、芍药调和营卫，川牛膝、木瓜活血通络，大便秘结加瓜蒌、大黄化瘀通腑。

（2）肝肾不足，脉络瘀阻：主症：始觉足趾发冷，渐次麻木，年经月累，上蔓至膝，甚或痛如针刺，或如电灼，拘挛急痛，或如撕裂，昼轻夜重，轻轻抚摸，即觉疼痛，肌肤干燥，腰膝酸软，阳事萎软。舌红少苔，脉弦濡或小弦。

治法：滋补肝肾，息风通络。

处方：六味地黄汤加减。

生熟地各 15g，枸杞 10g，山萸肉 10g，狗脊 15g，牛膝 12g，当归 12g，全蝎 10g，蜈蚣 2 条，桑椹子 10g，制首乌 10g，炙穿山甲 10g。

此证多见于远端对称性多发性神经病变小纤维型，方中枸杞、山萸肉、生熟地、桑椹子、制首乌滋补肝肾；狗脊、牛膝补肝肾，壮筋骨；当归养血活血；全蝎、蜈蚣、炙穿山甲息风通络止痛。

（3）肝脾失和，脉络瘀阻：主症：突然或渐次胸脘刺痛，或如火燎电灼，引及胁肋少腹，轻手触摸，顿觉不适，形容日瘦，体重轻减，腹肌无力萎缩，纳少便溏，情志抑郁。舌胖嫩，边有齿痕，苔薄少津，脉弦濡。

治法：疏肝健脾，益气活血通络。

处方：逍遥散加减。

柴胡 10g，当归 12g，黄芩 10g，白芍 10g，炒白术 15g，当归 10g，炙黄芪 30g，煨葛根 10g，乌梅肉 10g，杭菊 10g，丹参 30g，全蝎 10g，地龙 10g，桃仁 10g。

此证多见于躯干单神经病变合并有胃肠自主神经病变，方中取逍遥散疏肝健脾，丹参、全蝎、地龙、桃仁活血通络，黄芪、葛根、白术益气健脾，若胃胀呕吐可加香橼、佛手、陈皮、半夏理气和胃止呕；若腹泻可加炒山药、炒莲子肉健脾止泻。

（4）阴阳两虚，络虚风动：主症：腰膝酸软，畏寒肢冷，神疲自汗，口干，大便秘结，足趾麻木发凉，或如虫行皮中，行走如踩棉花，渐次蔓延及膝。继而痛如针刺电灼，甚或掣痛，或如撕裂，下肢远端无汗，皮肤干燥，肌肉萎缩，肌无力。舌嫩红，边有齿痕，脉沉细无力。

治法：调补阴阳，息风通络。

处方：金匮肾气丸加减。

熟地 10g，山药 15g，山萸肉 10g，泽泻 10g，桂枝 10g，丹皮 10g，狗脊 15g，木瓜 30g，牛膝 12g，丹参 30g，桃仁 10g，川芎 10g，黄芪 15g，当归 12g，枸杞 10g，全蝎 10g，白僵蚕 10g，丹参 30g。

此证多见于远端对称性多发性神经病混合型。方中金匮肾气丸育阴温阳；狗脊、牛膝、木瓜补肝肾，强筋骨；黄芪、当归、丹参、桃仁、川芎益气活血，化瘀通络；全蝎、白僵蚕息风通络。此证在糖尿病周围神经病变中比较多见，临床观察采用补肾活血治疗，能明显地改善临床症状。据日本报道，金匮肾气丸、济生肾气丸对糖尿病性神经病变有较好的疗效，有类似醛糖还原酶抑制剂的作用。

（5）中药静脉滴注：可选用中成药如丹参注射液、川芎嗪、脉络宁、血塞通等溶于生理盐水 250ml 静脉滴注，每日 1 次。

（6）中药外洗：可选用祛风通络，活血通脉的中药熏洗。

（7）针灸按摩：针刺取穴：脾俞、肾俞、委中、承山、足三里、阳陵泉，采用平补平泻法，留针 30 分钟。针刺对减轻疼痛有较好疗效。双下肢按摩可促进局部血液循环，改善症状，但用力应轻柔，或局部穴位按摩，取双侧足三里、环跳、委中、承山、三阴交、涌泉穴，每次 15 分钟，每日 1 ~2 次，具有滋养肝肾，疏通脉络，调畅气血的功能。

5. 糖尿病性闭塞性动脉硬化症及肢端坏疽

（1）脉络寒凝：主症：下肢发凉，皮肤苍白，肤温降低，肢端发凉，干燥无汗，麻木酸胀，疼痛，间歇性跛行，不耐疲劳。舌胖黯，苔白，脉沉细。

治法：益气活血，温经通络。

处方：温脉通合通脉宁加减。

黄芪 15g，当归 15g，赤芍 15g，川芎 15g，红花 10g，桂枝 10g，制川乌 10g，干姜 10g，丹参 30g，鸡血藤 30g，牛膝 10g，熟地 15g。

此证多见于糖尿病性闭塞性动脉硬化症早期。曾用温脉通、通脉宁治疗下肢动脉硬化性闭塞症早期 141 例，总有效例数为 133 例，占 94.3%。皮肤怕凉明显加肉桂、附子各 10g，疼痛明显加制乳没各 10g。对本组病人也有用阳和汤加味（熟地、黄芪、鸡血藤各 30g，党参、当归、干姜、赤芍、怀牛膝各 15g，地龙 12g，麻黄 6g）、通脉方（熟附子、路路通、豆豉姜、黄芪、毛麝香、生甘草各 20g，桂枝 12g，干姜 6g）治疗获效者。另外，对本组病人采用草药外洗可加强温经散寒、活血祛瘀作用。常用的外洗药有脱疽汤（伸筋草、透骨草、川草乌、秦艽、红花、苏木、松节、川椒、芒硝）、外洗方（桂枝、红花、乳香、没药、干姜、花椒、透骨草、千年健、鸡血藤）。

（2）脉络瘀阻：主症：下肢麻木酸胀，肢端怕冷不明显，患肢疼痛，间歇性跛行，不耐疲劳。舌黯，苔白，脉沉细涩。

治法：活血通络。

处方：活血通络方。

炙黄芪、当归、赤芍、川芎各 15g，红花、桂枝、郁金、制乳没各 10g，络石藤 30g，牛膝 12g。

若肢端怕凉甚者加肉桂、附子各 10g。对此证也有采用丹参通脉汤（丹参、赤芍、桑寄生、当归、鸡血藤各 30g，川牛膝、川芎、黄芪、郁金各 15g）、益气通脉汤（生黄芪 30g，当归、牛膝、赤芍各 15g，川芎、桃仁、红花、地龙、桂枝各 10g，丹参、鸡血藤各 30g）、益气活血片（党参、黄芪、鬼箭羽各 30g，川芎、红花各 12g，当归 15g，葛根 18g）治疗获效者。对此组病人可静脉滴注丹参注射液或川芎嗪并配合脱疽汤、外洗方水煎外洗，以加强活血通脉作用。

（3）脉络瘀热：主症：患肢疼痛，夜间痛甚，间歇性跛行加重，肤温增高，喜凉恶暖，或出现肢端干性坏疽。舌黯红，苔白或黄或少苔，脉细数。

治法：养阴清热活血。

处方：养阴清热活血方。

忍冬藤、玄参、生地、当归、赤芍各 15g，红花 6g，牛膝、泽兰、石斛各 10g，花粉 20g，地龙 12g，蜈蚣 3 条，制乳没各 6g。

养阴清热活血方用于脉络瘀热证。对于本组病人也有用四妙勇安汤加味治疗获效者。湿热重者加薏苡仁、赤小豆各30g，黄柏、苍术各10g。

（4）热毒蕴结：主症：患肢疼痛，肢端紫黯或发黑，组织糜烂，形成溃疡，甚则肌腱烂断，骨质破坏，大量组织坏死，排出较多脓性分泌物。舌黯红，苔白或黄，脉细滑。

治法：清热解毒，活血止痛。

处方：四妙勇安汤加减。

忍冬藤、地丁各30g，连翘、玄参、当归各15g，赤芍、牛膝各10g，川楝子10g，红花6g，生甘草6g，赤小豆30g。

此证多见于糖尿病性坏疽。若热毒盛加蒲公英、马齿苋各30g；若湿热盛加黄柏、苍术各10g，薏苡仁30g，泽泻10g。有报道以熄风通络汤（蝉蜕、地龙、当归、僵蚕、生牡蛎、牛膝）为主治疗本病出现坏疽者24例，临床治愈和显效率达70.1%，具体运用：正气虚损，痰瘀凝结型加黄芪、桂枝、附子、白芥子、巴戟天、淫羊藿、川芎；肝肾不足，痰瘀阻络型加生地、白芍、玄参、丹参、银花；痰瘀久凝，热毒蕴结型，湿热重者，加益母草、薏米、黄柏、泽泻、虎杖、算盘子、赤小豆、车前子；热毒盛者，加银花、玄参、穿山甲、蚤休、蒲公英、生甘草、干蟾皮。另外坏疽继发感染，创口脓液较多者可用黄柏、大黄、蚤休水煎外洗，或用解毒洗药（蒲公英、苦参、黄柏、连翘、木鳖子、金银花、白芷、赤芍、丹皮、甘草）水煎熏洗；创口脓多和有坏死组织者，应外科清除坏死组织。创面肉芽新鲜，脓水少者，外用生肌玉红膏或蛋黄油膏纱条。

6. 其他

（1）糖尿病性阳痿：本病国外报道占糖尿病人的50%～85%，早期起病时可单独发生，后期往往伴有其他自主神经病变表现。目前对本病的治疗仍在探索中，中医辨证论治有一定疗效，证属肾阳虚衰者治宜补肾壮阳，五子衍宗丸合赞育丹加减；证属湿热下者治宜清化湿热，四妙丸加减；证属肝郁气滞者治宜疏肝解郁，四逆散加减。若配合针灸治疗，疗效可提高。常用穴位：关元、中极、命门、三阴交等。

（2）糖尿病性腹泻：证属肝郁脾虚者予痛泻要方抑肝扶脾；脾胃虚弱者投参苓白术散益气健脾，可合用香连丸，腹泻重者加米壳、葛根；属肾阳虚衰者投四神丸或予附子理中汤加减化裁，并加灸神阙、天枢。

糖尿病性腹泻，临床并不少见，严重者可呈大便失禁，病人极度消瘦，似恶病质，胃纳极差。此时除中药针灸治疗外要注意：①调整饮食，凡油腻滑肠、生冷不易消化或腐败的食品均不宜服用，服用易消化易吸收的食品，如米粥、山药粥、莲子粥、鸡蛋、面片等。②由于患者消瘦，胃纳少，对胰岛素需要量会减少，应及时调整剂量，以免发生低血糖。另外，笔者发现不少糖尿病腹泻病人尤其老年患者，有胃肠自主神经病变，胃肠蠕动减慢，易合并不完全肠梗阻。此时主要是内科保守治疗，笔者用小承气汤加肉苁蓉10～15g，莱菔子、厚朴、苏梗、木香各10g内服常常有效。

（3）糖尿病性便秘：为糖尿病患者常见症状，增加饮水、多食粗纤维膳食、多吃蔬菜、配合脐周按摩，具有一定疗效。若症状仍不缓解者可采用中医药辨证论治。证属脾阴不足者，治宜滋养脾阴，润肠通便，麻子仁丸加减；证属胃肠实热者，治宜滋阴增液通便，增液承气汤加减；证属气虚便秘者，治宜益气健脾通便，黄芪汤加减；证属阴血不足者，治宜滋阴养血通便，润肠丸加减。

（4）糖尿病神经源性膀胱排尿乏力甚至点滴而出，对肺肾两虚者给予六味地黄丸，肾阳虚给予金匮肾气丸。上海市针灸研究所用针灸治疗，对肺肾两虚者，第一组取气海（灸）、列缺、照海、水道；第二组取会阳、中膂俞、委阳。用提插捻转补法。在针刺会阳穴时，针尖向耻骨联合方向斜刺 90mm；中膂俞沿骶骨边缘直刺 90mm 左右，使针感直抵小腹及尿道口为度。对命火不足者加用艾条温灸命门、肾俞、关元穴，每穴重灸 5 分钟；取得较好疗效。

（5）糖尿病合并的多种感染：若为皮肤感染，多表现为热毒内蕴，可以五味消毒饮加生地、赤芍，便秘可入大黄 6～10g，如有外科情况则需清创排脓。合并泌尿道感染属膀胱湿热者可用八正散，若感染象不显而仅有尿路刺激征，可换用四逆散加橘核、荔枝核、石韦疏肝调气行水；属阴虚火旺者，可予知柏地黄汤化裁。若外阴瘙痒，舌红苔黄腻，乃属肝胆湿热，予龙胆泻肝汤加减，另以鹤虱、苦参、狼毒、蛇床子、猪苦胆煎洗坐浴。合并牙周病或口腔炎症，证属脾胃湿热者，可给服清胃散加减；若口腔黏膜真菌感染，可改用泻黄散或合用导赤散，外搽冰硼散、锡类散。

七、西医治疗

（一）糖尿病教育管理

采取讲座等多种形式向病人及家属介绍本病的防治知识，包括如何计算饮食、运动、保持个人卫生、预防感染、合理使用口服降糖药及检测血糖等。应用胰岛素的病人应学会无菌注射胰岛素。帮助病人消除紧张心理。定期复查血糖，糖化血红蛋白，体重，血压，眼底，心血管、神经及肾脏等功能状态，力争取得长期良好的代谢控制（包括血糖、血脂、血压），减少或延缓并发症的发生和发展。

（二）血糖监测

由患者在家中采用便携式的血糖仪所进行的血糖自我监测对改善治疗的安全性和质量是必需的。1 型糖尿病每日至少监测血糖 3～4 次，生病时或剧烈运动之前应增加监测次数。血糖控制良好或稳定的患者应每周监测 1 天。血糖控制良好并稳定者监测的次数可更少。生病或血糖 >20mmol/L 时，应同时测定血酮或尿酮体。检测时间分别为每餐前、餐后 2 小时、睡前，如有空腹高血糖，应监测夜间的血糖。

糖化血红蛋白（HbA_{1c}）能反映 8～12 周内平均血糖水平，并与糖尿病血管并发症发生发展密切相关，目前被作为评价糖尿病患者血糖控制的金标准。如条件许可，血糖控制达到目标的糖尿病患者应每年检查 2 次 HbA_{1c}，血糖控制未达到目标或治疗方案调整后的糖尿病患者应每 3 个月检查 1 次 HbA_{1c}。

另外尿酮体阳性提示已有酮症酸中毒存在或即将发生酮症酸中毒，需要立即采取相应的措施改善血糖的控制和及早控制酮症或酮症酸中毒。任何糖尿病患者，在应激、发生其他伴随疾病或血糖超过 16.7mmol/L（300mg/dl）时，均应进行常规的尿酮体监测。

（三）运动疗法

经常性的运动可加强心血管系统的功能和体能感觉，可使肥胖病人的体重减轻，改善胰岛素的敏感性，改善血压和血脂，改善血糖的控制并减少降糖药物的用量，可减少或延缓心血管并发症的发生。因此运动疗法是治疗糖尿病的主要方法之一，糖尿病患者除非有运动疗法禁忌证，否则都应积极参加体育锻炼，并长期坚持。以下情况不宜进行运动疗法：①血糖过高、胰岛素用量过大、病情波动、消耗严重、有酮症；②有严重的高血压，心、肾、视网膜并发症，活动性肺结核；③急性感染。

运动治疗的原则是适量、经常性和个体化。运动计划的制订要在医务人员的指导下进行。以保持健康为目的的体力活动为每日至少 30 分钟中等强度的活动，如慢跑、快走、骑自行车、游泳等。但是，运动项目要和患者的年龄、健康状况及社会、经济、文化背景相适应，即运动的项目和运动量要个体化。应将体力活动融入日常的生活中，如尽量少用汽车代步和乘电梯等。

体育锻炼的方式有多种，如散步、步行、跑步、骑自行车、做各类健身操、打太极拳、进行球类活动、游泳、爬山、滑雪、划船等。其中以步行最为安全可行，易于坚持，一般每日可坚持步行 2 次，每次时间在 30 分钟左右，宜在早、午饭后 1 小时左右开始锻炼，不宜空腹运动，不宜做剧烈运动，不要过度劳累，否则会使病情加重。各类运动 1 小时所消耗的能量分别为：步行为 200kcal，快步走、骑自行车、游泳各为 300kcal，跳舞为 330kcal，球类活动为 400 ~ 500kcal，滑雪为 600kcal，划船为 1 000kcal。

（四）饮食治疗

合理的饮食可保证儿童糖尿病患者正常发育，可维持成人患者正常体重；对于妊娠和哺乳妇女，合理的饮食可确保胎儿正常生长和发育，并使代谢得到良好的控制。合理的饮食可减轻胰岛负担，得到良好的代谢控制（包括血糖、血脂、血压），有利于对糖尿病慢性并发症的预防。饮食治疗是糖尿病的基本治疗方法，不论哪种类型糖尿病都要进行饮食治疗。饮食疗法的原则是在规定的热量范围内，达到营养平衡的饮食。2 型糖尿病患者重点要求降低饮食中的总热量，减轻超标的体重，使体重维持正常，减少胰岛素抵抗；1 型糖尿病患者重点要求是除饮食的定时、定量和定餐外，掌握好胰岛素、饮食与活动量三者之间的平衡关系，根据活动量的增减，灵活调整胰岛素、饮食量和餐次，具体饮食计算如下。

1. 计算理想体重（标准体重）　精确的计算可根据身高、年龄、性别查表得出，也可用下列公式简易计算。

标准体重（kg）＝身高（cm）－105

超过或低于标准体重的% ＝（实测体重－标准体重）/标准体重

超过标准体重的 10% ~20% 称为超重；超过标准体重 20% 以上为肥胖；低于标准体重 20% 为消瘦。实测体重在标准体重 ±10% 以内者为正常。

2. 根据标准体重及工作性质估计总热量　成人所需热量：休息者每日每千克体重 25 ~ 30kcal，轻体力或脑力劳动者 30 ~ 35kcal；中等体力劳动者 35 ~ 40kcal；重体力劳动者 40kcal 以上。儿童所需热量：0 ~ 4 岁，每日每千克体重 50kcal；4 ~ 10 岁，40 ~ 45kcal；10 ~ 15 岁，40 ~ 35kcal。孕妇、乳母、营养不良及患者体重低于标准体重 10% 以上者，总热量可适量增加 10% ~20%。肥胖者每日须减至 1 200kcal 以内，体重才能得到控制。

3. 食物中成分分配　将糖尿病患者常用的食品按所含营养素特点分为谷类、瘦肉类、豆乳类、蔬菜类、油脂类、水果类 6 类。

（1）蛋白质：所提供的热量应占总热量的 15%，成人每日每公斤标准体重按 0. 8 ~ 1. 2g 计算，孕妇、乳母、营养不良及有消耗性疾病者可加至 1. 5g 左右，小儿可加至 2 ~ 4g。富含蛋白质的食物是肉类、蛋类、乳类及豆类，最好每日摄入的蛋白质有 1/3 来自动物食物，因其富含丰富的必需氨基酸，保证人体营养中蛋白质代谢所需的原料。有微量白蛋白尿的患者，蛋白质的摄入量应限制在低于0.8～1.0g/kg体重之内。有显性蛋白尿的患者，蛋白质的摄入量应限制在低于0.8g/kg体重。

(2) 脂肪：所提供的热量应占总热量的20%～30%，可按每日每千克标准体重0.6～1.0g计算，若肥胖者，尤其有血清脂蛋白过高或有动脉粥样硬化者，脂肪摄入量应控制在总热量的30%以下。每日胆固醇的摄入量应低于300mg，对于高胆固醇血症患者更需严格控制。脂肪可分为动物性脂肪和植物油，动物性脂肪含饱和脂肪酸多，有升高血清胆固醇的作用，植物油富含不饱和脂肪酸，有降低血清胆固醇的作用。最好在每日摄入的脂肪中尽量用植物油代替动物脂肪。

(3) 碳水化合物：总热量减去蛋白质及脂肪所产的热量就是碳水化合物所提供的热量。碳水化合物占热量的50%～65%，应鼓励患者多摄入复合碳水化合物及富含可溶性食物纤维素的碳水化合物和富含纤维的蔬菜。对碳水化合物总热量的控制比控制种类更重要。

(4) 高纤维饮食：食物中增加高纤维成分可改善高血糖并减少胰岛素和口服降糖药的用量。包括树胶、果胶、黏胶、植物纤维素等，每日可摄入10～20g。饮食中可选用富含食物纤维的粗粮、干豆、蔬菜类。

(5) 减少钠的摄入：高血压为冠心病的危险因子，多数糖尿病患者有高血压和肥胖，过多钠盐摄入不利于高血压的防治。一般建议每日食盐摄入量在6g以下。

(6) 限制饮酒：特别是肥胖、高血压和（或）高甘油三酯血症的患者。

(7) 妊娠的糖尿病患者应注意叶酸的补充以防止新生儿缺陷，钙的摄入量应保证1 000～1 500mg/d，以减少发生骨质疏松的危险性。

4. 制订食谱　根据每日所需的总热量制订全日的食谱。

（五）口服降糖药

1. 常用口服降糖药的种类　目前批准使用的口服降糖药包括促胰岛素分泌剂（磺脲类药物、格列奈类药物）和非促胰岛素分泌剂（α-葡萄糖苷酶抑制剂、双胍类药物和格列酮类药物）。上述药物降糖的机制各不相同。促胰岛素分泌剂刺激胰岛β细胞分泌胰岛素，增加体内胰岛素的水平。双胍类药物主要抑制肝脏葡萄糖的产生，还可能有延缓肠道吸收葡萄糖和增强胰岛素敏感性的作用。α-葡萄糖苷酶抑制剂延缓和减少肠道对淀粉和果糖的吸收。格列酮类药物属胰岛素增敏剂，可通过减少胰岛素抵抗而增强胰岛素的作用。各种口服降糖药物的服用剂量详见表21-2。

表21-2　常用口服降糖药

化学名	每片剂量（mg）	剂量范围（mg/d）	分类
格列本脲	2.5	2.5～15	磺脲类
格列吡嗪	5	2.5～30	磺脲类
格列吡嗪控释片	5	5～20	磺脲类
格列齐特	80	80～320	磺脲类
格列齐特缓释片	30	30～120	磺脲类
格列喹酮	30	30～180	磺脲类
格列美脲	1，2	1～8	磺脲类
二甲双胍	250，500，850	500～2 000	双胍类
二甲双胍缓释片	250，500	500～1 500	双胍类

续 表

化学名	每片剂量（mg）	剂量范围（mg/d）	分类
阿卡波糖	50	100～300	α－葡萄糖苷酶抑制剂
伏格列波糖	0.2	0.2～0.9	α－葡萄糖苷酶抑制剂
瑞格列奈	1，2	1～16	格列奈类
那格列奈	120	120～360	格列奈类
罗格列酮	4	4～8	格列酮类
吡格列酮	15	15～45	格列酮类

2. 口服降糖药的选择和联合用药　2 型糖尿病是进展性的疾病，多数患者在单一的口服降糖药物治疗一段时间后都可出现治疗效果的下降。因此常采用 2 种不同作用机制的口服降糖药物进行联合治疗。如口服降糖药物的联合治疗仍不能有效地控制血糖，可采用胰岛素与 1 种口服降糖药物联合治疗。3 种降糖药物之间的联合应用虽然可在 2 种药物联合用的基础上进一步改善血糖，但这种联合治疗方法的安全性和成本－效益比尚有待评估。严重高血糖的患者应首先采用胰岛素降低血糖，减少发生糖尿病急性并发症的危险性。待血糖得到控制后，可根据病情重新制订治疗方案。

（1）肥胖或超重的 2 型糖尿病患者的药物选择：肥胖或超重的 2 型糖尿病患者在饮食和运动不能满意控制血糖的情况下，应首先采用非胰岛素促分泌剂类降糖药物治疗（有代谢综合征或伴有其他心血管疾病危险因素者应优先选用双胍类药物或格列酮类，主要表现为餐后高血糖的患者也可优先选用 α－葡萄糖苷酶抑制剂）。2 种作用机制不同的药物间可联合用药。如血糖控制仍不满意可加用或换用胰岛素促分泌剂。如在使用胰岛素促分泌剂的情况下血糖仍控制不满意，可在口服药基础上开始联合使用胰岛素或换用胰岛素。

（2）体重正常的 2 型糖尿病患者的药物选择：非肥胖或超重的 2 型糖尿病患者在饮食和运动不能满意控制血糖的情况下，可首先采用胰岛素促分泌剂类降糖药物或 α－葡萄糖苷酶抑制剂。如血糖控制仍不满意可加用非胰岛素促分泌剂（有代谢综合征或伴有其他心血管疾病危险因素者优先选用双胍类药物或格列酮类，α－葡萄糖苷酶抑制剂适用于无明显空腹高血糖而餐后高血糖的患者）。在上述口服药联合治疗的情况下血糖仍控制不满意，可在口服药基础上开始联合使用胰岛素或换用胰岛素。

（六）胰岛素治疗

1. 胰岛素治疗的适应证

（1）1 型糖尿病。

（2）糖尿病妇女妊娠期与分娩期。

（3）糖尿病病人手术前后。

（4）糖尿病伴酮症酸中毒、非酮症高渗昏迷、乳酸性酸中毒、重度感染、严重的消耗性疾病。

（5）糖尿病性视网膜病变、糖尿病性神经病变迅速恶化、下肢坏疽、糖尿病肾病、肝病或糖尿病心脏病病人。

（6）显著消瘦、成年发病的糖尿病病人。

（7）糖尿病病人，凡用饮食控制和口服降糖药物治疗而得不到满意控制者。

2. 常用的胰岛素制剂及其作用特点见表21-3。

表21-3 常用胰岛素制剂及其作用特点

胰岛素制剂	起效时间	峰值时间	作用持续时间
短效胰岛素（RI）	15~60分钟	2~4小时	5~8小时
速效胰岛素类似物（门冬胰岛素）	10~15分钟	1~2小时	4~6小时
速效胰岛素类似物（赖脯胰岛素）	10~15分钟	1~1.5小时	4~5小时
低精蛋白胰岛素（中效胰岛素，NPH）	2.5~3小时	5~7小时	13~16小时
精蛋白锌胰岛素（长效胰岛素，PZI）	3~4小时	8~10小时	长达20小时
长效胰岛素类似物（甘精胰岛素）	2~3小时	无峰	长达30小时
预混胰岛素（HI30R，HI50R，HI70/30）	0.5小时	2~12小时	14~24小时
预混胰岛素（50R）	0.5小时	2~3小时	10~24小时
预混胰岛素类似物（预混门冬胰岛素30）	10~20分钟	1~4	14~24小时
预混胰岛素类似物（预混赖脯胰岛素25R）	15分钟	1.5~3小时	16~24小时

3. 胰岛素剂量调整　几种常见情况的调整：①上午或上午和下午血糖高。首先增加早餐前RI量，单纯下午血糖高，增加午餐前RI量，晚餐后及夜间血糖高，增加晚餐前RI量，一般每次增加2单位。②夜间血糖高，并除外晚餐后确无低血糖反应，则可于睡前注射NPH或长效胰岛素类似物。③早餐后血糖高，上午9~10时后血糖下降，则将RI提前于早餐前45~60分钟皮下注射，如整个上午血尿糖皆高，RI不但要提前注射，而且要加大剂量。

4. 1型糖尿病患者的胰岛素替代治疗　1型糖尿病患者常采用中效或长效胰岛素制剂提供基础胰岛素（睡前和早晨注射低精蛋白胰岛素或每日注射1~2次精蛋白锌胰岛素），采用短效或速效胰岛素来提供餐时胰岛素。如无其他的伴随疾病，1型糖尿病患者每日的胰岛素需要量为0.5~1.0U/kg体重。在出现其他的伴随疾病时（如感染等），胰岛素的用量要相应增加。儿童在生长发育期对胰岛素的需要量相对增加。胰岛素的治疗方案见表21-4。

5. 2型糖尿病的胰岛素补充治疗　2型糖尿病患者对饮食控制和药物治疗效果不佳，可采用短期的胰岛素强化治疗使血糖得到控制，并减少葡萄糖对β细胞的毒性作用。随后，多数2型糖尿病患者仍可改用饮食控制和口服药物治疗。但是，随着病程的进展，大多数的2型糖尿病患者需要补充胰岛素来使血糖得到良好的控制。在口服降糖药效果逐渐降低的时候，可采用口服降糖药和中效或长效胰岛素的联合治疗。当上述联合治疗效果仍差时，可完全停用口服药，而改用每日多次胰岛素注射治疗或连续皮下胰岛素输注治疗（胰岛素泵治疗）。此时胰岛素的治疗方案同1型糖尿病（见表21-4）。有些患者因较严重的胰岛素抵抗需要使用较大量的胰岛素（如每日1U/kg体重），为避免体重明显增加和加强血糖的控制，可加用二甲双胍、格列酮类或α葡萄糖苷酶抑制剂药物。

表21-4 1型糖尿病常用的胰岛素替代治疗方案

胰岛素注射时间	早餐前	午餐前	晚餐前	睡前（10pm）
方案1	RI或IA+NPH	RI或IA	RI或IA	NPH
方案2	RI或IA+NPH	RI或IA+NPH		
方案3	RI或IA	RI或IA	RI或IA	Glargine或PZI

注：RI=普通（常规，短效）胰岛素；IA=胰岛素类似物（超短效，速效胰岛素）；NPH=低精蛋白胰岛素（中效胰岛素）；PZI=精蛋白锌胰岛素（长效胰岛素）。RI或IA与精蛋白锌胰岛素（Clargine或PZI）合用时应分开注射，且不能注射在同一部位。

6. 胰岛素治疗的并发症和不良反应

（1）低血糖反应最常见：轻者可给糖水或糖食糕点即可缓解。较重者可迅速静脉注射50%葡萄糖40ml，继以10%葡萄糖溶液静滴。早期还可采用胰升糖素1mg肌注，但其作用慢于静推葡萄糖。若低血糖历时久而严重的可采用氢化可的松每次100～300mg溶于5%～10%葡萄糖水500ml中静滴。

（2）过敏反应：少数病人有过敏反应如荨麻疹、血管神经性水肿、紫癜，极个别有过敏性休克。处理措施包括更换高纯度的人胰岛素制剂、使用抗组胺类药物和糖皮质激素以及脱敏疗法。

（3）胰岛素性水肿和屈光失常：一般可自行缓解，严重水肿者可用少量利尿剂。屈光失常常于数周后自然恢复，无需处理。

（4）局部反应：注射部位皮肤红肿、发热、皮下硬结、皮下脂肪萎缩等。近年采用高纯品较少见以上局部反应。

（5）胰岛素抵抗：是指在无酮症酸中毒和拮抗胰岛素因素存在的情况下每日胰岛素需要量超过2U/kg。此时应用高纯度人胰岛素制剂，并用静脉注射20U，观察0.5～1小时后血糖下降情况，如仍无效，除继续加大胰岛素剂量外，可考虑加用二甲双胍和胰岛素增敏剂（格列酮类药物）。

八、饮食调护

在糖尿病饮食方面，中医学要求适当限制米、面等主食的摄入，适当摄入瘦肉、蛋、豆乳类及水产品等食物，多食富含纤维素及维生素的新鲜蔬菜。忌食肥甘油腻之品，如肥肉、动物油、动物内脏、白糖、红糖、冰糖、各种甜饼干、各种甜饮料、水果罐头、糕点等，不宜抽烟饮酒。另外中医学十分强调辨证配膳及食疗，如阴虚燥热型糖尿病可选用猪胰玉米须汤、蚌肉苦瓜汤、地黄麦冬炖豆腐、菠菜银耳汤等；气阴两虚可选用绿豆南瓜汤、鸽肉山药玉竹汤等；肺脾肾气虚为主者可选用人参粉冲服，猪胰煲山药、猪胰煲北芪等；肝肾阴虚者可选用玉米须煲乌龟、枸杞煲兔肉、蚕蛹炒服等；阴阳两虚者可选用韭菜煮蛤蜊肉；合并高血压，可选用苦瓜炖猪排、冬瓜草鱼汤、芹菜拌豆腐丝等；合并冠心病，可选用炒洋葱、炒木耳、丹参葛根汤等。糖尿病患者选用下列食品可有辅助治疗作用：南瓜、苦瓜、麦麸、燕麦、莜麦、荞麦、豆类、黄鳝、田螺、甲鱼、海带、芹菜、苋菜、荠菜、木耳、香菇、洋葱、冬瓜等。

（刘昊雯）

第四节　单纯性肥胖症

单纯性肥胖症（obesity）是指人体进食热量多于消耗量，以体内脂肪积聚过多而造成体重超重的一种病症。评估肥胖的方法很多，但较简便且常用的方法为体重指数（body massindex，BMI），其计算公式为：BMI＝体重/（身高）2（kg/m^2）。国外诊断标准为：25为正常上限，25～30为过重，≥30为肥胖；考虑中国人的种属及形体，其诊断标准应较低，大致为：24为正常上限，24～28为过重，≥28为肥胖。据美国1997年Build study资料，男性肥胖发病率为4%～14%，女性则为14%～24%。45～65岁为好发年龄，近年来随着我国经济发展和生活方式的改变，肥胖发病有明显上升，发病年龄有下降趋势。

肥胖症，在古代已有所认识，汉代许慎微《说文解字》谓："肥，多肉也；胖，半体肉也。"然而肥胖主要是指脂肪蓄积，并非是指肌肉壮实，故在《灵枢·卫气失常》中已有"人有肥、有膏、有肉"之分。《灵枢·逆顺肥瘦》日："肥人……其为人也，贪于取与。"已指出是由于摄入过多所致，故《素问·通评虚实论》明确指出："肥贵人，则膏粱之疾也。"

单纯性肥胖症，其脂肪之堆积在体内相对比较匀称，唯腹部、股部、背部一般较为集中，尤以腹部最为明显。由于脂肪过多，既增加身体的负荷，又影响脂肪代谢，由此肥胖的并发症较多，常见的是高血压、糖尿病、动脉硬化、高脂血症、脂肪肝、胆石症和肺心综合征等，影响人体的健康。所以对肥胖症的治疗，实是防止其并发症的发生或加重，寓有预防观念，体现了中医"治未病"的思想。

一、病因病理

肥胖的病因主要是由于摄入过多而致滋生痰湿，诚如《脾胃论》日："能食而肥……油腻、厚味，滋生痰涎。"故在中医理论中向有"肥人多痰"、"肥人湿多"之说。然而痰湿乃是阴津水液所化，水湿津液之布输则仰仗肺、脾、肾的斡旋及肝之疏泄，痰湿之成乃是肺、脾、肾、肝之运化疏泄失司所致，《石室秘录》概言之"肥人多痰，乃气虚也，虚则气不能运化；故痰生之。"所以肥胖常是本虚标实之证。

痰湿是肥胖症的表露现象，有一些肥胖者具有家族性遗传因素，据调查双亲肥胖者，其子女肥胖发生率达 80%，诚如陈念祖说："大抵素禀之盛，从无所苦，惟是湿痰颇多。"其痰湿之内蕴大都来自后天，湿虽有外湿、内湿之分，导致肥胖的大都来自内湿之膏粱厚味、酒酪肥甘，以致形体丰盛肥胖，形成多痰多湿之质。痰湿混于血脂之中，因其质之稠厚，《黄帝内经》称之为"血浊"、"浊脂"，浊脂壅于脉中，可使脉络痹阻，导致血瘀，妇女常可由于体盛痰多，脂膜壅塞胞中，导致不孕，故痰、湿、瘀是本病的基本病理。

痰湿乃体内之阴津所化，瘀乃脉内血液之凝滞。津之与血在体内之运行、布输，全仗气机之推动与温煦，故气虚失运是本病的基本病机。盖脾为后天之本，生化之源，主运化水谷精微及水湿；肾为先天之本，助脾化生精微，故肥胖之始，常是"脾胃俱旺，能食而肥"，嗜食肥甘厚味，复又伐伤脾胃，以致脾胃气化失司，真元之气不足，湿聚脂积，气滞血瘀，此时之肥胖则已成。"少食而肥"之情，临床以脾虚湿阻最为多见，但在气机的条达中，肝之疏泄至关重要，因肝性喜条达，以布输柔和为顺，既升发阳气，又健运中州，具升降三焦之功。水湿、津液、血脂之运化无不借肝之疏泄而调畅，若肝失疏泄，情志失常，必有碍脾胃之运化，影响化脂降浊而可变生肥胖，且肝郁痰聚又可酿致肝胃积热，故气虚、痰湿、郁热是临床常见的证候。然而肝胃积热又可耗伤阴津，或因烦劳过度，早婚多育，耗伤肝肾之阴，肝阴不足，导致肝阳上亢，木旺克土，致使脾虚失运，痰湿内聚，或是日久阴损及阳，水谷精微亦失之布输，瘀积而致本病，故肥胖症，其本以阳虚为主，阴虚兼而有之；其标以痰湿为主，郁热亦可引发。

二、诊断

（一）临床表现

肥胖症多见于 40～50 岁女性，轻、中度肥胖常无自觉症状，其脂肪分布匀称，多以颈项、颜面、躯干、胸腹部明显。重度肥胖病人会感觉上楼梯气促气短，易疲劳，腰腿酸痛，喜坐卧，体力活动减少，动辄气短，嗜睡酣眠，可有肌肉酸痛，水肿，部分患者尚有情绪低落如抑郁、焦虑、自卑感等情绪变化。

（二）实验室检查

本症一般不强调过多的实验室检查，完全可以根据体征、体重或体重指数做出满意的诊断。一些检查主要针对相关并发症或有否并发症。

1. 体重指数（BMI） 以体重（kg）除以身高的平方（m^2）来表示体重指数。1998 年 WHO 公布：正常 BMI 为 18.5 ~24.9；≥25 为超重；25 ~29 为肥胖前期；30 ~34.9 为Ⅰ度肥胖（中度）；35 ~39.9 为Ⅱ度肥胖（重度）；≥40 为Ⅲ度肥胖（极严重）。2000 年国际肥胖特别工作组提出了亚洲 BMI 正常范围为 18.5 ~22.9；<18.5 为体重过低；≥23 为超重；23 ~24.9 为肥胖前期；25 ~29.9 为Ⅰ度肥胖；≥30 为Ⅱ度肥胖。

2. 理想体重 理想体重（kg）= 身高（cm）－105；或 = 身高减 100 后再乘以 0.9（男）或 0.85（女）。实际体重超过理想体重的 20% 者为肥胖；超过理想体重的 10% 又不到 20% 者为超重。

3. 腰臀比（WHR） 分别测量肋骨下缘与髂前上棘之间的中点的径线（腰围）与股骨粗隆水平的径线（臀围），再算出其比值。正常成人 WHR 男性 <0.9，女性 <0.85，超过此者为中央型肥胖。

4. 脂肪堆积程度测定 多采用皮褶厚度测定，25 岁正常人肩胛皮褶厚度平均为 12.4mm，大于 14mm 为脂肪堆积过多；三头肌部位皮褶厚度 25 岁男性平均为 10.4mm，女性平均为 17.5mm。

5. B 型超声波 可测定各部位皮下脂肪厚度，亦可测定有否脂肪肝、胆石症等。

6. 血脂水平测定 多数患者 CH、TG、LDL－C、VLDL－C 水平均升高，HDL－C 水平偏低。

三、鉴别诊断

（一）肥胖与过体重

肥胖是指由于脂肪在体内堆积导致的体重增加，而过体重是指由于肌肉组织的增加所引起的体重增加，如举重运动员、拳击运动员等大都为过体重，并非是脂肪过剩，故皮下脂肪厚度的测量并不增加，且无病态表现。

（二）继发性肥胖症

继发于神经、内分泌，代谢紊乱基础上的肥胖症有下列 7 组。

1. 下丘脑病 多种原因引起的下丘脑综合征包括炎症后遗症、创伤、肿瘤、肉芽肿等均可引起肥胖症。

2. 垂体病 见于轻型腺垂体功能减退症、垂体瘤（尤其是嫌色细胞瘤）、空泡蝶鞍综合征。

3. 胰岛病 由于胰岛素分泌过多，脂肪合成过度。见于：①2 型糖尿病早期；②胰岛 β 细胞瘤（胰岛素瘤）；③功能性自发性低血糖症等。

4. 甲状腺功能减退症 原发性及下丘脑，垂体性者均较胖，可能由于代谢率低下，脂肪动员相对较少，且伴有黏液性水肿。

5. 肾上腺皮质功能亢进症　主要为皮质醇增多症。早期轻症的皮质醇增多症与单纯性肥胖症嫌色细胞瘤极为相似，其区别点主要是肥胖的向心性非均衡性分布的特征和副性征的表现，皮肤紫纹较粗且颜色较深，需注意在减肥门诊中把皮质醇增多症筛选出来。可作血皮质醇测定，本病含量升高可予以分辨。

6. 性腺功能减退症　①女性绝经期及少数多囊卵巢综合征；②男性无睾或类无睾症。

7. 水潴留性肥胖　本病的特征是以水钠潴留为其主要病理，故肥胖具有水湿下注的特性，主要分布在腿部、臀部、腹部，且傍晚或劳累后可呈现明显的下肢浮肿，经平卧休息后可减轻，与单纯性肥胖症有异，该病以中年及更年期妇女较为多见，男性较少，也可供鉴别。

上述继发性肥胖症都有其明确的病因及基础病的临床特点，与无明显诱因的单纯性肥胖症不难鉴别。

四、并发症

肥胖的并发症很多，最多见的是循环系统疾病、糖尿病、胆石症、脂肪肝、关节退化性病变、肺心综合征。

（一）循环系统疾病

循环系统疾病是肥胖最常见的并发症，主要有高血压、动脉硬化、高脂血症及冠心病。这主要由于肥胖症病人脂肪组织增多，血液中甘油三酯升高，导致血液循环量明显增加、脂肪沉积、心脏负荷过重所致。肥胖症病人经节食疗法减轻体重后，其高血压及高脂血症也会自行缓解，也证明了高血压等循环系统疾病是肥胖症的重要并发症。

（二）糖尿病

糖尿病的发病与肥胖有密切关系，尤其是中年以上的2型糖尿病，70%～80%为肥胖者，这主要由于肥胖者的脂肪细胞过度增生与肥大，对胰岛素不敏感所致。但节制饮食后，糖尿病病情也可随肥胖的减轻而有所缓解。

（三）胆石症

胆石症也是肥胖者常见的并发症，其胆石的主要成分为胆固醇，系由胆固醇紊乱所导致，部分病人可合并有脂肪肝。

（四）脂肪肝

由于脂肪在肝内堆积，致肝细胞变性、纤维组织增生，重者损害肝功能。据报道，肝脏活检有50%～59%肥胖者有脂肪变性，肥胖人肝硬化比例也高于非肥胖人。不少肥胖症病人常同时并发糖尿病与脂肪肝。

（五）关节退化性病变

由于脂肪增加加重骨及关节的负担而产生退化性病变，可有关节炎、腰酸、关节疼痛等症，可并发膝外翻或膝内翻、平底足等。

（六）肺心综合征（Pichwickian syndrome）

由于腹腔和胸壁脂肪组织堆积增厚，膈肌升高而降低肺活量，肺通气不良，引起活动后呼吸困难，严重者可导致缺氧、发绀、高碳酸血症，甚至出现肺动脉高压导致心力衰竭，此种心衰往往对强心剂、利尿剂反应差。此外，重度肥胖者，尚可引起睡眠窒息，偶见猝死的报道。

五、临证要点

（一）肥胖者体态臃肿

宗“肥人多痰湿”之说，多见有痰湿的表现，常从实证论治。但痰湿之成主要由于水湿健运失司，《黄帝内经》有“诸湿肿满，皆属于脾”之说，系本虚标实之象。故在临床辨证中，应注意观察有无本虚之征象，诸如腰酸肢软，身困体重，神倦力乏等，但此等症状又常归咎于脂肪堆积，未作为虚象分析。在此，笔者认为应突出舌脉之辨识，如见舌质淡胖，舌边齿痕，或脉沉细濡，即为虚证，不可妄用泻下之法。

（二）肥胖者辨证应注重脾胃强盛与脾胃俱虚之别

肥胖者常主动节制饮食，但其食欲、食量的大小是反映其脾胃脏腑功能的主要表现。临证一定要详细询问，以辨其真伪。《黄帝内经》有“贪于取与”、“多食而肥”及“食少而肥”之分，就是其脾胃强盛与脾胃俱虚之别，故食欲、食量的问诊也是辨其虚实的关键。对肥胖者之饮食控制也应随其食欲佳良与否有所分别，多食而肥者应以减少其食量为主，控制饮食；少食而肥者则应调节其食谱，而不是以节食为目标，要保证供应人体基础代谢量，以维持正常生理功能。

（三）治疗肥胖症应从整体观念出发，全面考虑分析其证候的主次、兼杂

肥胖症常有多种并发症的存在，在临床上，其并发症的症状常与自身肥胖症的症状相混，在辨证中应从整体观念出发，全面考虑分析其证候的主次、兼杂，切不能因他病系肥胖症所引发，强调肥胖症为主体，他病为兼症，因为肥胖症的并发症常是肥胖症的危险因素，是肥胖症病人的重要死亡原因。所以当并发症症状较为明显时，应以其并发症为主体辨证，而将肥胖症之本病作为次症对待。

六、辨证施治

（一）脾虚湿阻

主症：体态肥胖臃肿，神疲力乏肢沉，常感头昏胸闷，纳少口淡或腻，或伴恶心痰多，脘腹胀满不适，大便溏糊或稀，身困嗜睡汗多，四肢麻木或肿，妇女带下清稀，月经量少错后。舌质淡红胖大，苔薄白滑或腻，脉沉细濡或弦滑。

治法：健脾化痰，燥湿减肥。

处方：二陈汤、苓桂术甘汤、防己黄芪汤化裁。

陈皮 10g，半夏 10g，苓 15g，白术 12g，苡仁 20g，防己 15g，泽泻 15g，山楂 15g，荷叶 12g。

脾虚湿阻是肥胖症常见的证型，其中又有痰湿偏重或脾虚为主之分。以肥胖为主诉者大都以痰湿为主，治疗常以化痰燥湿减肥为主，健脾为辅，待减肥之后再以调理脾胃为主。上方是以化痰为主之处方。脾虚明显者加黄芪、党参各 15g；大便溏薄者，加太子参 12g、车前子 15g；兼胸闷痰多者，加蔻仁 6g、杏仁 10g，或藿香 6g、枳壳 8g；有痰湿化热趋势者，

加黄芩6g、贝母8g；伴头晕头痛者，加菊花8g、川芎8g；兼浮肿小便不利者，加猪苓12g、桂枝8g。

（二）脾肾两虚

主症：体态肥胖虚浮，腰背酸软微驼，动则气喘，形寒怯冷肢肿，精神萎靡，嗜卧懒散，性欲减退，阳痿，尿少，夜尿较多。舌体淡胖，舌边齿痕，苔薄白或滑，脉沉细无力或迟缓。

治法：补益脾肾，温化水湿。

处方：肾气丸合理中丸，或无比山药丸化裁。

生地20g，山茱萸10g，山药10g，茯苓15g，丹皮10g，泽泻15～20g，白术10g，党参10g，黄芪20g，桂枝10g，苡仁20g，鸡内金10g，山楂15g。

脾肾阳虚型多见于肥胖症的中老年病人，《黄帝内经》曰："年四十而阴气自半也，起居衰矣。"中年以后，人体由盛转衰，代谢功能逐渐低下，水湿不运，痰瘀渐生，以致形体肥胖。治当以温补脾肾为主，而不以减肥为主要宗旨。故以肾气丸温肾，理中丸健脾为主方。但在此也要顾及减肥，佐以苡仁、鸡内金、山楂等药。若肾阳虚证较为明显，可加附子10g、仙茅10g、巴戟天10g；夜尿频多者，加覆盆子10g、桑螵蛸10g；兼肾阴不足者，加枸杞子12g、菟丝子10g。

脾肾两虚型与脾虚湿阻型，二证可同时兼见，在治疗时，二证的治则可以相互参合使用，仅在其标实本虚的偏颇中，对顾本治标的药物有所侧重，但化痰燥湿之剂不可投之过猛。

（三）肝胃积热

主症：形体结实肥胖，面红呈多血质貌，平素恶热烦躁，口臭唇赤咽干，多食消谷善饥，小溲黄，大便秘。舌苔黄腻或黄燥，舌边尖红，脉实弦滑而数。

治法：清肝养胃，泄热减肥。

处方：龙胆泻肝汤、丹栀逍遥散、温胆汤化裁。

柴胡10g，郁金10g，姜黄10g，薄荷6g，黄芩8g，山栀10g，龙胆草6g，丹皮10g，知母12g，番泻叶10g，莱菔子10g，荷叶20g。

本型是肥胖症中偏于实证的类型，多见于有家族遗传史的年少的体质强壮者，系属于《黄帝内经》"多食而肥"的范畴，故可兼有食积的表现，如口臭苔腻等，故用莱菔子等佐以消导。其肥人多痰湿之证已有化热之象。部分也可见于肥胖症合并糖尿病或高血压而见肝热征象者，但此已寓有阴虚之内涵，与前者略有不同。治以泄热减肥为主。肝热明显者，重用龙胆草，可加夏枯草10g、白芍15g；胃热明显者，可加生石膏20g、生地10g；头胀头痛者，加钩藤12g、菊花8g、磁石20g；食滞不化者，可佐保和丸等消食导滞。

此型是肥胖症病人中体质结实者，近年来临床普遍采用泻下法以减肥，主要适用于本组病例，可用纯大黄制剂，如大黄醇提片，或复方大黄制剂，如降脂减肥汤。

夏枯草6～10g，绞股蓝10～30g，荷叶5～10g，玉米须15～30g，厚朴10g，枳实10g，大腹皮15～30g，泽泻10～15g，大黄6～18g，决明子10～30g。

也可用其他轻泻剂，如排毒清脂胶囊（由番泻叶、泽泻、山楂、草决明、太子参、荷叶等组成）等，均可随证选用。

（四）肝肾阴虚

主症：体胖日益明显，性情急躁易怒，情绪抑郁寡欢，夜寐梦多，失眠，经少，经期不信或已绝经，伴头昏目眩，口苦咽干，烘热汗出。舌红少苔，脉弦细数。

治法：滋阴潜阳，柔肝减肥。

处方：杞菊地黄丸、知柏地黄丸、一贯煎化裁。

何首乌 10g，夏枯草 10g，山楂 10g，泽泻 10g，石决明 10g，莱菔子 10g，茶叶 10g。

肥胖者以阴虚为主证者主要见于更年期发胖者，常系内分泌紊乱所致，尤以妇女绝经前后多见。原则以滋阴、减肥同时并举，实是滋阴以治其本，调整其内分泌之紊乱；减肥以治其标，乃减轻其体重之超负荷。在体重明显上升时可用上方以减肥为主。若伴有高血压，可加钩藤 12g、磁石 20g、罗布麻 15g，克以潜镇降压；若气郁不舒者，可加用三花减肥茶（玫瑰花、代代花、茉莉花、川芎、荷叶等），以宽胸利气；伴大便干结者，可佐番泻叶 6～10g，或加服大黄醇提片 5 片。当体重有所下降时，则以调整内分泌紊乱为主，可随其阴虚阳亢之轻重程度分别选用杞菊地黄丸或知柏地黄为主化裁，或从更年期综合征论治，将肥胖作为兼症处理。

（五）气滞血瘀

主症：体态肥胖丰满，面色黯红，唇色微绀，伴胸闷气短，动则气促，腹部胀满，嗜卧打鼾，皮肤可见瘀点或老年斑，经行不畅或兼痛经。舌质紫黯，舌下青筋暴露，苔薄或滑腻，脉沉细涩。

治法：活血通络，降脂减肥。

处方：桃红四物汤、血府逐瘀汤、泽泻汤化裁。

桃仁 10g，红花 9g，枳实 12g，当归 10g，柴胡 10g，牛膝 10g，川芎 6g，赤芍 10g，泽泻 15g，山楂 15g，荷叶 15g，白术 8g。

肥胖者有气滞血瘀征象者，常是痰湿偏重已脂从浊化，凝而成瘀，常已合并循环系统疾病，尤以动脉硬化、冠心病、高脂血症多见。在痰湿与血瘀见症中，以血瘀之症更为明显。故以活血通络为主要治则，实已是治其合并发生之动脉硬化、冠心病为主。若血瘀较甚者，可加丹参 20g、苏木 10g，或三棱、莪术各 10g，以逐瘀通络；若气滞明显，加菖蒲 20g、郁金 10g、藿香 6g，以理气通络；兼痰浊较重者，可加白芥子 10g、陈胆星 10g、青礞石 20g、海浮石 20g 等，除痰宣通；若痰瘀有化热之势，可用天竺黄 8g、黄芩 8g、栀子 10g 等，清热化痰。

七、西医治疗

肥胖症病人主要采用节制饮食和运动疗法，可取得减肥的效果。只有在减食和运动疗法无效时，才考虑使用西药以进行辅助治疗，但某些药物不宜长期服用，以免发生不良反应。常用的药物主要有下列几种。

（一）食欲抑制剂

1. 苯丙胺类药物　此组药物的作用机制为兴奋下丘脑饱觉中枢，抑制食饵中枢。由于中枢神经兴奋作用，故可引起失眠、紧张等；刺激交感神经可有心悸、血压增高、头晕、出汗、口干等；此外还有恶心、呕吐、便秘等胃肠道反应。由于药物不良反应较大故治疗不理想，沿用较久的芬氟拉明（fenfluramine），每片 20mg，可选择使用。通常第 1 周每次口服 10～20mg，早晚餐前 15 分钟服用，第 2 周每日口服 20mg，每日 3 次餐前服，8～12 周为一疗程。

此组药物禁忌证：①青光眼；②甲状腺功能亢进；③交感胺类过敏者；④用单胺氧化酶抑制剂者；⑤癫痫、抑郁症患者及孕妇、司机、高空作业者禁用。长时间使用会成瘾。国外报道，此药还可引起肺性高血压和心脏瓣膜异常。1997 年夏，芬氟拉明自动在美国停止销售。

2. 盐酸西布曲明（sibutramine） 该药可抑制去甲肾上腺素和 5－羟色胺的再摄取，增强生理性饱胀感，从而减少能量的摄入；另外尚可增加能量消耗。1997 年由美国 FDA 批准，已在多个国家上市。用量一般为每次 5mg，每日 3 次，疗程为 3～6 个月。不良反应可见轻度急躁、失眠、血压轻度增高及心率加快等。

3. 芬特明 为拟交感胺药，可促进下丘脑摄食中枢神经末梢内去甲肾上腺素和多巴胺释放而达到抑制食欲的作用，其减少胃液分泌，增加热能的作用也有助于体重减轻。本药口服易吸收，原药及其代谢物主要经由肾清除。芬特明的普通剂型（8mg，每日 3 次）与缓释剂型（15～30mg，每日 1 次）有相同疗效，且每日用药与间歇用药的作用也相同。约 60% 患者可减重 5%～15%，仅采用低卡饮食者，加用本药后效果更好。芬特明常见的不良反应有精神紧张、口干、便秘、血压升高等，故本药不得用于中、重度高血压，心血管疾病患者；也不宜用于焦虑病或处于焦躁状态的患者。本药的结构与药理性质与苯丙胺相似，长期大剂量用药也可引发精神依赖和躯体依赖性，有药物或毒品滥用史者不得使用。

（二）脂肪吸收阻滞剂

此类药物中代表性药物为奥利司他（orlistat），系胰脂肪酶抑制剂，可选择性抑制胃肠道脂肪酶，阻止肠腔内甘油三酯的水解，能有效阻止脂肪分解吸收，可阻止 30% 食物中的脂肪吸收而以原形随粪便排出，减少能量摄取而达到减肥目的，故对喜摄入脂肪者尤有应用价值。由于该剂几乎不被肠道吸收，故无全身不良反应。局部反应有胃肠道的腹泻等。用量一般为 100mg，每日 3 次，进餐时服用。疗程 1 年以上有显著减肥效果，无反跳。

（三）代谢刺激剂

通过增高代谢率降低体重。常用的有甲状腺激素类，甲状腺片每日 30mg 开始逐渐加量，或用三碘甲状腺原氨酸（T_3），从每日 10μg 开始，每周增加一次剂量。可用至甲状腺片 240mg 或 $T_3$100μg，剂量逐渐增加。长期应用体重下降较肯定，但也有诸多不良反应，如心动过速、心绞痛、亢奋等。对于有心血管并发症者用此药须非常谨慎，如有心悸、兴奋、失眠、激动、多汗、心动过速，甚至房颤、心绞痛等应停药或减量。此外，在长期应用后，一旦停药有诱发甲亢的危险。

（四）降糖类药物

1. 双胍类降糖药 可降低血糖，也有抑制食欲、降低脂肪作用。由治疗糖尿病而移用于治肥胖症。其制剂有二甲双胍，但其主要是近期疗效，一般 6 周内体重可有所下降，到 12 周时体重就可能停止下降。肝肾功能不良者及年老体弱、心力衰竭者禁用，以防发生酸中毒。

2. 葡萄糖苷酶抑制剂 现常用的阿卡波糖在肠道内可竞争性抑制葡萄糖苷水解酶，减少多糖及蔗糖分解成葡萄糖，使糖的吸收相应减缓，减少能量摄入，也具有辅助减肥的作用。除胃肠道轻微腹泻外，无明显不良反应。

（五）其他减肥药

目前多处于研发阶段，诸如 β_3 肾上腺素能受体激动剂、α_2 肾上腺素能受体抑制剂、胰岛素增敏剂、黑皮质素受体激动剂、瘦素、胆囊收缩剂及神经肽 γ 等。

总之，接受减肥治疗的患者应明确肥胖症是慢性病，一旦采用药物治疗就应坚持用药，这样才能防止体重反弹。实践证明，芬特明多用于短期减肥治疗，治疗中常发生药物耐受，不是首选治疗药。西布曲明和奥利司他经过长期安全性和有效性检验，是目前减肥药中最成熟的品种。

八、饮食调护

（1）饮食调护在肥胖症治疗中十分重要。其目的是减少热量摄入，使热量负平衡而动用体内脂肪。然而肥胖者大都具有恣食甘肥的特性，而油腻厚味又是滋生痰涎之源，故节制饮食不仅应控制饮食的量，更应重视控制饮食的质。应以蛋白质含量丰富，脂肪含量较少的食物为宜。多食蔬菜，少吃动物脂肪，要改变贪吃甜食的习惯。可予以高蛋白低糖低脂肪食谱。

（2）改变饮食习惯：饮食的营养吸收与人体的饮食习惯有一定的内在联系，肥胖者常有饭后午睡、傍晚临睡前吃点心等习惯，无形中增加了食物消化和热量吸收的能力，为减少或阻碍食物热量的吸收，应鼓励肥胖者运动，改变饭后睡眠的习惯，并坚持每天散步、慢跑或打拳、打球、游泳等运动锻炼，促使肌肉发达，脂肪减少，体质增强。

（3）食疗方：食疗方法治疗肥胖症，古已有之。其所选药物，主要是具有化痰、利湿、消食的药用食物，配以粳米煮粥代食。如《仁斋直指方论》的茯苓粥、《广济方》的苡仁粥等，近代有减肥汤（赤小豆100g、生山楂100g、大枣5枚）等。近年来常用的单纯性肥胖症食疗方如下。

1）三花减肥茶：由玫瑰花、代代花、茉莉花、川芎、荷叶等组成。具宽胸利气，祛痰逐饮，利水消肿，活血养胃，降脂提神功效。

2）天雁减肥茶：由荷叶、车前草等降脂利湿药组成。制成袋泡茶剂，每天早晨起饮用。具有清热利湿，润肠通便功效。

3）荷叶茶：每天用鲜荷叶50～100g（干品25g）煎汤代茶，连服3个月，体重可显著降低。适用于脾虚湿阻肥胖者。

4）鲜萝卜汁：白萝卜3个，洗净切块绞取汁液，每次20～50ml，每日2次。可下气消痰去积。

5）黄芪冬瓜粥：炙黄芪30g，新鲜冬瓜100g，大米100g。洗净黄芪切片，加水煎取药汁2次，后与大米、冬瓜块（连皮）入锅，武火烧沸，后文火熬成。每日1次，常食。具有补气健脾渗湿的作用，适用于“多食而肥”者。

6）荷叶苡仁粥：鲜荷叶1张，生山楂、生薏苡仁、橘皮各15g。置沙锅加水煮沸，取汁，加入大米同煮成粥服用，连续服用百日之后即可见效。功能健脾胃，化湿浊，适用于“多食而肥”者。

7）薏米杏仁粥：薏米 30g，杏仁 10g，冰糖少许。加水成粥服食，常食。有健脾渗湿，宣肺降气祛痰的作用。

8）参芪鸡丝冬瓜汤：鸡脯肉 200g，党参、黄芪各 10g，冬瓜 200g，盐、味精适量。鸡脯肉切丝，参、芪洗净切片，冬瓜皮洗净切片，加水 500ml，人盐、味精少许，煮熟至冬瓜烂即成。常食可补脾益气，渗湿减肥，适用于“食少而肥”者。

（刘昊雯）

第五节 甲状腺炎

甲状腺炎包括一组由免疫因素、感染因素或其他因素所致的甲状腺的炎性改变，其共同特征是甲状腺滤泡结构被破坏。其病因不同，组织学特征各异，临床表现及预后差异较大，病人可以表现甲状腺功能正常、一过性甲状腺毒症或甲状腺功能减退症，有时在病程中 3 种功能异常均可发生，部分病人最终发展为永久性甲减。

甲状腺炎可按不同方法分类：按发病缓急可分为急性、亚急性及慢性甲状腺炎；按组织病理学可分为化脓性、肉芽肿性、淋巴细胞性、纤维性甲状腺炎；按病因可分为感染性、自身免疫性、放射性甲状腺炎等。

一、甲状腺炎常见类型。

1. 急性甲状腺炎　急性甲状腺炎（acute thyroiditis）又称急性感染性甲状腺炎或急性化脓性甲状腺炎。本病可发生在任何年龄，国外统计资料表明多见于 20～40 岁女性，且以前有甲状腺疾患，尤其有结节性甲状腺肿者易患本病。本病大多数由颈部感染直接波及甲状腺，或是败血症细菌侵入腺体所致，起病急，全身症状明显，常见畏寒、高热，甲状腺部位剧痛、肿大、发热、波动和皮肤发红，白细胞升高等炎症表现。

2. 亚急性甲状腺炎　通常所说的亚急性甲状腺炎（subacute thyroiditis）是指亚急性疼痛性甲状腺炎，又称亚急性非化脓性甲状腺炎、病毒性甲状腺炎、肉芽肿性甲状腺炎、巨细胞性甲状腺炎等。本病早在 1904 年由 De Quervaln 首先报告，故又称 De Quervaln 甲状腺炎。本病是甲状腺的一种自发缓解性炎症状态，临床上起病形式和严重性不一，病程持续数周至数月，有复发可能。国外文献报道本病占甲状腺疾患的 0.5%～6.2%，临床发病率约为 4.9/10 万，男女发病比例为 1∶4.3，30～50 岁女性为发病高峰。

3. 无痛性甲状腺炎　无痛性甲状腺炎（silent thyroiditis）又称亚急性淋巴细胞性甲状腺炎、寂静型甲状腺炎、非典型甲状腺炎等。特点是甲状腺毒症为自限性，组织学表现为淋巴细胞浸润，但有别于慢性淋巴细胞性甲状腺炎。本病大多因自身免疫所引起，与病毒感染无关，是一种自限性过程，淋巴细胞浸润程度较低，不伴生发中心的形成。典型症状表现为甲亢，可见于心动过速、怕热、多汗、疲劳、肌无力、体重下降等，但不存在突眼和黏液性水肿。约半数患者出现甲状腺轻度肿大、质地稍硬、无疼痛。有些因初发的甲状腺毒症不明显，而以甲状腺功能减退为临床表现。本病任何年龄均可发病，发病年龄以 30～50 岁为多。男女之比为 1∶2～1∶15。

4. 慢性淋巴细胞性甲状腺炎　慢性淋巴细胞性甲状腺炎（chronic lymphocytlc thyroiditis，CLT）又称桥本甲状腺炎（Hashimoto thyroidtis，HT），由日本学者 Hashimoto 于 1912 年首先

报道，是自身免疫性甲状腺炎（autolmmune thyroiditis，AT）的一个类型。除HT以外，自身免疫性甲状腺炎还包括萎缩性甲状腺炎（atrophic thyroiditis，AT）、无痛性甲状腺炎（painless thyroiditis，PT）以及产后甲状腺炎（postpartum thyroiditis，PPT）。慢性淋巴细胞性甲状腺炎多见于中年女性，女性病人是男性病人的15～20倍，高发年龄在30～50岁。本病临床表现为甲状腺肿大，早期可无症状，少数病人觉乏力和颈部轻度不适，有时有颈部压迫感，偶有局部疼痛与触痛。随着病程延长，甲状腺组织破坏出现甲减。

5. 其他　如放射性、创伤性甲状腺炎，结核、梅毒、真菌、布氏杆菌和寄生虫感染引起的慢性非化脓性甲状腺炎等，临床上均属罕见。

以上各类型甲状腺炎之间既无直接联系，也不互相转化，各有不同的病因，临床中以亚急性甲状腺炎和慢性淋巴细胞性甲状腺炎多见，本章作详细讨论。

甲状腺炎在中医学中无专有病名，根据其主要临床表现，中医学一般将其归属于“瘿痈”，“瘿气”，“瘿瘤”范畴。

二、病因病机

（一）中医

中医学认为，甲状腺炎的发生，多由先天禀赋不足，或内有郁火，外感六淫邪毒，或情志内伤、饮食水土失宜，以致气、血、津液运行失调，气血不畅，痰凝血瘀，壅结于颈前而发为本病。

1. 病因

（1）素体因素：先天禀赋不足，素体虚弱，正气不足，复因长期精神抑郁或恼怒过度等，均可导致肝失条达，气机郁滞，津聚成痰，痰气交阻颈前，瘿肿乃成。

（2）外感六淫邪毒：风热或风温等邪毒侵袭机体，客于肺胃，又内有郁火，积热循经上扰，夹痰蕴结，壅聚颈前，经脉阻隔，不通则痛而发为本病。

（3）情志内伤：本病发生与情志的关系极为密切，如《诸病源候论·瘿瘤等病诸候·瘿候》载：“瘿者，由忧恚气结所生”。怒伤肝，思伤脾，致肝郁气滞，脾虚痰凝；气行则血行，气滞则血瘀，气滞血瘀痰凝互结颈前而发为本病，正如《济生方·瘿瘤瘰门·瘿瘤论治》说：“夫瘿瘤者，多由喜怒不节，忧思过度，而成斯疾焉。大抵人之气血，循环一身，常欲无滞留之患，调摄失宜，气滞血滞，为瘿为瘤”。

（4）饮食水土失宜：饮食不节或水土失宜损伤脾胃，土壅木郁，气机不畅，气滞血瘀，津聚痰凝而致本病发生。

2. 病机　亚急性甲状腺炎的发病与外感六淫，内伤七情以及体质因素有关，起病多由风温邪热袭表，热毒壅盛，灼伤津液，炼液为痰，痰阻气机，血行不畅，或气郁生痰，痰随气逆，最终致气血痰热互结于颈前。随着病情进展及药物治疗，大多数患者正气恢复，毒邪消散，疾病痊愈，部分患者由于病程迁延日久或失治误治，加之素体阳虚阴盛，或先天肾阳不足，损伤后天脾胃，阳证转阴证，出现阳气虚衰，阴寒内盛的表现。

慢性淋巴细胞性甲状腺炎起病缓慢，多由禀赋不足，长期肝气郁结，气血失和，全身脏腑功能失调，导致气滞、痰凝、血瘀，结于颈前而成瘿。临床症状可有不同表现，若肝失条达，气机郁滞日久，则肝郁化火，甚至心火亦亢，表现为机体代谢功能亢进；若肝郁乘脾，脾胃虚弱，甚则脾肾亏虚，出现机体代谢功能减低。在本病的中期及后期，累及于肾，水之运化失常，肝、脾、肾功能相互失调，可出现甲状腺弥漫性肿大，伴气短乏力，面色少华，不耐疲劳，自汗出，纳差等正气亏虚症状，部分病人还可见肢体肿胀、面色萎黄、肢寒、浮肿等脾肾不足，阳气虚衰表现。

总之，本病病位在颈前，与肝胆肺脾等相关，主要病理机制是痰、热、气、瘀壅结。早期病性多属实，邪留日久，损伤正气，可见虚实夹杂之证。

（二）西医

西医学认为，亚急性甲状腺炎的病因尚不明确，一般认为其起因为病毒感染。发病前患者常有上呼吸道感染史，发病常随季节变化，且有一定的流行性。在患者血中常有病毒抗体存在，包括腮腺炎病毒、柯萨奇病毒、腺病毒、流感病毒等。但亚急性甲状腺炎的原因是病毒的确实证据尚未找到。患者对病毒存在遗传易患性，资料表明这种遗传易患性与 HLA - B35 相关。近年来发现本病患者循环中存在直接针对 TSH 受体的抗体，并证实存在针对甲状腺抗原的致敏 T 淋巴细胞，所以本病病因不能完全以病毒感染解释，是否有自身免疫异常，尚无定论。

慢性淋巴细胞性甲状腺炎的发生是遗传和环境因素共同作用的结果。目前公认的病因是自身免疫，主要为 1 型辅助性 T 细胞（Th1）免疫功能异常。可与其他自身免疫性疾病如恶性贫血、干燥综合征、慢性活性性肝炎、系统性红斑狼疮（SLE）等并存。患者血清中出现针对甲状腺组织的特异性抗体（TGAb 或 TPOAb）和甲状腺刺激阻断抗体（TSBAb）等。甲状腺组织中有大量淋巴细胞与浆细胞浸润。促使本病发生的机制迄今尚未明确。可能缘于 T 淋巴细胞亚群的功能失平衡，尤其是抑制性 T 淋巴细胞的遗传性缺陷，使其对 B 淋巴细胞形成自身抗体不能发挥正常抑制作用，由此导致甲状腺自身抗体的形成。抗体依赖性细胞毒作用（ADCC）、抗原抗体复合物激活自然杀伤（NK）细胞作用、补体损伤作用以及 Thl 型细胞因子的作用均参与了甲状腺细胞损伤的过程。

三、临床表现

（一）亚急性甲状腺炎

1. 症状

（1）上呼吸道感染前驱症状：多为急性起病，肌肉疼痛、疲劳、倦怠、咽痛等，体温不同程度升高，起病 3 ~4 天达高峰。

（2）甲状腺区特征性疼痛：逐渐或突然发生，程度不等。转颈、吞咽动作可加重，常放射至同侧耳、咽喉、下颌角、颏、枕、胸背部等处。少数患者声音嘶哑、吞咽困难。

2. 体征　主要表现为甲状腺肿大：弥漫或不对称轻、中度增大，多数伴结节，质地较硬，触痛明显，无震颤及杂音。甲状腺肿痛常先累及一叶后扩展到另一叶。可伴有颈部淋巴结肿大。

3. 常见并发症　大多数患者持续数周或数月可完全缓解，少数迁延 1 ~2 年，并留有持久性甲减后遗症，出现面色少华、纳少便溏、浮肿等症状。

4. 本病因甲状腺功能变化而有不同的临床表现

（1）甲状腺毒症阶段：发病初期约 50% ~75% 的患者体重减轻、怕热、心动过速等，历时 3 ~8 周。

（2）甲减阶段：约25%的患者在甲状腺激素合成功能尚未恢复之前进入功能减退阶段，出现水肿、怕冷、便秘等症状。

（3）甲状腺功能恢复阶段：多数病人短时间（数周至数月）恢复正常功能，仅少数成为永久性甲减。有些病例反复加重，持续数月至2年不等。2%～4%复发，极少数反复发作。

（二）慢性淋巴细胞性甲状腺炎

1. 症状　本病起病隐袭，早期可无症状，少数病人觉乏力和颈部轻度不适，有时有颈部压迫感，偶有局部疼痛与触痛。常因无意中发现甲状腺肿大而求医。随着病程延长，甲状腺组织破坏出现甲减。患者表现为怕冷、心动过缓、便秘甚至黏液性水肿等典型症状及体征。少数患者可以出现甲状腺相关眼病。

2. 体征　甲状腺肿大是本病最突出的临床表现，甲状腺肿大呈弥漫性、分叶状或结节性肿大，质地大多韧硬，与周围组织无粘连。

3. 常见并发症　本病多数病人甲状腺功能正常，约20%病人有甲减表现，少数本病患者与G－raves病并存，称为桥本甲状腺毒症（Hashitoxicosis）。血清中存在甲状腺刺激抗体TSAb和TPOAb，组织学兼有慢性淋巴细胞性甲状腺炎和Craves病两种表现。临床上表现为甲亢和甲减交替出现，可能与刺激性抗体或阻断性抗体占主导作用有关。甲亢症状与Graves病类似，自觉症状可较单纯Graves病时轻，需正规抗甲状腺治疗，但治疗中易发生甲减；也有部分患者的一过性甲状腺毒症源于甲状腺滤泡破坏，甲状腺激素释放入血所致。本病患者也可同时伴有其他自身免疫性疾病。近年来发现了与本病相关的自身免疫性甲状腺炎相关性脑炎（桥本脑病）、甲状腺淀粉样变和淋巴细胞性间质性肺炎。

四、实验室和其他辅助检查

（一）亚急性甲状腺炎

1. 红细胞沉降率　病程早期增快，>50mm/h时对本病是有利的支持。

2. 甲状腺功能及摄碘率　甲状腺毒症期呈现血清T_4、T_3浓度升高，甲状腺摄碘率降低（常低于2%）的双向分离现象。随着甲状腺滤泡上皮细胞破坏加重，出现一过性甲减，T_4、T_3浓度降低，TSH水平升高。而当炎症消退，甲状腺滤泡上皮细胞恢复，甲状腺激素水平和甲状腺摄碘率逐渐恢复正常。

3. 甲状腺细针穿刺和细胞学（FNAC）检查　早期典型细胞学涂片可见多核巨细胞、片状上皮样细胞、不同程度炎性细胞；晚期往往见不到典型表现。

4. 甲状腺核素扫描　早期甲状腺无摄取或摄取低下对诊断有帮助。

5. 其他　早期白细胞可增高。

（二）慢性淋巴细胞性甲状腺炎

1. 血清甲状腺激素和TSH　根据甲状腺破坏的程度可以分为3期。早期仅有甲状腺自身抗体阳性，甲状腺功能正常；以后发展为亚临床甲减（FT_4正常，TSH升高），最后表现为临床甲减（FT_4减低，TSH升高）。部分患者可出现甲亢与甲减交替的病程。

2. 甲状腺自身抗体　TGAb和TPOAb滴度明显升高是本病的特征之一。尤其在出现甲减以前，抗体阳性是诊断本病的唯一依据。日本学者发现TPOAb的滴度与甲状腺淋巴细胞浸润的程度密切相关。TGAb 具有与 TPOAb 相同的意义，文献报道本病 TGAb 阳性率为 80%，TPOAb 阳性率为 97%。但年轻患者抗体阳性率较低。

3. 甲状腺超声检查　桥本甲状腺炎显示甲状腺肿，回声不均，可伴多发性低回声区域或甲状腺结节。萎缩性甲状腺炎则呈现甲状腺萎缩的特征。

4. FNAC 检查　诊断本病很少采用，但具有确诊价值，主要用于 HT 与结节性甲状腺肿等疾病相鉴别。

5. 甲状腺核素显像　可显示不规则浓集与稀疏，或呈“冷结节”改变。本项目非桥本甲状腺炎患者的常规检查。

五、诊断要点

（一）亚急性甲状腺炎

根据急性起病、发热等全身症状及甲状腺疼痛、肿大且质硬，结合 ESR 显著增快，血清甲状腺激素浓度升高与甲状腺摄碘率降低的双向分离现象可诊断本病。

（二）慢性淋巴细胞性甲状腺炎

凡是弥漫性甲状腺肿大，质地较韧，特别是伴峡部锥体叶肿大，不论甲状腺功能有否改变，均应怀疑慢性淋巴细胞性甲状腺炎。如血清 TPOAb 和 TGAb 阳性，诊断即可成立。

FNAC 检查有确诊价值。伴临床甲减或亚临床甲减进一步支持诊断。

六、鉴别诊断

（一）亚急性甲状腺炎

1. 急性化脓性甲状腺炎　甲状腺局部或邻近组织红、肿、热、痛及全身显著炎症反应，有时可找到邻近或远处感染灶；白细胞明显增高，核左移；甲状腺功能及摄碘率多数正常。

2. 结节性甲状腺肿出血　突然出血可伴甲状腺疼痛，出血部位伴波动感；但是无全身症状，ESR 不升高；甲状腺超声检查对诊断有帮助。

3. 桥本甲状腺炎　少数病例可以有甲状腺疼痛、触痛，活动期 ESR 可轻度升高，并可出现短暂甲状腺毒症和摄碘率降低；但是无全身症状，血清 TGAb、TPOAb 滴度增高。

4. 无痛性甲状腺炎　本病是桥本甲状腺炎的变异型，是自身免疫甲状腺炎的一个类型。有甲状腺肿，临床表现经历甲状腺毒症、甲减和甲状腺功能恢复 3 期，与亚急性甲状腺炎相似。鉴别点：本病无全身症状，无甲状腺疼痛，ESR 不增快，必要时可行 FNAC 检查鉴别，本病可见局灶性淋巴细胞浸润。

5. 甲状腺功能亢进症　碘致甲亢或者甲亢时摄碘率被外源性碘化物抑制，出现血清 T_4、T_3 升高，但是 ^{131}I 摄取率降低，需要与亚急性甲状腺炎鉴别。根据病程、全身症状、甲状腺疼痛，甲亢时 T_3/T_4 比值及 ESR 等方面可以鉴别。

（二）慢性淋巴细胞性甲状腺炎

1. 结节性甲状腺肿　有地区流行病史，甲状腺功能正常，甲状腺自身抗体阴性或低滴度。FNAC 检查有助鉴别。HT 可见淋巴细胞浸润，少量的滤泡上皮细胞表现为 Hurthle 细胞的形态；结节性甲状腺肿则为增生的滤泡上皮细胞，没有淋巴细胞浸润。

2. 甲状腺癌　甲状腺明显肿大，质硬伴结节者需要与甲状腺癌鉴别。但是分化型甲状腺癌多以结节首发，不伴甲状腺肿，抗体阴性，FNAC 检查结果为恶性病变；HT 与甲状腺淋巴瘤的鉴别较为困难。

七、治疗

亚急性甲状腺炎治疗目的是控制症状，消除甲状腺肿大和预防复发。西医治疗对减轻甲状腺疼痛、退热有良好的疗效。中医治疗疗效确切，对防止复发有帮助。慢性淋巴细胞性甲状腺炎治疗目的是改善症状，防止或延缓甲减的发生。如果甲状腺功能正常，则以随访为主。仅甲状腺肿大而无甲减，一般无须治疗。对甲状腺功能减退，西医予甲状腺素替代治疗起效快；中医药则可全面调理，明显改善全身症状，且药性温和，无明显的副作用。中西医结合治疗甲状腺炎可取长补短，标本兼治，提高疗效。

（一）辨证治疗

甲状腺炎早期病性多属实，此时宜祛邪为主，治法多以清热解毒、利咽散结、疏肝理气、化痰活血为主。随着病情进展及药物治疗，邪留日久，损伤正气，可见虚实夹杂之证，当扶正与祛邪并用，出现阳气虚衰，或阴液不足的表现，多采用温阳益气，或滋阴健脾，兼以化痰、理气、祛瘀、散结等法。

1. 急性甲状腺炎

（1）风火热毒：

1）证候特点：发热恶寒，咽痛，颈部肿胀，红肿疼痛，面颊红赤，口干烦躁，食欲不振，汗多，手颤，舌质红，苔黄，脉数。

2）治法：疏风清热，泻火解毒。

3）推荐方剂：银翘散合五味消毒饮加减。

4）基本处方：金银花 12g，连翘 12g，荆芥 12g，牛蒡子 12g，桔梗 15g，薄荷 6g（后下），野菊花 12g，紫花地丁 12g，蒲公英 12g，大青叶 12g，淡竹叶 12g，甘草 12g。水煎服，每日 1 剂。

5）加减法：咽喉肿痛甚者，加射干 15g、山豆 15g 清热利咽；热甚者加牡丹皮 15g、栀子 15g、黄芩 15g 清热凉血；颈痛较甚者，加制乳香 15g、制没药 15g 以通行气血止痛。

（2）肝胆蕴热：

1）证候特点：颈部肿胀、疼痛较甚，头痛咽干，烦躁易怒，精神紧张，口苦，失眠，大便秘结，小便赤，舌红苔黄，脉弦数。

2）治法：疏肝泻热，散结止痛。

3）推荐方剂：龙胆泻肝汤加减。

4）基本处方：龙胆草 12g，栀子 15g，柴胡 12g，黄芩 15g，车前草 30g，泽泻 15g，生地黄 18g，浙贝母 15g，牡蛎 30g（先煎）。水煎服，每日 1 剂。

5）加减法：若急躁易怒甚，胸胁胀满者加夏枯草 30g、郁金 15g 疏肝解郁；颈部肿痛甚者加牡丹皮 12g、赤芍 15g、丹参 20g 凉血活血消肿；颜面潮红者加白芍 20g 柔肝养阴。

（3）气郁痰凝：

1）证候特点：胸胁胀满或隐痛，颈部胀痛，疼痛不甚，头晕目眩，心胸痞闷，恶心纳少，舌红苔黄腻，脉弦滑。

2）治法：理气化痰，散结活血。

3）推荐方剂：柴胡舒肝散合温胆汤加减。

4）基本处方：柴胡12g，赤芍15g，陈皮10g，川芎15g，枳壳15g，香附12g，茯苓15g，法半夏12g，竹茹15g，甘草6g，丹参15g，浙贝母15g。水煎服，每日1剂。

5）加减法：若颈肿者加夏枯草30g、牡蛎30g散结消结；恶心痞闷者加生姜9g、瓜蒌15g降逆消痞；胸胁满甚者加川楝子15g、郁金15g疏肝理气；头晕目眩甚者加菊花15g、天麻15g止晕定眩。

（4）阴虚火旺：

1）证候特点：潮热盗汗，咽干，五心烦热，烦躁不寐，遗精梦多，颈部肿痛，腰膝酸软，舌红少苔，脉细数。

2）治法：养阴清热，散结止痛。

3）推荐方剂：六味地黄汤合一贯煎加减。

4）基本处方：生地黄18g，山茱萸12g，茯苓15g，怀山药15g，牡丹皮13g，泽泻18g，沙参15g，麦门冬15g，川楝子15g，枸杞子15g，浙贝母15g。水煎服，每日1剂。

5）加减法：若潮热盗汗甚者加龟甲30g、鳖甲30g养阴清热；遗精、梦交频繁者加锻龙骨30g、锻牡蛎30g重镇固摄；烦躁不寐者加酸枣仁15g养心安神；颈部肿痛甚者加夏枯草30g、荔枝核15g散结止痛。

（5）脾肾阳虚：

1）证候特点：形寒肢冷，腰膝酸软，面色无华，语怯神疲，纳少便溏，水肿，女子闭经，男子阳痿，舌淡苔白，脉沉细。

2）治法：温补脾肾。

3）推荐方剂：八味肾气丸加味。

4）基本处方：熟地黄15g，山茱萸12g，茯苓15g，怀山药15g，牡丹皮12g，泽泻18g，桂枝15g，熟附子12g，黄芪30g，杜仲15g，巴戟天15g。水煎服，每日1剂。

5）加减法：若纳少便溏甚者加砂仁10g、白术15g、党参20g健脾燥湿；浮肿甚者加猪苓15g利水消肿；腰膝酸软者加桑寄生30g、淫羊藿15g温肾壮阳。

2. 慢性淋巴细胞性甲状腺炎

（1）痰瘀凝结：

1）证候特点：甲状腺肿大，质地较硬，或有疼痛，疲倦乏力，纳呆欲吐，舌质黯，或有瘀斑瘀点，苔白腻，脉细涩。

2）治法：行气化痰，活血消瘿。

3）推荐方剂：二陈汤合桃红四物汤加减。

4）基本处方：当归15g，赤芍10g，川芎10g，桃仁10g，红花10g，郁金15g，法半夏15g，茯苓15g，浙贝母15g。水煎服，每日1剂。

5）加减法：肝郁化火，心烦易怒者加牡丹皮15g、栀子10g、龙胆草10g清泻肝热；颈瘿肿大明显者加川楝子10g、夏枯草20g散结消瘿。若局部较韧或较硬，经久不消者，选加莪术、三棱、蜈蚣、全蝎、土鳖虫等活血化瘀。

（2）肝郁脾虚：

1）证候：甲状腺肿大或萎缩，胸胁苦闷，善太息，纳差便溏，舌质淡黯，苔白腻，脉弦滑。

2）治法：疏肝健脾，行气化痰。

3）推荐方剂：逍遥散加减。

4）基本处方：柴胡10g，白芍15g，陈皮10g，当归10g，枳壳15g，茯苓15g，白术15g，怀山药15g，川楝子5g，郁金15g。水煎服，每日1剂。

5）加减法：气虚者加黄芪30g、党参15g；甲状腺结节者加海藻10g、穿山甲10g；阳虚者加熟地15g、鹿角胶15g；血瘀者加川芎15g、赤芍15g；痰凝者加陈皮10g、白芥子12g；纳差者加焦山楂30g、焦麦芽30g。胸胁胀满甚者加佛手15g、枳实15g行气理气。

（3）肝肾阴虚：

1）证候特点：颈下瘿肿，坚韧无痛，虚烦不寐，唇舌干燥，潮热盗汗，腰膝酸软，男子遗精，女子经少或经闭，心悸，舌红少苔，脉细数。

2）治法：滋补肝肾，软坚消瘿。

3）推荐方剂：杞菊地黄丸加减。

4）基本处方：枸杞子15g，野菊花12g，生地黄15g，茯苓15g，怀山药15g，牡丹皮12g，泽泻15g，山茱萸12g，夏枯草15g，麦门冬15g，沙参15g。水煎服，每日1剂。

加减法：若阴虚火旺者加知母15g、地骨皮20g、黄柏15g滋阴降火；若颈瘿肿大甚者加龟甲30g、鳖甲30g养阴散结；遗精频繁者加金樱子15g涩精固摄。

（4）脾肾阳虚：

1）证候特点：颈下瘿肿，面色苍白，形寒肢冷，腰膝酸软，头晕目眩，男子阳痿，女子闭经，纳少懒言，颜面四肢浮肿，舌质淡，苔白，脉沉细。

2）治法：温补脾肾。

3）推荐方剂：八味肾气丸加减。

4）基本处方：桂枝12g，熟附子12g，熟地黄18g，山茱萸12g，茯苓15g，怀山药15g，牡丹皮12g，泽泻15g，黄芪30g，淫羊藿15g。水煎服，每日1剂。

5）加减法：畏寒肢冷、腰膝酸冷加桑寄生30g温肾壮阳；浮肿甚者可加猪苓15g，车前草30g利水消肿；头晕目眩者可加当归15g补血活血。

（二）其他治疗

1. 中成药

（1）雷公藤片：功能祛风除湿，活血止痛。适应证：对亚急性甲状腺炎和慢性淋巴细胞性甲状腺炎均有效。一次1～2片，每日2～3次。

（2）逍遥丸：功能疏肝理气。适用于属肝郁气滞型患者。每次6g，每日3次。

（3）六味地黄丸、杞菊地黄丸、知柏地黄丸：功能养阴清热，适用于属阴虚内热者，根据内热程度酌情选用。每次6g，每日3次。

（4）金匮肾气丸：功能温肾助阳。适用于肾阳虚者。每次6g，每日3次。

（5）金水宝胶囊：功能补益肺肾、秘精益气。用于肺肾两虚或肾阴阳两虚者。每次3粒，每日3次。4周为1疗程。

（6）清开灵注射液：功能清热解毒，化痰通络。适用于亚急性甲状腺炎。20～30ml加入0.9%生理盐水250ml或5%葡萄糖注射液250ml中静滴，每日1次。

（7）痰热清注射液：功能清热，解毒，化痰。适用于亚急性甲状腺炎。20～30ml加入

0.9%生理盐水250ml或5%葡萄糖注射液250ml中静滴，每日1次。

2. 针灸

（1）热毒壅盛：选大椎、风池、外关、合谷为主加减，以凉泻手法针刺，留针5~15分钟。功能：疏风清热，通络止痛。

（2）肝胆蕴热：选大椎、外关、太冲、阳陵泉、气舍等穴，采用凉泻手法针刺，留针5~15分钟。功能：疏肝泻热、通络止痛。

（3）肝郁气滞痰凝：选肝俞、气舍、水突、太冲、膈俞为主穴加减，采用平补平泻法针刺，留针15~30分钟，功能：疏肝理气化痰，通络散结。

（4）阴虚火旺：选肝俞、肾俞、太冲、阳陵泉、心俞等穴，用补法针刺留针15~30分钟。功能：滋阴清热，行气散结。

（5）肾阳虚：选水突、肾俞、脾俞、足三里、关元为主穴加减，用补法针刺，留针15~30分钟，同时施艾灸或附子饼灸。功能：温补脾肾。

3. 药物敷贴

（1）亚急性甲状腺炎：四黄散调蜜配羚羊角粉外敷甲状腺每日1~2次，每次20~30分钟。功能：凉血化瘀、消肿止痛。

（2）甲状腺肿大或疼痛：取新鲜蒲公英、仙人掌、夏枯草各30g，捣烂如泥，敷于甲状腺处。功能：散结活血消瘿。

（三）西医治疗

1. 亚急性甲状腺炎

（1）早期治疗以减轻炎症反应及缓解疼痛为目的。轻症可用乙酰水杨酸（1~3g/d，分次口服）、非甾体抗炎药（如吲哚美辛75~150mg/d，分次口服）或环氧酶-2抑制剂。糖皮质激素适用于疼痛剧烈、体温持续显著升高、水杨酸或其他非甾体抗炎药治疗无效者，可迅速缓解疼痛，减轻甲状腺毒症症状。初始泼尼松20~40mg/d，维持1~2周，根据症状、体征及ESR的变化缓慢减少剂量，总疗程6~8周以上。过快减量、过早停药可使病情反复，应注意避免。停药或减量过程中出现反复者，仍可使用糖皮质激素，同样可获得较好效果。

（2）甲状腺毒症明显者，可以使用β受体阻滞剂。由于本病并无甲状腺激素过量生成，故不使用抗甲状腺药物治疗。

（3）甲状腺激素用于甲减明显、持续时间久者；但由于TSH降低不利于甲状腺细胞恢复，故宜短期、小量使用；永久性甲减需长期替代治疗。

2. 慢性淋巴细胞性甲状腺炎

（1）随诊观察：①甲状腺功能正常者；②合并亚临床甲减，TSH：<10mIU/L者。一般主张每半年到1年随访1次，主要检查甲状腺功能，必要时可行甲状腺超声检查。

（2）病因治疗：目前尚无针对病因的治疗方法。提倡低碘饮食。文献报道左甲状腺素（$L-T_4$）可以使甲状腺抗体水平降低，但尚无证据说明其可以阻止本病病情的进展。

（3）甲状腺激素（主要是$L-T_4$）替代治疗：①合并亚临床甲减，TSH：≥10mIU/L者；②合并临床甲减者。

（4）合并甲亢者：一般不用抗甲状腺药物，为控制甲亢症状可应用β受体阻滞剂。个别甲亢症状不能控制者可适当应用小剂量抗甲状腺药物，但时间不宜过长，并根据甲状腺功能监测情况及时调整剂量或停药，以免导致严重甲减。

（5）甲状腺肿的治疗：对于没有甲减者，L－T_4 可能具有减小甲状腺肿的作用，对年轻患者效果明显。甲状腺肿大显著、疼痛、有气管压迫，经内科治疗无效者，可以考虑手术切除。术后往往发生甲减，需要甲状腺激素长期替代治疗。

（四）名家名医经验方

1. 经验方治疗亚急性甲状腺炎（裴正学）

（1）组成：龟甲、怀山药、香附、夏枯草、鳖甲、白芍、何首乌、黄芪、生地黄、丹参、党参、金银花、连翘、蒲公英、败酱草。

（2）主治：亚急性甲状腺炎。

（3）加减：热毒重者加大金银花、连翘、蒲公英、败酱草之用量；肿胀明显者加大龟甲、鳖甲、夏枯草之用量；正气虚甚加大黄芪、生地、白芍、丹参之用量；疼痛甚时加元胡、川楝子、制乳香、制没药。伴明显外感证候时加用麻黄桂枝合剂；咽干、咽痛时加用裴氏养阴清肺汤；甲状腺肿痛明显者加用五味消毒饮；全身关节疼痛者用复方桑枝汤。

2. 软坚消瘿汤治疗慢性淋巴细胞性甲状腺炎（张兰）

（1）组成：柴胡，当归，白芍，香附，夏枯草，海藻，昆布，浙贝母，王不留行，陈皮等。

（2）主治：慢性淋巴细胞性甲状腺炎实邪为主的早、中阶段。当晚期出现甲减时加入扶正之品。

3. 活血消瘿汤治疗慢性淋巴细胞性甲状腺炎（陈如泉）

（1）组成：柴胡、郁金、香附、青皮、瓜蒌皮、山慈菇、土贝母、三棱、莪术、蜣螂虫、自然铜等。

（2）主治：慢性淋巴细胞性甲状腺炎。

（3）加减：若局部较韧或较硬，经久不消者，选加蜈蚣、全蝎、土鳖虫等；若甲状腺肿大明显、质地较软者，则加用荔枝核、橘核、瓦楞子等破气化瘀之品；若本病合并有甲亢，表现有气阴不足者，以生脉散合二至丸加减为主，酌情伍以活血消瘿汤；若本病表现脾肾阳虚证为主，则以温补脾肾为主，宜右归饮合活血消瘿汤以温通散结。

（五）单方验方

1. 板蓝根、大青叶各30g，泡服，治疗亚急性甲状腺炎初起。

功能：疏风清热，凉血解毒。症见发热恶寒、咽干咽痛、颈部肿痛者。

2. 金银花、夏枯草各20g，每日煎1剂，频频代茶饮。

功能：解毒散结。治疗亚急性甲状腺炎初起，症见发热恶寒、咽痛、颈部肿痛、舌红苔黄者。

（刘昊雯）

第六节　结节性甲状腺肿

结节性甲状腺肿是一种常见的甲状腺疾病，是由于甲状腺非炎症性和非肿瘤性因素阻碍甲状腺激素合成，导致垂体前叶分泌多量促甲状腺激素，使甲状腺代偿性肿大，称为单纯性甲状腺肿。如病灶持续存在或反复恶化与缓解交替时，甲状腺滤泡上皮由普遍性增生转变为局灶性增生，部分区域则出现退行性变，最后由于长期的增生性病变和退行性病变反复交替，腺体内出现不同发展阶段的结节，称为结节性甲状腺肿。结节性甲状腺肿实际上是单纯性甲状腺肿自然演变的一种晚期表现。结节性甲状腺肿可分为单结节甲状腺肿和多结节甲状腺肿。在多结节甲状腺肿的基础上，根据有无甲状腺功能亢进（甲亢）又可分为：非毒性多结节性甲状腺肿和毒性多结节性甲状腺肿。本病患病率为4%，女性发病率明显高于男性。流行病学的研究表明在碘充足的地方，男女患结节性甲状腺肿的比例大约为1 ∶ 5。

结节性甲状腺肿属于中医“瘿病”、“肉瘿”、“瘿瘤”等范畴。

一、病因病机制

（一）中医

结节性甲状腺肿中医主要病因是情志内伤、饮食及水土失宜导致肝脾功能受损，肝郁气滞，脾失健运，水湿运化失常，聚而成痰；气机郁滞、痰浊内停引起血行不畅，凝滞成瘀。气滞、痰浊、瘀血随经络而行，留注于结喉，聚而成形，乃成瘿。

1. 病因

（1）情志内伤：由于长期郁忿恼怒或忧思郁虑，使气机郁滞，气为血之帅，气行则血行，一旦气机郁滞不去，郁久则造成血行不畅而成瘀。而肝旺反侮脾土，脾运化失司，水湿运化失其常规，清气不升，浊阴不降，水湿内停则为痰为饮，气机的郁滞是产生瘀血、痰浊的基础。气滞痰凝、瘀血阻滞，壅结颈前，形成瘿瘤。正如《济生方·瘿瘤论治》中提到：“夫瘿瘤者，多由喜怒不节，忧思过度，而成斯疾焉。大抵人之气血，循环一身，常欲无滞留之患，调摄失宜，气滞血滞，为瘿为瘤”。《诸病源候论》：“瘿者由忧恚气结所生”，“动气增患”。

（2）饮食失调：饮食失调既影响脾胃运化功能，导致脾失健运，不能运化水湿，聚湿成痰；也可以影响气血的正常运行，致气滞血瘀，痰气瘀结颈前而发为瘿瘤。

（3）水土失宜：因居位高山地区，易感受山岚瘴气；或久饮沙水，而使瘴气及沙水入脉中，搏结颈下而成瘿瘤。《杂病源流犀烛·颈项病源流》中提到“西北方依山聚涧之民，食溪谷之水，受冷毒之气，其间妇女，往往生结囊如瘿”。《圣济总录·瘿瘤门》指出“山居多瘿颈，处险而瘿也”。

2. 病机

（1）气郁痰阻：情志内伤，肝失疏泄，肝郁气滞，气滞不能行津，津凝痰聚；肝旺克脾土，脾运化水湿功能失常，聚而成痰，痰气交阻壅聚颈前成瘿。

（2）痰结血瘀：肝郁犯脾，脾失健运，痰湿凝聚；气滞则血瘀，痰湿阻滞亦导致血行不畅，痰瘀互结随经络而行，留注于结喉颈前而发为瘿。

（3）气阴两虚：痰气郁结日久可化火，火热内盛，耗气伤阴，加之肝克脾土，脾失健运，气血津液化生不足，后期导致气阴两虚，形成气阴两虚、痰瘀互结虚实夹杂之证。

（二）西医

1. 缺碘　是地方性甲状腺肿大的主要原因。流行地区的土壤、水和食物中的碘含量和甲状腺肿大的发病率成反比，碘化食盐可以预防甲状腺肿大等事实均可证明缺碘是引起甲状腺肿大的重要原因。另外机体对甲状腺激素的需要量增多可引起相对性碘不足比如生长发育期、怀孕、哺乳、寒冷、感染、创伤和精神刺激等可加重或诱发。

2. 高碘　过量摄入的碘导致过氧化物酶的功能基因过多占用，从而影响酪氨酸碘化，碘的有机化过程受阻，甲状腺代偿性肿大。

3. 致甲状腺肿大物质　十字花科类蔬菜含有硫脲类致甲状腺肿大物质，可以阻止甲状腺激素合成的物质，引起甲状腺肿大。药物如硫氰化钾、过氯酸钾、对氨基水杨酸、硫脲嘧啶类、磺胺类、保泰松、秋水仙素等可妨碍甲状腺素合成，从而引起甲状腺肿大。

4. 遗传因素　流行病学、家系研究以及双胞胎的研究结果，提示遗传易感性在结节性甲状腺肿发病中起作用。

5. 酶缺陷　家族性甲状腺肿大的致病原因在于遗传性酶的缺陷，造成激素合成障碍，如缺乏过氧化酶、脱碘酶，影响甲状腺素的合成，或缺乏水解酶，使甲状腺激素从甲状腺球蛋白分离和释放入血发生困难，均可导致甲状腺肿。

6. 甲状腺激素受体缺陷　甲状腺激素受体对甲状腺激素不敏感，出现甲状腺激素相对不足，甲状腺为了适应更多激素需要而代偿性肿大。

7. 细胞因子　胰岛素样生长因子可刺激甲状腺细胞的蛋白质和 DNA 合成，促进甲状腺细胞增殖、分化，对甲状腺功能也有直接或间接的刺激功能。表皮生长因子是甲状腺生长的重要细胞因子，在结节性甲状腺肿患者血清中增加。

8. 细胞调亡减少　在甲状腺结节的形成中起作用。研究发现患者的甲状腺组织中都存在细胞凋亡。但在正常甲状腺细胞中未见这种现象。

二、临床表现

结节性甲状腺肿患者有长期单纯性甲状腺肿的病史，由早期甲状腺弥漫性肿大，缓慢进展，数年后肿大加剧，并形成结节。多数患者早期无明显不适，甲状腺触诊呈结节状肿大，甲状腺肿大程度不一，多不对称，早期可能只有一个结节，多为多发性结节，大小不等，结节质软或硬，光滑，无触痛。甲状腺结节性质、大小以及生长部位不同，其临床表现也不一致。

（一）症状与体征

1. 结节质地坚硬　结节性甲状腺肿结节纤维组织增生、骨化和钙化，这种情况下结节性甲状腺肿查体甲状腺区触诊质地坚硬。

2. 甲状腺突然增大伴疼痛　如果结节性甲状腺继发出血形成囊肿，可出现甲状腺肿大伴疼痛。结节突然增大，触诊柔软、囊性感或因张力较大而硬韧有弹性。症状可于几日内消退，增大的肿块可在几周或更长时间内减小。

3. 甲状腺毒血症　自主性高功能性结节可引起甲状腺功能亢进表现，称为毒性结节性甲状腺肿（toxic multinodular goiter）或称 Plummer 病。甲状腺自主性功能的形成可能与促甲状腺激素诱导细胞分裂时 gsp 肿瘤基因突变有关，该基因激活细胞膜上 Gs 蛋白，导致甲状腺细胞增生和功能亢进。患者有乏力、体重下降、心悸、心律失常、怕热多汗、易激动等症状，但甲状腺局部无血管杂音及震颤，突眼少见。老年患者症状常不典型。

4. 甲状腺肿增大较快，局部触诊质地坚硬　如果结节性甲状腺肿的结节癌变，局部触诊癌变结节坚硬，不活动，多为滤泡癌或未分化癌。组织成纤维细胞因子 FGF - I、FGF - 2

和 FGFR－1 在结节性甲状腺肿表达增加，可能导致甲状腺增生和生长失控。抑制内源性 TSH 可能使癌变机会减少，以往有头颈放射治疗史的患者发生率增加。

（二）并发症

较大的结节性甲状腺肿或者胸骨后甲状腺肿，对周围组织有压迫，可有喉部的紧缩感以及相关组织、器官被压迫引起的临床表现。

1. 气管压迫　尤其胸骨后甲状腺肿，气管受压，有喉部紧缩感，慢性刺激性干咳，呼吸不畅，当气管严重受压时患者呼吸困难，颈部过伸或仰卧时尤为明显。气管可出现狭窄、弯曲移位或软化。

2. 食管压迫　巨大甲状腺可伸入食管与气管之间，引起吞咽困难。

3. 喉返神经压迫　出现声音嘶哑，但此种情况更多见于甲状腺恶性病变，声带麻痹则可见于良性结节。

4. 颈交感神经压迫　出现 Horner 综合征，表现为一侧瞳孔变小、眼球下陷、眼睑下垂。

5. 上腔静脉压迫　胸骨后甲状腺肿大可压迫上腔静脉，引起上腔静脉综合征，出现头面部及一侧上肢浮肿，面部青紫。胸廓入口狭窄时上肢和头颈静脉回流受阻，胸前浅静脉扩张，Pemberton 征阳性，即手臂抬高时上腔静脉阻塞现象加重。

三、实验室和其他辅助检查

（一）实验室检查

1. 甲状腺激素测定　结节性甲状腺肿甲状腺激素水平通常是正常的，但如果出现某些恶性甲状腺结节患者其甲状腺功能可有改变，晚期多有甲状腺功能减退。如果是自主性高功能性结节，其 T_3、T_4 水平可以升高，TSH 降低。

2. 抗甲状腺抗体测定　甲状腺球蛋白抗体（TGAb）和抗甲状腺过氧化物酶抗体（TPO-Ab）阴性或低度阳性。

3. 血清甲状腺球蛋白　缺碘时甲状腺细胞转换率升高，甲状腺球蛋白入血，血甲状腺球蛋白升高，为衡量碘缺乏的敏感指针，甲状腺球蛋白超过 20μg/L 可能反映摄碘不足。

4. 尿碘测定　尿碘排泄减少，一般低于 100ng/L。

（二）辅助检查

1. 甲状腺彩超　是最常用的甲状腺影像学检查方法。超声检查对甲状腺结节的诊断和鉴别诊断具有重要意义。通过彩超检查明确结节的性质、大小、数量、位置、形态、边缘、回声强弱以及是否有钙化点，结节周围和内部是否有血流信号及其特征，颈部淋巴结是否肿大及其形态等。当发现为实性结节病灶形态不规则、边界欠清晰、病灶呈混合性回声、结节内有密集不规则微小钙化、结节周围有明显晕环、病灶血流丰富且以内部血流为主和伴发颈部淋巴结肿大等提示结节可能为恶性，需进一步检查。

2. 放射性核素显像检查　常用的甲状腺扫描有 ^{131}碘（^{131}I）扫描和 ^{99}锝（^{99m}Tc）扫描。甲状腺结节对碘的摄取能力不同，图像不同而分类，^{99m}Tc 可像碘一样被甲状腺所摄取，但不能转化。根据摄取核素的多寡，可将甲状腺结节划分为热结节、温结节和冷结节。热结节多见于自主性高功能性甲状腺结节或腺瘤。温结节多为甲状腺腺瘤，但也可见于甲状腺癌，且多为分化较好的甲状腺癌。冷结节可见于多种甲状腺良性病变，但约 10% 可能为恶性。

3. 摄^{131}I率　结节性甲状腺肿摄^{131}I率正常或者增高，但与甲状腺功能亢进不同，无高峰前移。摄^{131}I率可被T_3抑制，当有自主性高功能性结节时则不受T_3抑制。

4. CT、磁共振　有利于胸骨后甲状腺肿的诊断。有利于判断甲状腺结节与周围组织、器官的关系。对于临床不能确定的甲状腺结节性质，而病人又不接受穿刺或其他侵入性检查者，条件允许时亦可考虑PET－CT或者CT检查。

5. 甲状腺细针穿刺细胞病理学检查　应用细针针吸活检术检查，对甲状腺结节的诊断有一定价值，比较安全，国外将其作为基本常规检查。穿刺结果有助于判断手术治疗指征。细针活检细胞病理学检查如果不能确定诊断，还可用粗针再穿刺活检进行组织病理学检查，其结果可能更加准确，但损伤较大。

四、诊断要点

（一）临床表现

疾病早期通常无明显临床表现，随着病情进展，结节增大时可出现颈前肿大。当出现结节继发性出血时可出现疼痛及结节突然增大。甲状腺肿大明显或者胸骨后甲状腺压迫周围组织时可出现相应器官压迫临床表现。如气管受压，出现呼吸不畅，当气管严重受压时患者呼吸困难，颈部过伸或仰卧时尤为明显；压迫食管出现吞咽困难；压迫喉返神经引起声音嘶哑；压迫上腔静脉时出现上腔静脉综合征；压迫颈交感神经时出现Horner综合征。

（二）体格检查

正常人甲状腺重为15～25g，当甲状腺重量超过35g时，望诊能见甲状腺外形，消瘦者更明显。根据甲状腺肿的程度不同，临床上按Ⅰ、Ⅱ、Ⅲ度进行具体描述。如果结节继发性出血，局部可有触痛。

（三）辅助检查

1. 甲状腺彩超　可以确定甲状腺大小、结节大小、数量、囊性、实性抑或囊实混合性病变。

2. ^{131}I扫描　可以确定结节的摄碘功能。热结节提示结节的摄取功能强，其99%为良性，多见于自主性高功能性甲状腺结节或腺瘤。温结节多为甲状腺腺瘤，但也可见于甲状腺癌，且多为分化较好的甲状腺癌。冷结节可见于多种甲状腺良性病变，但约10%可能为恶性。

3. 细针穿刺细胞病理学检查　有助鉴别诊断结节的良恶性。穿刺结果有助于判断手术治疗指征，其细胞学准确度达50%～97%。

4. CT、磁共振　确定有无胸骨后甲状腺肿。并可以了解甲状腺与周围组织、器官的关系，有无并发症。

五、鉴别诊断

（一）慢性淋巴细胞性甲状腺炎

结节性甲状腺肿及慢性淋巴细胞性甲状腺炎均可出现甲状腺肿大伴结节。慢性淋巴细胞性甲状腺炎的疾病特点为任何年龄均可发病，临床常见甲状腺肿伴有结节。但实验室检查常见甲状腺自身抗体TGAb及TPOAb强阳性。甲状腺穿刺细胞病理学检查可见大量淋巴细胞、嗜酸性滤泡细胞。

（二）甲状腺腺瘤

结节性甲状腺肿及甲状腺腺瘤查体及彩超检查均可发现甲状腺结节。甲状腺腺瘤多呈圆形或椭圆形，表面光滑，质地较坚韧，无压痛，边界清楚，与皮肤无粘连，随吞咽上下活动。甲状腺功能检查正常。甲状腺彩超超声波下腺瘤与周围组织有明确界限，可以与甲状腺结节相鉴别。

（三）甲状腺囊肿

结节性甲状腺肿及甲状腺囊肿均有甲状腺肿大伴有肿块。但甲状腺囊肿是多种甲状腺疾病的一种临床表现。甲状腺结节坏死液形成，也有是甲状腺腺瘤出血坏死形成的。肿块表面光滑，边界清楚，无触痛，可随吞咽上下活动。甲状腺 B 超检查为囊性结节。

（四）甲状腺癌

结节性甲状腺肿与甲状腺癌临床体格检查及彩超检查均有甲状腺结节。甲状腺腺癌结节一般质地较硬，且短期内增大较快。临床上甲状腺癌的病理类型不同，临床表现不一，预后差别很大。不同类型甲状腺癌临床特征如下。

1. 乳头状甲状腺癌　约占甲状腺癌的 60%，好发于 40 岁以下的年青女性及 15 岁以下的少年儿童。多为单发，较小，质硬，边缘不清，活动度差，生长缓慢，预后较好。甲状腺细针穿刺细胞病理学检查有助诊断。

2. 滤泡状腺癌　中老年多见，多数为单发，少数多发，质地较硬，边界不清。转移率较高，随血行转移到肺和骨骼，少数转移到淋巴结。

3. 未分化癌　恶性程度高，常见于 60～70 岁的老年人，发病前可有甲状腺肿或甲状腺结节，但短期内肿块迅速增大，并迅速发生广泛的局部浸润，形成双侧弥漫性甲状腺肿块。结节质硬，表面不光滑，边界不清，局部疼痛明显。

4. 髓样癌　可见于各种年龄，但好发于中年患者，女性多于男性，属于中等恶性程度的肿瘤。肿块呈质地较硬的孤立结节。髓样癌能分泌大量降钙素及血管活性肠肽、血清素等，有面部潮红、心悸和水样腹泻。血清降钙素水平增高是髓样癌的特点。

六、治疗

结节性甲状腺肿西医治疗目前仍缺乏足够大数量循证医学证据，治疗方法尚不一致。药物治疗对结节性甲状腺肿效果较差，所以治疗多倾向于手术切除，但容易导致过度治疗或者引起适得其反的效果，造成患者甲状腺功能低下。中医对结节性甲状腺肿的治疗优势在于避免手术带来的创伤、术后甲状腺功能低下以及西药治疗的副作用。但仅对于结节性甲状腺肿早、中期，如果甲状腺肿大明显，出现局部压迫症状，治疗仍首选手术治疗。中医治疗需辨证内服中药及外用药贴敷治疗、针灸等综合疗法一起配合才能达到最佳治疗效果。单纯中药内服效果较慢。

（一）辨证治疗

本病治疗应针对气滞、痰凝、瘀血，分别采用理气、化痰、活血化瘀等治法，使气机调畅、痰瘀消散而瘿肿乃散。

1. 气郁痰阻

（1）证候特点：颈前喉结一侧或者双侧肿块呈圆形或者卵圆形，不红不热，随吞咽动作上下移动，一般患者无明显全身症状，间或有胸胁胀痛，经前乳房胀痛，如肿块过大可出现呼吸不畅或者吞咽不利。舌淡，苔薄腻，脉弦滑。

（2）治法：理气解郁，化痰软坚。

（3）推荐方剂：逍遥散合四海舒郁丸加减。

（4）基本处方：柴胡 10g，当归 10g，茯苓 15g，白芍 15g，白术 15g，甘草 6g，薄荷 15g，海藻 30g，昆布 15g，海螵蛸 10g，浙贝母 10g。每日 1 剂，水煎服。

（4）加减法：气滞痰阻，胸闷不舒，加香附 10g、枳壳 10g、瓜蒌 10g 以理气化痰；肝郁气滞，胸胁胀痛，加香附 10g、延胡索 10g、川楝子 10g 以疏肝理气；热邪壅滞，咽部不适、声音嘶哑，加桔梗 10g、牛蒡子 10g、木蝴蝶 10g、射干 10g 以清热利咽。

2. 痰结血瘀

（1）证候特点：颈前喉结两旁肿块，按之较硬，肿块经久不消，咽部堵塞感，胸闷不适，舌质黯或紫，苔薄白或白腻，脉弦或涩。

（2）治法：理气活血，化痰散结。

（3）推荐方剂：海藻玉壶汤加减。

（4）基本处方：海藻 15g，昆布 10g，浙贝母 15g，法半夏 10g，青皮 6g，陈皮 10g，当归 10g，川芎 10g，连翘 10g，甘草 6g。每日 1 剂，水煎服。

（5）加减法：肝郁气滞，胸胁胀痛，加郁金 10g、香附 10g、枳壳 10g 以疏肝理气；瘀血壅结，结块较硬，加三棱 15g、莪术 15g、露蜂房 15g、僵蚕 10g、穿山甲 6g 以破血消瘀；热邪壅盛，烦热、舌红苔黄、脉数，加牡丹皮 15g、栀子 10g、玄参 20g 以清热泻火。

3. 气阴两虚

（1）证候特点：颈前肿块柔软，随吞咽动作上下移动，常伴有倦怠乏力，烦躁，心悸汗出，失眠多梦，消谷善饥，形体消瘦，舌红苔薄，脉弦。

（2）治法：益气养阴，软坚散结。

（3）推荐方剂：生脉散合海藻玉壶汤加减。

（4）基本处方：党参 10g，麦冬 20g，五味子 5g，当归 10g，茯苓 15g，白术 20g，甘草 6g，海藻 15g，昆布 15g，浙贝母 15g，法夏 10g，陈皮 10g。每日 1 剂，水煎服。

（5）加减法：脾胃运化失调，大便次数增多，加薏苡仁 20h、怀山药 20g、麦芽 20g 以健脾祛湿；肾阴不足，耳鸣、腰膝酸软，加龟甲 20g、桑寄生 20g、怀牛膝 30g、女贞子 15g 以补肾养阴；脾肾亏虚，疲乏无力，月经量少，加黄芪 30g、太子参 15g、山茱萸 20g、枸杞子 15g、熟地黄 20g 以健脾补肾。

（二）其他治疗

1. 中成药

（1）消瘿丸：功效为散结消瘿，适用于瘿瘤初起。每次 1 丸，每日 3 次，饭前服。

（2）五海瘿瘤丸：功效为化痰软坚，理气活血，散结消肿。适用于痰凝气滞，而热象不显之瘿瘤、瘰疬、痰核，如甲状腺肿、甲状腺腺瘤、结节性甲状腺肿等。每次 1 丸，每日 3 次。

（3）消瘿顺气散：功效为平肝顺气，化瘰消瘿。适用于瘿瘤瘰疬，结核坚硬，经久不消者。每次6g，每日2次。

（4）消瘿五海丸：功效为散结消瘿，活血化瘀。适用于瘿瘤初起，肉色不变，渐长渐大。每次1丸，每日2次。

2. 针灸

（1）特定穴治疗：适用于结节性甲状腺肿各种辨证分型。取定喘穴，针刺用泻法。每日1次，15天为1个疗程。

（2）体针：适用于结节性甲状腺肿各种辨证分型，取穴瘿肿局部、天突、合谷、足三里、三阴交、丰隆、太冲、内关等。针刺方法：平补平泻。留针20～30分钟，中间用小幅度捻转手法行针2次，每天针刺1次。

（3）皮肤针：适用于结节性甲状腺肿各种辨证分型，取瘿肿局部、第5～11胸椎夹脊穴、脊柱两侧膀胱经穴位和翳风、肩井、曲池、合谷、足三里。反复轻叩。每日1次。

（4）耳针：适用于结节性甲状腺肿各种辨证分型。取内分泌、神门、皮质下、交感、对屏尖、颈。每次选2～3穴，毫针中度针刺，留针20～30分钟，隔日1次；或用埋针、压籽法，3～5日更换，双耳交替。

（5）蜂针：适用于结节性甲状腺肿气阴两虚型。选大椎、合谷、曲池、外关、阳陵泉、足三里、太冲等穴交替进行，每天1次，平均每次15只蜜蜂，每周休息2天。

（6）金针：适用于结节性甲状腺肿各种辨证分型。取曲池穴，常规消毒，取6寸金针以无菌甘油涂在其表面以减少进针阻力，将针呈45°快速刺入皮肤，沿皮下透刺至臂臑，留针1小时，每15分钟刮针柄1次（约20下），以患者自觉两臂发热为度，而后迅速出针，用无菌棉球按压针孔。隔日1次，10次为1个疗程，疗程间休息2周。

（7）三棱针：适用于结节性甲状腺肿各种辨证分型。处方：颈肿块局部。操作：患者端坐稍仰头，用左手固定肿物，右手持三棱针向肿块快速进针，以恰到对侧壁为宜，进针后不捻针、不提插，迅速退针至皮下，再向上下左右刺四针，深度均恰到对侧壁（即5针呈锥体形），每次拔针切忌偏斜，迅速出针后用消毒棉球压迫针孔3～5分钟，以防出血。每日针刺1次，7～10次为1个疗程，疗程间休息3～7日。

（8）针挑：适用于结节性甲状腺肿各种辨证分型。处方：局部刺激点：①甲状腺软骨结节上凹陷正中。②甲状腺软骨与环状软骨之间前正中。③第1、2环状软骨之下正中，约在②的直下1寸处。④在③的直下1寸处，相当于天突穴稍上些。在①、②、③、④的旁开1寸半处左右各取1点。非固定点多数在肿块之上及其周围，或在局部静脉管上。远距离刺激点：肝俞、心俞、膏肓及第5～9椎之间旁开1.5寸处。按挑治法常规进行操作：喉头刺激点可挑完皮下脂肪小体，直至肌肉表面，筋膜纤维挑出为止。操作顺序为先挑远距离刺激点，后挑局部刺激点，先挑肿块中央再及四旁，先挑固定的，后挑非固定的。但应根据病情灵活掌握。单侧肿大10次为1个疗程，双侧肿大5次为1个疗程。每日或隔日1次。每次挑1～2个刺激点，疗程间隔10～15天。

（9）穴位注射：适用于结节性甲状腺肿各种辨证分型。处方：天突、瘿肿局部。操作：取碘化钾2g，注射用水100ml，苯甲醇3ml，配成2%碘化钾溶液过滤后，分装封口，高压灭菌后备用。皮肤常规消毒后，取5ml注射器吸取上液，以左手食指和拇指固定肿大腺体，针向中央刺入，回抽无血时，即慢慢注入药液。囊肿型应先抽出腺内液体后再注射药液。注完后拔针、局部压迫止血1分钟。每次视肿块大小注入药液1～3ml，天突每次注药0.5ml。

每隔3日注射1次，6次为1个疗程。

（10）灸法：适用于结节性甲状腺肿各种辨证分型。操作方法：持灸盒置于天突或大椎、膻中穴之上。然后点燃3～4cm长的艾条，对着罩在盒下的经络和穴位，横放于盒网上，最后盖上盒盖。

3. 局部敷贴　适用于结节性甲状腺肿气郁痰阻型及痰结血瘀型。治疗方法：皮肤用75%酒精消毒，待皮肤干燥后，用阳和解凝膏外敷瘿肿处，外用胶布贴上固定，敷贴后2～4小时除去膏药。每日1次。

4. 中药离子导入　适用于结节性甲状腺肿各种辨证分型。治疗方法：皮肤用75%酒精消毒，待皮肤干燥后，使用海藻、昆布、浙贝母、川芎、山楂、莪术各等份磨成粉，混匀，用5～10ml生理盐水稀释，在甲状腺局部离子导入。每日1次。

（三）西医治疗

结节性甲状腺肿的病变性质及程度不同，其治疗方法不同。应视每个患者的具体情况制定适当的治疗方案。

1. 定期随访　甲状腺轻度肿大、无局部压迫症状、结节属于良性者，不需治疗，可定期随访，需要6～12个月随诊1次，注意甲状腺大小、结节大小及甲状腺功能检查等的变化。

2. 甲状腺激素　中度以上甲状腺肿大可使用甲状腺激素治疗。可给予左旋甲状腺素每日50～100μg，晨起顿服1次；或干甲状腺片每日40～160mg，分2～3次口服。小剂量开始，逐渐加量，疗程一般为3～6个月。甲状腺激素治疗可使甲状腺肿变小，但结节很难消失，对小的新生成的结节可能有效。停药后易复发，复发后可重复治疗。自主性高功能性结节甲状腺肿不能用甲状腺激素治疗，以免发生临床甲状腺功能亢进。同时，由于长期甲状腺激素治疗可导致多种不良反应，如绝经后妇女骨密度显著降低、心房颤动发生的危险性明显增加。因此，甲状腺激素不推荐广泛使用，特别是不适于血清TSH水平小于1.0mIU/L、年龄大于60岁的男性患者、绝经后妇女及合并心血管疾病患者。

3. 超声引导下经皮酒精注射治疗　主要用于治疗结节性甲状腺肿合并囊性变。本病复发率较高，大的或者多发囊肿可能需要多次治疗方能取得较好效果。对于实性结节不推荐使用。在该项治疗前一定要先做甲状腺细针穿刺细胞病理学检查除外恶性病变的可能后才能实施。

4. 手术　以下情况应行甲状腺手术治疗。

（1）巨大甲状腺肿压迫气管、食管或喉返神经而影响生活和工作者。

（2）结节性甲状腺肿继发功能亢进而药物疗效不好者，应手术治疗。但手术前应严格准备，先行药物治疗使甲状腺功能恢复正常，以减少手术并发症。

（3）结节性甲状腺肿疑有恶变者。

（4）胸骨后甲状腺肿。

（5）有美容要求者。

术后仍可应用甲状腺激素治疗以预防复发。或有主张L－T_4与碘盐联合应用效果更好。

5. 放射性^{131}I治疗　可使甲状腺不同程度缩小，安全有效，也相对经济。年老不耐受手术者可以选用。由于结节吸碘功能不一，所用^{131}I量较大，容易发生永久性甲状腺功能减退。还可采用分次治疗，能减少治疗过程中甲状腺激素大量释放所带来的危害。治疗后结节性甲状腺肿多数在3个月内可见减小，1～2年甲状腺体积减小40%～55%，3～5年后甲状腺体积减小50%～60%。大的纤维化的结节疗效较差，但可减轻气管压迫。结节性甲状腺肿继发功能亢进者，尤其老年人亦应采用这一治疗。

（四）名家名医经验方

1. 行气化瘿汤治疗散发性甲状腺肿（米烈汉）

（1）组成：柴胡、枳壳、川芎、陈皮、广木香、青皮、夏枯草各14g，白芍18g，浙贝母、全瓜蒌、煅牡蛎（先煎）各20g，炙甘草6g。

（2）主治：气滞痰凝之散发性甲状腺肿。症见喉结两侧漫肿，边缘不甚清楚，肤色如常，按之软或韧，不痛，表面光滑或有结节，或有轻度胀感，常伴有胸闷，胁痛或胀，易怒。舌质淡红或黯，舌苔白或白腻，脉弦、滑或涩。

2. 活血消瘿汤治疗甲状腺肿（程益春）

（1）组成：柴胡12g，夏枯草30g，鳖甲10g，当归15g，全蝎10g，川芎10g，丹参10g，水蛭3g。

（2）主治：气血瘀结之甲状腺肿。症见颈前喉结两旁结块肿大，按之较硬，肿块经久不消，胸闷，纳差，舌质黯或紫，苔薄白，脉弦或涩。

3. 痰瘀消安汤治疗结节性甲状腺肿（程益春）

（1）组成：柴胡12g，夏枯草30g，鳖甲10g，浙贝母10g，白芥子10g，皂刺10g，赤芍10g，泽泻10g，石韦15g，茯苓15g，川芎10g，刘寄奴15g。

（2）主治：痰瘀互结之结节性甲状腺肿。症见：颈前喉结两旁结节肿大，按之较软光滑，肿块经久不消，随吞咽而上下移动，胸闷，乏力，身重，纳差，舌质黯或紫、苔白腻，脉濡滑或弦。

4. 生脉散加减治疗甲状腺肿（高上林）

（1）组成：黄芩6g，五味子、柴胡、姜半夏、甘草、厚朴各10g，生地12g，党参、麦冬、郁金、炒白术各15g，玄参20g。

（2）主治：气阴两虚型甲状腺肿。症见：颈前肿大不显，扪之可及，或仅彩色超声可见，伴乏力、失眠，虚烦潮热，或渴不欲饮，腹胀便溏，或手足心热，头晕耳鸣，舌红或舌淡，苔少，脉细而无力，或细数。

5. 清热散结方治疗甲状腺结节（林兰）

（1）组成：连翘12g，山慈菇15g，玄参12g，半枝莲15g，柴胡10g，枳实10g，白芍10g，甘草6g，浙贝母10g，海藻10g，昆布10g，半夏9g，生牡蛎30g，丹参10g，丹皮10g。

（2）主治：甲状腺结节之阳结实热证，症见甲状腺肿大，伴消谷善饥，面红目赤，畏热多汗，口苦口干，胸闷太息，双手震颤或见咽干口燥，口渴欲饮，五心烦热，腰膝酸软，盗汗，心悸，失眠，善忘，形体消瘦。舌质红，少苔，或苔黄腻，脉弦数。

（3）加减：肝火炽盛者加栀子、龙胆草，胃火炽盛者加石膏、知母。

（五）单方验方

1. 云南白药保险子粒　制作方法：先嘱病人用米酒（或白开水）冲服瓶内红色保险子

1粒。随后，将云南白药粉末与50°~60°米酒调成糊状（以能涂开又不易流失为宜）直接均匀涂布于肿物上，然后用纱布块敷盖，再加一层塑料薄膜。最后用胶布固定。数小时后，可用米酒重新将干涸的药粉湿润，每日浸润3~4次。24~48小时重新换敷一次。两周为1疗程。

2. 胖大海1个，核桃仁10g，大枣（去核）3~5枚，蜂蜜适量。服用方法：先将胖大海用水浸泡后去核，与核桃、大枣混合捣烂，加入蜂蜜。每天早上空腹服一汤匙，连服2~3个月。

3. 黄药子60g，白酒500ml。服用方法：黄药子切片，放入广口玻璃瓶中，冲入白酒浸泡。5天后，取滤液密封备用。成人每服30ml，早晚各1次。1个月为1个疗程。结节消失后巩固治疗半个疗程。伴肝病者忌服。

4. 蛇皮2g，鸡蛋1个。将蛋破1小孔，装入蛇皮末，封口煮食，每次1个，每日2次。

5. 甘遂、大戟、白芥子各等份，先将白芥子略炒至嫩黄色，候冷，然后将以上各药同放在铁船内，碾成粗末，纸包放在石灰缸中收藏，用时将药末，黄酒，调成糊状，涂于患处，外盖纱布，胶布固定，每日一换，一般敷后常皮肤色红。

（刘昊雯）

第七节　慢性肾上腺皮质功能减退症

肾上腺皮质功能减退症（adrenocortical insufficiency，ACI）分为原发性和继发性。原发性者又称为艾迪生病（Addison disease），是由于自身免疫、结核等严重感染、肿瘤等原因破坏了双侧肾上腺皮质的绝大部分而引起皮质激素分泌不足所致的疾病；继发性者指垂体、下丘脑等病变引起促肾上腺皮质激素（ACTH）不足所致；其中，继发于下丘脑促肾上腺皮质激素释放激素（CRH）和其他促ACTH释放因子不足者，亦称为三发性ACI。根据起病情况，可分为慢性和急性两种，慢性ACI多见于中年人，老年和幼年者较少见，结核性者男性多于女性，自身免疫所致“特发性”者以女性多见；急性ACI多继发于Sheehan病，或在原有慢性肾上腺皮质功能不全基础上，遇有应激、手术、创伤、感染等情况而诱发。本文主要论述慢性肾上腺皮质功能减退症。本病临床多同时有肾上腺糖皮质激素（皮质醇）和盐皮质激素（醛固酮）分泌不足的表现：衰弱无力，体重减轻，色素沉着，血压下降等。患者以中年及青年为多，年龄多在20~50岁之间，男性、女性患病率几乎相等，原因不明者以女性为多，女性与男性之比为2∶1~3∶1。该病发病率不高，早年报道在25~69岁的英国人群的发病率为39/百万，而丹麦的发病率为60/百万。但近年资料表明其发病率可能高于以前的估计，为110~120/百万。

中医无慢性肾上腺皮质功能减退症的病名。但在古代文献中有类似本病症状的记载，如《灵枢·经脉》云：“肾足少阴之脉……，是动则病饥不欲食，面如漆柴。”汉代张仲景《金匮要略》也有“黑疸”及“女劳疸”的记载，所述“目赤面黑”、“额上黑”等症状与本病有相似之处，故以往多数学者将本病归入“黑疸”、“女劳疸”的范畴。但白兆芝认为，黑疸及女劳疸所辖病证较广，如黄疸迁延日久，深入血分，瘀血阻滞，或病久伤及脾肾，亦可出现面色黧黑，但多伴有目珠黄染，某些肝硬化晚期患者、晚期肝癌患者均可出现这些临床表现。因此，对慢性肾上腺皮质功能减退症的中医病名归属问题，尚待进一步商讨。如黑疸为黄疸、酒疸等转化而来，则必然在病机上与湿热有关。而艾迪生病的临床表现多见虚寒。今人傅宗翰提出本病可归于“虚损”范畴，似有一定的道理。

一、病因病机

（一）中医

中医认为本病系由肾脏戕伤，元阳不足，命门火衰所致。其损在肾，其病属虚，其标为瘀。肾阳不足，脾阳也亏；或酒色过度，损伤脾胃，化生失职，脾肾两亏，阳气不得敷布，血脉瘀滞；或恼怒惊恐，肝肾受损，冲任失调，络脉痹阻，阴虚阳亢。《金匮要略》载：“黄家，日晡所发热，而反恶寒，此为女劳得之；膀胱急，少腹满，身尽黄，额上黑，足下热，因作黑疸……。”《爱庐医案》云：“疸证多种，黑色属肾，肾气过损，女劳黑疸，肌肤舌质尽黑，手指腰间俱黯，肾阳早已不举，腰软不耐久坐，脉弱神疲，纳减足冷。”足见，前贤已认识到女劳黑疸，系肾受戕伤。

1. 病因　在发病原因上，从中医辨证求因角度出发，归纳为四点。

（1）先天不足，五脏柔弱：父母体虚、遗传缺陷，胎中失养、孕育不足，或生后喂养失当、营养不良等因素，易受外邪侵袭。且病后又易于形成久病不复的状态，脏腑气血阴阳日渐衰退。

（2）外感六淫之邪：外邪从表入里，迁延日久，郁而不达，内阻中焦，脾胃运化失常，湿热交阻肝胆，不能泄越，以致肝失疏泄，胆汁外溢，浸淫皮肤，造成皮肤色素沉着。

（3）情志失调：忧郁思虑，烦劳过度或早婚生育、房劳伤肾，或饮食不节、饥饱失常或嗜酒过度，造成脾运失职，食少便溏或泄泻，久之则形成气不足。气不足则阳虚，阳虚则寒生，遂见腰膝酸冷、遗精阳痿等肾阳不足之象。

（4）大病久病，失于调理：大病之后邪气过盛、脏气损伤，或热病日久、耗血伤阴，或寒病日久、伤气损阳，或瘀血内结、新血不生，或因寒邪久留、耗伤正气，或因病后失于调理、正气亏损难复等都使精气耗伤，由虚致损，逐渐发展而成。

2. 病机　本病的主要病机为气血阴阳亏虚，脏腑之气不足，脏腑功能衰退。气之根本在肾，滋养于脾，升发疏泄于肝，帅血贯脉而周行于心。各种病因或是因虚致病，因病成劳；或是因病致虚，久虚不复成劳，首先导致肾脏的气、血、阴、阳的亏虚，且常兼瘀血阻滞的病理表现。受累脏腑主要在肾，涉及肝、心、脾。盖肾为先天之本，命门附于其中，寄元阴元阳，主藏精，有温煦脏腑、蒸化津液，促进生殖和发育的功能，又为人身精髓之源泉。由于先天不足，体质虚弱，易受外邪侵袭，病则又易于形成久病不复，以致病久及肾；或房劳伤肾，命门火衰，温煦失职，气化无权，则见畏寒肢冷，精神萎靡不振，腰膝酸软，性欲减退。肾阳亏虚，阴无阳配，阴寒之象毕露，故肤色黧黑。元阴不足，形体和脏腑失其濡养，则形体消瘦，面色黑黯，少寐健忘。阴虚则火旺，可见手足心热，潮热盗汗等。肝肾同源，肾精亏虚，肝之阴血亦不足，肝肾阴虚，阴精亏乏，脑髓空虚则头晕耳鸣。精血虚少，则见毛发脱落无光泽。阴虚火旺，上扰清窍亦可见头晕目眩。肝阴不足，阳亢风动则见肢体麻木，肌肉掣动。阴血虚少，心失所养，则见神识恍惚，思想不集中。肝肾阴虚，阴血虚少，冲任失养则见月经紊乱或闭经。脾主运化，为气血生化之源，若因素体脾胃虚弱，或饮食所伤，或劳倦、久病等均可致脾气亏虚；又因脾阳根于肾阳，下焦元阳不足，则中焦脾阳亦衰，故见倦怠乏力，纳食减少，腹痛腹泻等症。阳气不足，血行不畅，瘀血内阻，亦可见肌肤色黑，面部黧黑等。当发展到严重阶段，命门火衰，元气大伤，浮阳上越，阴阳离决之时，则会出现高热、神昏、恶心呕吐、血压下降、脉微欲绝等危重证候。

（二）西医

肾上腺皮质功能减退时皮质激素分泌常有不同程度的不足或缺乏。当双侧肾上腺皮质破坏90%以上时，才能出现肾上腺皮质功能减低的临床表现，引起轻重不等的代谢紊乱与各系统、各脏器的功能失常，发生慢性或急性皮质功能减退症。有时肾上腺皮质试验已反映功能低下，但仍无明显症状，仅在应激状态下可出现功能减退征象，称隐性肾上腺皮质功能减退症。

1. 病因　继发性肾上腺皮质功能减退症是由于下丘脑－垂体病变引起促肾上腺皮质激素（ACTH）不足所致，可分为内源性及外源性，前者病因主要包括有肿瘤、炎症、创伤、血管病变等所致的下丘脑病，以及由于产后大出血、产褥热、肿瘤、脑膜炎后遗症等所致的垂体病；后者主要是由于长期使用大剂量糖（盐）皮质激素突然停药所致。近年来，继发性肾上腺皮质功能减退症的发病率逐年增高。无论原发性或继发性均导致皮质激素分泌不足或缺乏，从而引起各系统、各脏器功能失常与代谢紊乱，呈现肾上腺皮质功能减退症群。诸如皮质醇类皮质激素不足，致糖原异生减弱、对胰岛素敏感性增加、低血糖症；醛固酮不足，致失钠、失水、血液浓缩、血压下降。另外，对消化系统、造血系统、能量代谢等均有不同程度的影响。

（1）自身免疫性肾上腺炎：70%～90%的原发性肾上腺皮质功能减退症病因是自身免疫性肾上腺破坏，60%～75%的患者血清中可以检出抗肾上腺抗体，在出现临床皮质功能减退症状后，抗体滴度逐渐下降。与抗体起反应的抗原是类固醇合成酶CYP11A1（胆固醇侧链裂解酶）、CYP17（17α－羟化酶）和CYP21（21－羟化酶）。在抗体阳性的人群中，每年约有20%发生肾上腺皮质功能减退。同时，抑制性T细胞功能减退，循环中Ia阳性T细胞增加，提示细胞免疫亦与发病有关。约50%的自身免疫性肾上腺皮质功能减退患者有一种或多种其他内分泌腺自身免疫性功能减退，如甲状腺功能减退、垂体前叶功能减退或糖尿病等，称为多腺体自身免疫综合征（polyglandular autoimmune syndrome，PGA）。在遗传学上与HLA－B8，DR3和DR4有很强的联系。

（2）肾上腺结核：结核菌血行播散引起的结核性肾上腺炎以前曾是原发性肾上腺皮质功能减退症的主要原因，自从有效的结核防治措施问世以来，只有约20%的患者病因是结核性肾上腺炎。常先有或同时有其他部位结核病灶如肺、肾、肠结核等。当结核破坏皮质达90%时，才会出现临床症状。

（3）深部真菌感染：引起肾上腺皮质功能减退，其发病率并不低，在尸检中发现死于组织胞浆菌病的患者有1/3为肾上腺真菌感染。其他如球孢子菌病、芽生菌病、隐球菌病和酵母菌病也可以引起肾上腺皮质发生类似结核病的病理改变而致功能减低。

（4）艾滋病：约5%的晚期艾滋病患者因机会性感染导致肾上腺皮质功能减退。

（5）转移癌：肾上腺转移癌并不少见，但因肾上腺代偿能力很强，只有当皮质破坏达90%以上才出现症状，故临床仅约20%患者出现肾上腺皮质功能减退症的症状。

（6）脱髓鞘疾病：肾上腺白质营养不良和肾上腺脊髓神经病，这两种脱髓鞘疾病都可有肾上腺皮质功能减退。它们都是性连锁隐性遗传性疾病。

（7）单纯糖皮质激素缺乏：临床少见，是由于ACTH受体基因发生突变所致。表现为肾上腺对 ACTH 的刺激不产生反应，而对血管紧张素－Ⅱ有反应，但醛固酮水平正常。此病多有家族史，为常染色体隐性遗传。

（8）精神创伤、炎症、血供障碍、下丘脑、垂体的占位性病变及浸润等：导致下丘脑－垂体－肾上腺系统功能紊乱，下丘脑分泌的促肾上腺皮质激素释放激素（CRH）或垂体分泌的促肾上腺皮质激素（ACTH）量不足，不仅造成继发性肾上腺皮质功能减退，还常伴有其他垂体前叶激素分泌功能低下的表现。

（9）长期大量应用糖皮质激素：导致反馈性抑制 ACTH 的分泌，常常在停药48 小时内出现症状，是最常见的继发性肾上腺皮质功能减退症的原因。

（10）单纯性 ACTH 缺乏：少见且病因不详，有人认为是自身免疫性垂体炎的后果，也有人认为是先天性缺陷、产伤或妊娠期由于部分垂体卒中所致。

（11）其他少见的病因：如先天性肾上腺皮质增生、淀粉样变、血色病、双侧肾上腺切除或放射治疗，肾上腺酶系抑制药如利福平、酮康唑等，或细胞毒性药物的长期应用，以及血管栓塞等都可造成肾上腺皮质功能减退。

2. 病理生理　根据皮质激素分类，主要表现为糖皮质激素不足或（和）盐皮质激素不足。

（1）盐皮质激素不足可单独发生：

1）肾小管再吸收钠不足，尿钠排出增多，水及氯化物相继丧失，而钾及氢离子则排出减少，滞留体内。此外，尚有从胃肠及皮肤失钠失水，并伴有酸中毒的倾向。

2）细胞外液中失钠多于失水，渗透压降低，于是水向细胞内转移。加之皮质功能减退时厌食、恶心、呕吐及腹泻与肠道吸收障碍，更加重了失水。

3）失钠失水引起有效循环血量减少、血压下降，如病情发展急剧，可发生虚脱或休克，以致诱发肾上腺皮质危象。慢性病例则静脉回流及心脏输出量均减少，心脏可小于正常。

4）血液浓缩，血浆容量减少而血细胞比容升高，加以血压降低，以致血流量减少，尿素氮等代谢产物滞留引起肾前性氮质血症，严重时可继以急性肾功能衰竭。

（2）糖皮质激素不足：

1）糖异生减弱，空腹时可出现明显低血糖症，口服葡萄糖耐量曲线低平，或呈反应性低血糖症。对胰岛素敏感性增加，肠道吸收葡萄糖等减弱，尿中氮化物排出减少。

2）对于电解质及水代谢方面除前述失钠、失水、滞钾等作用外，对去甲肾上腺素等的升压活性减弱，使周围血管张力下降，肾小球滤过率减低，利尿作用减小或丧失。

3）对机体分泌和释放 ACTH 及其大分子的 POMC 反馈抑制作用减弱，以致垂体分泌 ACTH 增加，血浓度明显上升。ACTH 系由 39 个氨基酸组成，其中氨基端 1～13 个氨基酸与 α－黑色素细胞刺激素（α－MSH）非常相似，可引起皮肤及黏膜下黑色素沉着。如继发于垂体者则 ACTH 明显减少，而无色素沉着。

4）皮质醇不足时胃蛋白酶及胃酸分泌减少，影响消化吸收；骨髓造血功能降低以致红细胞及中性粒细胞和血小板相对减少，淋巴细胞、嗜酸性粒细胞相对增多；中枢神经处于抑制状态，引起相应临床症状。

二、临床表现

慢性肾上腺皮质功能减退症往往发病隐匿且病情逐渐加重。本病的临床特征为：

（一）醛固酮缺乏，保钠、排钾功能减退

当摄盐量充分时，表现不甚明显；当摄盐量不足时即表现出来。钠丢失使细胞外液缩减，血浆容量降低，心排出量减少，肾血流量减少，伴氮质血症，全身乏力，虚弱消瘦，对儿茶酚胺的升压反应减弱，导致直立性低血压，严重时可发生昏厥、休克。

（二）皮质醇缺乏

1. 色素沉着　色素沉着为本病特征，见于大多数患者，色素沉着分布广泛，以面部、四肢等暴露部位、关节伸屈面、乳晕、乳头、会阴部、肛周、腋窝、掌指纹、甲根、瘢痕周围、皮肤皱褶及受压部位等处为明显，色素沉着呈点片状；少数病人还伴有片状白斑，多见于背部。

2. 循环系统表现　血压降低，低血压可占 80%，直立时低血压更为多见，常见头晕眼花、直立性昏厥，心浊音界缩小、心音低钝，心电图可有非特异性 T 波、低电压，有些患者可提示窦性心动过缓、P－R 间期与 QRS 间期延长等。

3. 消化系统表现　早期可有厌食，可有恶心、呕吐，食欲不振、消化不良重者可有恶心呕吐、腹胀便秘或腹泻、腹痛等。因进食少及慢性失水，体重常明显减轻。

4. 神经精神表现　疲乏无力，为早期症状之一。表现为精力不充沛，思想不集中，晨起尚能工作，晚上则感全身乏力呈现瘫痪状态，需卧床休息，多呈进行性加重，且语音低微。病情进一步发展则有精神萎靡、抑郁或烦躁、淡漠、反应迟钝、健忘、头晕、注意力不集中、思睡、失眠，甚至性格改变、谵妄、精神失常等。

5. 生殖系统表现　女性阴毛、腋毛减少或脱落稀疏，甚至缺如，月经失调或闭经，性欲减退，病情轻者仍可生育。男性性功能减退甚则丧失。

6. 低血糖表现　易在清晨空腹或进糖类食物数小时后发生，表现为乏力、头晕、心慌、手抖、出汗等，严重者可精神失常甚至昏迷。

7. 结核病表现　如病因为结核且病灶活动或伴有其他脏器活动性结核者，常有结核中毒症状，如低热、盗汗等。

（三）肾上腺危象

常发生于感染、创伤、手术、分娩、大汗失水、突然中断治疗等应激状态下。大多数患者表现为发热，体温可达 40℃以上；有厌食、恶心、呕吐、腹痛或腹泻，可有肌紧张和深压痛，但常常缺乏特异性定位体征；可有直立性低血压，甚至为儿茶酚胺抵抗性低血容量休克，出现心动过速、血压下降、四肢逆冷、发绀和虚脱；患者极度虚弱、精神萎靡、淡漠、嗜睡、脉细弱，也可表现为烦躁不安和谵妄，甚至昏迷。生化检查可为高钾、低钠血症，有的病人血糖偏低甚至出现低血糖昏迷。

继发性肾上腺皮质功能减退症病人危象的特点除上述表现外，其低血糖昏迷更常见，可有低钠血症，但无明显高钾血症。

三、实验室和其他辅助检查

本病轻症早期或属隐性型者（或称部分性皮质功能减退症）往往症状很轻或无症状，实验室发现亦很少，仅于应激状态时或经ACTH刺激后才有阳性发现。

（一）血常规检查

正细胞、正色素性贫血，少数病人可合并恶性贫血。白细胞分类示中性粒细胞减少，淋巴细胞相对增多。

（二）生化检查

血钠、氯常较低而血钾常较高（严重高钾血症提示伴有肾脏或其他疾病），血钠/血钾比值通常小于30；少数患者可有轻度或中度高血钙。脱水明显时有氮质血症。可有空腹低血糖，糖耐量曲线常为低平曲线。

（三）肾上腺皮质功能检查

1. 24小时尿17－羟皮质类固醇（17－OHCS）及17－酮皮质类固醇（17－KS）测定 二者常降低，但也可接近正常。17－OHCS诊断价值较为重要，因男性17－KS约1/3来自睾丸，在女性则能反映肾上腺皮质功能状态，但其常受肝病、营养不良及慢性消耗性疾病影响而排泄量降低，有肾功能不全者排出量也减少，而肥胖者或尿量多者可使其排出量常增高。

2. 血浆皮质醇测定 肾上腺皮质功能减退患者血浆皮质醇水平亦明显降低（上午8点正常人为8～24μg/dl，平均10±2. μg/dl；下午4点为2～12μg/dl，平均4.7±1.9μg/dl）。

3. 24小时尿游离皮质醇测定正常为20～100μg/24h，肾上腺皮质功能减退患者常低于20μg/24h。

4. 促肾上腺皮质激素试验（简称ACTH试验） ACTH刺激试验探测肾上腺储备功能，具有诊断价值，亦可鉴别原发性及继发性肾上腺皮质功能减退：①ACTH 25U加于5%葡萄糖注射液500ml中，静脉滴注，历时8小时，观察尿17羟和血皮质醇变化。正常人在刺激的第1日较对照日增加1～2倍，第2日增加1.5～2.5倍，而本病患者反应低下。②近年来，经典ACTH兴奋试验在国外以及国内一些大医院已被快速ACTH1－24兴奋试验代替。即在静脉推注人工合成ACTH1－24前及30分钟后测血浆皮质醇，或在肌注同量的ACTH1－24前及60分钟后测血浆皮质醇。正常人血浆皮质醇峰值较基础值增加1倍以上，而本病患者无明显上升。③为鉴别原发性及继发性肾上腺皮质功能减退，连续静脉滴注ACTH 3日或用ACTH1－24静脉快速法连续3日。前者尿17羟及血皮质醇变化不明显，而后者逐渐增加呈延缓反应。

快速ACTH1－24兴奋试验：于上午10时静脉注射25μg ACTH1－24分别于0、30和（或）60分钟抽取血标本。结果判断：正常反应为基础值或兴奋后血F（游离皮质醇）>20μg/dl。原发性肾上腺皮质功能减退症，由于ACTH已经最大程度地兴奋肾上腺分泌皮质醇，刺激后血F（游离皮质醇）很少上升或不上升。继发性肾上腺皮质功能减退症病人，呈低反应或延迟反应。但轻度或初期的原发性与继发性肾上腺皮质功能减退症病人，ACTH1－24兴奋试验仍可正常。

小剂量快速ACTH1－24兴奋试验：因为在正常人，510μg ACTH就可以刺激肾上腺皮质分泌皮质醇接近最大分泌量，而此试验所用的25μg ACTH已远远超过此量。由此，有学者提出用小剂量ACTH1－24兴奋试验检测是否有轻度或初期的继发性肾上腺皮质功能减退。静脉注射0.5μg/m^2体表面积或1μg ACTH1－24，分别于0、20和（或）60分钟抽取血标本。结果判断：正常反应为基础或兴奋后血F＞18μg/dl；如血F不上升，应注意轻度不正常；当血F基础值为16μg/dl或17g/dl时，要进一步行胰岛素低血糖兴奋试验。

5. 血浆ACTH的测定　血浆ACTH呈昼夜周期性波动，晨8时最高，下午4时至半夜最低，正常范围是4～100pg/ml。原发性ACTH值明显升高，可增高5～20倍，超过250pg/ml，常介于400～2 000pg/ml之间；而继发性肾上腺皮质功能减退患者ACTH明显降低，在血浆皮质醇降低的条件下，介于0～50pg/ml。

一般认为血浆总皮质醇基础值≤3μg/dl时可确诊为肾上腺皮质功能减退症；血浆总皮质醇基础值≥20μg/dl可除外本症。但对于急性危重病人，基础血浆总皮质醇在正常范围内还不能除外肾上腺皮质功能减退。有学者提出在脓毒血症和创伤患者，其基础血浆总皮质醇≥25μg/dl才可除外肾上腺皮质功能减退。原发性肾上腺皮质功能减退症病人，即使血浆总皮质醇在正常范围，血浆ACTH常常≥100pg/ml。血浆ACTH正常可以除外慢性原发性肾上腺皮质功能减退症，但不能除外轻度继发性肾上腺皮质功能减退症，因为目前测定方法不能区分血ACTH水平的低值和正常低限。血醛固酮水平在原发性肾上腺皮质功能减退症可能为低值或正常低限，而血浆肾素活性（PRA）则升高；在继发性肾上腺皮质功能减退症则血醛固酮水平正常。

（四）血清抗体测定

测定血肾上腺皮质抗体、抗胰岛抗体、抗甲状腺抗体和微粒体抗体等多种抗体。若阳性，则提示肾上腺皮质功能减退是多个内分泌腺体功能减退的一部分，常由自身免疫因素所致。最经典的方法是间接免疫荧光染色。有报道用放射性核素标记的重组人21－羟化酶简单结合分析法测定肾上腺自身抗体，其敏感性和特异性均较间接免疫荧光方法为高。

（五）结核菌素试验

结核菌素试验阳性，或肾上腺皮质区X线摄片示有钙化灶，常表明是结核病致肾上腺皮质功能减退。

（六）血清铜、锌测定

肾上腺功能、垂体功能低下，血清铜、锌含量增多，尿铜、锌减少。

（七）水负荷试验

按每公斤体重饮水20ml，成人饮水1 500ml。饮后平卧，收集5小时尿量。正常人5小时排尿量占饮水量的80%，若尿量小于1 000ml，可暂定为肾上腺皮质功能不全。第3天早晨重复1次，在饮水的同时服氢化可的松100mg。若服药后尿量超过1 000ml，可以肯定为慢性肾上腺皮质功能不全。

（八）胰岛素低血糖兴奋试验（ITT）

上午10点，静脉注射胰岛素0.1u/kg，于0、15、30、45、60、90和120分钟抽取血标本，同时测定血糖、ACTH和血浆总皮质醇。结果判断：正常人血糖应低于2.2mmol/L为达到有效刺激，正常反应为兴奋后血浆总皮质醇＞20μg/dl；继发性肾上腺皮质功能减退症：

血 ACTH 和血浆总皮质醇不上升。

由于低血糖发作对此类病人及伴有冠心病或癫痫等疾病的患者有一定危险性，因此只能在必要时才考虑做此试验。

（九）影像学检查

胸片检查显示心脏缩小呈垂直位，并可明确有无肺结核。肾上腺区 X 线摄片或 CT、MRI 检查，由结核和真菌感染引起者，可显示肾上腺增大或萎缩及钙化阴影，一般病程多在 2 年以内；其他感染、出血、转移和浸润性病变，在 CT 上也可示肾上腺增大，而自身免疫性肾上腺炎所致者肾上腺不增大。对下丘脑和垂体占位病变，可做蝶鞍 CT 或 MRI。此外，在 CT 指导下行穿刺有助于肾上腺病因的诊断。

（十）心电图

心电图可示低电压，T 波低平或倒置，PR 间期与 Q－T 间期可延长。

四、诊断要点

（一）临床表现

1. 醛固酮和皮质醇分泌减少所致　患者有钠丢失引起的血容量降低、低血压、直立时易昏厥、食欲减退、消瘦、恶心、呕吐、腹泻、神情淡漠、易疲劳、易感染、毛发脱落、月经紊乱、性功能减退。

2. 肾上腺皮质激素分泌减少所致　皮肤、黏膜色素沉着，摩擦处、乳晕、腰部、瘢痕等处尤为明显。

（二）实验室检查

1. 低血钠，高血钾。
2. 心脏缩小呈垂直位。
3. 血尿皮质醇、尿 17－羟皮质类固醇（17－OHCS）低于正常。
4. 血浆 ACTH 明显升高。
5. ACTH 刺激试验反应低下。

五、鉴别诊断

（一）黄褐斑

本病较常见，多见于女性。患者面部呈对称性黄褐色或褐色斑，边界清楚或模糊，大小不一，不突出皮肤，多数分布于额部、两颊（可呈蝶形分布）、唇周、鼻梁等处，日晒常可使之加重，有时乳晕及外生殖器色素也可加深，但黏膜无色素沉着，患者并不伴有全身其他症状。

（二）瑞尔黑变病

本病色素位于额、面、耳后及颈部，不累及口腔黏膜，呈褐色或黑褐色，越近面部中心色素越少，为本病特点之一。色素沉着有时也可见于两前臂、手背、腋窝、脐周等处。色素斑中心可有点状或网状色素脱失。患者无其他全身症状。

（三）血色病

本病系由体内铁质代谢障碍所致，皮肤色素沉着为其主要特征之一。皮肤呈灰棕色或古铜色，初期常出现于颜面、颈部、前臂等暴露部位，腋窝、乳头、脐周、外生殖器等处色素较深，晚期可遍及全身。此外，尚可有肝大、糖尿病及性功能减退。皮肤活检、血清铁及含铁血黄素检查有助诊断。

（四）黑色素斑－胃肠多发性息肉综合征

本病特点为局限性被膜、皮肤色素沉着和胃肠多发性息肉。色素沉着多分布于口周、上下唇与颊黏膜等处，为圆形、卵圆形或不规则的棕色至黑色斑点，直径为 1～5mm 或更大。同样的色素沉着也可发生于鼻孔或眼眶周围。胃肠道息肉可做胃镜和纤维结肠镜检查以助诊断。

（五）继发性肾上腺皮质功能减退症

1. 此病继发于垂体功能低下，具有如下特点　无色素沉着，相反色素变浅；水盐代谢紊乱较轻；血糖波动大，低血糖倾向明显；多腺体功能障碍的表现，除肾上腺皮质外，甲状腺及性腺功能往往亦低下；ACTH 兴奋试验呈延迟反应；如病因为垂体瘤所致者，尚有局部压迫症状，如头痛、视野改变、视力减退等。

2. 血浆 ACTH 基础值　原发性肾上腺皮质功能减退症患者清晨（晨 8 时）血浆 ACTH 基础值高于正常，有时可高达 4 000pg/ml 以上。继发性肾上腺皮质功能减退症患者清晨血浆 ACTH 基础值可在正常低限或低于正常，检测 ACTH 的血标本必须在糖皮质激素治疗之前，或短效糖皮质激素如氢化可的松治疗至少 24 小时之后取样，否则 ACTH 水平可因糖皮质激素负反馈抑制作用而降低。对于用糖皮质激素长期治疗的患者，检测血浆 ACTH 基础值之前必须以氢化可的松替代治疗几天。如果在合适的时间抽取血标本以及 ACTH 测定方法可靠，血浆 ACTH 基础值可用来进行原发性与继发性肾上腺皮质功能减退症的鉴别。

3. 连续性 ACTH 兴奋试验　连续性 ACTH 兴奋试验亦可用来鉴别原发性与继发性肾上腺皮质功能减退症。在连续性 ACTH 兴奋试验中，ACTH 连续缓慢刺激下继发性肾上腺皮质功能减退症萎缩的肾上腺可恢复皮质醇分泌功能；而原发性肾上腺皮质功能减退症患者由于肾上腺被部分或完全破坏继发性 ACTH 分泌已达最大值，因此对外源性 ACTH 刺激无反应。在连续性 ACTH 兴奋试验过程中或试验前至少 24 小时，糖皮质激素替代治疗可予地塞米松 0.5～1.0mg/d，这种治疗可不影响试验结果，继发性肾上腺皮质功能减退症皮质醇分泌逐日增加，而原发性慢性肾上腺皮质功能减退症无明显变化。短时间内鉴别原发性与继发性肾上腺皮质功能减退症首选 48 小时连续性 ACTH 兴奋试验。

（六）其他

本病还需与一些慢性消耗性疾病相鉴别，后者也可伴尿 17－羟、17－酮降低，而艾迪生病患者尿 17－羟也可接近正常。最具诊断价值者为 ACTH 兴奋试验，肾上腺皮质功能减退症患者示储备功能低下，而非本病患者，经 ACTH 兴奋后，血、尿皮质类固醇明显上升（有时需连续兴奋 2～3 日）。

在慢性肾上腺皮质功能减退症基础上发生的危象，如若本病诊断尚未清楚，待病情好转，再作检查，或同时治疗，并作 ACTH 兴奋试验。

六、治疗

本病的病理重点是人体脏腑阴阳气血的虚损，其中以肾虚为主。肾为先天之本，水火之脏，内寓元阴元阳，五脏之阴依赖元阴滋润，五脏之阳赖元阳温煦。阴阳互根，水火相济，气血平衡，脏腑协调，内环境稳定。先天不足，精血素亏，命门火衰，后天失养，损及五脏，脾肾两虚，气血不足，气虚鼓动无力，血运受阻，因此，临床上呈现一派气虚、阳虚和血瘀表现。本病病理性质属虚，但在病理发展过程中，阳虚气亏，血运无力，亦可导致气虚血瘀之本虚标实的虚实夹杂证，故治疗时应注意辨证。治疗原则以扶正培本为主，兼以活血化瘀。另外，由于本病是一慢性、虚损性疾病，病程较长，不可贪求峻剂速效，即效则应守法守方、缓剂而长期调治，并配合其他治疗方法以达到治疗的目的。临床一般分以下几型辨证论治。

（一）辨证治疗

1. 气阴两虚

（1）证候特点：气虚懒言，低热缠绵，色素沉着，腰酸膝软，纳呆消瘦，失眠多梦，五心烦热，头晕耳鸣，肌肉掣动，遗精盗汗，苔薄黄，脉细弱。

（2）治法：益气养阴，滋肾填精。

（3）推荐方剂：生脉散合左归饮加味。

（4）基本处方：红参 10g（另炖），黄芪 30g，丹参 10g，熟地黄 30g，枸杞子 15g，怀山药 15g，龟甲（先煎）15g，茯苓 15g，白术 15g，怀牛膝 15g，五味子 10g，山茱萸 10g，炙甘草 15g。每日 1 剂，水煎服。

（5）加减法：若患者低热、五心烦热等燥热之象较重，加知母 15g、黄柏 10g 以清热。

2. 肝肾阴虚

（1）证候特点：面色、肤色黧黑，黏膜紫黯，两目黯黑，发色不泽，精神萎靡，头晕目眩，软弱无力，身体消瘦，耳鸣耳聋，心烦不寐，性情急躁，口咽干燥，腰膝酸痛，或肌肉掣动，手足麻木，或双手颤抖，五心烦热，午后两颧发赤，口苦咽干，或潮热盗汗，形体消瘦，男子遗精，女子月经不调、量少或闭经，舌黯红，少津，苔薄或少苔，脉弦细或细数。

（2）治法：养阴清热，柔肝滋肾。

（3）推荐方剂：一贯煎、左归丸加减。

（4）基本处方：怀山药 15g，生地黄 15g，鸡血藤 15g，鳖甲 15g（先煎），沙参 10g，麦门冬 10g，山茱萸 10g，枸杞子 10g，菟丝子 10g，生蒲黄 10g，当归 10g，鹿衔草 10g，怀牛膝 10g，龟甲 30g（先煎），银柴胡 6g，炙甘草 6g。每日 1 剂，水煎服。

（5）加减法：若见潮热盗汗者可加地骨皮 10g、青蒿 10g、浮小麦 10g、瘪桃干 10g 等以清虚热；手抖甚者可加白蒺藜 15g、生龙骨 15g（先煎）、生牡蛎 15g（先煎）等；腰痛甚而日久，或兼风者，加蜈蚣 10g、乌梢蛇 10g 以祛风通络；有结核者，加黄精 15g、黄连 15g、白及 10g、冬虫夏草 10g 等养阴清热；心悸者，加党参 20g、黄芪 20g、五味子 10g、龙眼肉 10g 补益气血；女子月经量少或闭经者可加益母草 10g、赤芍 10g、桃仁 10g、红花 10g、阿胶 10g（烊化）等养血活血；性欲减退，阳痿者可加紫河车 10g、淫羊藿 10g、肉苁蓉 10g、冬虫夏草 10g、雄蚕蛾 10g 等补肾壮阳。

3. 脾肾阳虚

（1）证候特点：面部及周身黯黑，牙龈，口唇，乳晕色素沉着，毛发失泽脱落，精神萎靡，形体消瘦，畏寒肢冷，疲乏无力，头晕耳鸣，心悸气短，少气懒言，腰膝酸痛，食欲不振，性欲减退，男子阳痿滑精，女子月经不调或闭经，宫寒不孕，或腹痛腹泻，小便清长，舌淡胖嫩或淡紫，边有齿痕，苔白润而滑，脉沉细或濡细。

（2）治法：温补脾肾，滋养精血。

（3）推荐方剂：四君子汤、肾气丸、鹿角胶丸加减。

（4）基本处方：黄芪 30g，人参 10g（另煎兑服），炒白术 15g，陈皮 9g，熟附子 15g（先煎），肉桂 3g，淫羊藿 15g，鹿角胶 12g（烊化），杜仲 15g，枸杞子 12g，菟丝子 10g，怀牛膝 10g，熟地黄 15g，龟甲 20g（先煎），砂仁 9g（后下），当归 12g，炙甘草 12g。每日 1 剂，水煎服。

（5）加减法：腰膝酸软重者可加桑寄生 30g、续断 30g、狗脊 30g、补骨脂 30g 等以壮腰强骨。血瘀征象明显者加用鸡血藤 15g、生蒲黄 10g、川芎 15g、赤芍 15g、益母草 15g、水蛭 15g 等活血化瘀；腹泻甚者可加补骨脂 30g、肉豆蔻 15g、炒罂粟壳 5g 等。

4. 肾阳虚衰

（1）证候特点：面色黧黑，眼眶色黑，两手晦黯，以手背为明显，周身关节、皱纹、外生殖器、肩、腰、甲根部位均色黯，精神不振，倦怠乏力，气短懒言，畏寒肢冷，腰膝酸软，双下肢或周身浮肿，夜尿多，男子阳痿不举或遗精，女子带下清冷不孕、性欲冷淡，月经稀少或闭经。舌质淡紫黯，舌苔薄白滑，脉沉细无力。

（2）治法：补肾壮阳，温补下元。

（3）荐方剂：右归丸加味。

（4）基本处方：党参 15g，黄芪 15g，鹿衔草 15g，淫羊藿 15g，熟地黄 15g，鸡血藤 15g，冬虫夏草 15g，山茱萸 15g，肉苁蓉 15g，生蒲黄 10g，当归 10g，杜仲 10g，熟附子 10g（先煎），怀山药 20g，肉桂 3g，炙甘草 6g。每日 1 剂，水煎服。

（5）加减法：若肾阳虚甚者，可加鹿茸 30g、海马 30g 等温肾阳；若肤色、舌质紫黯者，可加川芎 15g、红花 5g、赤芍 15g 等加强活血；若女子不孕或月经稀少或闭经者，可加阿胶 15g、益母草 15g、紫河车 15g、桃仁 15g、红花 5g 等活血养血；性欲减退明显者，加紫河车粉 30g、海狗鞭 30g 补肾壮阳；腹泻者，加砂仁 5g、神曲 10g、焦白术 15g 以健脾止泻。

5. 气血两虚

（1）证候特点：周身肤色黧黑，皮肤粗糙、无光泽，毛发干枯脱落，面色苍白，头目眩晕，心悸不寐，纳差，消瘦，倦怠乏力，呼吸气短，少气懒言，自汗盗汗，手足麻木，性欲冷淡，男子阳痿，女子经量稀少或闭经，舌淡黯，苔薄白，脉沉细。

（2）治法：双补气血。

（3）推荐方剂：归脾汤合补中益气汤加减。

（4）基本处方：党参 15g，黄芪 15g，鹿衔草 15g，鸡血藤 15g，升麻 15g，柴胡 15g，龙眼肉 30g，何首乌 10g，当归 10g，川芎 10g，白芍 10g，木香 10g，白术 10g，桂枝 10g，生蒲黄 10g，炙甘草 10g。每日 1 剂，水煎服。

（5）加减法：气虚甚，病情重者，以红参 10g 代替党参，并加西洋参 15g；气虚浮肿者，加熟附子 15g（先煎）；大便燥结者，加火麻仁 15g、郁李仁 15g 等润肠通便，当禁用大黄、芒硝等峻下之品。

若病情急骤加重，出现亡阴或亡阳之肾上腺皮质危象，临床表现为身体极度疲乏虚弱，恶心呕吐，腹痛腹泻，高热神昏，脉虚数或脉微欲绝。若属亡阳者，兼见大汗淋漓，汗出如珠，畏寒蜷卧，四肢厥冷，呼吸微弱，渴喜热饮，脉微欲绝等。治疗应大补元气，回阳救逆。方选四逆汤、参附龙牡汤加味。

人参 10g（另煎兑服），熟附子 12g（先煎），干姜 10g，肉桂 3g，五味子 9g，熟地黄 15g，龙骨 30g（先煎），牡蛎 30g（先煎），炙黄芪 30g，法半夏 9g，陈皮 9g，炙甘草 12g。每日 1 剂，水煎早、晚分服。

亡阴者，兼见皮肤皱瘪或眼眶深陷，烦躁或神昏谵语，身热口渴，唇舌红干，脉虚数躁疾等。治宜益气养阴，生津固脱。方用生脉散加味。

人参 10g（另煎兑服），麦门冬 30g，五味子 9g，山茱萸 10g，龙骨 30g（先煎），牡蛎 30g（先煎），生地黄 20g，炙甘草 12g。每日 1 剂，水煎早、晚分服。可配合每日西洋参 10g，另煎兑服，或泡服。

若出现阴阳俱脱者用生脉散合参附汤并加山茱萸、龙骨（先煎）、牡蛎（先煎）、炙甘草等治之。

（二）其他治疗

1. 中成药

（1）甘草制剂：功能为缓和药，具有缓解胃肠平滑肌痉挛与去氧皮质酮样作用。甘草流浸膏，每日 15 ~ 30ml，分 3 次服，逐渐增加至每日 45 ~ 60ml，也可每日 80ml，分 4 次服，后增加至每日 160ml，分 4 次服；甘草粉，每日 3 次，每次 5g，后增加至每次 10g。甘草流浸膏或甘草粉均以 10 天为 1 个疗程，可连续服用。

（2）金匮肾气丸：功能温补肾阳，适用于肾气不足型。每次 9g，每日 3 次，温开水送服。

（3）补肾宁片：功能温补肾阳，益气固体。适用于肾阳虚衰型。每次 3 ~ 5 片，每日 3 次，温开水送服。

（4）十全大补口服液：功能益气养血。适用于气血双亏型。每次 1 支，每日 3 次，口服。

（5）六味地黄丸：功能滋阴补肾，兼益肝阴。适用于肾阴亏损或肝肾不足型。每次 9g，每日 3 次，温开水送服。

（6）人参归脾丸：功能益气健脾，养血安神。适用于心脾两虚者。每次 9g，每日 3 次，温开水送服。

2. 针灸治疗

（1）温针治疗原发性肾上腺皮质功能减退症，适用于肾阳虚衰型。取穴：关元、气海、命门、肾俞。操作：上穴均取，用补法，得气后在针上加艾灸 20 分钟，每月 1 次，12 次为 1 个疗程。

（2）针刺配合参麦注射液静滴治疗肾上腺皮质功能减退症。取穴：人迎（双侧交替）、风府、百会。百会穴：平刺 0.5 ~ 1 寸；人迎穴：避开颈动脉直刺 0.4 ~ 0.8 寸；风府穴：使患者伏案正坐，头微前倾，项肌放松，向下颌方向缓慢刺入 0.5 ~ 1.0 寸。得气后，留针 30 分钟，每隔 10 分钟，行针 1 次，每次行针 1 分钟。观察组每日针刺 1 次，连续针刺 7 天为 1

个疗程，共治疗2个疗程，2个疗程间休息1天。配合以5%葡萄糖注射液250ml加参麦注射液20ml静脉输注，滴速为每分钟30~40滴，每日1次，连续静脉输注15天。

3. 耳针治疗　取肝、脾、肾、内分泌穴，针刺或埋针治疗，或采用耳穴压豆法。适用于肾上腺皮质功能减退症各种证型。

4. 针药并用

（1）脾虚型：处方为黄芪20g，茯苓15g，仙灵脾15g，鸡血藤15g，炙甘草50g，苍术10g，法半夏10g，砂仁10g，白术10g，佛手10g，党参50g，丁香5g。针灸处方为脾俞、胃俞、足三里、百会，补法或灸法，伴呕吐者加内关穴。

（2）肾虚型：处方为炙甘草50g，熟附子12g（先煎），干姜10g，人参10g，丹参10g，龟甲胶15g（烊化），鹿角胶15g（烊化），仙灵脾15g，红花15g，檀香5g。针灸处方为肾俞、气海、关元、大椎、膈俞、三阴交，补法或加灸法。

5. 推拿疗法　推拿能起到辅助治疗之作用，可起到调节阴阳，疏通经络，宣通气血，活血散瘀，通利关节，强壮筋骨等作用。患者可根据自己的身体状况和病情，选用几种穴位坚持自我推拿，必有好处。以下介绍自我推拿方法。

（1）理三焦：两臂直举相握，掌心向上，如撑天状，两目内视上方，身体先转向左方，由左向右转腰7次，转回正面。再由右向左转腰7次。适用于心脾两虚者。

（2）擦涌泉：坐位盘腿，脱去鞋袜，用两手拇指快速擦涌泉穴，至皮肤轻度发红发热为止，约50~60次。适用于脾肾两虚者。

（3）擦命门、肾俞穴：命门穴在第2腰椎棘突下，肾俞穴在命门穴两侧。用拳紧贴穴位，上下各擦动数十次，使感到皮肤发热为好。适用于脾肾两虚者。

（4）揉大椎穴：大椎穴在颈后正中，第7颈椎棘突下。用一手食、中两指，按住大椎穴。按紧后揉动100~200次，可用两手交替揉。适用于肝肾不足者。

（5）点揉足三里穴：足三里穴在小腿外侧腓骨头前下三横指。用一手食、中两指点住同侧足三里穴。慢慢揉动数十次，再用另一手揉另一侧足三里穴。适用于脾胃虚弱者。

（三）西医治疗

1. 病因治疗　针对病因治疗，如有活动性结核者，需做积极系统的抗结核治疗。补充替代量的肾上腺皮质激素并不影响对结核病灶的控制。如病因系其他原因所致，给予相应的治疗，如怀疑肾上腺为恶性肿瘤转移病变，则应努力找到原发肿瘤，采取相应的治疗对策。

2. 替代治疗

（1）糖皮质激素：首选氢化可的松或可的松，根据体重、年龄、体力活动强度等决定合理的基础剂量。一般应模仿生理节律，可在早上8时服氢化可的松20mg（或泼尼松25mg）。泼尼松和地塞米松因无潴钠排钾作用，不宜单独使用。遇有发热等应激时应适当加量，胃肠紊乱症状严重者，应采用静脉滴注或肌内注射给药。

（2）食盐及盐皮质激素：食盐的摄入量应充分，每日至少8~10g以补充失钠量，若有大量出汗、腹泻时应酌情加大食盐摄入量。如经糖皮质激素治疗后，患者仍感头昏、乏力、血压偏低及慢性脱水者，才是使用盐皮质激素的指征。首选氟氢可的松，有较强的潴钠作用，剂量为每日0.05~0.2mg，上午8时1次服完；不能口服者，可用醋酸去氧皮质酮油剂，每日或隔日肌注2.5~5mg或用三甲基醋酸去氧皮质酮，每日肌注25~50mg，根据血压、体重变化和电解质情况调整本组药物的剂量，剂量过大可引起水肿、高血压及低血钾，此时，宜减药量。

（3）性激素：对于女性患者，最好在糖、盐皮质激素替代治疗之后，补充一些雄性激素，可每日服甲睾酮2.5～5mg。

3. 肾上腺危象治疗　肾上腺皮质功能减退危象为内科急症，随时危及生命，临床上一旦疑有肾上腺危象时，应立即抢救。

（1）补液：补液量视脱水的程度而定，一般第1天约需生理盐水和5%葡萄糖生理盐水2 000～3 000ml，第2天再根据血压、尿量等调整剂量，同时注意电解质和酸碱平衡。

（2）补充激素：氢化可的松的最初24小时内总量应给400mg，一般先静注100mg，随后每6小时静滴100mg。若病情好转，第2天起剂量可减到300mg分次滴注。5～7天后如病情好转并稳定，渐减至每日100～200mg分次滴注。经以上治疗，在7～10日后可逐渐减量，并恢复到平时的替代剂量。氢化可的松每天剂量>100mg时，一般不必同时补充盐皮质激素。如按以上治疗，危象控制不满意，可能为诱因未消除或有其他严重的脏器功能衰竭。

（3）其他：积极控制感染及其他诱因，预防和治疗并发症。

（4）进行外科手术或有其他应激时的治疗：肾上腺皮质功能减退患者在发生应激时，每日给予氢化可的松不应少于300mg。

（四）名家名医经验方

1. 王氏温补脾肾方治艾迪生病脾肾阳虚型（王渭川）

（1）组成：潞党参60g，生黄芪60g，鸡血藤24～30g，桑寄生18～24g，菟丝子18～24g，杜仲12g，续断18g，鹿角胶15g，补骨脂12～15g，鸡内金10g，地鳖虫10g，生蒲黄10g，琥珀末6g。

（2）主治：脾肾阳虚。

（3）加减：气虚甚者，用红参代党参，西洋参代北沙参；浮肿者加熟附片、糯米草；兼脾湿者，加苍术、广藿香；恶心呕吐者，可加制半夏、竹茹；呃逆者加柿蒂或旋覆花；腹胀者加枳壳、槟榔、公丁香、厚朴；便燥者加肉苁蓉、火麻仁、郁李仁；腹泻者加砂仁、神曲、炒白术、山楂；性欲减退、阳虚者加鹿茸、紫河车、淫羊藿、黄狗鞭、覆盆子、杭巴戟、冬虫夏草等；心悸者，重用参、芪，并选加北五味、山茱萸、龙眼肉；腰痛重而时间长者，或兼风者，加蜈蚣、乌梢蛇；有结核者，加黄精、黄连、白及、冬虫夏草。

（4）使用注意：①大便燥结者禁用大黄、芒硝等峻下之品；②本病乃久病痼疾，故疗程宜长，故以50剂（每日1剂）为1疗程，2个疗程后用同方丸剂或膏剂巩固。

2. 王氏滋养肝肾方治艾迪生病肝肾虚型（王渭川）

（1）组成：北沙参15～24g，生地12g，枸杞子9g～12g，当归身10g，白芍12g，杜仲12g，续断24g，女贞子12g，旱莲草12g，地鳖虫12g，生蒲黄10g，琥珀末10g，鸡内金10g。

（2）主治：艾迪生病肝肾虚型。

（3）加减：气虚甚者，以西洋参代沙参；其他加减及使用注意同上方。

3. 付氏温补脾肾方治艾迪生病脾肾阳虚证（付宗翰）

（1）组成：枸杞子6g，炙甘草6g，煨干姜3g，大枣4枚，韭菜子5g，菟丝子10g，肉苁蓉10g，黄芪10g，胡芦巴10g，楮实子10g。

（2）主治：脾肾阳虚证者。

4. 印氏补精益髓方治艾迪生病肾精亏虚证（印会河）

（1）组成：鹿角胶9g（烊化冲服），山茱萸10g，枸杞子10g，覆盆子10g，沙苑子12g，茯神12g，熟地12g，紫河车12g，补骨脂12g，龟甲30g（先煎），夜交藤15g，菟丝子15g。

（2）主治：肾精亏虚患者。

5. 张氏温肾方治肾阳虚衰型艾迪生病（张会川）

（1）组成：生黄芪30g，熟地20g，制附子10g，当归10g，菟丝子15g，淫羊藿15g，仙茅15g，补骨脂15g，枸杞子15g。

（2）主治：肾阳虚衰患者。

（3）加减：夜尿多加桑螵蛸、怀山药、益智仁；畏寒肢冷重加桂枝、干姜，重用制附片；纳差加炒白术、炒麦芽。

（五）单方验方

1. 甘草18~50g，煎汁分3次服。

2. 瓜蒌根500mg，捣汁120ml，顿服。

3. 人参茎叶适量，浸渍于20%乙醇中，按药典方法制成每100ml中相当于生药50g之浸剂备用。用量由小到大，初起每日60~100ml，分3次口服，渐加量，一般维持在150~300ml之间，个别男病人每日口服可至450ml，长期服药无不良反应。

4. 五肾丸　处方：猪肾、牛肾、羊肾、鸡肾、狗肾各1个，胎盘1具，麻雀1只。以上药物均洗净烘干，共为细末，炼蜜为丸，每丸10g，口服2次，每次1丸。

（六）心理辅导，调节情志

本病所致皮肤黏膜色素沉着等症状，能对患者造成很大心理负担，因此对患者进行心理辅导，使其明确防治本病的基本知识，树立正确的、积极的治疗态度对本病治疗亦起着重要的作用。心理辅导，在中医观点，起到疏肝解郁的作用。肝藏血，主疏泄，肝气条畅，疏泄有常，气血调和，滋养肌肤，加强治疗效果。因此，应加强与患者沟通，解除患者心理阴影，调节患者情绪，激励其积极面对现实，坚定积极配合治疗的信心。

（韩　笑）

第二十二章　妇科常见疾病的中医治疗

第一节　月经过多

月经量较正常明显增多，月经周期、持续时间基本正常者，称月经过多，又称经多、经水过多。常与周期、经期异常同时发生，如先期量多、经期延长合并月经过多，故治疗时应参考有关并发症综合施治。本病可见于有排卵型功能失调性子宫出血病所致的月经过多及子宫肥大等。

月经过多，最早见于金代刘河间《素问病机气宜保命集·妇人胎产论》，以四物汤加黄芩、白术治疗“妇人经水过多”。《丹溪心法》论述月经过多的病机有血热、痰多、血虚，为辨证论治月经过多奠定了基础。明清医家对本病的治疗多有论述，各有见地，丰富了月经过多的诊治理论和经验。《万氏妇人科》从血热立论，强调“经水来太多者，不论肥瘦皆属热也”。《证治准绳·女科》认为病机为虚所致，“经水过多，为虚热，为气虚不能摄血也”。《妇科玉尺》根据肥瘦鉴别寒热，“平日肥壮，不发热者，体虚寒也”，“平日瘦弱，常发热者，由火旺也”。《医宗金鉴·妇科心法要诀》根据经血的质、色、味及带下特点，辨别月经过多的寒热虚实。

一、致病机制

病因有气虚、血热、血瘀、虚寒的不同，主要病机是冲任不固，经血失于制约。气虚则血失统摄；邪热内窜，因而扰动血海，经血妄行；瘀血阻塞胞脉，脉道气机不利，血失常轨，皆可造成经血过多。

二、诊断与鉴别诊断

（一）诊断

主要症状是经量明显增多。月经周期基本正常，持续时间多在3～7日内。月经过多作为症状还可见于月经先期、后期、痛经等疾病，应参考有关疾病辨证施治。

如人工流产、放置宫内节育器后最初几个月内，出现月经血量增多者，可按月经过多施治。

（二）鉴别诊断

1. 崩中　经乱无期，出血往往不能自止，崩漏交替。如既往经量正常，突然下血量多如注，不能自止者，则属崩中。

2. 流产　早期自然流产者，尤其是孕后不久面流产，称暗产。其下血量较以往增多，且伴有腹痛，检查可见胚胎组织，血或尿HCG测定可资鉴别。

三、因、证、辨、治

以经血量多为主证，其中质清稀、色浅淡多属气虚；质黏稠、色鲜红或紫红多属血热；紫黑有块，伴经行腹痛多属血瘀。经血色紫者，如紫赤色鲜，浓而成片成条者为经血妄行，多因内热；紫而兼黑，色败陈旧，为真气内损，多属虚寒。

治疗原则，在经期血多之际侧重止血，以减少出血量；经后宜辨证治本，或清血中邪热，或化瘀导滞，或健脾益气。总之宜标本兼顾，依病势分清主次，灵活掌握。

1. 气虚证

（1）病因病机：素体虚弱，或思虑不解，或饮食劳倦伤脾，中气不振，脾失统摄，经行不固而量多。

（2）临床证候：经行量多，色淡红，质清稀，伴面色黄白，气短乏力，小腹绵绵作痛，舌淡，苔薄白，脉细弱。

（3）辨证依据：

1）体弱或有脾胃受伤史。

2）经血量多，色淡质稀，面色黄白，气短乏力。

3）舌淡，苔薄白，脉细弱。

（4）治疗原则：补气摄血，养血调经。

（5）方药选用：

1）举元煎（《景岳全书》）。

人参，黄芪，升麻，白术，炙甘草。

血多如注者，加阿胶、乌贼骨、茜草；心悸者，加珍珠母、酸枣仁；小腹冷痛者，加补骨脂、杜仲、赤石脂。

2）圣愈汤（《妇科心法要诀》）加升麻、柴胡。

人参，黄芪，当归，川芎，熟地，白芍。

2. 血热证

（1）病因病机：素体阳盛，五志化火；或嗜食辛辣，或感受热邪，热伏血海，扰动胞宫，胞脉不固，经血下而不藏，故血量增多。

（2）临床证候：经血量多，色鲜红或深红，有光泽，质稠，伴心烦口渴，身热面赤，大便干结，小便黄赤或有灼热感，舌红绛，苔黄，脉数。

（3）辨证依据：

1）阳盛体质，或嗜辛辣，或感受热邪史。

2）经血量多，色红质稠，身热面赤，心烦口渴。

3）舌红绛，苔黄，脉数。

（4）治疗原则：清热凉血，止血调经。

（5）方药选用：

1）保阴煎（《景岳全书》）。

生地，熟地，白芍，山药，续断，黄芩，黄柏，甘草。

大便秘结者，加知母；经血多如注者，加地榆、旱莲草；口燥咽干者，加沙参、麦冬。

2）芩术四物汤（《医宗金鉴》）。

黄芩，白术，川芎，当归，熟地，白芍。

3. 血瘀证

（1）病因病机：肝气郁结，或经行产后，感受外邪，致胞脉气机不畅，瘀血停留，脉络被阻，新血不得循经，故经血量多。

（2）临床证候：经血量多，色紫黑有块，小腹疼痛，肌肤不泽，腰酸腹痛，舌紫暗有瘀点斑点，脉沉涩或沉弦。

（3）辨证依据：

1）经血量多，色紫黑有块，小腹疼痛。

2）舌紫暗有瘀斑点，脉涩或弦。

（4）治疗原则：活血化瘀，止血调经。

（5）方药选用：

1）失笑散（《太平惠民和剂局方》）加血余炭、茜草、益母草、乌贼骨。

蒲黄，五灵脂。

2）桃红四物汤（《医宗金鉴》）。

桃仁，红花，川芎，当归，白芍，熟地。

4. 虚寒证

（1）病因病机：经行产后，胞脉空虚，风寒侵袭胞门子户，日久不去，气机被阻，寒凝血结，血不循经；或肾阳不足，寒从中生，阳气不布，则小腹冷痛，闭藏无权，则经血量多。

（2）临床证候：经行量多，色淡红或暗黑，可夹有血块，腰骶酸冷，小腹冷痛，平时带下清稀，舌淡，苔薄白，脉沉细迟。

（3）辨证依据：

1）有感寒或有肾阳虚病史。

2）经血量多，色暗黑，有血块。

3）腰酸冷痛，小腹不温而冷痛。

4）舌淡，苔薄白，脉沉迟。

（4）治疗原则：温经摄血调经。

（5）方药选用：

1）温经汤（《金匮要略》）。

当归，川芎，白芍，甘草，人参，桂枝，吴茱萸，丹皮，阿胶，半夏，麦冬，生姜。

2）人参养血丸（《济阴纲目》）加艾叶炭、炮姜。

熟地，乌梅，当归，人参，川芎，赤芍，炒菖蒲。

（韩　笑）

第二节　月经过少

经行血量明显减少，或点滴即净，经行持续时间不足3日，称月经过少，又称经水少、经水涩少、经行微少、经量过少、经少等。临床可见于幼稚子宫、子宫发育不良、子宫内膜结核、宫腔粘连等。

月经过少，周期一般正常，但可与月经后期、先期、先后不定期并见。

月经过少，早见于王叔和《脉经》，认为“经水少”的病机为“亡其津液”。宋代《史载之方·诊室女妇人诸脉》认为“肺脉浮，主妇人血热，经候行少”。金代刘完素《素问病机气宜保命集·妇人胎产论》以“四物四两加熟地、当归各一两”，治妇人“经水少而血色和者”。明代《万氏妇人科》结合体质辨虚实，提出“瘦人经水来少者，责其血虚少也，四物人参汤主之”；“肥人经水来少者，责其痰碍经髓也，用二陈加芎归汤主之”。《医学入门·妇人门》认为：“内寒血涩可致经水来少，治以四物汤加桃仁、红花、丹皮、葵花。”

从上述历代医家所论，可见月经过少的病机包括阴血不足、血热、血寒、血涩、痰饮等。

一、致病机制

病机有虚、实之异。虚者多由肾气未盛或亏损，营血不足，阴津匮乏，源竭而血海难满；实者多由气滞、寒冷或痰饮，闭塞脉道，胞脉不畅，血不灌胞，而经血量少。

二、诊断与鉴别诊断

（一）诊断

以月经量明显减少为主要特征，甚或点滴即净，持续时间长短不定。

（二）鉴别诊断

激经：指受孕早期，月经仍按月来潮，经血量较未孕前明显减少，且多伴有早孕反应。尿妊娠试验或子宫B超检查有助于鉴别。

三、因、证、辨、治

宜结合病史、全身证候及经期兼症，经血色、质综合辨别。如初潮后，经血量一直较少，不孕，即或无其他兼症，也多属肾虚；经行少腹疼痛拒按，多属血瘀；肥胖之妇，经血少而带下量多，多属痰湿；如久病损伤，身体虚弱，多属血虚。治法以虚者濡养精血，健脾益肾；实者宜攻宜通，疏导气机，以畅血行，辅以补气养血，不可蛮攻，以免损伤正气，由实转虚。

1. 肾虚证

（1）病因病机：先天禀赋不足，肾气不充；或后天房劳、产伤，损及肾元，天癸不充，精血耗损，血海不盈，以致经行量少。

（2）临床证候：经血量少，质薄，腰骶酸冷，小腹凉，夜尿多，或外阴发育差，宫体小，月经初潮迟，舌体瘦薄色淡红，苔薄白，脉沉细缓。

（3）辨证依据：

1）有初潮迟，或有房劳、产伤史。

2）经血量少，腰酸冷痛，子宫发育不良。

3）舌淡红，苔薄白，脉沉细。

（4）治疗原则：补肾益精，养血调经。

(5) 方药选用:

1) 归肾丸(方见月经先期)。

2) 乌鸡白凤丸(《中华人民共和国药典》)。

2. 血虚证

(1) 病因病机:大病久病,堕胎多产,数伤营血;或饮食劳倦伤脾,化源不足,血海不满,以致经量过少。

(2) 临床证候:经血量少,或由常量而逐渐减少,甚或点滴即净,色淡红,质清稀无块,经行小腹绵绵作痛,面色萎黄,头晕眼花,心悸气短,爪甲苍白无华,舌淡,苔白薄,脉细弱无力。

(3) 辨证依据:

1) 久病大病或有亡血伤精史。

2) 经血量少,色淡质稀。

3) 面色萎黄,爪甲苍白无华,心悸气短。

4) 舌淡,脉细弱无力。

(4) 治疗原则:补气养血调经。

(5) 方药选用:

1) 滋血汤(《证治准绳》)。

人参,黄芪,茯苓,山药,当归,川芎,熟地,白芍。

2) 圣愈汤(方见月经过多)加卷柏、牛膝。

3. 血寒证

(1) 病因病机:经行产后摄生不慎,寒邪入侵;或阳虚生寒,寒客胞中与血搏结,气血运行受阻,以致经行不畅而涩少。

(2) 临床证候:经血量少,色暗红,排出不畅,形寒怕冷,小腹冷痛,得热痛减,小便清长,舌暗淡,苔白,脉沉紧。

(3) 辨证依据:

1) 有感寒或阳虚病史。

2) 经血量少,色暗红。

3) 形寒怕冷,小腹冷痛,小便清长。

4) 舌暗淡,脉沉紧。

(4) 治疗原则:温经散寒,活血通经。

(5) 方药选用:

1) 艾附暖宫丸(《沈氏尊生书》)。

香附,艾叶,当归,黄芪,吴茱萸,川芎,白芍,地黄,官桂,续断。

2) 温经定痛汤(《中医妇科治疗学》)。

当归,川芎,延胡索,红花,桂枝,莪术,乌药。

4. 气滞血瘀

(1) 病因病机:情志所伤,气机郁滞,气滞则血滞;或产后(包括人流、自然流产)瘀血内停,或经期感寒,寒邪客于冲任,血为寒凝,血行不畅,而量少涩滞。

(2) 临床证候:经血量少,下而不畅,色暗红,夹有血块,胸胁满闷,小腹胀痛或阵痛，舌紫暗有瘀斑瘀点，脉沉弦涩。

（3）辨证依据：

1）有肝郁或流产史。

2）经血量少，色暗红，夹有血块。

3）胸胁满闷，小腹胀痛。

4）舌紫暗有瘀斑点，脉弦涩。

（4）治疗原则：理气化瘀，活血调经。

（5）方药选用：

1）柴胡疏肝散（《景岳全书》）加当归、桃仁、红花。

柴胡，枳壳，香附，川芎，白芍，甘草，陈皮。

2）牛膝散（《济阴纲目》）。

牛膝，瞿麦，当归，通草，滑石，葵子。

5. 痰湿阻滞证

（1）病因病机：脾气不健，水谷不为营血，湿气不化，聚液成痰，痰饮阻滞于冲任，血不畅行，致经量减少。

（2）临床证候：经行量少，混杂黏液，色淡质稀或黏稠，形体肥胖，毛发浓密，倦怠乏力，胸脘满闷，纳食不馨，四肢肿胀，舌胖边有齿痕，苔白滑或白腻，脉弦滑。

（3）辨证依据：

1）经血量少，质稀。

2）体胖，困倦乏力，胸中满闷。

3）舌胖边有齿痕，脉弦滑。

（4）治疗原则：健脾化痰，养血调经。

（5）方药选用：

1）二陈加芎归汤（《万氏妇人科》）。

陈皮，白茯苓，当归，川芎，香附，枳壳，半夏，甘草，滑石。

2）丹溪治湿痰方（《丹溪心法》）。

苍术，白术，半夏，茯苓，滑石，香附，川芎，当归。

四、转归与预后

月经过少、后期、稀发者，调治失误或不及时，可转为闭经、不孕症。服用避孕药期间经血量过少者，停药后多可恢复正常。因贫血等原因所致者，治愈原发病后，经血量也可逐渐恢复正常。

（韩　笑）

第三节　经期延长

月经周期基本正常，经行持续时间达7日以上，甚至淋漓半月始净者，称经期延长，又称月水不断、月水不绝、经事延长。

有关经期延长的记载，《诸病源候论》称“月水不断”，病机为“劳伤经脉，冲任之气虚损，故不能制其经血”。《妇人大全良方·调经门》认为“凡月水不止而合阴阳”以及“寒热邪气客于胞中，滞于血海”，皆可致经期延长。治疗以补为主，《校注妇人良方》认为“调养元气，病邪自愈，攻其邪则元气反伤”。清代肖赓六《女科经纶》指出本病有内伤不足，外感有余，然“有余不足当参以人之强弱也”。

一、致病机制

由于外感内伤，脏腑经脉气血功能失调，阳气不足，冲任不能约制经血；热邪内扰血海，血热沸腾不宁；或瘀血阻滞胞宫脉络，瘀血不去，新血难安，皆可导致经行延长。

二、诊断与鉴别诊断

（一）诊断

以经行时间超过 7 日，甚至淋漓不净达半月之久为主症。周期基本正常，血量正常或增多。

（二）鉴别诊断

1. 漏下　周期紊乱，持续时间无规律，往往出血时间超过半月以上，甚至数月淋漓不净，常与崩交替出现。

2. 赤带　月经持续时间正常，经净后流出似血非血的赤色带下，自觉阴中灼热，检查可见阴道或宫颈充血、糜烂。

三、因、证、辨、治

辨证须根据经血量、色、质的不同，结合全身兼症及体征综合分析。如经血量多，色淡，质清稀，多属气虚或脾肾阳虚；经血量少，质稠，色鲜红或暗红，多属虚热。如色暗如败酱夹杂黏液，阴中灼热，多为湿热；血块多而色黑，多为瘀血。

月经期的治疗重在止血，分别以清热、利湿、补气、化瘀等随证施治。

1. 气虚证

（1）病因病机：素体脾虚气弱，或劳倦过度伤脾，气虚失于统摄，冲任虚损不能约制经血，以致经期延长。

（2）临床证候：经行逾期 7 日不止，每月反复，经血色淡，质清稀，疲乏倦怠，肢软无力，动则头晕眼花汗多，腹满食少，舌淡，苔薄白，脉细弱。

（3）辨证依据：

1）月经持续 7 日以上，经血色淡，质稀。

2）倦怠乏力，腹满食少。

3）舌淡，脉细弱。

（4）治疗原则：补气固冲，止血调经。

（5）方药选用：

1）归脾汤（方见月经先期）加乌贼骨、茜草、棕榈炭。

2）举元煎（方见月经过多）加艾叶炭、炮姜炭、茜草、乌贼骨。

2. 脾肾阳虚证

（1）病因病机：饮食劳伤，房事不节，经行产后失于调养，伤及脾肾，脾肾阳气不充，血海失摄，则血行延长。

（2）临床证候：经行延长7～10余日，兼下腹冷痛，神疲体倦，气短懒言，食少纳呆，腰膝酸冷，大便溏，小便频，舌淡胖，脉沉细或沉缓。

（3）辨证依据：

1）经行延长。

2）腰膝酸冷，小腹冷痛，体倦气短。

3）舌淡胖，脉沉细缓。

（4）治疗原则：健脾补肾，温经止血。

（5）方药选用：

1）禹余粮丸（《妇人大全良方》）。

禹余粮，鹿角胶，紫石英，续断，赤石脂，熟地，川芎，干姜，黄芪，艾叶，柏叶，当归，人参，白茯苓。

腰冷痛者，加杜仲、菟丝子；小便频者，加益智仁、桑螵蛸；气短者，加黄芪；浮肿便溏者，加泽泻。

2）健固汤（《傅青主女科》）加补骨脂、乌贼骨。

人参，白术，茯苓，巴戟天，薏苡仁。

3. 阴虚内热证

（1）病因病机：素体阴虚，或多产房劳，或久病耗血伤阴，阴虚内热，热伏冲任，扰动血海，血海不宁，致经期延长。

（2）临床证候：经行持续时间延长，量不多，色鲜红或暗红，质稠，形体消瘦，颧红，潮热心烦，咽干口燥，舌红而干，少苔或无苔，脉细数。

（3）辨证依据：

1）素体阴虚，或有伤精亡血史。

2）经期延长，量少，色鲜红或暗红。

3）心烦潮热，咽干口燥，舌红，苔少，脉细数。

（4）治疗原则：滋阴清热，调经止血。

（5）方药选用：

1）固经丸（《医学入门》）加生地、旱莲草。

黄柏，龟板，白芍，黄芩，樗根皮，香附。

潮热者，加地骨皮；口渴者，加麦冬；经血多者，加地榆。

2）保阴煎（方见月经过多）。

4. 湿热蕴结证

（1）病因病机：经产之际，胞室空虚，疏于调护，湿热之邪乘虚而入，滞于冲任，扰动血海，血海不宁，以致经行延长。

（2）临床证候：经血淋漓，多日不净，色暗如酱，经血与黏液混杂，气味秽臭，身热起伏，腰腹胀痛，疲乏懒言，平时带下量多，色黄，臭秽，舌胖色红，苔黄腻，脉濡数。

（3）辨证依据：

1）经行延长，混杂黏液，色如败酱。

2）身热不扬，腰脚重，腹胀痛，带下量多，色黄臭秽。

3）舌胖色红，苔黄腻，脉濡数。

（4）治疗原则：清热利湿，止血调经。

（5）方药选用：

1）四妙散（《成方便读》）加败酱草、地榆、茵陈、银花藤。

苍术，黄柏，薏苡仁，牛膝。

2）大分清饮（《景岳全书》）加乌贼骨。

茯苓，泽泻，木通，猪苓，栀子，枳壳，车前。

5. 气滞血瘀证

（1）病因病机：情志抑郁，肝气不舒，气郁血滞，郁而成瘀；或经期产后，情志不舒，气结血滞，脉络壅阻，瘀血不去，新血难安，以致经期延长。

（2）临床证候：经期延长，色暗有块，伴小腹疼痛拒按，面色暗，唇舌紫暗有瘀斑，脉沉弦或沉涩。

（3）辨证依据：

1）有气滞血瘀或感邪病史。

2）经期延长，色暗，块多。

3）小腹痛，腰骶痛。

4）舌紫暗有瘀斑，脉涩。

（4）治疗原则：活血化瘀，止血调经。

（5）方药选用：桃红四物汤（《医宗金鉴》）。

桃仁，红花，川芎，当归，白芍，熟地。

腹痛不止，加失笑散；经血量多，加茜草、乌贼骨、牡蛎；经血量少淋漓，佐以清补，加旱莲草、蒲黄；经行初量少，侧重于温补调经，加艾叶、香附炭、益母草。

四、预防与调护

（1）改善生活环境，调节精神生活，使精神舒畅愉快，心情平和，则经候如常。

（2）饮食有节，不可恣食生冷，行经期尤宜谨慎。血热经量多者忌食辛辣刺激之物。

（3）避免劳倦过度，损伤气血，避免房劳多产，耗损肾气。

（4）月经量过多，腹痛较重者应卧床休息。形寒腹凉者用热水袋热敷。

（韩　笑）

第四节　多囊卵巢综合征

一、概述

多囊卵巢综合征（PCOS）是育龄期女性常见的生殖内分泌紊乱性疾病，患病率占育龄期女性的5%～10%，占不排卵性不孕症的50%～70%。PCOS病因尚不完全清楚，以慢性无排卵和高雄激素血症为主要特征，涉及月经失调、不孕、肥胖、多毛、痤疮等诸多方面。其并发症多，除易并发子宫内膜癌之外，常伴有随年龄增长而呈现日益明显的胰岛素抵抗、代谢综合征、高血压及心血管疾病，严重危害患者的健康。

中医学无此病名，根据其临床表现，一般认为本病包涵于中医学“月经后期”、“闭经”、“崩漏”、“不孕症”等病名之内。其病因复杂，发病与肝、脾、肾三脏功能失调及痰湿、血瘀有关，目前趋于一致的认识是：肾虚是PCOS的本质证候。常见的证候有肾虚肝郁证、肝肾阴虚证、脾虚痰湿证。

二、治疗要点

（一）诊断依据

1. 临床表现

（1）月经失调：多表现为月经稀发，月经量少渐至闭经或月经量多，或崩漏与闭经相间出现。

（2）不孕：婚后伴有不孕，多由排卵异常所致，多数患者持续不排卵，少数稀发排卵或黄体功能不足，妊娠后易于流产。

（3）多毛：患者面部或躯体表面可出现不同程度的多毛，发生率可高达70%，多分布于上唇，下颌、乳晕周围与脐下正中线等，毛通常较粗硬、长，但亦有呈现细、短型。

（4）痤疮：多发生于面部如额、双颊、鼻、下颌及胸部、背部等部位，最初表现为粉刺，逐渐发展为丘疹、脓疱、结节、囊肿与瘢痕等。

（5）肥胖：发生率约73%，体重指数 $>25kg/m^2$ 或 > 标准体重［身高（cm）－105］（kg）的20%即可诊为肥胖。但患者脂肪分布及体态并无特异性。

（6）黑棘皮症：常在阴唇、颈背部、腋下、乳房下和腹股沟等处皮肤出现灰褐色色素沉着，呈对称性，皮肤增厚，轻抚软如天鹅绒。

2. 辅助检查

（1）女性激素六项测定：于月经周期2～4天或闭经3个月以上抽血检查。患者常见睾酮增高，雌二醇常接近正常值低值或低于正常值水平，黄体生成激素（LH）升高，常达卵泡中期水平，卵泡刺激素（FSH）低，LH/FSH >2。部分患者睾酮和LH也可以正常。

（2）空腹血糖、空腹胰岛素测定：患者空腹血糖常正常，空腹胰岛素正常或升高。

（3）B超：在早卵泡期（月经规律者）或无优势卵泡状态下行阴道超声（无性生活史的经直肠行超声检查）检查，患者卵巢常见多囊样变。

3. 诊断标准　采用2003年5月欧洲人类生殖和胚胎学会和美国生殖医学会提出的诊断标准（ESHRE/ASRM标准）。

（1）无排卵性月经失调或稀发排卵。

（2）临床和（或）生化有高雄激素表现。

（3）B超检查存在多囊卵巢。

同时具备上述异常表现中2项并排除其他高雄激素病因（先天性肾上腺皮质增生、柯兴综合征、分泌雄激素肿瘤等）者可诊断为PCOS。

（1）稀发排卵或无排卵判断标准：初潮2～3年不能建立规律月经；闭经（停经时间超过3个以往月经周期或≥6个月）；月经稀发，即周期≥35天及每年≥3个月不排卵者

(WHO Ⅱ类无排卵)。

基础体温、B超监测排卵、月经后半期孕酮测定等方法有助于判断是否有排卵。

(2) 高雄激素的判断标准:

1) 高雄激素的临床表现:复发性痤疮,常位于额、双颊、鼻及下颌等部位。多毛:上唇、下颌、乳晕周围、下腹正中线等部位出现粗硬毛发。

2) 高雄激素生化指标:总睾酮、游离睾酮指数[游离雄激素指数(FAI=总睾酮/SHBG浓度×100%)]或游离睾酮高于实验室参考正常值。

(3) 多囊卵巢的判断标准:一侧或双侧卵巢直径2~9mm的卵泡≥12个和(或)卵巢体积≥10ml[卵巢体积(ml)=0.5×长(cm)×宽(cm)×厚(cm)]。

4. 鉴别诊断

(1) 垂体病变:如泌乳素水平升高明显,应排除垂体瘤,20%~35%的多囊卵巢综合征患者可有泌乳素轻度升高。

(2) 卵巢早衰和中枢性闭经:如存在稀发排卵或无排卵,应测定促卵泡激素(FSH)和雌激素(E_2)及水平甲状腺功能,排除卵巢早衰和中枢性闭经和甲状腺功能低下所致月经稀发。

(3) 引起高雄激素的其他疾病:肾上腺皮质增生、柯兴综合征、分泌雄激素的卵巢肿瘤等。

(二) 辨证要点

1. 肾虚肝郁证　月经稀发,或闭经,或阴道不规则流血、量时多时少,经行不畅,或有血块,或淋漓不净,伴结婚多年不孕,腰酸腿软,性急易怒,面部痤疮,或胸闷,善叹息,舌质暗红,舌边有齿痕,舌苔薄白或白厚,脉沉细弦。

2. 肝肾阴虚证　月经稀发,或闭经,伴腰酸腿软,足跟痛,头晕耳鸣,双目干涩,口燥咽干,舌质红,苔薄白,脉沉细。

3. 脾虚痰湿证　月经稀发或闭经,伴形体肥胖,脘腹痞满,食欲不振,大便溏黏,舌质淡,苔白腻,脉沉滑。

(三) 治疗常规

1. 中医辨证治疗　PCOS的根本病机是肾虚,肝郁、脾虚痰湿是PCOS的产生重要病机。其中肾虚为本,涉及肝、脾、肾三脏功能失调。故补肾、调肝、健脾化痰为本病的治疗法则。

(1) 肾虚肝郁证:

1) 治法:补肾调肝,佐健脾活血。

2) 方药:多囊饮加减。

柴胡10g,当归10g,白芍10g,炒白术16g,茯苓12g,泽兰9g,益母草15g,菟丝子30g,仙灵脾30g,巴戟天20g,紫河车15g。

(2) 肝肾阴虚证:

1) 治法:滋补肝肾,佐活血。

2) 方药:六味地黄丸加减。

熟地黄30g,砂仁8g,山药30g,山萸肉20g,牡丹皮9g,当归10g,白芍10g,泽兰9g,益母草15g,菟丝子30g,仙灵脾30g,紫河车15g。

（3）脾虚痰湿证：

1）治法：健脾祛湿。

2）方药：苍附导痰汤加减。

苍术15g，炒白术15g，茯苓12g，生薏苡仁30g，车前子10g，清半夏9g，陈皮10g，泽兰9g，益母草15g，香附15g。

（4）随症加减：伴腰酸，加川断、生杜仲；伴乳房胀痛，加香附、橘叶；经前加桑寄生、川牛膝；伴痤疮，加凌霄花；雄激素偏高，加龙胆草；伴偏头痛，或巅顶胀痛，加川芎、蔓荆子；伴头晕，加川芎、白蒺藜。

2. 西医治疗

（1）调整月经周期：可以选用各种短效口服避孕药和孕激素。短效口服避孕药如去氧孕烯炔雌醇片，于自然月经或撤退出血的第1～5天开始服用，每日1片，连续服用21日，停药约5天开始撤退性出血，撤退出血第5天重新开始用药，或停药7天后重复应用，至少服用3～6个月，可重复使用。孕激素可于月经周期后半期应用，如黄体酮胶丸200mg/d，或地屈孕酮10～20mg/d，每月10天，至少每2个月撤退出血1次。

（2）高雄激素的治疗：可以选用各种短效口服避孕药，首选复方醋酸环丙孕酮，常用药为炔雌醇环丙孕酮片－35，痤疮治疗3个月，多毛治疗6个月，但停药后高雄激素症状将恢复。

（3）胰岛素抵抗的治疗：适用于肥胖或有胰岛素抵抗的患者，首选二甲双胍，每次500mg，每日2次或3次，每3～6个月复诊，了解月经和排卵恢复情况、有无不良反应，复查血胰岛素，如果月经不恢复，仍需加用孕激素调经。

（4）促排卵治疗：一线促排卵药为枸橼酸氯米芬，从自然月经或撤退出血的第5天开始，50mg/d，共5日。如无排卵则每周期增加50mg/d直至150mg/d。若枸橼酸氯米芬抵抗者，可选用促性腺激素——人绝经期促性腺激素、高纯度FSH和基因重组FSH治疗，有低剂量少量递增的FSH方案和逐渐递减的方案。

（5）腹腔镜下卵巢打孔术：适用于枸橼酸氯米芬抵抗或因其他疾病需腹腔镜检查盆腔或随诊条件差，不能做促性腺激素治疗监测的患者，但该疗法可能存在治疗无效、盆腔粘连、卵巢功能低下等问题。

（6）试管婴儿：适用于以上方法促排卵失败的患者，但存在获得卵子质量不佳、成功率低、卵巢过度刺激综合征发生率高等问题。

三、疗效评定

（1）治愈：月经基本正常，连续3次以上出现排卵，不孕患者妊娠。

（2）显效：月经基本正常（功血患者月经周期，经量基本正常，经期在10天以内，闭经患者月经周期在40天以内），出现排卵。

（3）有效：月经情况改善，但无排卵。

（4）无效：治疗后月经情况无明显变化，无排卵。

四、中医诊疗进展

中医学虽无多囊卵巢综合征病名，但是根据其临床症状，运用中医辨证与辨病结合的方法进行本病的治疗，取得一定的临床疗效，目前的主要治疗方法有专方专法治疗、中药辨证施治法和中药人工周期疗法。辨证施治法主要有补肾法、补肾活血法、补肾化痰法、燥湿化痰法、温肾健脾法、疏肝清热法等；中药人工周期法主要根据月经周期的4个阶段以补肾－活血化瘀－补肾－活血调经顺序周期性选方用药。侯璟玟等以“天癸方”治疗，药物组成：知母、龟板、麦冬、黄精、当归、补骨脂、石菖蒲、虎杖、马鞭草、仙灵脾、生地黄、桃仁等，对照组口服二甲双胍，均用药12周，治疗后天癸方组血清INS水平、WHR、BMI均降低，$\log T/E_2$降低明显，10例患者中6例恢复规律月经伴双相型基础体温，二甲双胍组血INS水平、$\log T/E_2$降低，而WHR、BMI无明显变化，12例患者4例恢复规律月经2例伴双相型基础体温（BBT）。结论：天癸方具有调节卵巢功能和改善IR的双重功能，可有效改善黑棘皮症症状，使肥胖患者减轻体重，WHR降低，促排卵效果优于二甲双胍，而二甲双胍降INS效果更显著。卢兴宏等以补肾为主的中药人工周期治疗34例PCOS患者，月经后期，治以固肾填精养血为主，处方：熟地黄、茯苓、山药、山茱萸、淫羊藿、女贞子各15g，泽泻10g、菟丝子30g、甘草5g。排卵前期，治以补肾活血祛瘀为主，上方去女贞子，加丹参15g、泽兰10g、香附10g。排卵后期，治以补肾益气养血为主，处方：杜仲、川续断、桑寄生、茯苓、山药、山茱萸、桑椹、党参各15g，何首乌20g，淫羊藿、白术各10g，菟丝子30g，甘草5g。月经前期，治以疏肝活血通经为主。处方：柴胡、枳实、当归、香附各10g，白芍、茯苓、郁金、王不留行各15g，牛膝10g、益母草20g，甘草5g。对照组34例口服炔雌醇环丙孕酮片－35，均连续治疗3个月经周期。中药组、对照组治疗前后LH、T、PRL、FSH/LH等指标降低均有统计学意义（$P<0.05$），中药组与炔雌醇环丙孕酮片－35组相比疗效相似。而停药1个月后中药组自发排卵例数及卵巢形态正常例数显著高于炔雌醇环丙孕酮片－35组（$P<0.05$）。

中医学认为肝、脾、肾三脏与女性月经、生殖生理密切相关。“肾主生殖”，“经水出诸肾”，肾气不足，肾精不充，无以化生阴血，则见月经后期、闭经。肝藏血，主疏泄，女子以肝为先天，《临证指南医案》中指出：“肝气厥逆，冲任皆病”，“血海者冲脉也，男子藏精，女子系胞，不孕、经不调，冲脉病也”。肝失疏泄，冲任气血失调，血海不能按时满溢，而致月经后期、闭经、不孕等临床表现。脾主运化水湿，“诸湿肿满皆属于脾”、“脾为生痰之源”，饮食劳倦或忧思伤脾，或肝郁克脾，脾虚运化失常，水湿内停，湿聚成痰。《万氏女科》云：“痰涎壅滞，血海之波不流，故有过期而经始行或数月而经一行”，痰湿作为病理产物，又可成为新的病因，阻遏气机，影响其他脏腑的功能及气血运行而导致月经的异常。痰湿壅盛，膏脂充溢，则见形体肥胖。因此我们认为：肾虚是P－COS的致病之本，肝郁、脾虚痰湿是PCOS的重要病机，其病机复杂，常数种病因病机同时并存，相互错杂，加重了治疗的难度，因此审证求因、辨证论治则尤为重要。治疗上注重肝、脾、肾三脏的治疗，但要各有侧重，只有辨证准确，方能适应其病因病机的变化。

情志因素在PCOS发病中起到重要作用。肝藏血，主疏泄。女子月经与冲任二脉的充盛通利有关。足厥阴肝经与冲任二脉相互沟通，肝之疏泄功能的正常，气机调畅，冲任气血流通方能使月经正常。通过观察临床就诊的PCOS患者，我们发现其发病前常有学习、工作或生活上的压力增加，这与王玉蓉等对PCOS患者发病诱因进行调查得出的结论相符合。另一方面，由于肥胖、多毛、月经异常、不孕等临床表现，常会使患者有心理压力及来自家庭、社会的压力。“气血冲和，万病不生；一有怫郁，诸病生焉”，这些情志方面的原因在 PCOS 的发生和发展过程中影响气机，耗伤气血，导致肝之疏泄功能的异常。肝气郁结，气滞血瘀，气血运行失常，冲任气血失调，出现闭经、月经后期、不孕等临床表现。治疗宜根据具体情况以疏肝、柔肝、养肝。

（韩　笑）

参考文献

［1］陈建．内分泌代谢病经方治验．北京：中国医药科技出版社，2016.

［2］范冠杰．内分泌科专病与风湿病中医临床诊治．北京：人民卫生出版社，2013.

［3］肖国士，高积慧．代谢与内分泌疾病验方集锦．北京：人民军医出版社，2014.

［4］赵丽．内分泌疾病安全用药手册．北京：科学出版社，2015.

［5］陈必良．机器人妇产科手术学．陕西：西安交通大学出版社，2015.

［6］丁国宪，杨涛．内分泌代谢性疾病临床处方手册．江苏：江苏凤凰科学技术出版社，2015.

［7］姚斌，郝李敏，严晋华，等．细胞毒性 T 淋巴细胞相关抗原 4 基因型与中国南方人群 Graves’病的关系．中山大学学报医学科学版，2005.

［8］李晨阳，单忠艳．碘摄入量对产后甲状腺炎发生、发展的影响．中华内分泌代谢杂志，2005.

［9］王深明．慢性淋巴细胞性甲状腺炎的临床特点．中国实用外科杂志，2000.

［10］滕晓春，滕卫平．碘过量与甲状腺疾病．实用医院临床杂志，2007.

［11］余学锋，陈安民，徐永健．内分泌代谢疾病诊疗指南．北京：科学出版社，2013.

［12］宁光．内分泌学高级教程．北京：人民军医出版社，2014.

［13］陈家伦．临床内分泌学．上海：上海科学技术出版社，2016.

［14］杨涛．医学临床口袋书系列：内分泌科临床随身查．江苏：江苏科学技术出版社，2013.

［15］宁光，王卫庆，刘建民，洪浩，李小英．瑞金内分泌疑难病例选．上海：上海科学技术出版社，2016.

［16］施秉银．内分泌与代谢系统疾病．北京：人民卫生出版社，2015.

［17］吕社民．内分泌系统．北京：人民卫生出版社，2015.

［18］李启富．内分泌疾病诊治流程．北京：人民卫生出版社，2014.

［19］赵家胜，吴先正．内分泌代谢急症实例分析．北京：人民卫生出版社，2015.

［20］阎文柱．消化和内分泌系统．北京：科学出版社，2015.